JN095085

事例検証

臨床研究と患者の人権

はじめに

二〇一九年に始まった新型コロナウイルス感染症（COVID-19）の世界的大流行（パンデミック）は、いまだ終息の見通しが立っていない。二〇二一年九月末現在、全世界で約二億三千万人以上が感染し、四七〇万人以上が死亡した。日本国内だけでも累計の感染者は一七〇万人を超え、一万七千人以上が亡くなった。

人類が初めて遭遇した新しいウイルスに対して当初は既にある抗ウイルス薬などを用いた治療が行われ、その後、新たな治療薬の開発が進められ、一部はすでに実用化されている。一方、各国が開発を急ピッチで進めたワクチンは治療薬に先立って実用化され、二〇二〇年の暮れから接種が始まった。全世界で数多くの人命を奪い、各国の医療体制を崩壊の淵に追い詰めた感染症の大流行を征圧する手段として、治療薬やワクチンには大きな期待が寄せられているため、メディアはその開発プロセスを詳しく報道してきた。

治療薬やワクチンが規制当局の承認を得て広く使用できるようになるまでには、実際に人体を使って安全性と有効性を確認する臨床研究（試験）が必要になる。新型コロナウイルスに関するニュースが長期間にわたって日々大量に流される中、臨床研究がなぜ必要なのか、それはどのような方法で行われるのか、承認された治療薬やワクチンが大量に使用されるようになると、限られた被験者を対象にした研究段階ではわからなかった未知の副作用や副反応が現れることもある――といった解説がメディアを通して伝えられたことにより、臨床研究に対する人々の理解はある程度深まったと思われる。

臨床研究は新薬や医療機器を開発したり手術法などを改良したりする過程において欠かせないものだが、どんなリスクが潜んでいるかわからない。それゆえ、研究対象となる被験者の安全を確保し、人権を守るためには、すでに承認されている薬や治療法を用いる日常診療に比べ、格段に厳しい管理が必要となる。

日本ではかつて、臨床研究全般が法的な規制を受けることなく行われていた。

深刻な薬害の発生や薬の承認審査ルールについて欧米と協調する必要に迫られたことをきっかけに、一九九〇年代後半から、薬の承認を受けるためのデータ収集を目的に行う臨床研究（日本では「治験」と呼ばれる）については、薬事法（二〇一四年一一月二五日から「医薬品、医療機器等の品質、有効性及び安全性の確保等に関する法律」と改称され、「医薬品医療機器等法」「薬機法」などの略称が用いられている。本書では「医薬品医療機器法」と表記する）に基づき、厳格に管理するようになった。

ところが、承認済みで日常診療で用いられている複数の薬の有効性を比較する▽承認済みの薬の未承認の効能・効果を確かめる▽新薬の候補物質を発見した研究者が治験に必要な手続きを取らずに、患者の体を使って候補物質の安全性や有効性を確かめる――といった、治験以外の臨床研究に対しては規制がかけられず、「野放し」と言ってよい状態が長く続いてきた。

そんな中、スイスの製薬会社ノバルティスの日本法人であるノバルティスファーマが二〇〇〇年から日本国内で販売している高血圧症治療薬「ディオバン」を用いた臨床研究の不正が二〇一三年に表面化した。

ディオバンを用いた臨床研究は、二〇〇二年～二〇一〇年に東京慈恵会医科大学、千葉大学、滋賀医科大学、京都府立医科大学、名古屋大学の計五大学で、別の高血圧症治療薬と効果を比べる方法で実施された。このうち、京都府立医科大学と東京慈恵会医科大学は、ディオバンを服用した患者のほうが別の薬を服用した患者よりも、脳卒中や狭心症の発症が少なかったと発表したが、その後の調査で、京都府立医科大学ではディオバンに有利になるようにデータが操作されたことがわかり、東京慈恵会医科大学ではデータの人為的な操作が指摘された。五大学すべての研究でノバルティスファーマの元社員が統計解析などに関与し、五大学には二〇〇二年～二〇一二年に総額約一一億三千万円の奨学寄付金が同社から提供されていた。

臨床研究の結果をまとめ、国際的な医学雑誌に掲載された論文が撤回されることになり、この臨床研究不正問題は日本の臨床研究のレベルの低さを改めて世界に知らしめることになった。事態を重く見た厚生労働省は事実関係の解明と再発防止策の検討のため、二〇一三年八月に「高血圧症治療薬の臨床研究事案に関する検討委員会」を設置した。同委員会は二〇一四年四月にまとめた報告書の中で、不正が起きた背景・原因の一つとして「臨床研究の企画立案」の問題点を取り上げ、次のように指摘した。

ディオバンが我が国で承認された平成12年（2000年）当時、一般に、製薬企業による医薬品開発は高血圧症や高脂血症などの比較的患者数が多い疾患を中心に進められており、このような領域における市場獲得競争は内外で激しいものであったと考えられる。このような状況の下で、どの製薬企業も自社製品に関して他社の同種同効薬との差別化につながりうる新たな科学的根拠を得ることができれば販売競争を優位に進められると考えたことは十分想定されるところである。

一方、大学等の研究機関においては、この時期、同種同効薬が数多く流通する疾患領域において、EBM（Evidence-based medicine）に基づく標準的治療法の整理・検討がすすめられた。このような状況下で、国内外の研究機関で種々の大規模臨床研究が開始され、前向きランダム化オープンエンドポイント盲検化試験（PROBE法）などの新たな試験デザインが行われるなどの状況にあったところであり、研究功績を上げる観点からこのような大規模臨床研究を実施したいと考える研究者が現われることは十分ありうることであった。

事実、今回の事案に関し、ノバルティス社は、同社からの奨学寄附金について、各大学における今回の研究事案の支援に用いられることを意図及び期待していたと公表資料に記載している。

他方、大学側研究者における臨床研究の企画立案について、大規模臨床研究を立案した京都府立医科大学及び東京慈恵会医科大学の研究責任者はいずれも「新たな主任教授として着任し、自らの講座立ち上げ当初であったことから関係者間の結束を強化したいとの考え方に基づき実施した」旨説明しているが、さらに臨床研究の対象医薬品をディオバンにしなければならない特段の理由についても述べておらず、いかなる医学的研究課題を解明するためにこのような医師主導の臨床研究を企画立案したかについて明示していない。

このように、今回の事案にかかる臨床研究の企画立案について、ノバルティス社側には、自社製品の販売戦略という動機付けが認められ、他方で大学側研究者には新しい大規模臨床研究の実施にあたり、特定の医学的研究課題の解明を目的としたと考えられない動機付けが認められる。

医学的研究課題の解明に向けられたものとは言えない臨床研究は、本来行ってはならないものであり、特に被験者保護の観点から問題がある。また、本来の目的が曖昧な状況で研究を実施することにより、医学的研究以外の意図等を有する者が関与する隙を与えた可能性がある。

ディオバンの臨床研究不正を受け、それまで製造販売承認の申請を目的とする治験のみを法的管理下に置いてきた厚生労働省は新たに臨床研究法（二〇一七年四月成立、二〇一八年四月施行）を制定したが、その対象は、（一）未承認・適応外の医薬品・医療機器などを用いた臨床研究、（二）企業の資金提供で行う臨床研究――の二つからなる「特定臨床研究」に限定された。同法の第一条に、「臨床研究の実施の手続、認定臨床研究審査委員会による審査意見業務の適切な実施のための措置、臨床研究に関する資金等の提供に関する情報の公表の制度等を定めることにより、臨床研究の対象者をはじめとする国民の臨床研究に対する信頼の確保を図ることを通じてその実施を推進し、もって保健衛生の向上に寄与することを目的とする」と、法律の目的が記されているように、この法律の目的はあくまでも「臨床研究に対する信頼の確保」にあり、研究対象となる被験者の安全の確保や人権の保護は法律の目的として掲げられていない。

ディオバンの臨床研究不正問題という、一つの不祥事をきっかけに始まった「法による臨床研究の管理」が、本来目指すべき方向に向かっていないのではないか――。

臨床研究法の制定過程を見つめながら、そんな懸念を抱いた筆者は、臨床研究全般を対象とする法律がないことがどのような弊害をもたらしているかを具体的に示す必要があるのではないかと考え、被験者の人権軽視などが問題になった過去の事例について一から調べ直すことにした。それが本書第一部の第一章～第五章で取り上げた五つの事例である。

第一章では、愛知県がんセンターで行われた未承認の抗がん剤の臨床試験（治験）の被験者となり、薬の副作用に苦しんだ末に四五歳で亡くなった卵巣がん患者の女性の遺族が起こした損害賠償請求訴訟を取り上げた。この治験は、日本で治験の実施基準が法制化される前に行われたものだが、女性の主治医は治験の実施計画を無視して、あらかじめ決められていた薬の投与量や投与間隔を勝手に変更するなど、診療と研究の違いをまったく認識できていなかった。

第二章で取り上げたのは、金沢大学病院で行われた卵巣がん患者対象の臨床試験で被験者とされた女性の遺族が「無断で被験者にされ、自己決定権が侵害された」と主張して起こした損害賠償請求訴訟である。臨床試験に用いられたのは、薬事承認済みで日常診療で使用されている抗がん剤であったが、臨床試験におけるインフォームド・コンセントのあり方が主な争点となった。

第三章では、骨軟部腫瘍に対する新たな薬物療法の開発を目指していた金沢大学の研究グループが厚生労働省の「臨床研究に関する倫理指針」に違反し、同省が実施を承認する「先進医療」から削除された問題を取り上げた。この研究グループは倫理審査委員会の審査、承認を受けずに研究計画を勝手に変更したり、先進医療で義務づけられている患者死亡の厚生労働省への報告を怠ったりしていた。

第四章で取り上げたのは、東京女子医科大学病院で植え込み型補助人工心臓の治験の被験者となった女性が人工心臓によって胃に穴が開き、その後死亡した事例である。この治験が行われた当時、医薬品や医療機器の治験の実施基準はすでに法制化されていたが、遺族が起こした損害賠償請求訴訟では、被験者となった女性が治験に参加できる基準を満たしていたか（身長・体重から計算される体表面積が基準をクリアしていたか）否かが争点となった。

第五章では、群馬大学医学部附属病院で行われた肝臓の腹腔鏡下手術での患者死亡事故を取り上げた。事故発生当時、公的医療保険が適用されていなかった腹腔鏡下手術で死亡した患者は四年間で八人にのぼった。一連の死亡事故が浮き彫りにしたのは、大学病院で高難度手術実施の可否を評価する事前審査システムがまったく機能していない実態だった。

この五つの事例のうち訴訟になったケースについては、訴訟の進行に沿って展開された原告、被告双方の主張をなるべく詳しく紹介した。「細部にわたりすぎる」との印象を持たれる読者もいるかもしれないが、被験者の安全と人権を守るための法制度がない日本において、被験者側が権利侵害をどのように訴え、臨床研究を行う研究者、医師の側がいかなる論理でそれに対抗してきたか、双方の主張に対し裁判所がどのような判断を下してきたかをなるべく正確に知ることが、あるべき臨床研究管理のあり方を検討するための第一歩になるのではないかと考え、敢えて細部の記述にこだわった。本書で取り上げた事例の中には、国の医療制度に影響を及ぼしたものもあるので、関連の制度改革の動きについても可能な限り記述した。

第一部の最後に設けた補章では、東京大学医科学研究所が開発した医薬品の候補物質を使い、同研究所附属病院が行った臨床試験で発生した有害事象に関する情報を、同研究所が同種の候補物質を臨床試験用に提供していた他の医療機関に伝えていなかった問題を取り上げた。この問題は、被験者の遺族の告発や訴訟提起によってではなく、朝日新聞記者だった筆者と同僚の調査報道によって明らかにしたものだが、取材対象となった東大医科研は報道に激しく反発し、医学、医療関係者の一部もそれに同調した。安全性の確認を主目的とした早期の臨床試験において安全性情報を共有することの重要さと、治験以外の臨床研究が法的に管理されていないことの問題点を指摘した記事に対する医師らの否定的な反応は、臨床研究に対する日本の医学研究者の認識のレベルを示す貴重な事例であると筆者は考えたので、紙面化に至る経緯と報道後の反響について詳しく記録にとどめることにした。

日本で臨床研究をめぐる不祥事が後を絶たないのはいかなる理由によるのだろうか。第二部では、その背景について、生命倫理研究者の櫛島次郎氏と話し合った。個別具体的な事例の検証と櫛島氏との対談を通じて、臨床研究をどう管理したらよいかを考える材料を提供したいと思う。

なお、本書は訴訟関係の資料や行政指針などさまざまな文書を引用しながら記述しており、文中に「臨床研究」、「臨床試験」、「治験」という言葉が混在している。このうち臨床研究は、人を対象に行う医学研究全般を指し、血液など被験者から提供された検体や検査データを用いる研究なども含む、最も広い概念の言葉である。臨床試験は臨床研究の一部で、被験者の体を使って薬や治療法の安全性や有効性を評価するものを指す。すでに述べたように、臨床試験のうち薬や医療機器の製造販売承認を得るために行うものを日本では治験と呼んでいる。

目次

第一章

「プロトコール違反の治験薬投与」
―愛知県がんセンター―

一九九二年三月三日夜、名古屋市内に住む男性の自宅に朝日新聞名古屋本社社会部の記者から取材申し込みの電話があった。翌日の夜、自宅で取材を受けた男性は、記者から「奥さんには、国が認可していない薬を使用されたようだが」と言われ、治験薬による臨床試験についての説明を受けたかどうか尋ねられた。「認可されていない薬」とか「治験薬」というのは初めて聞く言葉で、こうした薬を妻に使用するという話を医師からまったく聞かされていなかった男性は驚き、尋ねられるままに入院の経過などを説明した。

それから二〇日後、男性は再び自宅を訪れた記者に、妻の入院中にあったことなどをメモしていた手帳を渡した。記者は「使用された治験薬は254Sという名前で、塩野義製薬が開発しているものである」と伝えた。そのような話を主治医からひと言も聞いていなかった男性は疑問や不信感を募らせた。

記者の再訪問から二日後の一九九二年三月二六日、朝日新聞朝刊（名古屋本社発行版）社会面に「認可前の抗がん剤点滴／13

日後に患者死亡／家族『治験の説明なし』／88年 愛知県がんセンター」という見出しの記事が載った。記事には主治医との一問一答も掲載された。その中で主治医は「世の中に出ていない新しい薬を使うから了解してもらえるか、とはいったはずだ」「254Sはベストチョイス（最善の選択）だったと思っている。重症例を一生懸命やって、治さなかったといって、非難されても……。肝臓の腫瘍も小さくなるなど効果があったと思い、欲張った治療をやってしまったかもしれない」などと話したとされていた。

「無断で被験者にされた」と遺族が提訴

男性は朝日新聞の取材を受けた翌月、弁護士に証拠保全申立を依頼した。証拠保全が行われてから約一年後の一九九三年七月五日、男性は二人の子どもとともに、がんセンターの設置者である愛知県と、主治医だった同センターの元婦人科部長（提訴当時は別の病院に勤務。以下、O医師と言う）を相手取り、慰謝料と弁護士費用を合わせて一二〇〇万円の支払いを求める訴訟を名古屋地方裁判所に起こした。

訴状の冒頭には、「この訴訟は、薬事法に基づく承認を得るために行われる開発途上の薬物の臨床試験において、あたかも日常診療の一環であるかの装いの下に、無断で被験者とされた一人の患者の人権侵害に基づく損害の賠償を求めるものである。すなわち、医療の担い手が尊重すべき普遍的な人権たる個人の自己決定権ないしインフォームド・コンセント原則に違反する同意なき臨床試験を敢行した医療関係者の責任を問うものである」と書かれていた。

さらに訴状は、臨床試験の特徴について「医療の限界に位置する医学的実験ないし研究である。なぜなら、臨床試験は、医学的適応性（患者の生命、健康を維持、増進、回復するのに必要かどうか）と医術的正当性（医学的に認められた正当な方法で行われるか）の一方又は双方が欠けるかまたは低いものだからである」と述べたうえで、その臨床試験におけるインフォームド・コンセント原則の特質を次のように指摘した。

臨床試験が医療行為として許容されるためには、医療行為の正当化要素としての自己決定権ないしインフォームド・コンセント原則が、通常の医療行為よりもさらに格段に厳格に適用されねばならない。

すなわち、通常の医療行為における患者の同意は、患者が自らの疾病の治癒軽減を目的とし、自分が受ける医療における意思決定過程に参加する意思に基づくものである。これに対し、臨床試験における被験者・患者の同意は、単に右の通常の医療行為における目的と意思のみに基づくものではなく、これに加えて、他者の幸福、医学の発展を目的とし、自己犠牲、人類に貢献する意思に基づくものなのである。したがって、臨床試験における被験者・患者の同意は、単なる消極的、受動的同意ではなく、積極的かつ能動的な研究者・医師に対する授権行為でなくてはならない。

臨床試験におけるインフォームド・コンセント原則に関する規範などとして訴状に列挙されたのは、世界医師会のヘルシンキ宣言や国際人権B規約（自由権規約）のほか、日本弁護士連合会が一九八〇年の人権擁護大会で採択した「人体実験」に関する決議、厚生省（当時）が一九九〇年一〇月から施行した「医薬品の臨床試験の実施に関する基準」（GCP）であった。

提訴の段階では、原告側の弁護団は亡くなった女性（以下、Y子さんと言う）に対して行われた臨床試験の実態をまだ把握できておらず、損害賠償の請求理由は、無断で被験者にされたことに限られていた。

原告弁護団は、光石忠敬、加藤良夫、増田聖子の三弁護士である。

団長の光石弁護士は、一九九〇年に総理大臣の諮問機関として設置された脳死臨調（臨時脳死及び臓器移植調査会）の参与を務めた。愛知県がんセンター抗がん剤治験訴訟の提訴後に起きたソリブジン薬害を受けて、厚生省が再発防止策を検討するために設置した医薬品安全性確保対策検討会の委員を務めることになる。生命倫理や臨床試験管理に精通した弁護士である。

加藤弁護士は医療事故訴訟での患者側弁護士として著明で、医療における人権の確立や医療事故の再発防止、医療被害者の救済などを目的に一九九〇年に発足した医療事故情報センター（事務局・名古屋市）の初代理事長だった。

「臨床試験のIC原則確立を」

提訴から二カ月後の九月三日に第一回口頭弁論が開かれた。意見陳述で光石弁護士は、通常の医療過誤訴訟と異なる、臨床試験における被験者の人権が争点となる裁判の特質を説いた。そのうえで、裁判所が果たす歴史的役割について「放っておけば最も弱い立場の人間の人権がいつまでも無視され続けるであろう、そういう状況が臨床試験における被験者となる人間に存在するのです。新しい世代の人権を、新しい分野で確立する礎を創造すること、臨床試験における被験者のインフォームド・コンセント原則を裁判規範として確立すること、これこそ、裁判所が正面から取り組んで頂きたいことであり、同時に、亡くなったY子さんの声なき声であると原告ら残された家族が信じていることなのです。Y子さんが亡くなって、そろそろ五年が経過しようとしています。早期判決を切に望むものであります」と訴えた。

被告の愛知県とO医師は事実関係で争う姿勢をみせた。訴状に対する答弁書で、「未認可の薬ではあるが現在開発中の治験薬で期待の持てそうな薬もあるので、それを使うことになるかもしれない旨を話し、承諾を求めたところ、原告は『よろしくお願いします』と承諾した」という主張を展開したのである。

訂正された治験論文

その一方で愛知県は、患者の同意なしに治験薬が投与されていたと報道された後、がんセンターに対し治験の実施方法の見直しを指示していた。提訴翌日の朝日新聞（名古屋本社発行版）によれば、同センターでは一九九二年八月から、「被験者の同意は必ず文書で得て患者ごとに総長に報告するように」院内ルールを改めていた。記事には、「治験は、製薬会社から申請があると、院内の倫理、受託研究の両審査委員会で承認する。しかし88年当時は、両委員会に治験終了結果が報告されるだけで、被験者（患者）の同意の取り方などは担当医まかせだった」と書かれていた。

さらに、Y子さんが無断で被験者とされた治験の結果をまとめた学術論文も提訴の前年に訂正されていた。同意なしの治験薬投与が明るみに出た直後に「癌と化学療法」誌（一九九二年五月号）に掲載された「婦人科癌に対する254―Sの臨床第Ⅱ相試験」と題する論文だった。治験の世話人医師らは、論文掲載からさほど時を置かずにY子さんを含む二人の患者について評価の対象から除外したのである。

その経緯は、提訴翌年になって朝日新聞が報道する。一九九四年八月一〇日付夕刊の記事によれば、同意なしの治験薬投与が報道された後、厚生省の指示を受けた治験世話人医師らが愛知県がんセンターに患者の診療記録の提出を求め、再点検したところ、

Ｙ子さんの主治医だったＯ医師が２５４Ｓの投与回数を少なく報告したことや、他の抗がん剤と併用しながらそのことを報告していなかったことなどが判明した。世話人医師らは、同様の例を含めて二人の患者については「プロトコールに反した治験が行われており、評価の対象外」と判断し、薬事審査で重要資料となる学術論文の訂正手続きをとったのである。プロトコールというのは治験の実施方法を定めた計画書を指す。

提訴時点で原告側が把握していなかったＯ医師のプロトコール違反の詳細については後述するが、提訴の前年の一九九二年には、愛知県がんセンターの治験の同意取得方法が改められ、治験論文の訂正も行われていたわけである。にもかかわらず、愛知県とＯ医師はインフォームド・コンセントに関する原告側の主張を否定し、プロトコール違反の事実については認めながらも「医師の裁量の範囲」という論理で正当性を唱えた。これによって裁判は長期化することになる。

ここで、２５４Ｓの治験の概要に触れておこう。

２５４Ｓは薬事承認後、ネダプラチン（商品名・アクプラ）という名前の注射用製剤として販売される。開発した塩野義製薬から二〇一七年五月に製造販売を承継した日医工が、薬剤師など医療従事者向けの解説書として作成した医薬品インタビューフォーム（ＩＦ）によれば、第Ⅰ相臨床試験は一九八六年から開始され、引き続き一九八七年から実施された第Ⅱ相臨床試験において、頭頸部がん、肺小細胞がん、肺非小細胞がん、食道がん、膀胱がん、精巣（睾丸）腫瘍、卵巣がん及び子宮頸がんに対する効果が確認され、一九九五年六月三〇日に製造承認を取得した。

抗がん剤の治験では、安全性を確認することを主目的として行われる第Ⅰ相試験で薬物の最大耐用量（ＭＴＤ）を決定するとともに、ＭＴＤを決定するための指標となる因子（用量制限因子＝ＤＬＦ、用量制限毒性＝ＤＬＴを用いる場合も）をさぐる。ＭＴＤは被験者の体にとって許容できない副作用を引き起こすことなく投与できる最大投与量のことで、ＤＬＦはＭＴＤを決定するうえで最も重要な因子（毒性）である。第Ⅰ相試験によって、次の段階の第Ⅱ相試験で推奨される投与量が決まる。

第Ⅱ相試験の主な目的は、第Ⅰ相試験によって決定された用法・用量に従って、対象とするがん種における治験薬の治療効果と安全性を評価することだ。治療効果の判定に用いられるのは、通常、腫瘍の縮小効果である。

第Ⅲ相試験は、より優れた標準的治療法を確立するために行われる臨床試験である。通常、被験者を、治験薬を投与するグループと既存の標準的な療法を用いるグループに分けて、それぞれの生存率や生存期間を比較することで、治験薬の臨床的有用性を検証する。

抗がん剤以外の薬物では、第I相試験は健常な男性ボランティアを被験者にし、第II相試験以降で患者を被験者にするが、強い副作用の発生が避けられない抗がん剤は、第I相試験から患者を対象にする。

厚生労働省は、二〇〇五年一一月に改訂した「抗悪性腫瘍薬の臨床評価方法に関するガイドライン」で、非小細胞肺がん、胃がん、大腸がん、乳がんなど、患者数の多いがんを対象とする抗がん剤については、原則として、延命効果を中心に評価する第III相試験の成績を承認申請時に提出することを必須とした。このガイドラインは、二〇〇六年四月一日以降に承認申請が行われる抗がん剤から適用された。それまで抗がん剤は、第II相試験までのデータで承認申請されるのが一般的だった。

第I相試験で判明した血小板減少の副作用

では、254Sの治験はどのように進められたのか。

第I相試験は、一九八六年六月から一九八七年三月に登録された二八人のがん患者を被験者として行われた。「組織学的に悪性腫瘍が確認され、標準的治療に無効、または適切な治療法が施行できない、一五歳以上八〇歳未満」の患者が対象だった。がん種は、原発性肺がん(九人)、乳がん(八人)、大腸がん(三人)など計九つで、卵巣がんと診断された患者二人も含まれていた。男性一三人、女性一五人で、年齢の中央値は五九・五歳だった。

試験は、最初四人の被験者に一〇ミリグラム(体表面積一平方メートル当たり。以下、同様)を投与し、その後は別の被験者を対象に、投与量を増やしながら、尿や血液、心電図検査などによって腎臓、肝臓、心臓のほか、血液を造る骨髄などの機能を評価する方法で行われた。投与量(ミリグラム)は、一〇(四人)、二〇(四人)、四〇(三人)、八〇(八人)、一〇〇(四人)、一二〇(五人)の六種類だった。

この試験の結果、254Sは白血球と血小板を減少させることがわかった。DLFは骨髄抑制、特に血小板減少であると考えられた。MTDは一二〇ミリグラムと決定された。第I相試験の結果をまとめた論文(「癌と化学療法」一九九二年六月号掲載)には、

「骨髄抑制、特に血小板減少がＤＬＦであり、ＭＴＤは１２０ｍｇ／㎡と判断された。それ以外の副作用はほとんど認められないか軽度であり、したがって本剤は骨髄抑制に注意を払えば、ＭＴＤ以下の用量で安全に投与できるものと推定された。以上から、２５４―Ｓは抗腫瘍効果を検討するため、臨床第Ⅱ相試験を施行する価値があり、その投与スケジュールは１００ｍｇ／㎡、４週１回が薦められた」と記述された。

第Ⅱ相試験は、前述したように、さまざまながん種の患者を対象に行われた。愛知県がんセンターでの治験薬無断投与やプロトコール違反が問題になった、卵巣がん患者を対象とする試験は、子宮頸がん患者も含めた「婦人科がん」を対象に、全国一八施設の共同研究として実施された。

この第Ⅱ相試験の結果をまとめた論文（「癌と化学療法」一九九二年五月号掲載）によると、２５４Ｓの投与は、体表面積一平方メートル当たり一〇〇ミリグラムを点滴静注によって行い、四週間隔で少なくとも二回以上の投与を原則とされた。被験者は、（一）標準的治療で効果が得られなかったか、適切な治療法がない、（二）主要臓器の機能が十分保持されている、（三）重篤な合併症がない、（四）一五歳以上七五歳未満、（五）本人または家族の同意が得られている――など一一項目の条件を満たす必要があった。登録された一八三例のうち症例選択の条件に合致した適格例は一三四例、完全例は一〇二例で卵巣がん六一例、子宮頸がん四一例だった。

前述したように、愛知県がんセンターでのプロトコール違反を認定した、治験の世話人医師らの判断で、違反例は評価対象から除外される。論文掲載から四カ月後の「癌と化学療法」一九九二年九月号に掲載された「訂正とお詫び」によれば、適格例は一三二例に、完全例は一〇〇例に、それぞれ訂正された。

投与方法の規定を無視

ここで裁判に話を戻すと、提訴時に治験のプロトコールやＹ子さんに関するデータなどを記入したケースカードを入手していなかった原告側は、一九九三年一一月五日の第二回口頭弁論の後、治験の実施者である塩野義製薬にこれら文書の提出を求めるよう、裁判所に文書送付嘱託の申し立てを行った。その結果、同社からプロトコールのほか、治験担当医師らによる研究会の議事録、ケースカードが提出された。

それら文書の中身と、Y子さんのカルテに記載された臨床検査データや治験薬の投与記録を突き合わせた原告弁護団は、O医師による数々のプロトコール違反と、データが偽造された可能性が極めて高いことを確認する。

Y子さんが名古屋市内の病院で子宮筋腫と診断されたのは一九八八年四月一九日のことだった。同月二八日にその切除手術を受けた際、卵巣に悪性腫瘍が見つかったため、左右の卵巣と子宮の全摘手術が行われた。術後、同病院の医師から愛知県がんセンターの婦人科を紹介されたY子さんは五月一六日に同センターを受診し、婦人科部長のO医師の診察を受けた。Y子さんは五月二〇日に同センターに入院し、その四日後の二四日を皮切りに、計六クールの抗がん剤投与を受け、九月二三日に死亡した。

Y子さんに対する抗がん剤の投与経過

クール	投与日	薬剤名と投与量
第1クール（単剤）	5月24日	254S＝140ミリグラム…①
第2クール（併用）	6月 7日	254S＝140ミリグラム…②
	6月 8日	254S＝75ミリグラム……③
		ブレオマイシン＝15ミリグラム
	6月 9日	ビンブラスチン＝4ミリグラム
	6月11日	ビンブラスチン＝4ミリグラム
第3クール（併用）	6月27日	254S＝75ミリグラム……④
		ブレオマイシン＝15ミリグラム
	6月28日	ビンブラスチン＝4ミリグラム
	6月29日	254S＝75ミリグラム……⑤
	6月30日	ビンブラスチン＝4ミリグラム
	7月 1日	254S＝75ミリグラム……⑥
第4クール（単剤）	7月21日	254S＝150ミリグラム…⑦
第5クール（単剤）	8月11日	254S＝150ミリグラム…⑧
第6クール（併用）	9月 6日	254S＝75ミリグラム……⑨
		ブレオマイシン＝15ミリグラム
	9月 7日	ビンブラスチン＝4ミリグラム
	9月 8日	254S＝75ミリグラム……⑩
	9月 9日	ビンブラスチン＝4ミリグラム
	9月10日	254S＝75ミリグラム……⑪

のちに名古屋地裁が認定する抗がん剤の投与経過は別表記載の通りである。投与量はY子さんに実際に投与された量である。254Sの投与は、第一クールでは単独、第二クールと第三クールは承認済みの他の抗がん剤との併用、第四クールと第五クールでは単独、最後の第六クールでは再び他の抗がん剤との併用だった。254Sの投与は計一一回で、累積投与量は一一〇五ミリグラムにのぼる。

投与で強まった出血傾向

こうした抗がん剤の投与によって、Y子さんの体には大きな変化が現れる。

前述したように、254Sは安全性を確かめる第I相試験の結果、血液を造る骨髄の機能を抑制し、特に血小板を減少させることがわかっていた。Y子さんのカルテの記載によれば、血小板数は、最初に２５４Ｓが投与された一九八八年五月二四日の前日には、四五万三千（血液一立方ミリメートル当たり。以下、同様）あった。それが、投与から二週間ほど経過した頃には、約四割の一九万一千まで減少した。そこへ、六月七日、八日と連続して２５４Ｓが投与された結果、投与から約一〇日後には六万四千となった。さらに、六月二七日、二九日、七月一日と、一日おきに三回投与されたことで、七月一四日には血小板数が三千にまで激減した。

その後、濃厚血小板七単位が輸血されたが、七月二一日に行われた七回目の２５４Ｓ投与の影響で、八月四日には三万二千となった。その一週間後の八月一一日に八回目の投与が行われ、一二日後の八月二三日の血小板数は八千となった。

八月二四日と三〇日にそれぞれ濃厚血小板一〇単位が輸血され、九月一日の血小板数は五万一千となるが、以後の検査ではいずれも二万を切った。しかし、それ以降、血小板の輸血は行われず、九月一六日に新鮮血二単位、翌一七日に同じく新鮮血四単位が輸血されただけだった。

血小板は血液の止血に重要な役割を果たす成分だ。その減少はただちに出血傾向をもたらす。Ｙ子さんの体に現れた症状は看護日誌に次のように記録されていた。

七月一四日　「胸部打ったところやや腫脹が見られる」「採血部位皮下出血」

八月一五日　「硬便にて出血、出血に注意」

八月一九日　「坐薬挿入時出血、打撲しないように話す」

八月二二日　「下肢をさすりながら、点状の出血斑をながめている。いつから出てきたのかわからない。化療後の血液状態も丁度悪化時期にさしかかろうとしている」

九月一七日　「水様便が中等量、血液のようなものがほんの少し混じっていた」

九月一八日　「こげ茶の粘血便多量に排泄あり」「こげ茶粘血便排泄あり」「紙オムツを裏返すと血液が浸透している」「排便８回で粘血便」

九月一九日　「午前中に比べ、粘血便の量が増量しており、色調も最初は茶色〜暗赤色だったものが、より血性に近くなっているようである」「消化管からの出血」

254Sの第Ⅱ相試験では、骨髄毒性を考慮して、一回当たりの投与量や投与間隔などがプロトコールで細かく規定され、血小板数の推移を見ながら投与量の変更などを行うことになっていた。具体的には、「100mg／㎡を1回量として、4週間の間隔で投与する。4週間経過後に血小板数が10万以上に達していない場合には、更に2週間経過後にこの条件を充足することを確認した上で投与する。そして、投与から6週間経過しても10万に回復していない症例では、5万以上であれば減量して投与する。5万以下であれば投与を中止する」旨が記されていた。O医師が、こうしたプロトコールの規定を無視して254Sを使用したことは、投与経過とカルテ記載の血小板数の推移に照らせば一目瞭然だが、O医師は投与量や投与間隔だけでなく、さまざまな点でプロトコールに違反する行為を行っていたのである。

原告弁護団は一九九四年一月二八日の第四回口頭弁論で、それを指摘する準備書面の陳述を行った。それによると、骨髄の造血機能の指標である血色素や肝機能を示すGOT、GPTの値がカルテと症例確認等連絡票で異なっており、後者の記載が虚偽である疑いがあった。具体的には、254S投与前の血色素がカルテ上は「8・5」なのに連絡票では「10・8」になっていた。GOTはカルテ上「171」なのに、連絡票では「71」、GPTはカルテ上「194」なのに、連絡票では「84」と記載されていた。

ケースカード（臨床調査票）も虚偽記載の疑いがあった。カルテに記載されている254Sの投与の一部がケースカードに記載されておらず、ケースカードに記載された254Sの累積投与量は「880mg」となっていた。「併用薬剤・療法」欄に実際に併用した抗がん剤を記入せず、造血機能や肝機能が被験者の条件を満たしていないにもかかわらず、「症例の適格性」欄で「完全例」としていた。カルテの記載では、治験薬投与後の六月から九月にかけて計七回輸血を行っているのに、「その他の処置　なし」と記載していた。

このほか原告弁護団は、プロトコールで規定された「主要臓器（……）の機能が充分保持されている症例」、「薬剤および試験の内容を本人または家族に充分説明し同意がえられている症例」という症例選択条件を満たしていないことや、「単独投与で他の抗悪性腫瘍療法は併用しない」という254Sの投与方法に従わず、他の抗がん剤を併用したことなどを指摘した。

損害賠償額を増額

「インフォームド・コンセント原則違反」というのが、提訴時の訴えの趣旨だったが、主治医のプロトコール違反が判明し、データ捏造の疑いも深まったことから、原告側は損害賠償請求の理由を追加する。一九九四年四月二二日の第六回口頭弁論で陳述した準備書面で、Ｏ医師の行為について、「信頼性のないデータ、科学的評価に耐えない有害なデータを作り出す臨床試験に参加させられることのない被験者・患者として基本的人権を違法に侵害する不法行為」と位置づけたのである。

こうした主張の根拠として挙げたのは、「生命・自由・幸福追求権」を保障した憲法一三条の規定、▽「何人も、その自由な同意なしに医学的または科学的実験の対象とされない」という国際人権Ｂ規約（自由権規約）七条の規定、▽すべての人の「科学の進歩とその恩恵にあずかる権利」を定めた世界人権宣言二七条の規定、▽すべての者の「科学の進歩及びその利用による利益を享受する権利」を定めた国際人権Ａ規約（社会権規約）一五条の規定――だった。このうち国際人権Ｂ規約の規定に関して、「『自由な同意』があろうとなかろうと、何人も『医学』、『科学』の水準を下回る実験の対象とされないことを規定しているものと解される」としたうえで、実施時の医学・科学の水準を規定するプロトコールに則って行うべき臨床試験において、「データの捏造・改ざんがもし行われればその実施は医学科学の名に値しないものであること多言を要しない」と述べた。

原告側は一九九四年九月九日に開かれた第九回口頭弁論で、さらに損害賠償請求の理由を追加する。

第三の理由は、Ｙ子さんの死亡原因が２５４Ｓの副作用であり、その死亡についてＯ医師に責任（未必の故意または重大な過失）がある、というものだった。

具体的には、健常人では血液一立方ミリメートル中に一五万～三五万含まれている血小板が不足し、五万以下になると出血傾向が生じることを指摘したうえで、（一）２５４Ｓの副作用としての骨髄毒性によって血小板数が著しく減少し、そのため全身の出血傾向が重篤化して多量の下血を繰り返し失血に伴う出血性ショックを経て死亡した、（二）肝転移または肺転移による肝機能障害または呼吸不全で死亡することが多い通常の卵巣がん患者と異なり、２５４Ｓの副作用（骨髄毒性→血小板減少→頻回大量の下血）に伴う死の経過をたどっていることは明らか――と主張したのである。

損害賠償請求額は提訴時の約六倍の七一七二万円に増額された。

別の患者には点滴薬を腹腔内に直接投与

原告側は、O医師のプロトコール違反がY子さんに限らないことも指摘した。それは、Y子さんより前に254Sの被験者となった六八歳の卵巣がん患者に対し、プロトコールで「点滴静注する」と定められていた254Sを腹腔内に散布するという投与方法をとったことだった。この患者はその後、腎機能が悪化して死亡した。一九八八年四月一日に開催された254S治験担当者の研究会の会議録によれば、研究会の席上、O医師は司会者から「少しきつかったのかもしれませんね。今後とも慎重に進めていく必要があるように思います」とたしなめられていた。

にもかかわらずO医師は、この研究会の直後に愛知県がんセンターを受診したY子さんに対して、独断でプロトコールに反する治験薬投与を行った。その行為について、原告側は「事前の研究の成果を無視し、科学的な裏付けもないままに（非科学性）、患者の事前の了解も得ず人権を無視して（反倫理性）、乱暴な独断で患者を死亡させた責任は重く、到底許されるものではない」「殺意はなかったであろうが、未必の故意はあったと評価できるほどにY子の全身状態を無視したひどい投与方法である。少なくとも被告Oの254S投与には重大な過失があったことは明らかである」と最大限の言葉で非難した。

こうした主張に対し、被告の愛知県がんセンターとO医師はどのように応じたのか。

まず、治験薬投与の説明と同意取得に関する被告側の主張をみてみよう。一九九三年一一月五日の第二回口頭弁論で陳述された準備書面で次のような主張を展開した。

（一）一九八八年五月一六日の初診日に、夫に対し、「従来の抗がん剤の併用療法では一年以内に死亡する可能性が高い」「まだ厚生省の認可はおりていないが、開発中の治験薬で期待の持てそうな薬もあること」などを説明したうえで、「そのような薬剤を使うことになるかもしれないが、それでよいか」と尋ねたところ、夫は承諾の意向を示した。

（二）入院翌日の五月二一日、Y子に対し、「病気は悪性の卵巣腫瘍で、胎児をつくるもとになる胚細胞に由来する比較的まれな腫瘍である。初診時に腹水がたまっていなかったのに、今は腹水のために腹が腫れて尿が出ないほど状態が急速に変化している。腹水のたまり方の早さから、腹腔内には多くの腫瘍細胞が残っており、その腫瘍細胞が腹水を分泌していると思われる。腹水のために腹圧が上昇して腎臓や尿管を圧迫して乏尿の状態になっている。尿を出さないと尿の毒素が蓄積して危険な状態になる」などと説明して、利尿剤の点滴に入ることついて同意を得た。利尿剤の点滴に続き、膀胱カテーテルを挿入して尿を流出させる処置をした後、治療方針について「手術や放射線治療よりも薬の治療が主役となる。薬が効くと予想外に早く良くなる患者もいるが、薬が効かないと逆のこともある。この腫瘍には三つの薬の併用療法が効果的とされてきたが、そのうちのシスプラチンという薬は腎機能障害を副作用として起こす可能性が強いので、乏尿、下肢に浮腫のある、腎機能に障害のある場合には使いにくい状況にある。シスプラチンと同じ白金製剤で、まだ厚生省の認可のおりていない２５４Ｓという治験段階の薬がある。この薬は第Ⅱ相の効果試験に入っていて臨床的な成績はまだ多くないが、第Ⅰ相の安全試験ではシスプラチンに比べて腎機能障害が少ないと報告されている」などと説明し、「これを使うことに異存はないか」と尋ねたところ、Ｙ子は「薬のことはよくわからないので、Ｏ医師が最もよいと考える治療をしてほしい」と答えた。

（三）五月二二日の回診の際にも、前日了解を得た２５４Ｓによる治療を五月二四日から開始する予定であることを話し、異存はないか念を押したところ、Ｙ子はすべてＯ医師にまかせると言った。

（四）五月二三日の回診の際には、翌日から投与する予定の２５４Ｓの副作用について「通常はじめに出る副作用は悪心、嘔吐で、下痢もしくは便秘が伴うこともある。ついで、貧血、白血球減少症、血小板減少症などの造血機能障害が出る。比較的少ないとはいえ腎機能不全の可能性もまったくないとはいえない。さらに、顔色が黒くなり、髪の毛が細くなってちぎれて抜けたような状態になる」などと説明した。Ｙ子はいくらか不安そうであったが、治療を止めてほしいという言葉はなかった。

「治験薬の使用について説明し、本人と夫から承諾を得ている」という被告側の主張に対し、原告側は具体的な証拠を挙げて「虚構である」と反論した。

Y子さんはささいなことでも夫に話し、相談してきており、「厚生省の認可のおりていない治験段階の薬を使う」などという、非常に重要で、かつ極めて非日常的なことを聞かされれば、夫に話さないことはありえない、主治医から治験薬の使用について同意を求められれば、夫に相談しないで済ますことはありえない。夫自身も主治医から治験薬を使うという説明を受けていない――という主張を裏付ける証拠として示したのが、Y子さんの夫が日記替わりにメモを残していた手帳だった。当日、または遅くとも二、三日以内にその日にあったことや心情を逐次書き留めていたもので、「先生の話だと今週から治リョウ始めるとか?」「今日からY子治療に入る　強力な薬などを使用」といった記載があり、カルテや看護記録とも一致していたが、被告側が「治験薬の使用について説明し、同意を得た」と主張している該当日にもその前後にも、治験薬投与のことはいっさい記されていなかった。

また、原告側は、Y子さんへの説明と同意を得たことがO医師作成のカルテにも、看護記録にも一切残されていないことを指摘した。看護記録には、254Sという言葉や治験薬という言葉は見当たらず、「治療」「化学療法」「薬」と記されていた。

さらに、O医師が病院の倫理審査委員会に提出した倫理審査申請書に「被験者あるいは家族の責任ある人に文書により同意を得るべく努力する。文書による同意がなんらかの理由で困難な場合には少なくとも口頭による同意を得たもののみを対象とする」と明記しながら、同意書が存在しないことを指摘した。

O医師は訴訟の中で、「患者が快く同意したときには同意文書までは作成しなくても良いと認識」し、そのように実践していたし、病院の他の医師も同様であったと弁解したが、原告側は「そのように認識し、実践していたとすれば、先の倫理審査申請書への条件の記載は虚偽であり、これを前提とした倫理審査委員会の承認は無効であると言わざるを得ない。また、そのような実情を把握しながら、このような条件の記載を是認し、何らの指導もしないまま承認していたとすれば、倫理審査委員会は事実上機能していなかったとの誹りを免れない」と非難した。

医師は「患者に最良の治療行うため」と反論

プロトコール違反やケースカードの虚偽記載について、被告側はどのように主張したのか。

プロトコールで定められた治験薬の投与方法に反する方法で２５４Ｓを使用したことや、ケースカードのデータが虚偽であることは証拠上明らかだったので、否定はせず、患者にとって最も良い治療を行うためだった、として、次のような主張を繰り広げたのである。

当時、卵巣がんに対してはシスプラチンという抗がん剤が有効で、ビンブラスチン、ブレオマイシンとの三剤併用療法（ＰＶＢ療法）が大きな治療効果を上げていたが、シスプラチンには腎機能障害の副作用があった。末期の卵巣がん患者の多くは癌性腹膜炎を併発し、そのほとんどが腎機能障害を伴うことを免れなかった。そのため、腎機能障害を起こす頻度の高いシスプラチンを使うことができず、これが卵巣がん患者の治療に当たる医師の悩みでもあった。２５４Ｓは、このシスプラチンから腎機能障害を取り除くことを最初から意図して開発されつつあった治験薬であり、従来治療不可能とされてきた症例に治療上の新たな選択肢が加えられるものと期待されていた。こうした事情から、２５４Ｓの第Ⅱ相試験に積極的に参加したのであり、乏尿、浮腫、腹水貯留の認められる患者にとって２５４Ｓの使用は最善の選択肢である、と判断していた。２５４Ｓの単独使用よりもビンブラスチン、ブレオマイシンを併用した、（ＰＶＢ療法の一部を変えた）ＰＶＢ変法のほうがより効果が上がると考え、慎重を期して、はじめの一クールか二クールは２５４Ｓを単剤で使用し、それが安全で有効であると確認した上で、ＰＶＢ変法に切り替えるのがよい、と判断した。

他の抗がん剤との併用はプロトコールからの逸脱になるが、患者にとって最良の使用法と思われる以上、それもやむをえないと判断した。ただ、プロトコールからの逸脱を治験の研究会に報告すると、せっかく治療効果が上がっているのに、治験薬である２５４Ｓの入手ができなくなってしまう恐れがあるので、便法として、ＰＶＢ変法への切り替え後も、従前通り治験に参加していることにしておいたのである。

信頼性のないデータ、科学的評価に耐え得ない有害なデータを作り出すために、Ｙ子を臨床試験に参加させる意図など毛頭なく、もっぱら、Ｙ子の当時の症状に照らし、ＰＶＢ変法を選択する方がよいという医師としての判断に基づいてとられた処置だった――。

元同僚医師が原告側証人に

原告、被告双方の主張が真っ向から対立する中、Y子さんが抗がん剤治療を受けて亡くなった愛知県がんセンターに勤務する医師が、原告側の証人として出廷し、元同僚の「医療行為」を厳しく断罪する証言を行った。

原告側の証人として証言したのは福島雅典医師である。福島医師は名古屋大学医学部を卒業した後、京都大学大学院で学び、浜松医科大学助手を経て、一九七八年から愛知県がんセンターの内科診療科医長を務めていた。抗がん剤を用いたがん治療を専門とする腫瘍内科医である。一九八四年に米国臨床腫瘍学会の会員となり、京都大学、浜松医科大学の非常勤講師も兼ねていた。Y子さんの遺族が愛知県などに損害賠償を求めた訴訟が始まる前から、日本の臨床試験や薬剤使用の問題点を指摘する論考を国内外で発表し、インフォームド・コンセントを日本の医療現場に普及、定着させる必要性を訴えていた。

例えば、一九八九年に英国の科学誌「ネイチャー」に発表した「日本における医薬品の過剰使用」では、日本の臨床試験が他国のような厳正な必要条件を満たさずに実施されており、その結果として、効果が疑わしい抗がん剤が年間一千億円超の売上を記録していることや、薬剤使用が実験的なものであることが被験者に説明されないまま臨床試験が行われていることを指摘した。

同じ年に、当時朝日新聞社が発行していた「モダンメディシン」に発表した「問われるインフォームド・コンセント――『ヘルシンキ宣言』の原点の確認を」では、医学研究に関する倫理規範である世界医師会のヘルシンキ宣言が臨床試験の被験者の保護を強く要請しており、それは、各施設の倫理審査委員会（IRB＝Institutional Review Board）による研究計画の厳正な審査と、正当な手続きでのInformed Consentの取得という二つのプロセスによって初めて満たされる、としたうえで、次のように述べた。

「あらゆる臨床試験は、まず科学的な妥当性が満足されて初めて倫理的な側面の評価が意味あるものとなる。逆に科学的根拠の希薄な、あるいはその目的がはっきりしていない、または科学的妥当性が満足されないようなpoorなデザインの研究はすでに非倫理的なのである。この手の『研究』の横行にはほとほとあきれるのは筆者ばかりとは思えない。医師・研究者はIRBやInformed Consentのプロセスの面倒を論ずる前に、まず自らがヘルシンキ宣言の求める臨床研究の遂行者としての科学的な有資格者（Scientifically qualified person）であるかどうかを自問してみるべきである」

愛知県がんセンターの抗がん剤治験訴訟が始まる直前に発表した「医療不信を考える」（加藤雅子氏との共著、「からだの科学」

一七一号）では、欧米に倣って、あらゆる病気の新しい治療法を開発するための基盤である多施設共同の臨床研究体制を確立することと、その体制を支えるための相当規模の統計解析センターを設置する必要性を指摘している。

このほか、医療法改正案を審議した一九九二年の衆議院厚生委員会に意見陳述者として招かれた際には、インフォームド・コンセントを医療法の理念に規定する必要性を訴えた。

自分が所属する病院の設置者である県と元同僚を訴えた原告側から要請を受けた福島医師に躊躇がなかったわけではない。当時四六歳。医長とはいえ、部下は一人もいない。結果的に病院にとって不利になる証言をしたら、病院は口実をもうけて自分を辞めさせるかもしれない、という懸念もあった。

しかし、日本の臨床試験の問題点を指摘し、インフォームド・コンセント原則を日本の医療現場に定着させようと努めてきた身として、「ここで妥協して証言しなかったら、重大な禍根を残す。何が問題であるかを、裁判官の前で整理して説明し、記録として後世に残す必要がある」と考え、証言することを決心した。福島氏によれば、当時厚生省から愛知県に出向し、医療行政を担当していた幹部が電話をかけてきて、「証言するのはどうなんでしょうね」と暗に再考を求めてきたが、親しくしていた県医師会長から「ちゃんと証言しろ。放置してはいけない」と励まされたことを伝えると、その幹部はそれ以上何も言わなかったという。

「臨床試験と日常診療には決定的な差」

原告側は一九九五年二月三日の第一二回口頭弁論で福島医師を証人申請した。実際の尋問が行われたのは、提訴から約二年後の同年六月一六日と一〇月一三日だった。

六月一六日は原告代理人による尋問だった。まず、光石忠敬弁護士が臨床試験一般について質問した。そもそも臨床試験と日常の診療はどう違うのか、と尋ねられた福島医師は、こう述べた。

日本では、実質的に人体実験そのものである臨床試験と日常診療との区別をはっきりしていない医師が多い。人体実験は、予想されることをすべて網羅した研究計画書であるプロトコールを作って十分議論した上で着手する。その時点でベストの治療と考えられる標準治療を上回る効果を実証するために行うものであり、それなりの根拠が必要。非常に高度な科学的な知識と経験に基づいて計画的に綿密に注意深く行うものだ。科学性や安全性の評価を研究者一人で行うことはあり得ず、臨床試験は組織的に行う。これに対して、臨床試験で安全性と有効性を確立した治療を医師が実施するのが日常診療で、両者の間には決定的な差がある――。

被験者の選択基準や治験薬の投与方法を定めたプロトコールに違反する行為に対しては、(一)データの信頼性が著しく損なわれ、再現性が保証されなくなり、研究が台なしになってしまう、(二)患者の安全性が全く保証されず、必ず事故を起こす――と指摘したうえで、254Sのプロトコールが定めた被験者の選択基準や投与方法の意味をそれぞれ次のように説明した。

一. 標準治療によって効果が得られなかった症例を対象とする

「標準的治療方法によって効果がない人にしかリスクを負わせるわけにはいかないという倫理的な意味と、標準的な治療が効かない場合に(治験薬に)効果があると実証されれば医学の進歩につながるという科学的な意味の二つがある」

二. 主要臓器の機能が十分保持されている症例を対象とする

「骨髄、心臓、肺、肝臓、腎臓、脳に毒性が生じた場合、死に至る危険があるので、それらの臓器の機能が一定水準以上ないと薬を投与することは危険である」

三. 薬剤および試験の内容を本人又は家族に十分に説明し同意が得られている

「二〇年前のヘルシンキ宣言で勧告されている医師の倫理規定。臨床試験においては危険性があるので、その危険性や標準治療を含めて患者に十分説明し同意を得るのは、医者として人間として常識的なこと」

四. 単独投与とし、他の抗悪性腫瘍療法は併用しない

「研究の目的が254Sの臨床における抗腫瘍効果を実証することなので、ほかの薬を組み合わせて使うと、どっちの作用によって効いたのか、どっちの薬の副作用か訳がわからなくなる。ほかの薬を組み合わせるということは普通ありえない」

五. 体表面積一平方メートル当たり一〇〇ミリグラムを一回量とし、四週間間隔で投与

「動物実験と第I相臨床試験の結果に基づく、ぎりぎりの安全量であり、三週目に白血球、血小板が減るという毒性の極値が現れているので、回復した時点で投与するために四週間という間隔が設けられている」

六、血液一立方ミリメートル当たり血小板が五万未満になったら投与を中止する
「投与を中止しないと患者が死ぬ可能性があるから。いつどこから出血してもおかしくない、という状態になる。血小板減少は臨床家が最も恐れる副作用の一つ」

さらに、被験者個々のケースカードにデータをありのまま書かないことの影響を尋ねられた福島医師は、こう答えた。

申すまでもなく、それは、その臨床試験を何のためにやっているか訳がわからないので仕事にならない、と先ほど申し上げたとおりですけれども、データをきちっと記述するということは、その臨床試験を正確に評価する上で必須のことでありまして、これはもう、当然のことであります。そうでなければ、臨床試験が正確に評価できなくなってしまいます。だから、何のために実験したのか分からないということになります。それからもう一つは、データの捏造ないし誤りの記述をするということが及ぼす影響は計り知れない。つまり、あと、その研究を追試しようとしたときに、とんでもないことが起こるということになります。例えば、副作用の頻度を低めに書いたり、あるいは死亡例があったのにそれをなかったとしたりするということが、あと、悲惨な結果を招くことはソリブジンの事件でもそうだったし、イリノテカンの事件でもそうだった。あれらはすべて死亡例を隠して論文として報告し、そして、研究会でも議論をあいまいにしてしまう、そういうことによって起こっているわけです。そういう薬害の歴史がこの国にはあるんです。

「健康人でも死ぬ」

次いで、２５４ＳをＹ子さんに投与した判断などについて加藤良夫弁護士が詳しく質問した。
「２５４Ｓの使用は、乏尿、浮腫、腹水の貯留の認められる腎障害のある患者にとって、最善の選択肢であると判断していた」という、被告Ｏ医師の主張への見解を問われた福島医師は、「論理的に破綻している。普通の医学的知識を持っている者なら、こういうことは言わない」と切り捨てた。その理由として、（一）安全性が確立していない薬であることを考えた場合、プロトコー

ルに照らし合わせて適当かどうか最初に判断しないといけないが、プロトコールに記述されている選択基準に合致していないなら、当然投与できない、(二)腎機能に対する毒性がないからといって、その薬を投与すると、薬が排泄されず、ほかの毒性が一気に高まって出てくる可能性がある、(三) 254Sは血小板の減少が最も危険な副作用であり、腎機能障害のために薬が長く血中にとどまると、血小板に対するどのような毒性が出てくるか分からない——ことを挙げた。

254Sの投与前に四五万三千だったY子さんの血小板は、プロトコールに違反する投与によって大きく低下していった。その経過についても福島医師は厳しい評価を下した。以下は、尋問調書に記載された主なやりとりである。

——そして、六月二四日の時点でも七万を少し切ってるというようなところであったんですが、四回目、五回目、六回目、二五四Sが七五ミリグラム、七五ミリグラム、七五ミリグラムと、一日おきに固めて三回投与されてますね。こういう一〇万を切っているのに投与するということについては、どういうふうに評価されますでしょうか。

福島医師 それは、医者としては信じられないことであります。一〇万を切った段階で我々は非常に焦る、非常に危険だからです。更に下がることがあった場合には命にかかわりますから、一〇万を切ったときには非常に緊張します。ですから、一日おきぐらいにやっぱり血液を見て、特にこういうような新薬を治験している場合には、一日おきに見て、更に下がる傾向があったら、厳重警戒をして、血小板輸血の準備を開始します。それは医療上の基本原則であります。ですから、ここでは七五ミリグラムを、血小板の数が一〇万を切って七万弱しかないときに投与を開始して、更に一日おきで追加投与して、トータル二二五ミリグラムですか、投与するというのは、プロトコールに記述してある一〇〇ミリグラム・パー・平方メートルを倍量上回っている、増量を勝手にしてるということでございます。しかも、分割投与にしてる。こういうことは信じ難いことであります。(略)

——七月二一日に二五四S、一五〇ミリグラム、これは七回目になりますけれども、その直前が、七月一八日、血小板の値が二万、というところで、この二五四S、一五〇ミリグラム使うというのは、なんか理解し難い気がするんですが。

福島医師 それは通常では理解し難い、それをやったら、多分その投与によって患者さんは死ぬだろうというふうに、普通の医師なら考えます。だって、二万というのは非常に危険な状態ですから、そこで血小板輸血の準備もせずに、この血小板毒性を主とした、しかも新薬をですよ、投与するというのは、これは尋常ではないというふうに私は思ってます。

――血小板輸血をした場合に、その効果というのは、どのぐらいの間持続するものですか。

福島医師　血小板が低下した場合を我々が恐れるのは、血小板輸血の効果というのが極めて限られているからであります。血小板の輸血をしましても、血小板というのはそもそも、そんな何日も効果的に体の中でとどまってるものではなくて、せいぜい二、三日でほとんど効果がなくなってしまいます。血小板の数は、またいったんは増えても、すぐに戻ってしまう。ですから、これは非常に一時しのぎ的な治療でありまして、であるがゆえに、我々は、この血小板減少というのを非常に恐れるんです。ですから、血小板が例えばこういうふうに三万を切って、皮下出血あるいはほかからの出血が疑われる、そういうふうな危険性が増してきた場合には、ただちに開始する。で、必ず三万以上保つように、週に二回ぐらい、もう予めスケジュールを組んでしまって血小板輸血を必ず行って、出血しないようにするということです。もう一つは、出血が始まると血小板輸血というのは非常に効果が薄れるということも分かっています。（略）

――八月の一一日のところで八回目の二五四S、一五〇ミリグラムがまだ投与されてますが、このことについてはどういうふうにお考えでしょうか。

福島医師　この時点では、血小板の数が三万前後ですから、これはもう常軌を逸してるというふうにしか言えない。こういうことは、あってはならないことです。

――その後、点状出血斑等がはっきり出てきてるのが八月二二日ぐらいからですね、出血斑がずっと出てくるということが観察されておる。そういう間に、濃厚血小板が八月の四日（原文ママ。正しくは二四日と思われる）あるいは三〇日、入れられていますけれども、これはやっぱり量としても回数としても不足でございますか。

福島医師　足りない、危ないですね、これは。

――危ない。

福島医師　ただし、ここで血小板を一回入れたら、その後五万五〇〇〇に回復している、それで安心してたら、また下がってきちゃって一万になって、だからまた入れてる、というふうに計画性がない。で、その間に一週間たってしまってる。今言いましたように、これは医学を学んだ者なら、血小板というのは二、三日しかもたないということですから、もう予め計画的に血液センターに連絡して、一日か二日おき、あるいは三日おきに、必ず血小板輸血できるようにする、それでその都度検査する、で、三万以上を維持する、ということになります。

――それで、そういう点状出血斑などがずっとある状況の中で、九月の六日から九日（原文ママ。判決の認定によれば一〇日）にかけて、二五四S、七五ミリグラムを一日おきで三回、トータル量が二二五ミリグラム、というふうに使われているわけですが、これについては専門家の目で見てどういうふうにお感じでしょうか。

福島医師　どう考えるというよりも、こんなことは本来あることではないから、考えるも何も、これやったら絶対に、どんな患者さんでも死にますよ。健康な人にもこういうことをやったら、死にますよ。血小板が一〇万切ってる。一見健康に見えるかもしれない。事実、この方は外泊されて戻って来てる。で、そのときに血小板の数も測らずに、血小板の数が減ることが分かってる二五四Sという治験薬を、実験中の薬を、そのまま投与して――一日おきにですよ――で、プロトコールからいっても、だれもが危険性があるということを知ってるのに、倍も上回る量が数日の間に投与されてると、これは確実に死にます。

――要するに癌の患者さんでなくても、健康人でも、こういう使い方をされれば――。

福島医師　死にます。

――死ぬという、そういう使い方をしてる。

福島医師　そのとおりです。しかもその後、全然血小板輸血してない。

――そこもちょっと不思議な感じがするんですけど、どういうことでしょうか。

福島医師　だから、医療になってないんです。

――非常に血小板の値はひどい状態をたどってますよね。

福島医師　だから、九月六日の後、一万になって、更に五〇〇〇、更に一〇〇〇を切ってる、で、血小板輸血しない、しかもこういう骨髄抑制を起こして血小板が減るということが分かってる薬を、プロトコールで定められた……というよりも、むしろその時点で分かっていたぎりぎり安全な量の倍を上回る量を投与されておる。これは全然医療にはなってないですね。確実に、これは死にます。

——亡くなり方なんですが、粘血便が多量に出たり、最後は鮮紅色の下血多量になって、九月二三日に亡くなっておりますけど、この亡くなり方というのを一連の経過をカルテ等で検討されて、このＹ子さんの死因というのはどういうふうに理解したらよろしいでしょうか。

福島医師 これは、二五四Ｓの過剰な投与による毒性死、そのものであります。で、この時点では白血球も減ってて高熱が出てたはずです。

「頬かむりは汚点残す」

最初の証人尋問から四カ月後の一〇月一三日は主に被告の代理人弁護士による尋問が行われた。一回目の尋問で、一九八二年あるいは一九八三年以降、新薬の治験には関与していないと証言したことについて理由を聞かれた福島医師は、（一）一九八三年に米国臨床腫瘍学会に出席して、本来なら治療に用いる根拠がないような薬が氾濫している日本のがん治療の問題を認識して愕然とした、（二）それまでタッチしていた臨床試験に非常に問題があるということを医者として反省し、治験薬の臨床試験には原則としてタッチせず、臨床試験のやり方に関する知識を啓蒙することにした——と述べた。

がん患者のインフォームド・コンセントについて尋ねられると、一九八六年から一九八七年にかけての自身の療養体験が考えを改める大きなきっかけになったことを挙げ、「きちっと取らないといけないということを反省した」「それ以前は、ケースバイケースということが医者の間でも一つの見識になっていた。インフォームド・コンセントは、私自身理解していたが、日本の臨床現場で、特にがんの患者さんに対して、データを開示していくことは難しいだろうと思っていた。しかし、自分が病気になって、やっぱりこれはいかんというふうに思った」と述べた。

裁判長から、当時の愛知県がんセンターの倫理審査体制について確認された福島医師は、「プロトコールを審査し、院内で臨床試験を行ってよいかどうかについては厳正にチェックされていたが、実際に臨床試験が始まった後のチェック機能は十分ではなかった」と答えた。

また、プロトコールを逸脱したO医師の意図について、「患者の容体にかんがみて余命いくばくもないと判断をして、延命のために一か八かやってみようという治療目的だったのか、プロトコールの枠にとらわれないで完全にモルモット代わりにしようと考えて投与したのか」と問われると、「治療として良かろうと考えてやったと思う」としたうえで、(一)治療としての根拠がなく、安全性に対する保証がない、(二)抗がん剤の使用に関する医学的な常識に反している、(三)次々と起こった副作用に対する救命措置を講じていない――ことの三点を理由に、「その水準というのは医療になっていない」と断じた。

裁判長は、卵巣がんの当時の標準的な治療法であったPVB療法(シスプラチン、ビンブラスチン、ブレオマイシンの三剤併用療法)によって適切な治療が実施された場合の女性の余命についても尋ねた。それに対して福島医師は、「少なくとも一年は行けた可能性がある」と述べた。

裁判長から最後に証言をした理由を尋ねられた福島医師はこう述べた。

一つは、うちの病院で起きたことについてうちの医者が黙ってみんな頬かむりするというのは、うちの病院の名誉に著しい汚点を残すということを思いました。もう一つは、私は論文で日本の臨床試験の問題、薬の開発の問題について、またインフォームド・コンセントの問題について主張してきた経緯もございますから、これは身内であろうと黙っていることはできないという倫理的な判断です。

福島医師は証言から五年後の二〇〇〇年に愛知県がんセンターを退職して、京都大学大学院教授(薬剤疫学)に就任した。二〇〇三年からは、臨床研究・試験の実施計画策定、データ管理、統計解析などを支援する先端医療振興財団臨床研究情報センター(神戸市、二〇一八年四月に公益財団法人神戸医療産業都市推進機構医療イノベーション推進センターと改称)のセンター長を兼任し(京大は二〇〇九年退官)し、二〇二〇年まで、大学を中心とした医薬品、医療機器の研究開発体制の構築とネットワークづくりに力を尽くした。

「治療目的」を理由に投与を正当化

福島医師の証人尋問に続いて、被告であるO医師に対する尋問が行われた。本人尋問は一九九六年一月一九日を皮切りに、同年一二月二〇日まで計六回行われた。O医師は治験薬投与についてY子さんと夫に説明し、同意を得ていたと主張し、夫への説明の際には「認可されていないけどいいですかと話したところ、金に糸目はつけないから、じゃんじゃん使ってください、というような発言をされたと記憶している」と述べた。プロトコール違反については「治療目的」を理由に正当化し、死因についても抗がん剤による副作用であることを否定した。

プロトコールに違反して他の抗がん剤と併用したり、定められた量を上回る治験薬を投与したりした理由、死因については次のような主張を展開した。

一．初診から入院までの病状の悪化の激しさなどから考えて、通常のがんと比べて成長速度が非常に速いことがわかったので、単剤の治療では患者を救命できないと考えて第二クールと第三クールで併用療法に切り替えた。プロトコールの規定を超える治験薬を投与したのも、進行したがんであることを考えると、通常の量ではとても治療できないと判断したからである。

二．第四クールと第五クールで単剤に戻したのは、血小板の減少が激しく、これ以上併用療法を行うのは危険を伴うと考えたからである。

三．第六クールで再び併用療法を行ったのは、この患者の場合、骨髄が血小板を造る能力が高いが、がん細胞による血小板の消費があまりに多いので、がん細胞をたたかないと血小板が増えないと解釈したからである。

四．第六クールで血小板の減少が予想より早く出てきたのは、がんがさらに広がったか、腫瘍性の出血が起きて血小板の消費がさらに高まったからではないかと考えた。治験薬の副作用とは考えなかった。がん細胞が消費する血小板の量が多くなった場合、外から血小板を補っても、ざるに水を入れるようなものなので、それによって患者を救命することはとてもできない。この段階があきらめる時期であったと考えざるをえない。

五．死因は、がん細胞によって血小板が大量に消費されたことで起きた播種性血管内凝固症候群（ＤＩＣ）と考えている。

「治療薬として使った」

O医師は「治療」を目的にプロトコールに違反する治験薬投与を行いながら、治験を継続しているように装っていた。その理由はいかなるものだったのか。一九九六年三月二二日の尋問を記録した調書には、O医師の供述が次のように記されている。

これは非常に私としては言いにくいことなんですけれども、非常によく効くと思われる抗癌剤は、非常にしばしば本当に必要なときにマーケットの中から消えちゃうわけです。それで、薬剤の需要と供給というのは、常に供給が豊富にあって需要を上回っているとはかぎらないんで、実は私名古屋大学にいたときの、それこそ抗癌剤が患者さんの命を救う唯一の手段であるという絨毛癌という癌をたくさん治療してたわけですけれども、そういうときに使われる薬剤は、本当に必要なときに結構マーケットの中から姿を消しちゃうということが、現実の問題としてありましたので、私はこの二五四Sが第一クールで非常にいい反応を示したということを実感した段階から、この抗癌剤は絶対に自分の手元に置いておかなければいけない、確保しておかなければいけない抗癌剤だというふうに自分自身感じましたので、過去の苦い経験から、確保するためには治験を継続したような、ふりをすると言っては申し訳ないんですけれども、結果としてはそういうことになるわけですけれども、ふりをして、治験をやってれば必ず抗癌剤が入るんで、そういう、こそくな手段といえばそれまでですけど、そういう手段を取ってでも、この抗癌剤を手元に明らかに確保しておきたかったと、そういうことは私の心情としてはあったわけです。

O医師は治験薬である254Sを計五人の患者に投与していたが、そのうち四人については症例選択基準を満たさないなどの理由で、治験の研究会から「不適格」と判定され、評価の対象外とされた。その中には、本来静脈への点滴で投与すべき254Sを腹腔内に直接投与した事例もあった。「治験」と「治療」を峻別することなく、治験薬を独自の判断で使用していた実態が、製薬会社から提出された治験関係の記録文書に基づく原告弁護団の詳細な質問によって浮かび上がった。以下は、一九九六年六月七日に行われた尋問での、腹腔内投与を行った症例（I・Mは患者のイニシャル）をめぐる、原告代理人の光石忠敬弁護士とO医師とのやりとりの記録である。

――一九八七年一〇月から八八年一月、亡くなられるまで三回投与の臨床試験を実施したと、こうなるんですね。

Ｏ医師 はい、そうだと思います。

ところが、甲第二〇号証（※筆者注＝原告側提出の証拠で、一九八九年五月一九日に開かれた２５４Ｓ治験の婦人科癌研究会記録）の一覧表のＩＭさんのところを見ますと、投与回数は二と書いてあるんですよ。どっちが正しいんですか。

Ｏ医師 こういうスタディに我々が症例を登録するときには、要するに治験期間としては二で投与したけど、その後また投与しましたということもありますので、私としてはどちらが正しいとは言いにくいんですけれども、どっかに二と書いてあるんならば二のほうが、要するに治験の段階で二回投与したというふうに理解していただければいいと思います。

――今回のプロトコールでは、投与量というのは体表面積当たり一〇〇ミリグラムですね。

Ｏ医師 はい。

――甲第一六号証（※筆者注＝原告側提出の証拠で、一九八八年四月一日に開かれた２５４Ｓ治験の婦人科癌研究会記録）を見ますと、最大は一一三ミリグラムとありますね。真ん中辺り。

Ｏ医師 はい。

――ところが、甲第二〇号証を見ますと、九八ミリグラムと書いてあるんですよ。これは一体どっちが正しいんですか。

Ｏ医師 治験のスタディで参加してる分は、九八ということで二回投与してるということでよろしいかと思います。

――そうすると、九八、九八というのが治験であると。

Ｏ医師 はい、そうです。

――そして、一一三は治験じゃないと。

Ｏ医師 そうです。治療薬として治療させていただいたということです。

――結局あなたも構成メンバーであった研究会が検討して定めたプロトコール、そのプロトコールというのは守らなくてもいいんですか。

○医師　いや、プロトコールには、最低限二回はプロトコールどおりに治療してください、その後は、効いたら、我々の判断で治療を継続するなり、ほかの薬剤に変更するなり、そのことは比較的自由な選択があったはずなんで、私はその後、二回、よく効いたらそれをずっと続けるわけですけれども、二回はなるべくプロトコールどおりにやりましたけど、その後の治療については、患者さんに最も相応しいと思われる治療方法の選択をしておりました。このプロトコールは、だから、入院期間はずっと拘束するぞとか、そういうプロトコールではありませんので、最低二回できたら二回はプロトコールどおりに治療をやって、効果を判定してくださいというプロトコールであったはずです。というふうな判断しました、私。

――動物実験と第一相の臨床試験が終わったばかりのそういう化合物ですけれども、そういう薬物について、一人のお医者さんがこれは治療だと、こう言えば治療になるんですか。

○医師　抗癌剤がその患者さんに効くか効かないかは、一人のドクターがとおっしゃいましたけど、一人ずつの患者さんについて全部違いますので、一人の患者さんに二回ぐらい投与すると、この薬はこの患者さんにどういうふうに効くのか、あるいはどういうふうな副作用がかかってくるのかということは、大体判定がつくわけです。それで、この薬がこの患者さんにどういう効果があるかということも分かってくるわけです。それに準じて、我々はこれをその後の治療薬として時々使ってたわけです。（略）

――中第一六号証の三ページを見てください。ＩＭさんには腹腔内に投与したと、こういうふうに書いてありますが、そのとおりですか。

○医師　はい、そうだと思います。

――いわゆる点滴静注をするというのがプロトコールだったと思うんですが、それはプロトコール違反ではないんですか。

○医師　それは、厳密の意味ではプロトコール違反だと思いますけれども、ドラッグデリバリーシステムというのが我々の重大な関心事で、ほかのルートで投与すると非常に治療効果が上がる場合があるわけですね。それで、そういうドラッグデリバリーシステムを変えますと効果が非常に上がると思われるようなものは、どういうふうなデリバリーシステムというか、要するに投与方法を変更すると最もこの患者さんには効果的なのかということをスタディするのも、我々の仕事の一つであったわけなんで、そういう意味で、この腹腔内投与は、したがって、プロトコールの中で使ったものではなくて、プロトコールを終了した治療薬としてこの薬品が使われてると、そういうふうに理解していただきたいと思います。

――この段階の二五四Ｓでは、いわゆる安全性とか有効性から見て、治療に有用かどうかは分かっていないわけですね。

Ｏ医師 いや、この患者さんに二回投与した段階で分かっているわけです。

――そうすると、あなたのような考え方によれば、臨床試験というのは必要なくなりますね。

Ｏ医師 そんなことはないと思います。全部の患者さんに効くわけじゃないですから、どういう組織系の患者さん何人に効くのか、どれくらいのパーセンテージに効くのかということは、非常に重要な情報になるはずなんで、それは、一概にそういうふうに決めつけられるのはおかしいと思います。

――データを研究会で集めて、そして全国的に統計的に処理していくと、それは結局、そういう解析なり検討をすることによって初めて治療に有用かどうかが分かると、それが臨床試験じゃないんでしょうか。

Ｏ医師 それは、だから、もし、最低二クールはプロトコールどおりに治療がやってあれば、二クールの時点で判定をしていただければいいんで。

――あなたのようにおっしゃる場合には、腹腔内投与というふうに決めたプロトコールで第一相からやらなくちゃいけない、これが理屈じゃないですか。

Ｏ医師 今までそういうふうなスタディは組まれたことがありません。デリバリーの方法、どういうふうな投与方法で治療をするかというのは、かなりそのドクターの、裁量権といっていいのかどうか分かりませんけれども、我々の判断で、この患者さんにはこういう方法で治療するのが一番いいんだというような、一番最適と思われる、しかも患者さんに負担の少ないと思われる治療方法が、その都度選択されてきておりました。

――あなたの言われるとおりだとすると、プロトコールに腹腔内投与というようなことを決める必要はなかったわけですね。

Ｏ医師 なかったと思います。これ、今回も腹腔内投与については全然言及されてなかったと思います。

――腹腔内投与は結局は評価の対象にされなかったんではないですか。

Ｏ医師 現在は知りませんけれども。

――このＩＭさんの場合です。

Ｏ医師　ここは評価の対象にならないと思います。したがって、プロトコールどおり治療した二回の治療の、その後の患者さんの状態で効いたか効かないかの評価をされていると思います。

――ＩＭさんの症例は研究会によって不適格とされてますね。

Ｏ医師　そうですすか、僕はちょっと。

甲第一八号証（※筆者注＝原告側提出の証拠で、一九八九年二月一五日に開かれた２５４Ｓ治験の婦人科癌判定委員会会議記録）を示す

――資料４「判定における症例の取扱い条件」を見てください。「脱落の判定」のところに、二番目、腹腔内投与の投与方法逸脱症例は脱落と判定すると、こうありますね。

Ｏ医師　だから、一クールと二クールをちゃんと規定どおりのプロトコールで投与してあれば、そこの段階で判定をしていただければいいんで、その後に腹腔内投与をしたからといって、これは脱落になるわけじゃないんです。これはプロトコールから終わった次の段階の、要するに治験薬として使ったわけじゃなく、治療薬として使ったということを、私が再三言ってるのはそういうことです。

――私の質問は、要するに不適格になったということはあなたは知らないということですか。

Ｏ医師　僕は不適格になってないと思ってるんで。

再発防止を訴えた夫

被告への尋問に続いて原告本人への尋問が一九九六年一二月二〇日から翌一九九七年五月一六日にかけて計三回行われた。その中でＹ子さんの夫は日記替わりに書いていた手帳のメモに基づいて、「開発中の治験薬であるというような説明はまったく聞いていない」と強調した。また、Ｙ子さんが日常の買い物などでも自分に相談して決めるような人であったことを挙げながら、命にかかわることについて医師から受けた説明や、承諾を求められたことを自分に黙っているはずがない、と言った。

「(未承認薬であっても) 金に糸目をつけないから、じゃんじゃん使ってくださいと (夫が) 発言した」とO医師が法廷で話したことについては、「全くでたらめで、憤慨している」と述べた。

提訴に至った理由、裁判で最も訴えたいことを尋ねられると、「十分な説明もされずに治験を受けて、せっかくこの世の中に尊い命を授けてもらって、そのような方法で命を縮めていくことのないように、今後絶対そういうことのないように、これは世の中に訴えなきゃいかんなということで裁判を起こしました」と語った。

福島医師の証人尋問から被告、原告本人に対する一連の尋問が終了するまでほぼ二年かかった。提訴から四年が経過した一九九七年七月から和解についての検討が行われたが、合意は得られず、その年の暮れに打ち切りとなった。しかし、裁判は終結しなかった。翌一九九八年一月、被告側が裁判所に対し鑑定を申し出たからである。

その趣旨は、「死因が癌死であって、254Sの副作用死でないことを立証する」ため、とされた。同年二月一二日付の意見書で被告側は、Y子さんの死因、余命、254S投与との関係の有無について、原告側の証人として証言した福島医師とO医師の意見が大きく異なっており、尋問の結果だけでは裁判所の判断資料として不十分であることを理由に、「裁判所が選任する卵巣がんの化学療法の分野における臨床経験が豊富で、かつ、中立的な立場にある鑑定人の意見を求めたい」と主張した。

これに対し原告弁護団は、鑑定が採用されれば訴訟が長引き、迅速な被害救済、紛争の解決が図れないとして、「鑑定は不要」と主張した。裁判所が死因を判断するための証拠は十分であり、余命については「統計資料に基づかず、仮定を設定して鑑定を命じるものであり、鑑定人に不能を強いるものであって、およそ科学的な結果は期待できず不当である」というのが、その根拠だった。

しかし、裁判所は鑑定を行うことを決めた。それによって、裁判終結の時期は見通せなくなった。

規定違反の薬剤投与が死因と判断した鑑定人

名古屋地裁は鑑定の実施を決めたが、鑑定人は容易に見つからなかった。裁判所が鑑定人の推薦を依頼した大学、医療機関は一〇カ所を超えたが、そのすべてに依頼を断られたのである。鑑定採用決定から約一年が経過した一九九九年二月二六日、原告側は意見書を提出し、「訴訟遅延のそもそもの原因は、不要かつ不能の鑑定を採用していることにある」と、裁判の早期進行を求めた。

原告側はこの意見書で、（一）福島医師は抗がん剤によるがん治療と臨床試験の専門家であり、鑑定人として必要とされる特別な学識経験を十分に有している、（二）福島医師を証人として申請したのは原告側だが、福島医師は同時に、被告である愛知県が開設した愛知県がんセンターに勤務している医師であり、あえて証言に応じたのは医師としての良心と倫理に基づくものである。形式上は原告側証人だが、実質的には、特別の学識経験を有する第三者であって、鑑定証人としての証拠価値を有する、（三）福島医師に対しては、被告側にも十分に反対尋問の機会が与えられた。その後にO医師本人の尋問も行われ、福島医師に対する反論も含めて、専門家として意見を述べる機会を得ており、立証は尽くされている、（四）在京の一〇カ所を超える医療機関から鑑定を拒否されている理由の一つが、個別具体的ながん患者の余命について科学的に鑑定するという、不能なことを求められているからではないかと推測される、（五）口頭弁論の全趣旨および証拠調べの結果に基づいて裁判所が相当な損害額を認定すべきである――と主張した。

しかし、鑑定人さがしはこの後も続き、一九九九年四月一六日に行われた、裁判所、原告、被告三者による訴訟の進行協議の後、三つの大学・医療機関に鑑定人推薦を依頼したが、いずれも拒否回答があった。同年六月一日、原告側は再度、意見書を提出し、鑑定決定の取り消しを求めたが、被告側から推薦のあった鑑定人候補者二人のうちから、鹿児島市立病院の波多江正紀医師に鑑定を依頼することが決まり、同年九月、波多江医師から鑑定書が提出された。裁判所が鑑定採用を決めてから一年半以上の時間が経過していた。

鑑定書は死因について、「化学療法による骨髄抑制に伴う、出血と感染が死亡の直接原因と思われる」としたうえで、「二五四S投与が今回の治療に全く使用されず、今回の治療から二五四Sのみを取り除いた化学療法がなされていればという意味であれば、死期が早まることはなかったと考える。また、プロトコールどおりの用量と投与間隔で二五四Sのみによる単剤投与がなされ、減量等を含む取決めどおりに延期や中止がなされていれば、副作用による死亡は回避できたと考える。（略）プロトコールに違反をして併用療法を行い、なおかつ重篤な骨髄抑制が起こりつつある状況の中で、投与間隔が短くかつ用量過剰の薬剤投与と併用化学療法が続行されたことに、死期を早める原因があったと考える」と判断した。そして、卵巣がんに対する標準的な化学療法であったシスプラチン、ビンブラスチン、ブレオマイシンの三剤併用療法（ＰＶＢ療法）を当初から行った場合の余命を、「一年あるいは一年半」と推定した。

この鑑定書提出から二カ月後の一九九九年一一月一九日、原告、被告双方の最終準備書面の陳述が行われ、提訴から六年四カ月を経て、口頭弁論は終結した。

原告側は、（一）未承認で、安全性も有効性も確立していない治験薬を勝手に使われ、知らない間に被験者にさせられた、（二）当時の最低限の安全性基準であったプロトコールに違反して使用されたため、そのデータは何ら臨床試験に生かされなかった、（三）プロトコール違反の使用を原因とする副作用によって死亡した――という「信じがたい事実」が裁判で明らかになったことを指摘したうえで、次のように述べた。

人は、誰でも自分の人生のあり方を自分自身で決める権利があります。それは重篤な疾患に罹患したときも同じです。どのような治療を受け、あるいは、受けないでこの疾患に立ち向かうかは、個々人が自分の人生観、価値観、宗教観に従って、自ら真摯にこれを決定できなくてはなりません。これができなくては、人間の尊厳を損なうことになってしまいます。

この自己決定権を侵害されたＹ子さんの無念はいかばかりでしょうか。さらに、Ｙ子さんは知らぬままに被験者にされましたが、せめて、その使用の結果が十分に解析され、将来の患者のために利用されるという可能性も奪われたことになりました。Ｙ子さんのデータは、被告医師のデータマッサージのために何らの価値もないものにおとしめられたのです。

さらに、そのうえＹ子さんは、その被験薬のために、本来の標準的治療を受けていれば、あるいは十分余命を全うできたかも知れない、よしんば一〇年、五年は生存できたと考えられるのに、この期間を大幅に短縮され、入院後わずか四カ月で死亡することになってしまいました。Ｙ子さんは、本来死ぬべきでない理由によって、本来死ぬべきでない時に死亡することになってしまったのです。（略）他人の過失あるいは故意行為によって、人為的にその死が招かれた場合、その慰謝料は、その人の死亡の時期が他の人よりいくばくか明らかに目に見えていたとしても、このことをもってこれが減額されることがあってはならないと考えます。

これに対し被告側は、治験薬投与について説明し、同意を得ていたという従来の主張を繰り返したうえで、口頭での説明と同意取得は、一九八八年当時の臨床試験に関する説明義務（インフォームド・コンセント原則）を満たすものだった、と主張した。その根拠として挙げたのは以下の点だった。

一．当時、薬事法に特段の定めはなく、薬事法施行細則に治験の依頼をしようとする者が従わなければならない基準の一つとして、「治験の依頼者に対し、治験の内容等を説明することが医療上好ましくないと担当医師が判断する場合等を除き、治験の内容等を被験者に説明し、その同意を得るよう要請すること」と規定されているにとどまっていた。

二．厚生省が一九八九年一〇月二日に各都道府県知事宛てに通知し、一九九〇年一〇月一日から実施した「医薬品の臨床試験の実施に関する基準」（GCP）においても、治験薬の投与に対する被験者の同意については、「治験担当医師は、治験の実施に際し、治験の内容等を被験者に説明し、治験への参加について文書又は口頭により、自由意思による同意を得るものとする。ただし、口頭による同意を得た場合は、その同意に関する記録を残すものとする」と定められており、必ずしも被験者の文書による同意は要求されていなかった。

三．本件臨床試験では、塩野義製薬が厚生大臣に届け出た治験実施届出書に添付されたプロトコールの症例選択条件に「試験の内容を本人または家族に充分説明し同意が得られている症例（同意書または主治医による確認書を記録に残すこと）」と記載され、愛知県がんセンター受託研究取扱規程九条には「研究担当者は、受託研究のうち臨床試験の実施にあたり原則として患者又はその保護者の同意を得るものとし、患者の安全について適切な配慮をしなければならない」、同受託研究実施細則第七には「規程第九条の規定による患者又はその保護者の同意は『同意書』により行うものとする」と定められ、それぞれ当時の薬事法上の規定より一歩進んでいたが、治験に従事する医師のインフォームド・コンセント原則に対する意識は低く、口頭による同意取得が多かった。

四．一九九〇年当時報告された、全国八二〇施設を対象としたアンケート調査では、被験者の同意取得の方法は、（一）原則として文書になっているのが一〇％強、（二）主として文書、場合により口頭が一五％、（三）主として口頭、場合により文書が三〇％弱、（四）ほとんど口頭が三三％——だった。また、ＧＣＰ実施以後の一九九四年一月三〇日に総務庁が発表した、医療機関の治験審査委員会についての行政監察結果によると、新薬の臨床試験を受けた人のうち二六人を抽出して調べたところ、文書による同意をしていたのはわずか三人で、残りは全員口頭の同意だった。

そして、プロトコールに違反して治験薬を投与したのは、あくまで救命、延命を図る治療として行ったものであり、信頼性のないデータや科学的評価に耐えない有害なデータを作り出すためではなかった、と強調した。

遺族の訴え認めた裁判所

名古屋地裁（高橋勝男裁判長）が判決を言い渡したのは、一九九三年七月の提訴から六年八カ月後の二〇〇〇年三月二四日だった。裁判所はＹ子さんの遺族の訴えをほぼ認めて、愛知県とＯ医師に慰謝料二〇〇〇万円を含む総額二四〇〇万円の支払いを命じた。

主な争点に対する裁判所の判断は次のとおりである。

一．死因と治験薬投与の関係

本件治験薬（２５４Ｓ）の過剰投与を含む三剤併用の化学療法により骨髄機能に重篤な障害を来し、血小板数が著しく減少して急性の血小板減少症による出血傾向が発現したほか、白血球減少症による消化管内などの感染症を併発し、その結果死亡するに至ったことの医学的機序は明らかというべきである。

二．Ｏ医師の過失

治療に当たり、当時標準的治療法とされ、薬理上も高度の合理性を備えたＰＶＢ療法を採用せず、未だ十分に安全性、有効性が確認されておらず、第一相の臨床試験結果からは骨髄毒性による重篤な造血機能障害の危険性が指摘され、シスプラチンよりは治療効果が弱いと報告されていた本件治験薬の使用を決めた。使用方法も、本件プロトコールが被験者保護の見地から定めた投与量、投与間隔を守らず、禁止事項とされた他の抗がん剤との併用を行った。血小板減少がグレード四の段階（血小板数が一立法ミリメートル中一万個以下）に達しても、投薬中止、骨髄機能回復確認などの一般的処置を採らず、重篤な血小板減少症の発現が高度の蓋然性をもって予見できたにもかかわらず、同じく骨髄毒性を用量制限因子とする治験薬とビンブラスチンを併用し、しかも治験薬を過剰投与して、あえて骨髄毒性を増幅させる三剤の化学療法などを継続した結果、骨髄抑制に伴う出血と感染のためY子を死亡するに至らしめたものと認められる。

被告Oは、医師として、当時の医療水準に適合する診療行為を行い、かつ、患者の危険防止のため当時の医学的知見に基づく最善の措置を採るべき注意義務に違反したほか、Y子の人権を尊重しつつ、専門医として要求される高度の知識・技術を駆使して的確な診断を行い、必要な処置を遅滞なく実施し、疾病の回復を図るため最善の診療を行うという診療契約上の債務の履行が不完全であった。

三　プロトコール違反

Y子の疾病が標準的治療法によって効果が得られないとか、適切な治療法がないといった事情はなく、Y子の血色素と肝機能が治験プロトコールの症例選択条件として定めた水準に達していなかったにもかかわらず、Y子に治験薬を投与したほか、他の抗がん剤との併用禁止や、投与量及び投与間隔について定めたプロトコールの規定にも違反していたことは明らかである。

患者を被験者とする第二相の臨床試験は、人体実験の側面を有するものであって、医療行為の限界に位置するから、専門的科学的検討を経て策定された治験計画（プロトコール）に基づき、被験者の保護に配慮し慎重に実施される必要があり、とりわけ、被験者保護の見地から定められたプロトコールの規定に違反する行為は、特別の事情がない限り、社会的にも許容することができず、社会的相当性を逸脱するものとして違法と評価されるべきである。被告Oのプロトコール違反行為は、治験薬の骨髄毒性から被験者を保護するための重要な規定に違反したものであり、違反の程度も重大で、高度の危険性があった。プロトコールに違反した診療行為には何ら学理上の合理的根拠、医学的相当性を認めることはできない。治療目的で薬事法の承認前の治験薬を使用する場合であっても、特別の事情がない限り、被験者保護の見地から設けられたプロトコールを遵守しないことが、医師の裁量の範囲内にあるものとはいえない。

被告Ｏは、本件プロトコール作成に関与した医師として、各規定の趣旨を熟知し、病院の倫理審査委員会に対しても、本件治験薬の臨床試験を本件プロトコールに基づいて行う旨や、本件治験薬の第一相臨床試験で検討された安全域で行う旨の倫理審査申請書を提出していたのであるから、プロトコールの規定に反する治験薬投与という違法行為を敢えて行うことについて故意または過失があったことが明らかである。

四．データの改ざん、捏造

Ｙ子の骨髄機能や肝機能などについて治験の連絡票や臨床調査表（原告側準備書面では「臨床調査票」と表記）に虚偽の記入をしていた。被告Ｏは、真実を記載すると治験薬が入手できなくなると考えたためであると供述するが、虚偽の記入をしなければ治験薬を入手できないといった事情はなかったことが認められ、被告Ｏの動機は必ずしも明らかではないが、Ｙ子に対する臨床試験が、症例選択条件や投与方法などの点でできるだけプロトコールの定める要件を充足したものであるように外形を整えようとした可能性が最も強い。臨床試験の基礎データとして虚偽の数値を記載することは、ヘルシンキ宣言の精神にも反し、倫理的に非難されるべき行為であることは明らかである。

五．臨床試験におけるインフォームド・コンセント原則違反

一九九〇年一〇月から実施されている「医薬品の臨床試験の実施に関する基準」（ＧＣＰ）においては、被験者に対する説明事項として、（一）治験の目的及び方法、（二）予期される効果及び危険性、（三）患者を被験者とする場合には、他の療法の有無と内容、（四）被験者が参加を拒否しても、不利益を受けないこと、（五）被験者が治験参加に同意した場合でも、随時同意を撤回できること、（六）その他被験者の人権の保護に関し必要な事項の六項目が定められ、これらはＦＤＡ（※筆者注＝米国食品医薬品局規則のインフォームド・コンセントの基本的事項と基本的に変わらない。これらの事情と、一九六四年に採択されたヘルシンキ宣言に謳われた基本原則を考えれば、被告ＯのＹ子に対する本件診療当時においても、臨床試験を行い、あるいは治験薬を使用する治療法を採用する場合には、インフォームド・コンセント原則に基づく説明義務として、一般的な治療行為の際の説明事項に加えて、当該医療行為が医療水準として定着していない治療法であること、▽他に標準的な治療法があること、▽標準的な治療法によらず当該治療法を採用する必要性と相当性があること、並びにその学理的根拠、▽使用される治験薬の副作用と当該治療法の危険

性、▽当該治験計画の概要、▽当該治験計画における被験者保護の規定の内容及びこれに従った医療行為実施の手順――などを被験者本人（やむをえない事由がある場合はその家族）に十分に理解させ、その上で当該治療法を実施するについて自発的な同意を取得する義務があったというべきである。福島雅典証人や被告Oが供述する被告病院における同意取得の実態や、その他の医療機関における同意取得の実態は、インフォームド・コンセント原則の重要性の認識が、未だ臨床現場に浸透していないことを示すものでしかない。

被告Oの陳述書によれば、OはY子に対し、「Y子の悪性腫瘍に対する治療は抗腫瘍剤による治療が中心になる」「この腫瘍についてはブレオマイシン、ビンブラスチン、シスプラチンの三剤併用療法（PVB療法）が効果的とされてきたが、そのうちシスプラチンは、腎機能障害を起こす可能性が強いのでY子のような乏尿障害のある場合には使いにくい状況にある」「シスプラチンと同じ系統の白金製剤であって、まだ厚生省から認可のおりていない254Sという名の治験段階の薬があって、この薬は第二相の効果試験に入っていて臨床的な成績はまだ多くないが、シスプラチンに比べて腎機能障害が少ないと報告されている」などと説明し、Y子からは、疑問や質問も発せられることもなく、「お任せする」と返答したとされる。Oの陳述による事実関係を前提にしても、本件治験薬を使用した治療法が医療水準として定着していない治療法であること、Y子の身体状態がプロトコールの症例選択条件を満たしていなかったこと、プロトコールの規定に違反する投与量、投与方法をあえて採用することなどの説明がない上、本件治験薬を使用する治療法が、PVB療法より治療効果があると認めるべき根拠や知見もなかったのだから、OはY子に対し、正しい情報提供を怠ったものというほかない。Y子が、本件化学療法の危険性を十分理解した上で、自律的判断に基づき主体的な意思決定としてこれを承諾したものでないことは明らかであり、被告Oのインフォームド・コンセント原則違反の事実は明らかである。

被告Oの陳述書や尋問に対する供述は、すべてOの記憶によるもので、客観的資料を根拠とするものでなく、説明や同意取得についてはいずれもY子の診療録や看護記録に記載がないことから、Y子に対する治療法などの説明や同意取得に関するOの陳述書記載部分、供述部分は極めて不自然、不合理な内容であって、採用することができない。一方、Y子の夫がOから受けた説明内容を書き留めた手帳の記載内容は作為が加えられた跡もなく、診療録や看護記録の記載内容とも符合するもので、信用性が認められるから、Oは、Y子やその家族に対し、薬事法に基づく承認前の治験薬を使用することや、臨床試験として本件治験薬をY子に投与することすら説明しなかったものと認められる。

「非人道的行為」と非難

原告側は、データを改ざんしたO医師の行為を、「信頼性のないデータ、科学的評価に耐えない有害なデータを作り出す臨床試験に参加させられることのない被験者・患者としての基本的人権を違法に侵害する不法行為」と位置づけて、損害賠償を求める理由の一つとして提訴後に追加した。この主張の根拠の一つとして挙げたのが、「何人も、その自由な同意なしに医学的または科学的実験の対象とされない」という国際人権B規約の規定だった。原告側は法廷で、この規定に関して、「『自由な同意』があろうとなかろうと、何人も『医学』、『科学』の水準を下回る実験の対象とされないことを規定しているものと解される」としたうえで、実施時の医学・科学の水準を規定するプロトコールに則って行うべき臨床試験において、「データの捏造・改ざんがもし行われればその実施は医学科学の名に値しないものであること多言を要しない」と主張した。

この主張に対し被告側は法廷で、次のように反論した。

「原告らが実体法上の根拠として挙げる国際人権規約の条項も、原告ら主張に係る権利を締約国の国民の基本的人権として保障しているものとはいえない。条約および国際法規の遵守義務を定めた憲法九八条二項の規定は、国及び公共団体には、条約等の趣旨に沿った立法行政上の措置をとるべき行政的責務があることを定めたものであって、条約等が国内法を介しないで私人相互間の関係にも直接適用または類推適用されることを定めたものではないと解すべきだからである」

「被告らは、患者の自己決定権や生命・身体に対する権利が被侵害法益として存在することは否定しないが、それ以外に、原告ら主張のごとき権利が独自の法益として不法行為法上存在するとか、診療契約上認められるとする見解は到底納得することができない。原告ら主張に係る権利は、詰まるところ、自己決定権や生命・身体に対する権利に包摂ないし吸収される問題にすぎない。この権利は原告らのいうように『日本の法体系上、未だ充分に成熟していない』どころか、それ以前の問題ということである」

「プロトコール違反ならびにケースカードおよび連絡票への不実記載の問題は、理論上、Y子の権利侵害とはなり得ないのである」

判決は、原告側が主張の根拠とした国際人権B規約には触れず、「信頼性のないデータ、科学的評価に耐えない有害なデータを作り出す臨床試験に参加させられることのない被験者・患者としての基本的人権」にも言及しなかった。前述したように、「臨床試験の基礎データとして虚偽の数値を記載することは、ヘルシンキ宣言の精神にも反し、倫理的に非難されるべき行為であることは明らかである」と指摘したうえで、「被告Oがもっぱら個人的関心や科学的に疑わしい研究の実験材料にするため、Y子に対して治験薬を投与したことの証左であると断定するには足りず、これによってY子の具体的利益が侵害されたというにも足りないから、本件不法行為の態様に関する事情として、慰謝料算定の際に斟酌されるにとどまるものというべきである」と述べている。

そして、Y子さんの精神的苦痛に対する慰謝料の認定理由については次のように記している。

Y子は、被告Oの、医師として当時の医療水準に適合する診療行為を行い、患者の危険防止のため当時の医学的知見に基づく最善の措置を採るべき注意義務に違反し、かつ、臨床試験の際に厳しく遵守されるべき被験者の安全に対する配慮にも著しく欠けた非人道的な行為により、さらには、被験者の自己決定権を無視し、Y子に対し情報開示することも、同意を求めることもないまま、勝手に臨床試験の対象とし、本件治験薬を投与するという倫理的にも厳しく非難されるべき違法行為により、継続的に骨髄毒性の強い化学療法に曝され、その結果、点状出血斑等皮膚から出血症状のほか、消化管内等に感染症を併発し、多量の粘血便の排出や多量の鮮紅色下血を来するとともに高熱を発し、脳出血による中枢神経系の異常も出現し、痛ましい姿で死亡するに至ったものであって、その精神的苦痛は甚大であり、そのほか、被告OのY子に対する診療過程には、被告Oが、Y子の臨床試験の基礎データ等について虚偽の記入をするという倫理的に非難されるべき行為もあったから、これらの事情を総合考慮すると、後記のとおりY子の余命が一年ないし一年半と推定されることを斟酌しても、Y子の被った精神的苦痛に対する慰謝料は、三〇〇〇万円と認めるのが相当である。

「ヘルシンキ宣言」学ぶ必要性

判決後、Y子さんの夫は記者会見し、「妻には、『お前の死は無駄ではなかった。社会に貢献したんだよ』と報告します」「二度とこういうことを繰り返してほしくない。判決が今後の医療に少しでも役立てばいい」と語った。

この訴訟は原告、被告双方が控訴せず、一審判決が確定した。判決確定を伝えた二〇〇〇年四月八日付の朝日新聞朝刊の記事（名古屋本社発行版）には、「臨床試験にあたって、インフォームド・コンセントの徹底を図り、患者の人権を守る」などとする合意書を愛知県と遺族側が交わしたことと、「もっともな判決内容で、県としても誤りを認めざるを得ない。判決を厳粛に受け止め今後の教訓としたい」という、県健康福祉部理事の言葉が記されている。

Y子さんの夫が、愛知県とO医師に損害賠償を求める訴訟を起こしてから名古屋地裁が判決を出すまでの約七年の間に、製薬企業が新薬の製造販売承認を得るために行う臨床試験（治験）の規則は格段に厳しくなった。薬事法が改正され、それまで局長通知だったGCP（旧GCP）が、法律に基づく省令（新GCP）に格上げされ、一九九七年以降、被験者への説明と同意取得は文書で行うことが法的に義務づけられたからである。日本の治験のあり方を大きく変えたこの法改正は、Y子さんの夫による提訴後間もなく起こったソリブジン薬害と、医薬品の承認ルールについて欧米と協調する必要に迫られたことが直接的なきっかけだった。

治験に関する規則が大幅に変更された後に出された愛知県がんセンター治験訴訟の判決はどのような意味を持つのだろうか。原告弁護団の一員だった増田聖子弁護士はこう語る。

「名古屋地裁判決は、治験のプロトコール違反、インフォームド・コンセント原則違反の違法性を初めて認めた判決だ。この裁判では、治験に関する法律が未整備だった時代のインフォームド・コンセントの取得や治験薬投与のあり方が問われたが、裁判所はヘルシンキ宣言の原則を立脚点に、被験者の権利は擁護されるべきであると判断して、損害賠償を命じた。その意義は極めて高い。治験を含め、人を対象とする臨床研究は科学的かつ倫理的な方法で行い、被験者の権利を守らなければならないということを、研究にかかわるすべての人々が認識し、実践するために、医学の基礎教育の中でヘルシンキ宣言についてしっかりと教育する必要がある」

第二章

「同意なき臨床試験」

―金沢大学病院

「副作用がひどい」

金沢大学医学部附属病院（現・国立大学法人金沢大学附属病院。以下、金沢大学病院と言う）の産婦人科医であった打出喜義医師が、卵巣がんの治療のため同病院に入院していた女性（以下、Ｋさんと言う）の夫（以下、Ｓさんと言う）から相談を受けたのは、一九九八年春のことだった。

のちに金沢地裁判決が認定した診療経過によれば、Ｋさんは前年の一九九七年五月に石川県小松市内のレディースクリニックで「子宮筋腫」のため子宮の摘出手術を受けた。その後、食欲不振や体重減少がみられたことから、同年一一月ころに別の総合病院を受診したところ、左水腎症にかかり、左尿管下端付近に腫瘤があると指摘された。一一月二六日、その病院から紹介された金沢大学病院を受診した。診察と病理検査の結果、「子宮頸部断端癌」と診断され、一二月二日に入院。同月一八日に腫瘍の摘出などを目的に行われた開腹手術で、右の卵巣と膣の断端部に腫瘍が見つかった。膣断端部の腫瘍は、膀胱や周囲の組織との癒着が強く、摘出は不可能と判断され、右の卵巣腫瘍の部分摘出と左の卵巣切除が行われた。術後の病理検査で、右卵巣と膣断端部の腫瘍はともに「粘液性腺癌」とわかったが、どちらが原発がんでどちらが転移がんなのか、あるいは双方が同時に発生した重複がんなのかは確定できなかった。がんが完全に切除できなかったため、年が明けた一九九八年一月から抗がん剤による治療を続けていた。

Sさんは、打出医師の義弟（妹の夫）の友人だった。

「抗がん剤の副作用があまりにひどい。なんとかならないか」

打出医師の診療の合間に病院で会ったSさんは、こう訴えた。

看病のために病院に足繁く通っていたSさんは、副作用に苦しむ妻を見かねて、強い言葉で看護師に訴えることもあった。友人から自分の義兄が大学病院に勤務していると聞き、打出医師との面会を強く希望したのだった。

Sさんは妻が受けている治療に疑問を抱いていた。「どの患者に対してどの治療方法を実施するかをくじ引きで決めている」という、看護師たちの間の噂話を耳にしていたからである。

Kさんの病状や治療による苦しみ、看護師たちの噂話について語るSさんの話を聞いた打出医師は、金沢大学病院産婦人科が卵巣がん患者を対象に行っていた、抗がん剤の比較臨床試験の被験者になっているのではないか、と思った。当時、金沢大学病院産婦人科に所属していた打出医師は、妊娠、出産にかかわる周産期医療が専門で、婦人科腫瘍は専門外だったが、同じ産婦人科に所属する医師たちが臨床試験を行っていることは知っていた。臨床試験を行う際には患者に十分な説明をしたうえ、書面で同意を得ることは当然と思っていた打出医師は、臨床試験について説明すら受けていないというSさんの話が信じられなかった。

打出医師は、Kさんが臨床試験の被験者になっているかどうか確認することにした。当直の日、この臨床試験を担当していた医師（以下、A医師と言う）のファイルを開いて見た。産婦人科の医局の大部屋で、打出医師とA医師の机はすぐ近くにあり、ファイルはA医師の机の後ろの本棚に収めてあったという。

ファイルの中には二種類の「症例登録票」があった。一つは、被験者となっている患者一人ひとりについて年齢や被験者となる条件を満たしているかどうかなどを記載したもので、もう一つは、すべての被験者の名前、年齢、病院名、担当医師名などを一覧表にしたものだった。イニシャルや名字などから、Kさんのものと思われる症例登録票もあった。ファイルの中には、臨床試験の実施計画書であるプロトコールも入っていたという。

　プロトコールには臨床試験の目的として、「卵巣癌の最適な治療法を確立するために、Ⅱ期以上の症例を対象として、今回高用量のＣＡＰとＣＰ療法で無作為比較試験をすることにより、患者の長期予後の改善における有用性を検討する」ことと、「あわせて高用量の化学療法におけるＧ－ＣＳＦの臨床的有用性についても検討する」と書かれていた。

　ＣＡＰ療法はシスプラチン、シクロフォスファミド、アドリアマイシンの三種類の抗がん剤を併用する治療法である。一方、ＣＰ療法は副作用軽減のためにＣＡＰ療法からアドリアマイシンを除いた二種類の抗がん剤を用いる治療法である。これら二つは当時すでに卵巣がんに対する標準的な治療法だった。また、Ｇ－ＣＳＦは抗がん剤治療に伴って減少する白血球を増加させる薬剤である。

　症例登録票とプロトコールを見た打出医師はナースステーションに行き、Ｋさんのカルテを見た。そして、症例登録票に記載されていた通り、ＫさんにＣＰ療法が行われていることを確認したが、臨床試験の被験者になることを承諾した同意書は見当たらなかった。

　婦人科腫瘍が専門でなかった打出医師はこのとき、「高用量」のＣＰ療法による副作用がどの程度のものか実感はできなかった。しかし、臨床試験の被験者になることについて患者が説明も受けず、しかも「高用量」の抗がん剤が使われていることには疑問を抱き、「重大な問題だ」と思った。その一方で、臨床試験を実施している医師たちと同じ教室、診療科に所属する者としてどう対処したらよいかわからず、困惑してしまった。

　Ｋさんが被験者になっていることを確認してからしばらくして、Ｓさんから「治療方法のくじびきの件を調べた結果はどうでしたか」と聞かれた打出医師は、まだ調べていないとは言えず、そうかといって「何の問題もなかった」と嘘をつくわけにもいかず、Ｋさんが同意書もないまま被験者になっていることや、「高用量」の抗がん剤が投与されていることをＳさんに告げた。もともと治療に対する疑念があったＳさんは、「高用量であれば標準的な治療より副作用が強く出るはず。なぜ標準治療をしてくれないのか」と、金沢大学病院への不信感を強めた。夫から説明を受けたＫさんも同じだった。

　Ｋさんに対する抗がん剤の併用療法（ＣＰ療法）は一九九八年一月二〇日に開始されていた。プロトコールによると、投与スケジュールは、一日目にシスプラチンを体表面積一平方メートル当たり九〇ミリグラムとシクロフォスファミドを同じく五〇〇ミリグラム投与し、五日目にシクロフォスファミドを同五〇〇ミリグラム投与するというやり方で、投与周期は原則として三〜四週間ごとに八サイクル行うことになっていた。しかし、Kさんに腎機能障害がみられ、腎毒性のあるシスプラチンの使用継続によって腎機能障害が悪化する心配があったことと、腫瘍が増大傾向を示していてCP療法が効果を上げていないと考えられたことから、CP療法は一サイクルで中止された。

この間、Kさんに発生した副作用は、約三週間にわたって続いた三八度台の高熱、舌の発赤と痛み、吐き気、下痢、腹部の膨満感、腰背部の痛み、脱毛などで、腹水からは真菌も検出された。

Kさんに対する治療は、三月三日から、前年に卵巣がん治療薬として保険診療が可能になったタキソールとカルボプラチンという二つの抗がん剤の併用療法（タキソール療法）に切り替えられた。タキソール療法は三サイクル行われたが、腫瘍に変化は見られず、増大傾向にあったことから、主治医のA医師は放射線治療への変更を決めた。その治療開始を控えた六月九日、Kさんは自らの希望で大学病院を退院した。「もうこの病院で治療を受けたくない」というのがKさんの気持ちだった。七月下旬から石川県辰口町（現・能美市）内の別の病院で治療を受けることになった。転院先は、相談を受けた打出医師が当時診療に行っていた病院だった。

「説明なしの実験材料」

Kさんが臨床試験の被験者にされていたことをSさんに説明した後、打出医師は、自分の上司であり、臨床試験の責任者であった産科婦人科学教室の井上正樹教授に対し、「一刻も早く、このような臨床試験は中止すべき」と訴えたが、聞き入れてもらえなかった。そこで打出医師は大学の学長に会い、「臨床試験を止めさせてほしい」と頼んだ。当時の学長は、井上教授の前任の産婦人科教授と親しく、打出医師も顔見知りだった。打出医師の記憶では、そのとき学長は「教授に意見はできない。正すとしたら裁判くらいしかないな」と言ったという。

転院後、KさんとSさんは訴訟を決意した。代理人になったのは、打出医師が大学の先輩医師から紹介してもらった敦賀彰一弁護士だった。敦賀弁護士は金沢市で法律事務所を開いていた。

その敦賀弁護士は、Kさんが無断で被験者にされた臨床試験の症例登録票を念のためコピーしておいてほしい、と打出医師に頼んだ。Sさんの相談を受けた打出医師が、医局の本棚にあった臨床試験のファイルに収められていることを確認した文書である。

「そこまでする必要があるのか」

敦賀弁護士の依頼を受けたとき、打出医師は正直あまり気が進まなかった。当直を担当した日の深夜、だれもいなくなった医局のコピー機で、患者ごとの症例登録票数十枚と、患者名を一覧表にした症例登録票をすべてコピーした。文書を確認しただけのときと違って、さすがにドキドキした。このコピーが裁判の行方を決定づける重要証拠になるとは、その当時の打出医師は想像すらしていなかった。

提訴を決意するに至った気持ちをまとめるよう敦賀弁護士に言われたKさんは一九九八年一一月、入院していた辰口町内の病院で打出医師の助けを借りながら、敦賀弁護士宛ての手紙を書いた。のちに訴状とともに裁判所に提出されることになる手紙は次のような内容だった。

　私たち患者は、医者を信じて体をあずけております。その医者が、私たちに何の説明もなしに私たちの体を、実験材料に使うことは決してあってはならないことなのではないのでしょうか。

　大学病院の中で、このようなことが、秘密のうちに行われていることは、今まで実験材料になってきた人たちのためにも、また、これから大学病院を信じて体をあずけようとする人たちのためにも、明らかにしなければならないことだと思います。

自己決定権侵害を主張して提訴

手紙を書いてから一カ月余り後、Kさんは五一歳で亡くなった。

翌一九九九年六月、Sさんと三人の子どもは、金沢大学病院を設置している国を相手取って、一〇八〇万円の損害賠償を求める訴訟を金沢地方裁判所に起こした。

原告側が訴状で、臨床試験を行った井上教授の違法行為として指摘したのは、次の二点だった。

一．卵巣がんの化学療法の有効性を比較する臨床試験として、CAP療法とCP療法の比較臨床試験がもはやその必要性を失ったことを十分認識しながら、K他五二名の患者に対し、一九九五年から一九九八年にかけて、CAP療法とCP療法を比較するための不必要な臨床試験を行った。

二．CAP療法とCP療法のそれぞれの副作用の具体的態様、程度、五年生存率、タキソール療法という他の治療法が存在し、CAP療法やCP療法と比べて副作用が少なく有効性においても優れていること、CAP療法とCP療法との比較臨床試験の医学的意義はすでに喪失していることなどについて患者に説明し、被験者として参加することについて真意に基づく同意を得る義務を負っていたにもかかわらず、説明義務及び同意義務を尽くすことなく、自らの研究成果を挙げるため、無断で、卵巣がん患者らを、CAP療法を実施するグループとCP療法を実施するグループに無作為に振り分け、比較臨床試験を秘密裏に繰り返していた。このような比較臨床試験により、被験者とされた患者の自己決定権を中心とした人格権を侵害した。

提訴の時点で、原告側には「大学の自浄作用への期待」があった。提訴前から、Sさんや敦賀弁護士に協力していた打出医師は筆者の取材に対し、当時を振り返って、こう語った。

「患者さんを無断で被験者にするような臨床試験は止めてほしいという私の訴えは直属の上司である井上教授には聞き入れてもらえず、学長も動いてくれなかった。それでも、裁判を起こしたときにはまだ、敦賀弁護士も私も『大学は理性が働く場所である』と思っていた。その大学に自浄作用を発揮してもらうためにはどうすればよいかという観点から、敦賀先生は被告の選定を検討した。医師だけを被告にすれば、国はノータッチとなり、裁判も早く終わるかもしれない。しかしそれでは、『けしからん教授が一人いた』ということだけで終わってしまい、医学界の体質を改めるきっかけにはならない。一方、大学の設置者である国を相手に裁判を起こせばどうなるか。Kさんが無断で被験者にさせられたことは明らかだったので、大学病院として当然やるべき公正な調査が迅速に行われ、隠蔽されていた臨床試験の実態が判明するだろう。そうなれば、病院が非を認め、判決までいかずに和解という穏やかな解決が可能になるのではないか。そんな淡い期待が原告側にはあった。そしてそれは、陰で原告に協力している私にとっても望ましいことだった。問題が公にならないうちにご遺族の無念が晴らされ、早期に解決してくれれば、患者側で動いている私の存在が教授に知られなくて済むからだ」

しかし、そんな期待は裁判が始まって間もなく打ち砕かれてしまった。

「臨床試験ではない」と主張した国

Ｓさんらの損害賠償請求に対し、病院の設置者である国はＫさんが卵巣がん患者を対象にした比較臨床試験の被験者になっていたこと自体を否定し、Ｋさんに対しては通常の医療行為として二種類の抗がん剤を用いた療法(ＣＰ療法)を行ったと主張して、真っ向から争う姿勢をみせた。

提訴から三カ月後の一九九九年九月二四日付準備書面で国は、「卵巣癌の化学療法として標準療法であるＣＰ療法とＣＡＰ療法のうち、Ｋの腎機能障害が懸念されたためより骨髄抑制の副作用の少ないＣＰ療法を選択して行ったものである。すなわち、本件化学療法は、Ｋの症状の診断の結果、医師の裁量権の範囲での通常の医療行為として医療水準にある薬剤の中から最良の組み合わせ方法が選択されたものであって、右選択は比較臨床試験ではなく、Ｋを対象とした比較臨床試験は行われていない」「Ｋに対する本件化学療法は、一般診療として、Ｋの症状を経過観察し、検討した結果、最も適切な治療方法としてＣＰ療法及びタキソール療法が選択されて行われていたものであり、しかもＫは本件化学療法について当科の主治医の説明に同意して右各治療を受けていたものである」と主張した。

ＣＡＰ療法とＣＰ療法はともに「標準的な卵巣癌に対する化学療法」であり、その二つを比較する臨床試験は実施する必要がないことについては、被告の国も認めていた。その点では、原告側と同じ意見だった。

これに対し原告側は一九九九年一一月二六日付準備書面で、Ｋさんの入院診療録の一九九八年一月一六日部分に「１／２０ごろよりＣＡＰ　ｏｒ　ＣＰ（ＧＯＧ登録）をお願いします」と記載されていることを指摘したうえで、（一）「ＧＯＧ登録」とは、「北陸ＧＯＧ卵巣癌症例登録」のことであり、北陸ＧＯＧ卵巣癌症例登録票に記載されて登録されることである、（二）北陸ＧＯＧ卵巣癌症例登録票に記載されて登録されることは、比較臨床試験の被験者として登録されることを意味するから、Kに対して比較臨床試験が実施されたことは明らかである――と主張した。

原告側は、金沢大学病院の産婦人科医であった打出喜義医師を通じてKさんらの症例登録票のコピーを入手していたから、比較臨床試験が実施され、Kさんがその被験者として登録されていたことを確信していた。しかし、この段階ではそれを証拠としては示さず、（一）Kさんが一九九八年一月一六日以降にGOG登録されたか否か、（二）被告側も医学上の必要性を失ったことを認めている比較臨床試験（CAP療法とCP療法の比較臨床試験）を実施したのはなぜか、の二点について被告側に釈明を求めた。

これに対して被告側は、二〇〇〇年二月二五日付準備書面で全面的な反論を展開した。

まず、卵巣がんの化学療法であるCAP療法とCP療法はいずれも標準的な治療法であり、有効性に差異がないことから、二つの治療法を比較する臨床試験を実施する必要が医学的にないという、それまでの主張を繰り返した。そのうえで、Kさんのカルテにあった「北陸GOG症例登録」という記載は、比較臨床試験を意味しない、と主張したのである。

「北陸GOG」とその「症例登録」に関して被告側は次のように説明した。

北陸GOG＝卵巣がんのようにその発症率の少ないものは、一つの医療施設で取り扱う症例数が少なく、一医療施設において最適な治療方法を個別に検証することは医学的にも医療経済的にも困難な現状にある。このような状況下において、多施設共同研究を行い、その治療の問題点や成果を発表し、検討を行うことは、個々の医療機関の医療水準の向上や最適な治療法を確立するのに非常に有意義なことである。北陸GOGもこのような趣旨から北陸地域の医療機関を対象に設立されたもので、婦人科腫瘍の治療成績向上のため多施設共同研究を行い、婦人科腫瘍に関する基礎的及び臨床医学の研究成果を発表・討論し、専門知識の増進・普及と技術の交流に貢献することを目的として、金沢大学産婦人科教室同門の産婦人科医及び研究員を構成員とし一九九五年五月に発足した研究会である。北陸GOGは「Hokuriku Gynecologic Oncology Group」の略称で、現在、金沢大学医学部産婦人科のほか一二の医療施設が参加し、毎年二回学術集会を開催し、会員の婦人科腫瘍に対する正しい診断や治療成績向上のための最適な治療方法や新たな治療法の問題点などを示して啓蒙を図っている。

北陸ＧＯＧ症例登録＝原告らがいう北陸ＧＯＧ症例登録は、北陸ＧＯＧが一九九五年九月九日から一九九八年六月末日にかけて症例を集積したＣＰ療法とＣＡＰ療法の比較調査を指すものと思われる。当時、北陸の多くの病院では、ＣＰ療法、ＣＡＰ療法、カルボプラチンあるいはシスプラチンの単独療法において、最も効果があるとされている薬剤量の半分程度の投与であったり、クール数も標準的な六コースに対し三コース程度で終了したりするなど、卵巣がんの化学治療が、十分に効果があるものとして行われていないのではないかと憂慮される状況にあった。本件比較調査は、国内外の研究成果の分析検討、臨床経験の集積等から、卵巣がんに対するＣＰ療法とＣＡＰ療法において、その治療効果に最も奏功するものとして当科で採用していた投与量及び投与方法の臨床結果を統計上明確に示し、各関連の病院に対し、最良の治療方法が採られるようにすることが大学病院の責務であるとの認識の下に実施されたものである。つまり、本件比較調査は、「根拠に基づいた医療」を実践する上で薬剤効果の確認されている薬剤の種類と規定量を適切な方法で投与するよう指導するために、臨床症例の集積結果を示し、治療法の改善と有用性を会員に啓蒙して治療の標準化を図るための統計作業であり、厚生省が行っている通常のがん登録と同様極めて意義のあるものといえるのである。

被告側はこの準備書面と同じ日付で、「クリニカルトライアル―卵巣癌（Ｉ）―」というタイトルの実施計画書（プロトコール）を証拠として提出した。Ｓさんの相談を受けた打出医師が医局で見た臨床試験のファイルに収められていたものと同じだった。そのプロトコールは冒頭で「目的」を次のように示していた。

卵巣癌の最適な治療法を確立するために、Ⅱ期以上の症例を対象として、今回高用量のＣＡＰとＣＰ療法で無作為比較試験をすることにより、患者の長期予後の改善における有用性を検討する。あわせて高用量の化学療法におけるＧ―ＣＳＦの臨床的有用性についても検討する。

前述したように、被告の国はこのプロトコールと同時に提出した準備書面で、プロトコールに「無作為比較試験」と明記している比較臨床試験のことを「比較調査」と呼んだ。行われたのは比較調査であり、比較臨床試験ではない、という主張は、どのような論理に基づくものだったのか。国は二〇〇〇年二月二五日付の準備書面で、おおむね以下のような主張を展開した。

一．本来、比較臨床試験とは、従来の効果の不明瞭な治療法、新しく開発した治療法及び新薬の効果を実際に患者に投与し、従来の標準的治療法及び無治療法と比較し、その治療効果を検証する場合をいう。一九九六年六月、医薬品の安全性確保を一層徹底する目的で薬事法等が一部改正され、比較臨床試験については被験者の人権保護、安全性確保及びデータの信頼性確保の質をより高め、適正に行われる体制確保のためにその基準（治験については、一九九七年三月二七日付厚生省令第二八号「医薬品の臨床試験の実施の基準に関する省令」〈新GCP〉、市販後臨床試験については、一九九七年三月一〇日付厚生省令第一〇号「医薬品の市販後調査の基準に関する省令」〈GPMSP〉）が明確化された。そして、新GCP、GPMSPにおいても、薬剤すなわち医薬品に係る比較臨床試験とは、医薬品の開発から使用までの過程での臨床試験（治験）と、市販後調査のうち厚生大臣の再評価を受けるために行う市販後臨床試験をいうのであり、「治療」より「試験」的要素に重点が置かれるものを指しているのである。

二．新GCP及びGPMSP施行後、大学病院においても、比較臨床試験の実施に当たっては新GCP及びGPMSPを遵守しなければならないことはもちろん、さらに大学病院にあっては、教育、診療のほかに研究の役割もあることから、新たな治療法を模索・研究するため、外部委託を受けずに医薬品の適用外使用や、国内未承認医薬品の臨床研究を行う場合についても、薬事法の規程に準じて実施されなければならないことはいうまでもないことである。

三．比較臨床試験とは、有効性の確立していない薬品若しくは再評価が必要な医薬品について行われるものであり、「治療」よりは「試験」または「実験」に重点が置かれるために、比較臨床試験の実施に際しては被験者の意向を何よりも尊重すべく、特に厳しく被験者のインフォームド・コンセントを得ることを義務づけているのである。

四．したがって、ある症例に対し、当該症例についての有効性が確立し、当該症例についての使用が承認され、再評価の必要性も問題となっていない当該症例に係る医薬品の使用は、いわゆる「比較臨床試験」に該当しないのである。この場合の医薬品を当該承認症例に対して基準または標準使用した治療法は一般診療の範ちゅうで語られるべきものというべきである。本件における卵巣がんの術後の化学療法であるＣＰ療法とＣＡＰ療法は、まさしくそれに該当し、当時の医療水準として比較臨床試験段階の治療法ではなく、いずれも選択可能な標準的な治療方法であったことは従前に述べたとおりである。原告は、本件ＣＰ療法を「比較臨床試験」であるとしているが、法的ならびに医学的な根拠に基づかないものといわざるを得ない。

五．本件比較調査は、卵巣がんの化学療法としての「試験」または「実験」というものではなく、会員において現に行われているＣＰ療法とＣＡＰ療法の「調査」であり、さらにＣＰ療法とＣＡＰ療法をもって治療方法を割り付けることは医薬品に係る比較臨床試験にも該当しないことは明らかである。

以上が、被告である国の論理だったが、「調査」であるにもかかわらず、プロトコールの標題が臨床試験を意味する「クリニカルトライアル」となっている理由、▽プロトコールの目的に「調査」という言葉がなく、「比較試験」と書かれている理由、▽「現に行われているＣＰ療法とＣＡＰ療法の調査」であるにもかかわらず、プロトコールに「術後、残存腫瘍が２ｃｍ以下と、２ｃｍ以上の群に層別した上で、化学療法を無作為に割り付ける。治療の割付は電話またはＦＡＸにより行う」と、ＣＡＰ療法とＣＰ療法を無作為に患者に割り付ける方法を明記した理由――には触れていない。

国は同じ準備書面で、Ｋさんはそもそも「本件比較調査の対象になっていなかった」と主張した。理由の一つとして挙げたのは、「調査対象者の選択条件を満たしていない」ということだった。

プロトコールによると、被験者の選択条件は、(一) 組織学的に上皮性卵巣癌であることが確認され、臨床進行期Ⅱ期以上の症例、(二) 七五歳以下、(三) Performance Status（ＰＳ）が「０～３」（※筆者注＝ＰＳは介助が必要な度合いを示す指標で、被告側提出の文書によると、ＰＳの「０」は無症状で社会活動ができ、発病前と同等にふるまえる状態を指し、同じく「３」は身のまわりのある程度のことはできるが、しばしば介助が必要で、日中の五〇％以上は床についている状態を指す）の症例、(四) 充分な骨髄・肝・腎機能を有する症例、(五) 少なくとも二サイクルは投与可能な症例、(六) 患者本人またはその代理人に同意を得られた症例――となっていた。

被告の国は準備書面で、Kさんの腫瘍や状態について「卵巣腺癌と子宮頸部腺癌の合併症例と診断され、さらには、貧血などの骨髄機能低下の問題があった」としたうえで、本件比較調査の選択条件を満たすものではなく、調査の対象として登録されることはなかった、と主張したのである。

Kさんが登録されていない事実とKさんへの治療としてCP療法が選択された経緯を明らかにする、として被告側は準備書面と一緒に二つの文書を「証拠」として提出した。それは、主治医だったA医師の陳述書（二〇〇〇年二月一日付）と、北陸GOG卵巣癌症例登録票だった。

原告側は、被告側が証拠として提出した症例登録票を見て驚いた。それは、打出医師がコピーした症例登録票と書式はほぼ同じものだったが、記載内容がまったく異なっていたからである。

二つの症例登録票

提訴から八カ月後の二〇〇〇年二月二五日付で被告の国は「北陸GOG卵巣癌症例登録票」と、Kさんの主治医だったA医師の陳述書を証拠として金沢地裁に提出した。その内容を見て、原告側はとても驚いた。すでに原告側が入手していた「北陸GOG卵巣癌症例登録票」とは異なる内容だったからだ。二つの症例登録票は、書式はほぼ同じながら、正反対の内容が記載されていた。

登録票には以下のような記載項目があった。

・登録日
・施設名
・担当医師名
・患者イニシャル
・診断名（卵巣癌）
・臨床進行期　Ⅱ期以上

・生年月日
・年齢
・Performance Status（ＰＳ）
・骨髄機能
・肝・腎機能
・少なくとも2コース以上の化学療法が可能である
・手術日
・化学療法開始予定日
・手術後の残存腫瘍径

二つの症例登録票を比べると、「登録日」はいずれも「１９９8年1月19日」で同じ、「施設名」は被告側提出の登録票が「金沢大」、原告側の手元にあった登録票が「金沢大学」と記されていた。「担当医師名」は、被告側の登録票がA医師の名字のみ漢字で書かれ、原告側の登録票はA医師のフルネームが漢字で書かれていた。「患者イニシャル」はともに「ＴＫ」とKさんのイニシャルが書かれていたが、原告側の登録票にはイニシャルのあとに括弧付きでKさんの名字が漢字で記載されていた。

「診断名」から「少なくとも2コース以上の化学療法が可能である」か否かまでは、「生年月日」「年齢」「ＰＳ」を除いて「ＹＥＳ」か「ＮＯ」にチェックを入れることになっていた。これら二者択一の項目は、二つの登録票ともすべて「ＹＥＳ」が選択されていた。「生年月日」と「年齢」はともに記載がなく、「3以下」であることが条件で、「０」～「３」の四つから選ぶことになっていた「ＰＳ」は、被告側の登録票では「２」にチェックが入れられ、原告側の登録票では「３」にチェックが入っていた。

「手術日」は、被告側の登録票で「１９９7年12月１8日」、原告側の登録票で「１９９7年１2月」と記載されていた。「化学療法開始予定日」は双方とも「１９９8年1月2０日」で、「手術後の残存腫瘍径」はともに「２ｃｍ以下」が選択されていた。

以上の一五項目について二つの登録票の記載内容に大きな違いはなかった。

しかし、選択条件を満たしているかどうかにチェックを入れる、最後の項目は正反対の内容になっていた。

被告側の登録票では「当症例は選択条件を満たしていません」にチェックが入れられ、その下に「(origin 不明) Double Ca?」と手書きによる記載があったのに対し、原告側の登録票では「当症例は選択条件を満たしています」にチェックが入れられ、その下の「症例番号」に手書きで「B—220」と書かれていたのである。被告側が提出したプロトコール記載の「登録方法」によれば、対象症例とした場合は投与予定直前に登録事務局に「電話またはFAXにより治療法をArmA (PAC) か ArmB (PC) かの指示を受ける」となっていた。AがCAP療法、BがCP療法を意味しているので、KさんはB、すなわちCP療法に振り分けられたことを示すものといえる。

さらに、登録票の一番下の「症例登録先」の記載内容が大きく異なっていた。

被告側の登録票では、「金沢大学　産婦人科」とされ、「0762」の市外局番で始まるファクス番号が記されており、受付時間が「AM9：00～PM5：00 (Mon～Fri)」となっていた。これに対し原告側の登録票では登録先の組織名は記されておらず、「0120」で始まるファクス番号のみが記載されていた。また、受付時間は「24時間」で、その横に「回答　9時～17時（月～金)」と記されていた。

では、被告側が症例登録票と一緒に証拠として提出したA医師の陳述書はどのような内容だったのだろうか。

患者が説明を受けないまま臨床試験の被験者にされたか否かが最大の争点になったこの訴訟において、被告側の言い分を知るうえで極めて重要な書面なので、以下にその全文を紹介する（「氏」をつけて実名で記載されている患者名は便宜上「Kさん」と改め、元号表記の後の西暦は筆者が書き加えた)。

私はKさんが金沢大学産婦人科に入院されていた時の主治医でありました。Kさんは卵巣癌と診断されましたが、同時に子宮頚癌をも併発しておりました。Kさんが卵巣癌の治療としてCP療法を受けるに至った経緯を説明いたします。卵巣癌の化学療法として当時世界的に標準とされていたのはCPあるいはCAP療法でありました。よってKさんには、家族と共に平成10年（1998年）1月16日にこれらの化学療法についての副作用や効果等について説明し、化学療法を行うことの同意を得ました。また診療録にも記載されている通り、CPあるいはCAP療法の選択に関して北陸GOG研究会の登録票に必要事項を記載して提出するよう研修医に指示しました。しかし提出がなかったため私が1月19日に登録票に必要事項を記載し、他の症例と同様、登録の可否について事務局の審査を受けることとなりました。事務局は当教室に設置され、登録の可否に関して検討を要する症例は教室の代表者である井上教授が最終的に決定することとなっておりました。本症例は年齢や全身状態などは条件を満たすものの、子宮頸癌との重複癌である点がプロトコール（薬剤の具体的投与法について明記してある説明書）に明記されている条件に抵触するため症例登録は不可と教授が判定し、判定結果を私が登録票に記載しました。

北陸GOG研究会は卵巣癌の化学療法について最善の治療法を模索するため組織された研究グループで、金沢大学産婦人科が中心となり北陸地区の卵巣癌治療のレベルアップをはかるべく講演会や自主調査研究などの啓蒙活動を行ってまいりました。現在までに認可されすでに使用されているいくつかの薬剤の最良の組み合わせを客観的方法により明らかにすることを設立の目的としております。新薬の効果を調べるための実験的な臨床治験とは本質的に異なり、すでに多くの施設で使用され、標準的治療法となっているものの中で、最良のものを模索するための調査を目的としております。事実、CAP療法もCP療法も世界中の病院で標準的に使用されております。しかしながら日本人独自の効果成績や副作用の発現様式についてはデータに乏しく外国の成績を元に投与しているというのが現状であります。また北陸の多くの病院で施行されているCAP療法またはCP療法は最も効果があるとされている薬剤量の半分程度であったり、標準的なクール数（6クール）の半分程度で済ませたり、卵巣癌の化学療法が十分に行われていない状況にありました。

そこで標準的に使用されているCAP療法とCP療法の両者を患者さんに公平に振り分けて各々の効果や副作用の違いの基礎データを集積しようとするのが本研究の目的であります。この調査のための登録期間は平成7年（1995年）9月から平成9年（1997年）8月までと予定されていましたが、集積されたデータが少なかったため、その後も継続して平成10年（1998年）6月までの症例が登録されています。

基礎データの集積に際しては厳しい条件が登録の際に課せられます。これは両者を公平に振り分けるために必要な条件であります。たとえば本症例のごとく、他の臓器に卵巣癌以外の癌を有する患者では、癌が進行し患者さんが亡くなった場合にどちらの癌が進行してなくなったのかは判定が不可能となります。この場合、果たして化学療法が卵巣の癌に効いたのか効かなかったのか不明となります。このようなことを避けるために重複癌は登録から除外されるわけです。よってKさんを登録対象外としたのは北陸GOGの研究目的からすれば事務局としては当然の対応でありました。

実際の治療には検査成績から明らかであった貧血の存在等を考慮の上、骨髄機能などの副作用がより軽いと考えられるCP療法を行うことと致しました。北陸GOGのプロトコールに記載されている使用量や使用法は世界的にみて最も標準的なものを採用しているため、実際Kさんに使用されたCP療法も必然的に北陸GOGのプロトコールと同じものとなるわけですが、登録に関しては以上の経過によりなされていなかったことを陳述させていただきます。

原告側が指摘した矛盾

前述したとおり、すでに症例登録票を入手していた原告側は被告側が提出した症例登録票の記載内容に驚いたが、ただちに自分たちの手元にある症例登録票を証拠として提出することはせず、まず被告側が提出した証拠や主張の「矛盾点」を指摘し、説明を求めた。

その一つは、症例登録先に関する記載内容が複数の文書で異なることだった。

先に紹介したように、被告側の登録票の症例登録先は「金沢大学　産婦人科」とされ、「0762」の市外局番で始まるファクス番号が記されていたが、被告側がこの登録票とともに証拠として提出したプロトコール「クリニカルトライアル―卵巣癌（I）―」には、「登録事務局」の連絡先として市外局番が「06」から始まる電話番号と、「0120」から始まる一〇桁のファクス番号が記されていた。このファクス番号は、原告側が入手していた登録票記載のファクス番号と同一だった。また、プロトコールに添付された症例登録票のひな型は、原告側が入手していた症例登録票と同一で、症例登録先として「0120」から始まるファクス番号が記されていた。

被告側の登録票提出から二カ月後の二〇〇〇年四月二五日付準備書面で原告側は、プロトコール記載の登録事務局の電話、ファクス番号と異なる記載内容になっている登録票について、「到底信用できるものではなく、内容虚偽の症例登録票を偽造したものであることは明らかである」と指摘した。そのうえで、症例登録先が異なっている理由、プロトコール記載の「０１２０」から始まるファクス番号がいかなる機関、団体の連絡先であるかその名称と所在地、その機関、団体が症例登録先とされている理由を明らかにするよう、被告側に求めた。

さらに原告側は、Ａ医師の陳述書の内容にも疑問を呈した。

Ａ医師は、Ｋさんが重複癌である点で症例の選択条件に抵触することを理由に井上教授によって最終的に症例登録が不可とされたため、その判定結果を登録票に記載した、と陳述書で述べていた。これについて原告側は、重複癌に加え、腎機能障害があったＫさんは選択条件を満たしていなかった、としたうえで、そのことは一九九八年一月一九日より以前に判明していたことであり、北陸ＧＯＧ研究会の中心的役割を担い、婦人科がんの診断、治療に精通していたＡ医師であれば、井上教授の判断を仰ぐまでもなく、選択条件を満たしていないことは容易に判断できたはずである、とＡ医師の陳述書の信用性に疑問を投げかけた。

このほか原告側は、「調査であって臨床試験ではない」という被告側の主張にも反論を展開した。臨床試験は、「評価を目的として、人を用いて、意図的に開始される科学実験」であり、「目の前の患者の治療を目的としているのではなく、新薬や治療法の有効性や安全性の評価を目的としている」としたうえで、北陸ＧＯＧによる卵巣がん患者対象の研究は、その目的、方法から比較臨床試験に当たることは明らかである、と主張した。具体的には、以下の点を挙げた。

一．本研究のプロトコールの目的欄には「卵巣癌の最適な治療法を確立するために、Ⅱ期以上の症例を対象として、今回高用量のＣＡＰとＣＰ療法で無作為比較試験をすることにより、患者の長期予後の改善における有用性を検討する。あわせて高用量の化学療法によるＧ—ＣＳＦの臨床的有用性についても検討する。」と記載されており、その目的において、比較臨床試験であることは明らかである。

二．Ａ医師もその陳述書において、「標準的に使用されているＣＡＰ療法とＣＰ療法の両者を患者さんに公平に振り分けて各々の効果や副作用の違いの基礎データを集積しようとするのが本研究の目的であります。」と述べており、その研究目的が患者の治療よりも「研究」に主眼が置かれていることは明らかである。

三　北陸ＧＯＧによる本研究の責任者である井上教授は一九九九年四月に東京で開催された第五一回日本産科婦人科学会学術講演会での発表で、「進行性卵巣癌の術後化学療法において、特に日本人においてはHigh dose cisplatin（９０ｍｇ／㎡）を中心としたＣＡＰ療法とＣＰ療法の効果及び副作用の比較判定は十分になされていない」として、「１９９５年よりＣＡＰ療法とＣＰ療法についての多施設共同によるrandomized studyを行って」いると述べている。「randomized study」は、母集団の中からサンプルとなる患者を無作為に抽出し、抽出された患者を均等なバランスのとれた二群に振り分けるため、無作為に割付を行ってする試験を意味する。しかも、井上教授はこの論文で、インフォームド・コンセントの得られた患者を対象としたことを記載しており、研究責任者自ら、本研究がインフォームド・コンセントを要する比較臨床試験であることを認めている。

四　本研究の研究方法は、プロトコールの目的欄において「高用量」と記載され、投与スケジュールにおいても「high dose　ＣＡＰ療法」「cispltin　９０ｍｇ／㎡」「High dose　ＣＰ療法」などと、高用量の化学療法を実施することが予定されており、本研究は、対象となる患者の個別的事情を考慮せず、標準的投与量に比べて著しく多量の薬剤を投与するものである。その方法自体、患者の治療を目的とするものではなく、プロトコールの目的欄に記載された研究目的を果たすことを目的としていることは明らかである。シスプラチンの標準的投与量は「７５ｍｇ／㎡／４週」であり、北陸ＧＯＧのプロトコールが標準的投与量に比較して著しく多いことは明らかである。

　本研究のプロトコールの目的欄には「あわせて高用量の化学療法におけるＧ－ＣＳＦの臨床的有用性についても検討する」と記載され、同じくプロトコールには「全例にＧ－ＣＳＦによるレスキューを行う」と記載されている。Ｇ－ＣＳＦは、抗がん剤投与により好中球数（白血球数）が減少した場合に投与されることが予定されている薬剤であるが、標準的なＣＰ療法を受けた患者の好中球数（白血球数）が減少する頻度は、通常、四〇％程度であり、シスプラチンの投与量が標準的投与量である限り、ＣＰ療法を受けたすべての患者にＧ－ＣＳＦを投与することはあり得ないことである。にもかかわらず、北陸ＧＯＧのプロトコールにおいて、全例にＧ－ＣＳＦを投与することとされているのは、まさにシスプラチンの投与量が標準的投与量と比較して著しく多いからにほかならず、さらには本研究が高用量の化学療法におけるG－CSFの臨床的有用性の検討をも目的としているからにほかならない。

原告側はのちに、CAP療法とCP療法の比較臨床試験はG－CSFの市販後調査と一体のものであった、という主張を打ち出すことになるが、この段階では、被告側もCAP療法とCP療法の比較臨床試験をする必要が医学的にないことを認めていることを理由に、「G－CSFの臨床的有用性」の検証、すなわちG－CSFの市販後調査こそ、「本研究の主たる目的とも考えられる」と指摘するにとどめた。

名乗り出た内部告発者

症例登録先に関する原告側の指摘に対し、被告側は二〇〇〇年七月一七日付準備書面で、次のように釈明した。

確かに、プロトコール添付の症例登録票記載の登録先ファクス番号と、Kが「選択条件を満たしていない」ことを記した症例登録票のファクス番号は異なるが、プロトコール添付の登録票記載の症例登録先は、北陸GOG発足当初に症例登録の事務局を置いていた中外製薬株式会社の学術担当の連絡先である。しかし、一九九八年三月から事務局が金沢大学産婦人科に変更されたため、症例登録票にもこれに伴う連絡先の変更がなされている。Kの場合、この事務局の移行後、登録の可否が検討されることとなったので、登録票の連絡先は当科のファクス番号となっている――。

あくまで「Kさんは登録されていない」と主張する被告側に対し、もはや大学の自浄能力に期待することはできないと判断した原告側は、提訴前に入手していた症例登録票のコピーを「決定的証拠」として提出した。それは、Kさんが「選択条件を満たしている」として症例番号を付された登録票と、登録された患者を一覧表にした登録票の二つだった。一覧表に記載されている登録日、施設名、担当医師名、患者イニシャル、手術日は、すべてKさんの登録票の記載内容と一致していた。

前述したとおり、被告側は症例登録の事務局が一九九八年三月に中外製薬から金沢大学産婦人科に変更され、それに伴って症例登録票の連絡先も変更された、と主張していたが、原告側はこの主張にも疑問を投げかけた。カルテの記載や原告側が入手していた症例登録票の記載によれば、Kさんの症例登録日は、事務局が金沢大学に変更になったとされる一九九八年三月より前の同年一月一九日だった。にもかかわらず、被告側提出の症例登録票には中外製薬のファクス番号でなく、金沢大学産婦人科のファクス番号が記載されていた。

原告側は、被告側提出の症例登録票は一九九八年三月以降に作成されたことは明らかであるから事後に作成されたものであり、到底信用できない、と指摘した。

打出医師は、被告側が症例登録票を証拠として提出した後、原告代理人の敦賀弁護士らと相談し、提訴前に敦賀弁護士の要請でコピーしておいた症例登録票の証拠提出に同意するとともに、自らも法廷で証言することを決意した。原告側が症例登録票を提出すれば、被告側は当然、「どうやって入手したのか」と尋ねてくる。そうなれば、入手の経緯を告白せざるを得ない。打出医師にとっては望んでいたことではなかったが、腹をくくって、「内部告発者」になる決意をした。

打出医師は証拠として法廷に提出するため、Kさんやその夫のSさんと知り合った経緯や、意味のない比較臨床試験の中止を井上教授に求めたものの聞き入れてもらえなかったことなどを説明した陳述書（二〇〇〇年九月二〇日付）を書いた。

この中で打出医師は、被告側が提出した症例登録票について「真実と違うものにすりかえられて証拠として出されるなど呆れ返ることが多く、このままでは大学病院としての信用が失墜し、多くの患者さんが困ることになってしまうと考えました」と述べ、当時の病院長に会って、事態打開に動くよう要請した経緯について記した。院長との面談は、原告側が症例登録票を証拠として提出したことで「大学がこれ以上、遺族と争うのは無理だろう」と考えた敦賀弁護士の要請によるもので、原告との和解を勧める目的もあった。

陳述書作成の直前に行われた河崎一夫病院長との面談で打出医師は、この年六月に発生した、雪印乳業の乳製品による集団食中毒（※筆者注＝黄色ブドウ球菌の毒素に汚染された脱脂粉乳を原料とする雪印乳業の乳製品による集団食中毒。関西を中心に全国で一万三千人以上の患者が出た。汚染された原料を廃棄せず、同社大阪工場に出荷した北海道大樹工場長らが二〇〇三年に業務上過失傷害罪などで有罪判決を受け、刑が確定した）を例に挙げながら、「大学としての信用維持のための体制をとってほしい」と懇請した。河崎病院長は問題の重大性について一定の理解を示しつつも、「裁判中であるので、今はどうもできない」という趣旨の話をしたという。

打出医師は陳述書をこう結んだ。

私も最近の医療現場での、患者とりちがえや、投薬ミス等、患者の人権侵害事例がたえないことに心を痛めている医師の一人であります。

臨床現場で直接、多くの患者さんに毎日接している私どもの立場としては、患者さんから、病院や私たち医師が、不信の目で見られることは、治療上の大変なマイナスであることは言うまでもありませんが、幸いにも、金沢大学病院に対する、北陸の多くの患者さんの信頼感は大変大きいものと思っております。これも、先輩の先生方が、あるべき姿の大学病院を築かれたおかげと感謝しています。

したがって、このようなあるべき大学病院において、いかなる理由があったとしても、かかる臨床比較実験を企画し強行した井上教授の指導者としてのモラルは、問われても仕方のない事と感じ、これを機に、医療現場におけるモラルハザードが一掃され、「医療」が新しく生まれ変わる事を、大学病院の一員として、また、人として、切に願っている次第であります。

症例登録の有無をめぐる対立

金沢大学病院産婦人科に所属しながら原告側を支援していた打出医師がコピーしておいた症例登録票の提出によって、「大学がこれ以上、遺族と争うのは無理だろう」と原告代理人の敦賀弁護士は考えた。ところが、被告の国側は和解の勧めに応じるどころか、自らの立場にまったく誤りはないとする主張を展開した。原告、被告双方が提出したKさんの症例登録票の筆跡は同じだったので、被告側も原告側の登録票を本物と認めざるを得なかった。しかし、「登録を可とする（原告側提出の）登録票は、登録をするか否かを決定する過程で作成されたメモ的なものにすぎず、Kが登録された事実を示すものではない」と反論したのである。

被告側が証拠として提出した、Kさんの主治医で臨床試験を担当していたA医師の陳述書（二〇〇〇年八月三〇日付）には次のように書かれていた（実名で記載されている患者名は「K」と改めた）。

私は、（略）症例登録に当たっては、少しでも多くの症例を集積したほうが良いと考え、学内外の病院に出来る限り登録に協力してもらえるようお願いをしてきました。当然、Kに関しても、当初登録したいと考え登録票を作成しました。それが、甲第5号証の1（※筆者注＝原告側提出の症例登録票）であります。

しかし、（略）症例登録の最終決定権者である井上教授の判断により、登録不可とされ、最終的には登録に至らなかったため、改めて登録不可とする登録票を作成したものであります。この登録票が、乙第13号証の2（※筆者注＝被告側提出の症例登録票）であります。なお、同登録票をいつ作成したか、いつ差し替えたか、また甲第5号証の1をいつどのように処分したかは記憶にありません。なぜなら、北陸GOGに関与する者にとって登録票は、コンピュータに入力するまでのメモ的な意味しか持っていなかったからです。

したがって、Kに係る正式な登録票はということになれば、重複癌であるとした井上教授の判断に基づき作成した、登録を不可とする内容の登録票（乙第13号証の2）であり、それ以前に作成した登録を可とする登録票（甲第5号証の1）は、正式なものを作成する過程でメモ的に作成されたものにすぎず、実際に登録した事実を示すものではありません。

前述したように、原告側はKさんの症例登録票と、Kさんを含む被験者の情報を一覧表にした症例登録票を証拠として提出した。一覧表に記載されているKさんの登録日、施設名、担当医師名、患者イニシャル、手術日は、すべてKさんの登録票の記載内容と一致していたが、被告側はこの一覧表についても最終的なものではない、と主張した。二〇〇〇年九月二七日付の被告側準備書面は次のように述べている。

原告らの提出した（略）症例登録一覧表は、北陸GOGの旧事務局であった中外製薬株式会社の学術担当において作成されたもので、とりあえず登録が可能と思われた患者名をリストアップしたものにすぎず、登録が確定した患者を記載したものではない。

症例登録一覧表は、北陸GOG発足当時から、症例の集積に伴い、その状況を確認するため、随時に何回も作成されており、右症例登録一覧表も、ある時点における症例の集積状況を確認するためプリントアウトされた資料の一つである。

したがって、登録症例のみが記載された正式な症例登録一覧表は、あくまでも、学会発表に際し、Ａ医師らが最終的なチェックを行って、登録除外症例等を一覧表から消却し、五二症例を記載した乙第一八号証である。

乙第一八号証というのは、被告側が二〇〇〇年四月七日付で証拠として提出した文書で、立証趣旨は「北陸ＧＯＧ卵巣癌症例登録票に基づきコンピューター入力されている北陸ＧＯＧ登録データを用紙に出力したものを示し、当該登録者は五二名であること及び登録者にＫが登録されていないことを明らかにする」とされた。

北陸ＧＯＧ事務局が一九九八年三月に中外製薬から金沢大学に移転したとの被告側の主張を前提にすれば、被告側が提出したＫさんの症例登録票に金沢大学のファクス番号に記されていたということは、この症例登録票が一九九八年三月以降に作成（偽造）されたことを示すものである、という原告側の指摘について被告側は、（一）移転の半年以上も前から中外製薬への電話及びファクス登録は中止しており、そのころから実質的な登録業務はＡ医師らが行っていた、（二）このため、移行期においては、両方の登録用紙が混在し、区別なく併用して使用されていたため、ファクス番号の相違が生じたものである――と説明した。

これに対し原告側は、双方が提出した症例登録票の記載内容を照合し、被告側の主張の矛盾を突いた。

原告側が提出した症例登録一覧表に記載された患者のうち最も後に登録された人の登録日は、一九九八年六月二三日だった。この一覧表では、最も後に登録された人の番号は「５１」で、その五カ月前に登録されたＫさんの番号は「４２」。この二人の間に、「４３」～「５０」の計八人が登録されたことになっていた。これに対し、被告側が提出した症例登録一覧表には五二人が掲載されていたが、その中にＫさんは含まれていなかった。一方、Ｋさんの登録票に記載された登録日は、「選択条件を満たしている」とする原告側提出の登録票も、「選択条件を満たしていない」とする被告側提出の登録票も、ともに一九九八年一月一九日だった。

また、被告側は、実質的な症例登録業務は事務局が一九九八年三月に中外製薬から金沢大学に移転する半年以上前から大学に移行していたと主張し、その証拠として、一九九七年五月二〇日に金沢市立病院で登録された患者など三人の症例登録票を提出した。これらの登録票に記載された「登録先」は「金沢大学産婦人科」「金沢大学医学部附属病院産婦人科」などとなっていた。

これら文書の記載内容に基づき、原告側は、（一）被告提出の症例登録票は「登録を決定するか否かを決定する過程で作成されたメモ的なものにすぎず、Ｋが登録された事実をしめすものではない」と主張しているが、その主張が真実とすれば、一九九八年一月一九日にＡ医師によって登録を「可」とする登録票と「不可」とする登録票が作成されていることになるが、同じ日に登録「不可」の登録票が出ているわけだから、いくらなんでも、Ａ医師が症例登録一覧表にＫを「４２」番として登録することは考えられない、（二）五カ月以上もＫが症例登録一覧表に載せられていたことも常識では考えられず、被告提出の一覧表は、裁判のためにＫのみを一覧表から消却し、五二症例を記載したものであるとしか考えられない、（三）被告提出の金沢市立病院の症例登録票の登録日からすると、一九九七年五月ごろから実質的な登録業務は大学に移行していたことになるが、最終登録日が一九九八年六月二三日となっている原告提出の一覧表が被告主張のように「中外製薬において作成」されることはないはずで、この矛盾も、被告提出の一覧表が裁判のために偽造して提出された証拠である――と指摘した。

抗がん剤の投与量めぐる攻防

このほか、Ｋさんがシスプラチンとシクロフォスファミドの二つの抗がん剤を併用するＣＰ療法を受ける前の腎機能を表す検査データの評価や、腎毒性があるシスプラチンの投与をめぐっても、原告と被告は対立した。

プロトコールによれば、腎機能をみる指標であるクレアチニンクリアランス（ＣＣｒ、※筆者注＝腎臓が一分間に濾過した血液の量を表す数値）が六〇ミリリットル未満、あるいは血中のクレアチニン（Ｃｒ）の値が一デシリットル当たり二・〇ミリグラムを超える場合には選択条件を満たさないとされていた。Ｋさんは、ＣＰ療法を開始する四日前の一九九八年一月一六日の検査でＣＣｒが五一・二〇ミリリットルと、プロトコールで定められた選択条件である「６０ミリリットル以上」に達していなかった。

これについて原告側は二〇〇〇年四月二五日付準備書面で、（一）Ａ医師はその陳述書で、北陸ＧＯＧのプロトコールで定められた使用量と使用法でＣＰ療法を実施したことを認めているが、このプロトコールのシスプラチン投与量は標準的使用量を超える高用量であることは明らかである、（二）被告の主張するように、ＣＰ療法が一般診療として患者の治療を目的に実施されたのであれば、標準的使用量を著しく超える高用量の抗がん剤投与は、患者の生命を危険にさらすことにもなりかねず、到底ありえないことである、（三）まして、ＣＰ療法実施前の検査で腎機能障害があることが判明していたのであるから、このような高用量のＣＰ療法を一般診療として行うことは到底ありえない、（四）にもかかわらず、プロトコールと同じ使用量及び使用法をもって、高用量のＣＰ療法が行われたのは、Ｋが北陸ＧＯＧに症例登録され、比較臨床試験が実施されたからに他ならない——と主張した。

これに対し被告側は二〇〇〇年七月一七日付準備書面で、（一）そもそもＫを北陸ＧＯＧには登録していないのであるから、原告ら主張の投与基準は問題とはならない、（二）化学療法を行う場合の腎機能の評価は、血清クレアチニンの値とクレアチニンクリアランスの値の両者を総合的に勘案して行うのが、医学上の常識である、（三）Ｋの場合、化学療法開始時において血清クレアチニン値は正常範囲にあり、クレアチニンクリアランスの値も、北陸ＧＯＧで基準とされる値を多少下回っている程度のものであり、ＣＰ療法の投与量としては、医学的には全く問題のないところである、（四）Ｋのクレアチニンクリアランス値が北陸ＧＯＧの基準値を下回っていることからも、Ｋを北陸ＧＯＧに症例登録していないことが容易に推認される——と反論した。

研究か診療か

前述したように、原告代理人の敦賀弁護士の要請を受けた打出医師は病院長に和解を打診したが、うまくいかなかった。この時点で打出医師が原告側に協力していることは大学側に伝わった。それと前後して、原告側は打出医師の証人尋問を裁判所に申請した。二〇〇〇年九月二七日付の「証拠申出書」によれば、尋問事項は、打出医師がＫさんやその夫のＳさんと知り合った経緯や、Ｋさんの治療についてどのような経過から疑問を持つに至ったか、などだった。しかし、実際に尋問が行われるのは二年近く後の二〇〇二年七月二二日である。その間、原告被告双方は、Ｋさんの症例登録の有無以外の争点をめぐって対立することになる。

その一つが、「臨床試験とは何か」「北陸ＧＯＧのように、薬事法上の承認を得て公的医療保険の適用を受けている保険薬を用いた研究が、患者の同意取得が必要な臨床試験に当たるか否か」をめぐる攻防だった。

被告側は、「北陸ＧＯＧの比較研究が臨床試験に当たらないこと等を明らかにする」という立証趣旨で、金沢大学病院受託研究審査委員会（ＩＲＢ）の小林健一委員長、同病院臨床試験管理センターの宮本謙一センター長連名の意見書（乙第三〇号証）のほか、東京慈恵会医科大学産科婦人科学の落合和徳教授の意見書と井上教授の陳述書を証拠として提出し、二〇〇一年二月八日付の準備書面で次のような主張を展開した。

一．大学病院における臨床研究は、「臨床試験」と「保険診療」に大別される。

二．「臨床試験」は、基本的には、医薬品の承認申請のため、製薬企業からの依頼によって行われるものであり、医薬品の製造承認申請や承認事項の一部変更承認申請の際に提出すべき資料の収集のために行う「新薬開発治験」と、「市販後調査」（市販後の医薬品について、使用成績や副作用等を調査）及び「市販後臨床試験」（再審査申請、再評価申請などの際、提出すべき資料の収集のための試験）に分類される。薬事法や、「医薬品の臨床試験の実施の基準に関する省令」（新ＧＣＰ）、「医薬品の市販後調査の基準に関する省令」（ＧＰＭＳＰ）などの法令において、具体的な基準が定められている。

三．法律上の根拠は持たないが、院内の医療従事者の発意で医療の進歩に資するために行われる試験的要素の強い臨床研究として「院内臨床試験」があり、それは「市販医薬品の保険適用外使用」（患者の個別医療及び医薬品の適用拡大、新治療法の開発を目的とした試験研究）と「院内特殊製剤の製剤と使用」（市販医薬品や試薬を様々な剤形に加工したものを用いる新治療法あるいは診断法などの開発研究）に分類される。これらの臨床試験を、法令に基準が定められている臨床試験と同様に扱おうとするのが金沢大学病院の特徴である。

四．「保険診療」は、保険で投与量や投与方法が定められている医薬品を使用してその定めの範囲内で適応疾患や個別の患者の治療における最適な投与量や投与方法を検討するものであり、このような通常診療内の医療行為は医師の裁量として認められ、ＩＲＢによる審査の対象とはならない。

五．臨床研究における患者への説明及び同意等は、乙第三〇号証によれば、次の通り定められている。

（一）新薬開発治験と市販後臨床試験＝新ＧＣＰに基づいた試験プロトコールの提出ならびに患者への説明及び文書同意

（二）市販後調査＝調査結果の厚生省への報告ならびに患者への説明及び同意（文書同意不要）

（三）院内臨床試験＝新ＧＣＰに準じた試験プロトコールの提出、患者への説明及び文書同意ならびに試験研究の妥当性を支持する適切な医学・薬学情報（文献など）の提出

（四）保険診療＝通常診療における一般的な患者への説明及び同意（文書同意不要）

前述した受託研究審査委員長と臨床試験管理センター長の意見書は北陸ＧＯＧの研究について、「保険適用内の治療法であるＣＰ療法とＣＡＰ療法との比較調査であり、これら両療法は、国内外で広く採用されている治療法であり、かつ保険適用のある使用範囲内の治療であることから、ＩＲＢの審査の対象となる臨床試験には該当しません。すなわち、北陸ＧＯＧの比較研究は、異なった内容の保険診療を行った結果を比較検討するものであり、前記第1の4（医薬品の保険適用使用内での最適治療法の開発研究）に含まれることとなります。なお、保険適用内の治療を行うことにつき、文書による同意を必要としないことはいうまでもありません」と述べていた。

東京慈恵会医科大学の落合教授は日本産科婦人科学会と日本癌治療学会の評議員、婦人科がん化学療法共同研究会・卵巣がんプロトコール委員長などを務めていた。同教授は意見書で、欧米や日本国内の調査、研究でＣＰ療法とＣＡＰ療法が卵巣がんに対して同等の効果を示すことがすでに明らかになっていることを理由に、一九九八年の時点で「奏功率を比較する臨床試験（無作為化比較試験）の対象とはならない」としたうえで、「金沢大学医学部附属病院産科・婦人科で採用されている用法・用量に関しても保険適応内の妥当な治療であって、例え事後、両療法の治療成績を集計し比較したとしても、何ら問題のない自主研究の範疇である」と述べた。

すでに紹介したように、被告側は北陸地域での卵巣がんの化学療法の標準化を図ることがこの比較研究の目的だった、と主張していた。この点について井上教授はその陳述書（二〇〇〇年一二月二五日付）で次のように述べた。

医療の進歩は、日進月歩であり、標準的治療法も明日には古いものになりかねない時代であります。特に、大学医学部附属病院は、教育、研究及び診療を3つの柱にした高度先進医療機関であり、地域の医療施設に対して、適正な治療法を指導

する重要な役割も果たしております。そのような大学医学部附属病院が、保険適応が認められている薬剤を、その薬剤の説明書の範囲内において、世界の文献で推奨されている用法に従って大学関連病院に対して指導し、また、その有効性を検証するのは当然のことであり、大学医学部附属病院の責務とさえいえます。

以上のことから、医師が日常の診療において、保険適応が認められている薬剤を、その薬剤の説明書の使用方法及び使用量において使用する行為は、完全なる裁量行為であるにもかかわらず、本件訴訟のように、その治療の結果が、患者の不幸ながんによる死亡という事態を受けて、損害賠償の対象になるとすれば、臨床医療は成立し得ないという極めて遺憾な、そして、深刻な問題となり、許容し難い結果となります。

「無作為比較試験」を行うことが明記されたプロトコールや、Kさんを被験者にしたことを示す症例登録票が存在する。にもかかわらず、「臨床試験ではなく、医師の裁量が認められる保険診療だ」「Kはそもそも登録されていない」という主張を繰り返す被告の国に対し、原告側は二〇〇一年二月一五日付の準備書面で、個別の患者の治療を目的とする日常診療と、患者の治療を第一目的としない研究は本質的に異なるものであることを指摘したうえで、次のように述べた。

比較臨床試験においては、その目的及び治療方法の選択について、通常の診療とは性質を異にし、通常の治療行為について事前の包括的同意があったとしても、これに包摂されるものではなく、比較臨床試験の目的、治療方法の選択の方法、予想される利益、可能性のある危険等を説明し、その真意に基づく同意が必要不可欠である。このように比較臨床試験についての説明と同意がなければ、患者の人格権（自己決定権）を侵害し、また診療契約上の義務に違反することは明らかである。

比較臨床試験の真の目的は?

金沢大学病院での抗がん剤を用いた比較臨床試験をめぐる損害賠償請求訴訟は、提訴から約二年後、原告側が前面に押し出した追加の主張によって新たな展開をみせることになる。その主張とは、比較臨床試験の実施計画書（プロトコール）に記された「高用量の化学療法におけるＧ－ＣＳＦの臨床的有用性についても検討する」ことが臨床試験の主たる目的であり、卵巣がん患者をＣＡＰ療法とＣＰ療法に分けて行う比較臨床試験と、Ｇ－ＣＳＦの市販後調査は「不可分一体」のものである、というものだった。すでに述べてきたとおり、Ｇ－ＣＳＦは抗がん剤の副作用で減少した白血球を増やすための薬剤であり、ＣＡＰ療法とＣＰ療法の比較臨床試験で、当初、症例登録の事務局を担当していた中外製薬の製品だった。

原告側はＧ－ＣＳＦの市販後調査の計画書を証拠として提出した。計画書の標題は、Ｇ－ＣＳＦの商品名を用いた「ノイトロジン　特別調査Ⅱ（卵巣癌）」で、表紙の下の部分には、「HOKURIKU GYNECOLOGIC ONCOLOGY GROUP（ＨＧＯＧ）」と記されていた。この記載は、ＣＡＰ療法とＣＰ療法の比較臨床試験を発案、実施したのと同じく北陸ＧＯＧが実施したことを示している。

計画書の「目的」には「Intensify ＣＡＰ／ＣＰ療法におけるノイトロジン注の投与タイミングの検討を、好中球数回復効果及びＱＯＬ（発熱等）によって検討すると共に、ノイトロジン注併用により本化学療法が完遂出来るか否かについて、その際の奏効率及び安全性と併せて検討する」と書かれていた。目標症例数は六〇例となっていた。

目的欄の冒頭の「Intensify」は「増強する」という意味で、比較臨床試験のプロトコールに記載されていた「High dose」（高用量）に相当する。ノイトロジン市販後調査の計画書と、ＣＡＰ療法とＣＰ療法の比較臨床試験のプロトコールを比べると、対象とする患者の選択基準（卵巣がんの進行度合い、骨髄や肝臓、腎臓の機能など）や、ＣＡＰ療法とＣＰ療法の投与方法についての記載内容はほぼ同じだった。

すでに述べたように、ＣＡＰ療法とＣＰ療法の比較臨床試験のプロトコールの「目的」には「高用量の化学療法におけるＧ－ＣＳＦの臨床的有用性についても検討する」と記されており、投与方法の記載には「全例にＧ－ＣＳＦによるレスキューを行う」「特に2コース目より予防的にＧ－ＣＳＦを投与する」というくだりがあった。

原告側は二〇〇一年四月二日付の準備書面で、ＣＡＰ療法とＣＰ療法の比較臨床試験と、ノイトロジンの市販後調査は「一体をなすもの」であり、「様々な症例において、高用量の抗がん剤を投与し、どの位白血球が減少するのかについてのデータを収集するとともに、さらにＧ－ＣＳＦの効果に関するデータを収集することが主眼にある」と指摘した。その根拠の一つとして挙げたのことだった。

が、原告側が「無断で臨床試験の被験者にされた」と主張するKさんら、複数の患者が比較臨床試験の選択基準を満たしていない

Kさんが CP 療法を受ける直前の検査で、腎機能が選択基準を満たしていなかったことは前述したが、それ以外に、少なくとも五人の患者が、腎臓や肝臓の検査データが基準外だったにもかかわらず比較臨床試験の対象になっていたことが、被告側が証拠として提出した四七枚の症例登録票の記載内容からわかった。被告側は基準値を外れた患者を登録したことについて二〇〇一年二月八日付の準備書面で、「基準値に近似していたため、後日基準値に達する可能性があるので、登録対象とされた」「各担当医及び北陸GOGの事務局は、検査値が日々変動する性質のものであったことから、症例登録票の送付時には基準値を満たしていなくても、基準値に近似している場合は、後日基準値を満たす可能性が高いという科学的認識に立って、登録症例を増やすという方針に基づき、登録対象としていた」と釈明した。

これに対し原告側は二〇〇一年四月二日付準備書面で、次のように指摘した。

一．Kを含め本件比較臨床試験が基準値に適合しない患者をも被験者として実施した真の理由は、中外製薬から委嘱されたノイトロジン特別調査Ⅱにおける目標症例数六〇という数を達成するため、実験症例を単に数多く集めることを主眼としていたからに他ならず、そのために基準値に適合しない症例であっても基準値を無視して被験者としたものである。この点、被告自ら、基準値に適合していなくても、「登録症例を増やすという方針に基づき、登録対象としていたものである」ことを認めている。

二．高用量の抗がん剤を投与し、どの位白血球が減少するかについてのデータを収集するとともに、G－CSFに関するデータを収集することが主眼であったため、Kや他の登録患者のように、腎・肝機能障害があり、本来試験の除外基準に該当し、試験の対象としてはならない患者をも意図的に試験の対象としたと考えられる。高用量の抗がん剤投与により、白血球がどの程度減少するか、またG－CSFによりどの程度白血球が回復するのかのデータを収集する目的があったと考えられる。このような実体を有する本件試験が臨床試験に当たることは明らかであり、危険な試験であるから、意

図的に説明や同意を避けたものと思える。

原告側は二〇〇一年六月四日付の準備書面で、重複癌で腎機能障害が認められたKさんは、本件臨床試験の除外基準に該当するから、症例登録するはずがないという被告側の主張に対し、「本件比較臨床試験（GOG）は、CAP療法の比較にとどまらず、G－CSFの臨床的有用性をも検討するために行われていたものであり、G－CSFの効果に関するデータを様々な症例（除外基準に該当する場合も含め）において収集することをも目的として行われていた。それ故、除外基準に該当することは、何らGOG登録をしていないことを推認させるものではない」と反論した。そして、（一）本件比較臨床試験は、高用量の抗がん剤投与により白血球がどの程度減少するか、減少した白血球を増加させる薬剤であるG－CSFの効果に関するデータを収集するという、一連の不可分一体の目的をもって行われる全体として一つの臨床試験の一部をなすものである、（二）このような臨床試験を行うためには、被験者とされる患者の同意が必要不可欠であることは論をまたないのに、Kはその同意なしに無断で、このように全体として一つの臨床試験の被験者とされ、自己決定権を中核とする人格権を侵害された、と主張した。

原告側が「不可分一体」と主張した二つの研究（試験）で患者への説明と同意取得手続きはどのように定められていたのか。まず、CAP療法とCP療法の比較臨床試験のプロトコールでは、対象症例の選択基準の一つとして「患者本人またはその代理人に同意を得られた症例」と記されていた。一方、ノイトロジン特別調査Ⅱの計画書では、対象症例の選択基準の一つとして「患者本人またはその代理人に説明の上、同意を得られた症例」と記されていただけでなく、「被験者に対する説明と同意」という項目が別に設けられていた。その項目には、患者本人の文書による同意が必要であることが明記されていた。しかも、その重要性を強調するかのように、アンダーライン（以下の文章の傍線部）まで付されていたのである。

試験担当医師は、本試験の実施に先立ち原則として患者本人に対し、下記の事項について十分に説明をした上で、自由意志による文書での同意を得る（未成年者の場合は法定代理人）。本人に説明が出来ない場合には、家族（法定代理人）に良く説明し、文書による同意を得る。同意は説明した医師と説明を受けた患者の署名捺印、同意を得た日付を記載した文書として保存する。

また、代理人による同意の場合は、同意に関する記録とともに同意者と患者本人との関係についても記録を残す。

説明が必要とされた「下記の事項」とは、(一) 本臨床試験の目的及び方法、(二) 予期される効果および副作用、(三) 他の治療法の有無およびその比較、(四) 患者が試験の参加に同意しない場合であっても不利益を受けないこと、(五) 患者が試験の参加に同意した場合であっても随時これを撤回できること、(六) その他患者の人権保護に関し必要な事項、(七) その他、の七項目である。

原告側の「不可分一体論」に被告側はどう応じたのか。

被告側は、原告側が「比較臨床試験」と主張している、CAP療法とCP療法を患者に割り付けて行った研究について、保険で投与量や投与方法が定められている医薬品を使用してその定めの範囲内で適応疾患や個別の患者の治療における最適な投与量や投与方法を検討するための比較調査であり、患者への説明や同意取得が必要な臨床試験ではない、との主張を重ねてきたが、ノイトロジン特別調査についても同様に、「臨床試験ではない」と主張した。二〇〇一年七月一三日付準備書面に記されたその主張の概要は次のとおりである。

一 ノイトロジンは一九九一年一〇月に薬価収載された保険承認薬であり、製造承認を受けた時点で、既に、卵巣がんにおけるがん化学療法による好中球減少症に有効であるとされ、Kの入院当時において広く医療の現場で使用されていた医薬品である。

二 北陸GOG関連施設病院では、卵巣がん患者に対してCP療法あるいはCAP療法を実施したことによる副作用である白血球数低下症例について、白血球数を増加させる効果があるノイトロジンを保険適応内で投与する特別調査IIを実施していた。

三 一九九四年四月一日から一九九七年三月三一日まで適用されていた「医薬品の市販後調査の実施に関する基準」(改定GPMSP)によれば、特別調査IIとは「当該医薬品に関する承認前に実施された試験又は承認後に実施された調査、試験により得られた情報の評価・分析結果に基づき検出された、当該医薬品の有効性、安全性及び品質に関する情報について、その情報を検証するため、又は、必要な追加の情報を入手するために実施する調査又は試験」のうち、「再審査のために行われる」もの以外の「調査又は試験」を指す。「医薬品の有効性、安全性及び品質に関する情報について、その情報を検証するため、又は、必要な追加の情報を入手するために実施する調査又は試験」とは具体的に、（一）小児、高齢者、妊産婦、腎障害、肝障害を有する患者等、特殊な患者での有効性、安全性を目的とするもの、（二）長期使用時の有効性、安全性の確認を目的とするもの、（三）市販後に確認又は検証すべき事項について、承認時に付された条件に基づき実施される調査・試験を目的とするもの――である。これら特別調査の定義において、「調査」と「試験」という言葉が使い分けられているが、「調査」は日常の範囲内の治療（保険適応内の治療）について検証することをいい、「試験」とは、臨床試験であり、日常の診療範囲を超えるもの（盲検性を有する試験、あるいは侵襲性を伴う特別な検査を行うもの）をいう。

四．北陸ＧＯＧ関連施設病院で行っていたノイトロジン特別調査Ⅱは、あくまでも日常の範囲内の治療（保険適応内の治療）について検証していたのであるから、原告らのいう臨床試験には当たらず、調査対象患者の同意は、文書・口頭のいずれにおいても必要はない。

前述したように、ノイトロジン特別調査Ⅱの計画書には、試験の目的と方法、予期される効果と副作用などについて、試験実施に先立って患者本人に十分に説明をして、自由意志による文書での同意を得ることが明記されていた。この点について被告側は同じ準備書面で、「特別調査Ⅱの対象となる患者の立場に配慮して、本来ならば何ら患者に不利益ないことから必要とされない文書による同意を求めることとしたものである」と述べた。

被告側がこの準備書面と同時に提出した証拠の中に、山口大学医学部附属病院薬剤部長の神谷晃教授の意見書が含まれていた。被告側が「医学上の特別調査Ⅱの位置付け等」を立証するためとして提出したこの意見書は、市販後調査の目的と意義についての説明をしたうえで、ノイトロジン特別調査Ⅱについて、「保険適応内で使用していること」を理由に、「特別調査Ⅱの内の試験には当たらず調査に該当し、患者からの同意取得は義務付けられていません」と述べていた。神谷氏はこの意見書を書いてから五年後の二〇〇六年に開催された、臨床試験に関するシンポジウムの席上、プロトコールを見ず、裁判の詳しい内容も知らないまま意見書を書いていた、と告白することになるが、そのことは後述する。

CAP療法、CP療法もノイトロジンもいずれも保険診療で認められたものだから臨床試験ではない、とする被告側の主張に対し、原告側は二〇〇一年九月一七日付の準備書面で次のように反論した。

一．北陸GOGのプロトコールにおいては、最初から高用量の抗がん剤投与が意図されており、加えてノイトロジンの市販後調査も併せて行われることになっており、ノイトロジン特別調査Ⅱのプロトコールにおいても抗がん剤の投与量はintensify－高用量との記載がある。これらプロトコールからは、本件抗がん剤投与が標準的な抗がん剤投与を目的としていなかったことは明らかである。

二．本件プロトコールに則った抗がん剤投与を患者に対して行う場合には、まず、(一)卵巣がんの治療法としてCPまたはCAPのいずれの療法によるかは無作為に（中外製薬による）くじ引きで決められること、(二)その抗がん剤投与量は標準量よりも高用量であること、(三)ノイトロジンの市販後調査も同時に行われること、の三点を遅くとも抗がん剤が投与される前に、患者本人に説明のうえ、その同意を得ることが必要不可欠である。

三．なぜ、無作為に自分の治療方法が決められなければならないのか、なぜ、高用量の抗がん剤投与でなければならないのか、なぜ、ノイトロジンの市販後調査も一緒になされているのか、ノイトロジンとはどのような薬剤なのか、といった点について、医師から患者に対してわかりやすく説明し、患者本人の同意を得たうえで、本件プロトコールによる抗がん剤投与が開始されなければならないのに、Kに対してかかる説明をせず、その同意を得ることなく、本件プロトコールに則って抗がん剤投与を行ったことが、Kの人格権を侵害する違法な行為であると原告らは主張しているのである。

四．北陸GOGのクリニカルトライアルが被験者の同意を要するものである根拠については、実施する化学療法の選択や抗がん剤の投与量の設定について、医師の裁量の余地がまったくなく、個々の患者の病状等個別的事情を考慮することなく、標準的投与量を超える高用量の抗がん剤投与を前提として予め定められたプロトコールに従い、無作為に割付を行って抗がん剤を投与する点において、患者の身体に対する侵襲を伴う危険性があるのであるから、当然、かかる臨床試験の被験者とするには患者本人の同意が必要不可欠である。

この訴訟は、抗がん剤の副作用に苦しんだKさんの様子を心配した夫のSさんが友人を介して、金沢大学病院産婦人科にいた打出喜義医師に相談したことがそもそものきっかけとなったが、プロトコールで原則四週間に一回、体表面積一平方メートル当たり九〇ミリグラムを投与するとされたシスプラチンの用量が「標準的」なのか「高用量」なのかをめぐっても、原告被告双方の主張は真っ向からぶつかった。両者の主張を整理すると、次のようになる。

原告側＝シスプラチンの添付文書には、卵巣がんに対する標準的用法・用量として「50〜70mg／㎡（体表面積）を1日1回投与し、少なくとも3週間休薬する。これを1クールとし、投与をくり返す」と記されている。日本産科婦人科学会雑誌（二〇〇〇年八月）に掲載された婦人科腫瘍委員会「卵巣がんの治療の基準化に関する検討小委員会」報告では、従来から使用されている治療方法として、シスプラチンの投与量は「75mg／㎡／4週」とされている。「悪性卵巣腫瘍の金沢大学産婦人科治療指針」（一九九五年度）においても、Low dose（低用量）は「60mg／㎡」、High dose（高用量）は「90mg／㎡」と定められており、シスプラチンの標準的投与量は「75mg／㎡」である。

本件プロトコールの冒頭にも「高用量」と明記されていることからすれば、本件プロトコールにおける抗がん剤の一日一回投与量が標準とされる投与量に比べて高用量であることは明白であり、議論の余地はない。腎機能障害があり、本来抗がん剤を減量すべきであったKに対して、減量措置もせずに、「90mg／㎡／4週」という高用量のシスプラチンを投与することは、患者の生命身体を侵害しかねない極めて危険な行為であった。

被告側＝シスプラチンの標準的な投与量は、世界的には「3ないし4週で75ないし100mg／㎡」であるが、Kに投与したシスプラチンは「4週で90mg／m²」であり、基準の範囲内であることは明らかである。原告らは、婦人科がん化学療法共同研究会の基準である「4週で75mg／m²」がシスプラチンの標準的な投与量であり、被告がKに投与したシスプラチンの量は高用量であると主張するが、シスプラチンの標準的な投与量には二つの考え方があり、原告らの主張する考え方が絶対的に正しいものとはされていないことから、一方の考え方を根拠にする原告らの被告に対する非難は相当ではない。「悪性卵巣腫瘍の金沢大学産婦人科治療指針」（一九九五年度）では、卵巣がんの進行度の低い（臨床進行期Ⅰ期）患者に対しては、「Low dose（60mg／m²）」のシスプラチン投与を、進行度の高い（臨床進行期Ⅱ期以上）予後不良と考えられる患者に対しては、「High dose（90mg／m²）」のシスプラチン投与を推奨している。治療指針は一般日常診療で行う原則的な治療方針のことである。Kに投与されたシスプラチン「90mg／m²」は、Kの卵巣がんの臨床進行期がⅡ期以上であったことから、同治療指針に基づき投与されたものであり、原告らが繰り返し主張するような臨床試験に該当するような過量な投与でないことは明らかである。

東京慈恵会医科大学の落合和徳教授の意見書も「現在米国では25mg／m²／週に相当する75mg／m²／3週ごとが推奨される量となっています。金沢大学医学部附属病院産科・婦人科のシスプラチン量である90mg／m²／4週ごとというのは22・5mg／m²／週に換算することが出来、極めて常識的な適正量と考えられます。」と述べ、被告の主張を裏付けている。

「私怨を晴らすため」と内部告発者を非難

金沢大学病院産婦人科に所属する打出喜義医師が原告側を支援していることが明らかになって以降、被告の国は「打出私怨説」を展開するようになる。例えば、打出医師の上司に当たる井上正樹教授はその陳述書（二〇〇〇年一二月二五日付）で、打出医師について「臨床試験でもないものを人体実験的臨床試験であるが如き偽りの言をもって患者と主治医の信頼関係に割って入り」と批判したうえで、「人権擁護に名を借りた私怨を晴らすための手段なのか、大学付属病院内での人事に対する不満の発露なのか、それとも全く思いも寄らない別のところに目的があるのか、全く理解に苦しんでいます」と述べている。井上教授はこのほか、打出医師の河崎一夫病院長との面談について「（雪印乳業と同じ社会問題になると言ったのは）恫喝以外のなにものでもないと思います」「係争中の事件について、弁護士が管理責任者である病院長に会見を申し込んでくる意味を推測しかねますし、このような行為は、卑劣としかいいようがありません」と批判した。

また、原告側が「無断で臨床試験の被験者にされた」と主張するKさんの主治医であったA医師もその陳述書（二〇〇〇年一二月二五日付）で、井上教授の前任教授時代に医局長であった打出医師が井上教授による人事一新に大きな不満を持ち、ことあるごとに反目していたなどとして、「打出医師の本件訴訟への関わりは、Kへのインフォームドコンセントという今日的問題に名を借りた、井上教授に対する大義なき報復行為にほかならず、許し難いという感情を押さえられません。このような不純な目的の訴訟が、打出医師の思うような結果に終わり、患者さんへのインフォームドコンセントについて悪しき前例を残すようなことになった場合、医療の第一線で頑張っているほかの医師達に全く申し訳が立たないという気持ちで一杯です」と述べた。また、二〇〇〇年九月に打出医師と面談した河崎病院長もその陳述書（二〇〇〇年一二月二五日付）で「打出医師との面談において、私が受けた強い印象は、井上教授に対して、打出医師が強く反目しているように感じたことである。この長年にわたり鬱積した反目がKさんの医療と結びついて、本件訴訟に至ったように私には感じられる」と述べた。

被告の国は二〇〇一年七月一三日付準備書面にこれらの陳述書を引用しながら、「打出医師には、本件病院内の人事に対する不満が鬱積しており、そのことが発露となって、Kの手術及びその後の抗がん剤療法と結びついて、本件訴訟に発展していったものと考えられる」と記載した。さらに、原告側が新たに争点として提示した「抗がん剤比較臨床試験とノイトロジンの市販後調査は一体である」という主張に対しては、「訴訟の遅延を図って、ノイトロジン特別調査という争点を持ち出したものとしか考えられないものである」と批判し、早期の結審を求めた。

こうした打出医師への非難に対し、原告側は打出医師の陳述書を提出して反論した。

係争中の本件について、弁護側の弁護士が管理責任者である病院長に会見を申し込む意味は井上教授にとっては推測しかねる事態なのかもしれませんが、その理由は、原告のSさんをはじめ、弁護士の先生方や私の気持ちと致しまして、本件がなるべく穏便に収まらないかと願ったからです。

本件は、ようやくその全容のほとんどが明らかにされようとしていますが、抗がん剤の副作用としての白血球減少に対する治療薬である中外製薬のG－CSF（略）の市販後調査《臨床実験》にその主眼が置かれたものであります。つまり、効率よく症例を集めるために高用量の抗がん剤で全例に白血球減少という副作用を引き起こし、G－CSFの効果を検討しようとしたものです。したがって、このような酷い実験が患者に対し何らの説明もなしに行われたというショッキングな内容が報道されれば大きな社会問題になり、ますます医療不信は増大すると思われます。もとより私どもには、金沢大学病院に対する患者さんの信用を失墜させたり、医療不信を煽り社会問題化させようといった意図は毛頭有りませんでしたので、いろいろと思案した末に、病院長に申し出をし、状況説明の機会を戴いたのでした。

また、病院長に雪印乳業を事例として申し上げましたのも、このような事件が実際に起こってしまった後でも、その対処法さえ誤らなければ、さほどの報道とはならずに、金沢大学の信用や医療に対する信頼も維持されるのでは、との期待からであり、陳述書に有る「恫喝」には全く当てはまらないものと考えます。（略）

私は昭和62年1月から金沢大学に奉職し、爾来、国家公務員として、その名に恥じないよう励んでまいりました。その甲斐あってか、井上教授が金沢大学に着任される際には、当時の病院長の教授室に呼ばれ、「井上君を支えて行くように」とのお言葉を戴き、私なりにそのつもりをもって頑張って参りました。現在、私がこのような立場にあることは不本意ではありますが、本件のような事項を看過してはならないとされる国家公務員としての自覚と義務により、このような陳述に至った次第です。

（二〇〇一年四月六日付陳述書）

そもそも本件の争点は、（1）被告が行った「クリニカルトライアル」が、患者のインフォームド・コンセントを要するトライアルだったのか否か、（2）原告・Kさんの抗がん剤治療が、このトライアルの下に行われたのか否か、（3）高用量の抗がん剤を投与されたことにより、Kさんは何らかの被害を被ったのか否か、の三点に集約されます。（略）

以上三点の正誤を明らかにする事が本件の争点であるからして、被告が再三再四問題にしようとする私個人についての云々は、本件とは全く関連のない事項であるにもかかわらず、被告はそれを十分に承知した上で殊更に私を取りあげ、一方的に縷々私についての根拠のない誹謗中傷を繰り返し行うのは、司法の目を本件の争点から故意に眩まそうとする許されざる手段であると言わざるを得ず、強い憤りと共に深い哀しみを覚えます。

今日では、本件の如き実験的研究を行う際には患者の同意を得ずして行うことは全くの「非常識」であるからして、「本件は、でっち上げられたもの」として、被告が本件の隠蔽を企図しているとも思われます。しかし、本件は誰が捏造したものでもなく、そのプロトコールや登録票がまさしく物語っているように、紛れもない事実なのであります。したがって、被告は一刻も早くこの事実を認め、何も知らずに本クリニカルトライアルに登録され被験者となった方々に対し誠心誠意の対応をとるべき責務を負うところでありますが、実際には現時点に於いてさえも、そういった認識の微塵すら被告は持とうとせず、「本件のような無作為化臨床比較試験を行うにつけても、インフォームドコンセントを得る必要はない」という主張を繰り返すのみであります。（略）

最後になりますが、被告第7準備書面後半部分には、「私の人格には問題があり、井上教授に対する個人的な怨念により、本件がでっち上げられた」旨の記載がありますが、私が本件訴訟に係わらざるを得なかった経緯は、一人の医師として人としての止むにやまれぬ心情にあった由を付言したく思います。

（二〇〇一年九月一七日付陳述書）

「ＩＣは必須」と指摘した元助教授の意見書

金沢大学病院で行われたＣＡＰ療法、ＣＰ療法の比較臨床試験が患者への説明と同意取得が必要な実験的なものであり、中外製薬のノイトロジン市販後調査も同じくインフォームド・コンセントが必須なものであったとの原告側の主張を支えたのは、打出医師だけではなかった。打出医師の先輩で、一九九八年まで金沢大学医学部産婦人科助教授だった寺田督医師は原告側弁護団からの要請に応じ、一〇の質問に答えるという形式の意見書（二〇〇一年一一月二一日付）を作成した。寺田医師は当時、福島市で婦人科クリニックを開業していた。「Ｑ＆Ａ」方式のこの意見書の一部を以下に紹介する。

1.「クリニカルトライアル（1）」は、卵巣ガンに対する高用量のCAP療法とCP療法の無作為比較試験だと言って宜しいでしょうか。

↓「クリニカルトライアル（1）」の「I　目的」には、「卵巣癌の……今回高用量のCAPとCP療法で無作為比較試験をすることにより、……」と明示されており、また、「III　治療法の割付」の「III・1　割付法」には「化学療法を無作為に割り付ける」、加えて「III・2　登録方法」には「本治療の対象症例と判断した場合は投与予定直前に下記（登録事務局）に電話またはFAXにより治療法をArmA（CAP）かArmB（CP）かの指示を受ける」と明記されており、これらより判断すると、この「クリニカルトライアル（1）」は、卵巣ガンに対する高用量のCAP療法とCP療法の無作為比較試験と断言するに疑念を挟む余地はありません。

2.この「クリニカルトライアル（1）」の対象となる患者さんに対しインフォームドコンセントは必要ですか。

↓このプロトコールの「I　目的」には「卵巣癌の最適な治療法を確立するために、……高用量のCAPとCP療法で無作為比較試験をすることにより……有用性を検討する。」と書かれており、この「クリニカルトライアル（1）」は、無作為比較試験であること、また投与する抗ガン剤の量は高用量であることが明示されています。加えて、この「クリニカルトライアル（1）」の「II　対象症例」の「II・6」には、「患者本人またはその代理人に同意を得られた症例」のみが、この「クリニカルトライアル（1）」の対象症例と限定されるとの記載があります。ですから、「クリニカルトライアル（1）」の記載からのみ判断したとしても、この「クリニカルトライアル（1）」を行う場合、患者さんからのインフォームドコンセントが必須であると断定するには、異論の余地はありません。

実際にこのプロトコールを見たうえで、インフォームドコンセントが無くても、この「クリニカルトライアル（1）」を行えると主張できる医師がいるとは考えられません。

なぜならば、この「クリニカルトライアル（1）」では、研究計画が先に作られており、それに従って被験者（患者）の治療薬（高用量CAP／CP療法）が無作為に割り振られています。また研究目的には、「卵巣癌の最適な治療法を確立するため」という明らかな目的が明示されており、この「クリニカルトライアル（1）」は、はっきりした研究目的の下に行われた無作為クリニカルトライアル（臨床試験）だと言うことになります。

換言すれば、（略）この「クリニカルトライアル（1）」での治療法選択過程は、個々の患者に最適な治療法を医師が選択するという一般的医療で行われる過程とは明らかに異なっています。したがってこの「クリニカルトライアル（1）」は、実験的性格の非常に強い臨床試験と言えます。

ところで、この無作為比較試験を行うに当たっては、１９４７年の「ニュルンベルグ綱領」にはじまり、「ヘルシンキ宣言」や「患者の権利に関するリスボン宣言」、「被験者に対する生物医学研究についての国際倫理指針」、「疫学研究の倫理審査のための国際指針」などに示される倫理規範の理念に基づく試験の遂行が必須であることは論を待たないところでありますから、この「クリニカルトライアル（1）」を行う際にも、被験者からの文書によるインフォームドコンセントが必須とされるのは明白です。

３．被験者からのインフォームドコンセントが必要とされる臨床試験を開始する場合、何時の時点でインフォームドコンセントの取得が必要と考えますか。患者を登録する前ですか。それとも、登録し無作為化の下で治療法が決められた後でも良いとした場合、その治療法が患者に黙って振り分けされ無作為化の下で決められた経過を患者に伝える必要はありますか。それとも、その過程は伝えずに、（無作為化の下で）決められた治療法の説明だけでも良いですか。

↓被験者からのインフォームドコンセントが必要とされる臨床試験を開始する場合、一般には、患者をその臨床試験に登録する前（登録票に氏名を記入する前）に、インフォームドコンセントを得る事が必要とされます。

その理由として、まず実務上としては、振り分け後に同意を得ようとしても得られなかった場合、その治療法を患者に強行するわけにはいけなくなりますから、患者が好まない治療法が選ばれる率が少なくなり、偏りが生ずる事になり、比較実験が行えなくなってしまいます。

また、患者の知らないところで医師が勝手に患者を臨床実験に登録し振り分けをする行為自体、インフォームドコンセントの基本となる生命倫理の基本原則、とくに自律性の尊重が無視されることになり、倫理的に許されない事とされていますので、やはり、医師が患者を臨床実験に登録する際には、患者を登録前にインフォームドコンセントを得る事が必須とされます。

以上のことは、患者の立場から考えると非常に解り良いと思います。例えば患者が医師から、「あなた（患者）の治療法が決まりました。しかし、この治療法は、わたし（医師）があなた（患者）を臨床試験に無断で登録し、無作為に振り分けされ決められたものですが、この治療法をあなたに行うことに是非同意して下さい」と医師から正直に言われたとしても、「私の治療法はクジで決まったのですか。わかりました。その治療法を受けます。」と簡単に患者として同意できるはずもありません。もし、このようなことを医師から正直に言われたとしたら、同意するどころか、勝手に振り分けをした医師に対し、疑念を抱くことにもなります。

ですから、患者を登録しその治療法が振り分けされる前段階で、担当医は臨床試験の内容・方法（なぜ無作為化する必要があるのかも含め）などを詳細に患者に伝え、それに納得して戴いた上で、同意書を得る事が必要とされているのです。

以上の理由により現在は、患者を対象にこのような無作為比較試験を行う場合には、登録前に必ずインフォームドコンセントを得る事になっています。

4.「ノイトロジン特別調査（Ⅱ）」の目的は何と考えられますか。

↓「ノイトロジン特別調査（Ⅱ）」のプロトコール内容によりますと、「ノイトロジン特別調査（Ⅱ）」の目的は、

（1）Intensify（高用量）CAP／CP療法におけるノイトロジン注の投与タイミングの検討

（2）好中球数回復効果およびQOL（発熱等）の検討

（3）ノイトロジン注併用によりIntensify（高用量）CAP／CP療法が完遂出来るか否かについて、その際の奏功率及び安全性と併せて検討

の３つの目的があげられています。

5．この「ノイトロジン特別調査（Ⅱ）」と「クリニカルトライアル（1）」とを見比べて、両者は密接に関連していると考えて宜しいですか。

↓密接に関連していると考えて良いとする理由は、以下に詳述しますが、「クリニカルトライアル（1）」と「ノイトロジン特別調査（Ⅱ）」の目的の記載内容を見比べれば明らかです。

6．この「ノイトロジン特別調査（Ⅱ）」の中には、患者からの文書による同意の取得が記載されていますが、その理由は何故だと考えられますか。

↓「ノイトロジン特別調査（Ⅱ）」の中には、患者からの文書による同意取得が、わざわざご丁寧にも、アンダーラインまで付されて明記されています（Ⅲ．被験者に対する説明と同意）。

この理由としては、まず「ノイトロジン特別調査（Ⅱ）」の症例登録先である中外製薬株式会社（Ⅵ 症例の登録）が「本特別調査は文書による同意のいるものである」と認識していた事があげられます。

推測ですが、まず中外製薬株式会社は、「クリニカルトライアル（1）」を文書による同意の必要な無作為比較試験であると認識し、そのうえ「ノイトロジン特別調査（Ⅱ）」と「クリニカルトライアル（1）」とは一体のものと見なし、従って文書による同意が必須であると、中外製薬株式会社はわざわざアンダーラインまで附して明示していたことになります。

中外製薬株式会社が両者を一体と見なした理由は、「クリニカルトライアル（1）」の目的中の「あわせて高用量の化学療法におけるG・CSFの臨床的有用性についても検討する」の記載と、「ノイトロジン特別調査（Ⅱ）」の目的中の「Intensify（高用量）CAP／CP療法におけるノイトロジン注の投与タイミングの検討云々」の記載を見比べれば明らかで、「クリニカルトライアル

（1）」では「G・CSF（ノイトロジン）の臨床的有用性についても検討」する事になっており、「ノイトロジン特別調査（Ⅱ）」では、ノイトロジン投与は「Intensify（高用量）CAP／CP療法」がその前提となっているからです。

また、中外製薬株式会社が、「ノイトロジン特別調査（Ⅱ）」を文書による同意を要するものであるとアンダーラインを附してまで強調した第二の理由として考えられることは、「ノイトロジン特別調査（Ⅱ）」でのノイトロジン使用法が、添付文書として正式に認可を受けている使用方法と異なる点です。

添付文書に記載されているノイトロジン投与の時点は、「好中球数1000/mm^3未満で発熱（原則として38℃以上）あるいは好中球数500/mm^3未満が観察された時点」、また、「好中球数1000/mm^3未満で発熱（原則として38℃以上）あるいは好中球数500/mm^3未満が観察され、引き続き同一のがん化学療法を施行する症例に対しては、次回以降のがん化学療法を施行時には好中球数1000/mm^3未満が観察された時点」があげられています。一方、「ノイトロジン特別調査（Ⅱ）」でのノイトロジン投与の時点（V・4 ノイトロジンの投与方法）は、1コース目として「好中球数1000/mm^3未満に減少した時点」（ここには、原則として38℃以上の発熱の記載はありません）、また、2コース目以降として「規定された化学療法終了後、day7の時点」をあげています（この意味は、白血球数が減少しているかしていないかに関係なくday7の時点からノイトロジンを投与することになりますが、白血球を増加させる為の薬を白血球が減ってもいないのに投与する事はいくら試験と言えども考えられませんので、中外製薬株式会社はこの「クリニカルトライアル（1）」の被験者となる全ての人は、day7には白血球が減少することがわかっていたことになります。これは、とりもなおさずこの「クリニカルトライアル（1）」で使われた抗ガン剤の量は、day7には全ての被験者の白血球が減少して、ノイトロジンを投与しなければならないほどの高用量―Intensify―であったことを意味します）。

これら「ノイトロジン特別調査（Ⅱ）」にあるノイトロジン投与の方法・時点は、ノイトロジン添付文書にあるものとは明らかに異なっており（ノイトロジンの使用基準が大幅に緩和されており）、この意味からも「ノイトロジン特別調査（Ⅱ）」にあるノイトロジン投与の方法や時点も実験的性格を帯びたものと考えられます。

上記2点が、「ノイトロジン特別調査（Ⅱ）」の中に、わざわざアンダーラインまでを附して、患者からの文書による同意の取得が強調されている理由かと思われます。

被験者の権利

寺田医師が意見書の中で挙げたいくつかの国際的な倫理指針のうち、金沢大学病院で抗がん剤の比較臨床試験が始まった一九九五年当時の世界医師会のヘルシンキ宣言（一九八九年の第四一回世界医師会総会で修正）は、基本原則の一つとして、被験者からのインフォームド・コンセントの取得について次のように記していた。

ヒトを対象とする研究においては、被験者は、その研究の目的、方法、予想される利益と、研究がもたらすかもしれない危険性および不快さについて十分な情報を与えられなければならない。被験者は、この研究への参加を断る自由をもち、参加していても、いつでもその同意を撤回する自由があるという情報を与えられなければならない。そのうえで、医師は被験者の自由意志によるインフォームド・コンセントを、望ましくは書面で入手すべきである。（日本医師会訳による）

提訴から四年目の二〇〇二年三月二〇日付準備書面で、原告側は改めて臨床試験の意義と被験者の権利についての主張を次のようにまとめた。

当該患者の治療を第一目的とせず、新薬や治療法の有効性や安全性の評価を第一目的として、人を用いて、意図的に開始される科学的実験であり、複数の治療方法・薬物の有効性・安全性を比較研究することを目的とする比較臨床試験は、患者の治療を目的とする通常の診療とは本質的に異なるものである。患者の治療を目的とする通常の治療行為にあっては、その治療方法の選択は、患者の病状等諸般の事情を考慮して最も適切と医師が判断する方法を選択することになるが、比較臨床試験においては、当該患者の治療を第一目的としていないことから、ある疾病に罹患した患者の母集団を想定し、そこから無作為に被験者として、患者を抽出し、さらにこれを均等にバランスのとれた複数の群に振り分けるため患者は無作為に各治療方法に割り付けられるという方法をとる。

このように、比較臨床試験においては、その目的及び治療方法の選択について、通常の診療とは性質を異にし、通常の治療行為について事前の包括的同意があったとしても、これに包摂されるものではなく、比較臨床試験の目的、治療方法の選択の方法、予想される利益、可能性のある危険等を説明し、その真意に基づく同意が必要不可欠である。このように比較臨床試験についての説明と同意がなければ、患者の人格権（自己決定権）を侵害し、また診療契約上の義務に違反することは明らかである――。

原告側は同じ準備書面で、CAP療法、CP療法の比較臨床試験とG－CSFの市販後調査が不可分一体の目的をもって行われる、全体として一つの臨床試験であり、それは、一九九八年四月に完全実施された「医薬品の臨床試験の実施の基準に関する省令」（新GCP）が適用される「市販後臨床試験」に当たり、患者に対する説明と同意取得が不可欠であった、と主張した。その根拠として挙げたのは、比較臨床試験で高用量の抗がん剤を投与して、通常の一般診療においては全例に生じることのない好中球減少症を被験者とされた患者に作為的に生じさせ、減少した好中球を回復させる効果を持つG－CSFを全例に投与してデータを収集する目的があったことである。

原告側は「好中球減少症患者に対するノイトロジン投与それ自体が一般保険適応内であったとしても、標準量であればノイトロジンを投与する必要がないかも知れない患者に対して高用量の抗がん剤を投与して好中球減少症を作為的に生じさせている点において、保険適応内であるとは到底言えない」と指摘した。

主治医の証言

原告、被告双方の主張が真っ向からぶつかる中、提訴から約三年後の二〇〇二年五月二〇日、原告側が「無断で臨床試験の被験者にされた」と主張するKさんの主治医A医師に対する証人尋問が行われた。

最初に被告である国の代理人が質問に立ち、CAP療法とCP療法の無作為比較試験であることをうたった北陸GOGクリニカルトライアルが臨床試験に当たるかどうかについて尋ねた。A医師は陳述書と同様、「臨床試験に当たらない」と答えた。尋問調書によれば、次のようなやり取りがあった。（調書に実名で記載されている患者の名前は、「Kさん」と改めた）

――乙第12号証（※筆者注＝北陸GOGクリニカルトライアルの実施方法を記したプロトコール。尋問調書では「プロトコル」と記載されている）のクリニカルトライアルの目的には、CPとCAP療法で無作為比較試験をすると記載されておりますけれども、ここにいう試験とはどのような意味で使われたのですか。

A医師　この試験の定義の仕方に少々混乱がありまして、実はこのプロトコルに書かれている試験という言葉が、本当に正しい言葉として使われているかどうかも疑問なところであります。通常、試験といいますと臨床試験のことを指すわけでありますから、臨床試験の範疇には入っていないこのクリニカルトライアルに、無作為比較試験という言葉を使うこと自体が矛盾しているわけでありまず。しかしながら、試験の言葉の中の意味には比較調査するという意味の試験という意味も当然含まれているわけでありまして、そういったことを勘案してつくられたプロトコルであるというふうに想像されますけども、言葉の使い方としてはこれは少々誤っているんじゃないかと、私個人としては考えております。

――では、調査と試験の違いを簡単に説明してください。

A医師　これも言葉の説明の問題で、非常に難しい点があるんですが、先ほどから申しておりますように、一般的に試験といいますのは臨床試験のことを指します。すなわち、実験的意味合いの強い、日常臨床範囲を超えた患者さんに侵襲性を加えたり、あるいは純然たる盲見性（原文ママ）を持った研究をする場合には、これは臨床試験ということで、これが通常の試験という言葉の意味かと解釈しております。これに関しまして調査というのは、あくまで比較研究した結果をデータとしてとって調べていくというものでありまして、あくまで日常臨床範囲内での治療の中で得られた成績を解析すると、そういうものが調査という範疇に入るのではないかと私としては解釈しております。

尋問調書にある「盲見性を持った研究」という言葉は、臨床試験の被験者に自分がどちらの群に入ったかわからないようにして行う「盲検法」を指していると思われる。

次に被告・国の代理人は抗がん剤シスプラチンの投与量について尋ねた。

――原告の方は、シスプラチンの投与量が高用量であると主張しておりますけれども、その点についてはどうですか。

A医師　この点に関しましても本件の重要な争点になるかと思いますので、時間をかけて説明させていただきます。結論から申しますと、我々が用いている投与量を高用量としている原告側の主張は、全くの誤りであります。その根拠をお示しします。まず、シスプラチンの投与量としては全世界的に標準投与量が75ミリグラムパー平米、それを3週置きにやるというのが世界標準投与量であります。この点に関しましては、我々も何度も海外の論文を提出しまして、こういう量で世界的に行われているんだということは、既に述べているとおりであります。また、シスプラチンの薬剤添付文書に記載されている推奨用量は50－70mg／m²／3Wということであります。さらに、我々が教室で使っております投与量はクリニカルトライアルで使っている量と全く一致するんですが、また実際Kさんに投与された量とも同じなわけですが、4週当たり90ミリグラムパー平米ということであります。この数字だけ見ると、75に対して90、あるいは50から70に対して90ということで、一見高用量と誤解されるわけでありますしかしながら、薬剤の投与量というのは単位期間に入った薬剤の量がどれだけであったのかということで決まってまいります。したがいまして、3週で75ということはこれを4週当たりに換算すれば、4週当たりに100ミリグラムパー平米入るという換算になります。なぜ4週に直したかといいますと、我々の投与間隔は4週だからであります。この薬剤添付文書に記載されている推奨用量も4週当たりに直しますと67から93ミリグラムパー平米ということになります。そうして投与期間をそろえて比較しますと、我々が教室で使用している量というものは、この範囲内にいずれもおさまってくるということでありますから、単にここに90と書いてあるからといって、それを高用量とするのは、全くの誤りであります。（略）

――では、高用量という表現を使用しておりますけれども、その高用量という表現を使用した理由はどういうことでしょうか。

A医師　実は、我々北陸GOGのプロトコルにも高用量とうたっておりますが、なぜこれを高用量と言ったかといいますと、投与している量が過剰量だから高用量と言ったわけではございません。といいますのは、我々の教室では早期の卵巣がん、早期と進行をどこで分けているかといいますと臨床進行期というもので分けているんですが、臨床進行期1期、極めて早期の卵巣がん患者さんにはより少ない投与量で対応しております。具体的には60mg／m²／4Wであります。臨床進行期2期、3期、4期の進行卵巣がんに対しては、それなりに抗がん剤の量を上げないとこれは当然だめなわけでありますから、そういう患者さんには90で対応しております。前者を量が少ないですからロードーズ、つまり低用量、後者は量がそれに比べて多いですから高用量と、あくまで当科の中で６０を低用量、９０を高用量と使い分けているだけでありまして、絶対的な投与量が過剰であるという意味の高用量ではございません。

被告代理人は続いてノイトロジンの市販後調査について聞いた。

――Ｋさんには、ノイトロジンが投与されましたか。

Ａ医師 全く投与されておりません。

――それは、なぜですか。

Ａ医師 副作用による骨髄抑制としての白血球低下が軽度であったために、投与する必要がなかったということであります。

――薬剤の副作用がひどいと、通常は白血球は低下するのですか。

Ａ医師 はい。我々日常臨床で卵巣がん患者さん、抗がん剤投与された患者さん見ておりますと、大抵抗がん剤の副作用がひどいと骨髄抑制が起こって白血球が低下してまいりますが、Ｋさんの場合は白血球低下が軽度で、このことからもわかりますように薬剤の副作用としては、それほど強いものではなかったという認識を我々はしております。

――北陸ＧＯＧが行ったノイトロジン特別調査Ⅱ（卵巣癌）についてお尋ねします。ノイトロジン特別調査Ⅱは、調査ですか、試験ですか。

Ａ医師 これは調査であると考えております。といいますのは、先ほどから申しておりますとおり、試験というものはいわゆる臨床試験のことでありまして、通常の日常臨床範囲を逸脱した高度に実験的性格の強い治療をする場合に、これを臨床試験というものでありまして、患者さんに侵襲性を伴ったりとか、あるいは盲見性（原文ママ）を有する試験、こういったものが臨床試験であります。これに対しまして我々が使いましたノイトロジンの使用基準といいますのは、白血球が２０００以下に下がった患者さんに使いなさいよと、特別調査のプロトコルにこれ明記されておりますが、２０００以下に下がったところで使うという使用基準は、全く通常の臨床で我々が行っている基準と同じであります。したがいまして、使用基準に何ら日常範囲を逸脱するようなものがないわけでありまして、この点からも実験的性格など全く持っていない通常、日常臨床内での基準であるということで調査に当たると考えております。

被告代理人の主尋問の後に行われた反対尋問で、原告代理人の浅野雅幸弁護士は、原告、被告双方から証拠として提出された、記載内容が異なるKさんの症例登録票の作成経緯について詳しく聞いた。A医師は、症例登録票の記載項目のうち「1．登録日」〜「14．手術後の残存腫瘍径」について主治医が記載した後、登録票を事務局に送り、当該患者が症例の選択条件を満たしているかどうかチェックを入れる欄は事務局が記載する、ただし自分が主治医の患者については事務局を担当していた自分が選択条件についても記載していた、と説明した。尋問調書によれば、浅野弁護士はまず、原告側提出のKさんの症例登録票（甲第5号証の1）をA医師に見せて、その作成経緯を尋ねた。そのやり取りは以下のとおりである（元号表記の後の西暦は筆者が書き加えた）。

——この症例登録票は、あなたが作成したものということで間違いないですね。

A医師　はい、そうです。

——この14番までは、あなたが記載したということですか。

A医師　はい。

——その下は、当症例は選択条件を満たしていますと、このチェックしてあります。これは、あなたが記載したの。

A医師　それも恐らく私がしたと思います。

——その下の症例番号はだれが記載したんですか。

A医師　私がしたと思います。

——このB—220というふうに書いてありますけれども、このBというのはCP療法のことを意味しているんですね。

A医師　そうです。

――この220というのは、何を意味しているんですか。

A医師　この番号は、当初中外製薬から平成10年（1998年）3月に事務局移転の半年以上前から、事務局が実際うちの病院に移っておりますので、中外製薬の集積したリストというものがこっちに回ってきておりまして、それを見てそのままいくと220番になるということで220と記載したものと思われます。

――そうすると、この甲第5号証の1を作成した時点では、その220例目であるということは把握していたということですか。

A医師　順番としては把握していたのかもしれません。

――これを作成した日ですけれども、1998年の1月19日というふうに日付が書いてありますけれども、この日ですか。

A医師　書いてある以上は、その日じゃないかとは思うんですが、実際4年前に1月19日に何があったか覚えているわけもないわけでありまして、常識的にはそこに書いてある以上その日じゃないかとは推定されます。

次に浅野弁護士は、被告である国が提出したKさんの症例登録票（乙第13号証の2）をA医師に示した。同じ日付なのに内容は原告側提出の症例登録票と正反対である。

――この症例登録票ですけれども、この症例登録票もあなたが作成されたものですか。

A医師　はい、そうです。

――この日付ですけれども、1998年1月19日というふうに記載してありますけれども、この症例登録票を作成した日は覚えていますか。

A医師　先ほども言いましたけども、わかりませんけども、そこに書いてある以上はその日前後であったんじゃないかと推定されます。

――先ほどの甲第5号証の1の症例登録票と、こちらの症例登録票とどちらを先に作成したんですか。

A医師　明らかに向こうを先に作成したものと考えています。

――甲第5号証の1を先に作成したと。

A医師　はい。

――この乙第13号証の2を作成したというのは、同じ日ですか、それもわかりませんか。

A医師　いや、それはわかりません。ただ、数日たってからかもしれません。それはわかりません。

――この乙第13号証の2を作成した理由ですけれども、結局井上教授が重複がんはこのクリニカルトライアルの対象にすべきでないということで除外したということでしたね。

A医師　はい。

――重複がんであることが確定的に判明したのはいつですか。

A医師　これは、確定的に判明したという時期はありません。これは各医師の判断ですので、最終責任者の判断になりますけども、重複がんの可能性が強かったというのは術後間もなくして持っていた我々の認識ではあります。

――あなたの陳述書の中で、病理検査をして重複がんであるというふうに最終的に井上教授が診断されたのが、平成10年（1998年）1月27日というふうに陳述書に書いてあるんですけれども、それは間違いないですか。

A医師　はい。

――それを受けて、この乙第13号証の2をつくったわけではないわけですね。

A医師　病理学的に診断がついたのは、その時点であります。1月27日であります。ただ、病理学的以前の臨床診断はその前についております。推定ですけど。

――先ほどもあなたの話の中でありましたけれども、臨床的には重複がんであろうと、ほぼ間違いないだろうということだったんですね。

A医師　ええ。

――それなのに、どうして一たん甲第5号証の1の症例登録票を登録可能であろうということで作成したんですか。

A医師　それは、重複がんであるかどうかという判断は非常に難しいものがありまして、私個人の最終判断ではできないということであります。

――ただ、要するに重複がんであることが、多分そうだろうというような認識もあなたは持っていたわけでしょう。

Ａ医師　はい。

――であれば、わざわざ別にこのＫさんを症例登録する必要がないんじゃないかと思うんですけど、それをなぜあえて登録可能だろうというふうな甘い見込みといいますか、可能性がほとんどないような見込みで症例登録票を作成しなければならなかったんですか。

Ａ医師　それは、プロトコルにも書いてありますように、重複がんを登録してはいけないという規定はどこにもないんです。したがいまして、重複がんも登録できる可能性としては余地としてはあったわけなんです。しかしながら、この会の設立者である井上教授の意思として、できる限り純然たる卵巣がんのみを対象にしたいと、これは当然のことでありまして、そういう症例を含めますと解析結果がわけのわからないものになってまいりますので、立場の違いと申しますか、私はできるだけいろんな人を登録したい。しかしながら、教授としては解析のためにはできるだけピュアな、純粋な症例だけにした方がいいという見解の違いもあったのかもしれません。

――乙第１３号証の２を作成した正確な日は覚えていないにしても、Ｋさんに対する抗がん剤の投与、化学療法の開始日が平成１０年（１９９８年）１月２０日ですけれども、それよりも前ですか、後ですか。

Ａ医師　それはわかりませんが、少なくとも登録できないと決定したのは化学療法投与前であります。それを作成した時期は、同日であったのか、あるいはその後しばらくおくれて、調査解析のために後々ややこしいことになったらいけないから、登録しなかったことだけ明記しようということで、事後的に作成したのかもしれません。

――事後的に作成したとすると、この乙第１３号証の２に書いてある日付が実際の作成日とは違うということになりますね。

Ａ医師　ええ、それは違うかもしれません。

――それは、どうしてその日に１月１９日付で記載しなきゃいけなかったんですか。

Ａ医師　当初に提出した登録票が１月１９日になっていたからかもしれません。（略）

――症例登録票（乙第13号証の2）の一番下の症例登録先として、金沢大学産婦人科ということでファクス番号が記載してありますね。これと全く同じ書式というのはいつから使っているんですか。

A医師　先ほども申しましたけども、既にこの症例登録にさかのぼること数か月以上前であったと思います。

浅野弁護士はここで、乙第28号証の1～3をA医師に示した。被告側が法廷に提出したもので、北陸GOGクリニカルトライアルに登録された別の三人の患者の症例登録票だ。それぞれ金沢市立病院〈記載登録日＝1997年5月20日〉、富山県立中央病院〈同＝1997年7月8日〉、富山市民病院〈登録日未記載で、ファクスの送信日が1997年9月20日〉の医師が作成したもので、登録先が金沢大学産婦人科となっている。ただし富山県立中央病院の登録票は、印刷された中外製薬のファクス番号に二つの×印がつけられ、その横に手書きで金沢大学産婦人科のファクス番号が記されている。

――その証拠として、被告の方から出ているのが乙第28号証の1ないし3ですね、（略）その根拠としてあなたが言われるのは。

A医師　はい、そうだと思います。

――まず、この乙第28号証の3と先ほどの乙第13号証の2というのは書式が全く違いますね。

A医師　はい。

――これは、結局電話番号、ファクス番号の方は手書きで書いてあるもので、恐らく甲第5号証の1を何らか修正したかなんかして作成したようにも思えますけれども、少なくともあなたが作成した乙第13号証の2とは全く違う書式ですね。

A医師　書式は違います。

――乙第28号証の2も、これも違いますね、これはまだ中外製薬が登録先として記載されてあるもとの登録票ということになりますね。

A医師　ちょっと比較させてもらっていいですか。

浅野弁護士は甲第5号証の1をＡ医師に示した。

Ａ医師　これは中外製薬です。これとこれは同じです。

――次に、乙第28号証の1ですけれども、これと乙第13号証の2とは同じですか。

Ａ医師　はい。

――よく見てください。14から下の部分同じですか。

Ａ医師　違うんじゃないでしょうか。

――ＣＡＰ療法とＣＰ療法でお願いしますというふうに乙第13号証の2の方には書いてありますね。

Ａ医師　違います。

――乙第28号証の1の方は書いてありません、書式違いますね。

Ａ医師　はい。

――この症例登録票というのは、書式というのは今まで種類は幾つあったんですか。

Ａ医師　幾つかは記憶しておりませんけど、それを見る限り幾つもあったんじゃないかと思われます。

――あなたが、乙第13号証の2として作成されたというこの症例登録票ですけれども、これと全く同じ書式が出てくるのが、被告から提出された症例登録票を見ますと1998年の3月以降なんですけれども、この乙第13号証の2というのは3月以降の書式ではなかったんですか。

Ａ医師　それはわかりません。ただ、たまたまそういう時期だったのかもしれませんけども、幾つも様式があること自体も私は認識しておりませんでしたので、ちょっとお答えできません。

浅野弁護士はここで、甲第5号証の2～4をＡ医師に示した。原告側が証拠として提出した、北陸ＧＯＧクリニカルトライアルに登録された患者の一覧表である。

――この症例登録票の一覧表ですけれども、これはだれが作成したものですか。

A医師　中外製薬の事務局か我々だと思いますけど、中外製薬の事務局の可能性が高いと思います。

――この甲第5号証の2の５１番、最後のところですけども、日付が１９９８年６月２３日と記載されてあります。少なくとも作成されたのは１９９８年６月２３日以降と思われますが、そのころはあなたの先ほどの話だと、中外製薬は登録事務局から外れているということでしたね。

A医師　はい。

――中外製薬が登録事務局から外れていて、どうして中外製薬がこれを作成するんですか。

A医師　その理由は、実際学会前の症例の統計解析などを一切依頼しておりましたので、（略）症例可能な登録（原文ママ）が出た段階でどんどんリストアップされていくものは中外製薬の中にずっとたまっていっておりました。

――これは、先ほどの話だと井上教授が登録の可否を決定する前に作成されるものですか。

A医師　そうです。

――井上教授が登録の可否を決して、その後で割りつけを行うということでしたね、ＣＰかＣＡＰ療法かどちらかの。

A医師　いえ、ただそれはすべての症例に言えるわけじゃなくて、既に振り分けられたものが報告として来る場合も多々ありました。

――そういう場合もあるし、中外製薬が割りつける場合もあるわけですよね。中外製薬というか、井上教授が登録の可否を決定した後に、登録事務局が振り分けるというケースもあるわけですよね。

A医師　あります。

――その登録の可否を決した後に、その化学療法のＡかＢか、要するにＣＰかあるいはＣＡＰかという、その振り分けが決まるわけですよね。この表を見ますと、抜けているところもありますが、ほとんどＡかＢかというその割りつけ、振り分けというのは書いてあるんですけれども、それでも登録可否を決する前に作成されたものということになるんですか。要するに、振り分け後のＡかＢかというその記載が2か所抜けているところありますけれども、それ以外は記載があるんですけど。

A医師　これは、恐らくどんどん症例が集積してきまして、学会で発表する前のデータとして、このリストアップされた名前をもとに後から右側に記載していく可能性もあると思います。最終的に化学療法どちらになったのかということです。

――ただ、これは振り分けを行う前に登録事務局の方で作成した一覧表ということなんでしょう。

A医師　はい。ただ、学会発表前にどういう人にどういう治療がなされたのかということを事後的に明らかにして、発表の際のデータシートにするために後から書かれた可能性もあると思います。

――先ほど乙第１３号証の2を示しましたけれども、結局乙第１３号証の2を作成した時点では、登録からKさんを除外したということですね。

A医師　作成した時点より前かもしれません。

――作成した時点の前かそのころに登録から外したということですね。

A医師　そうです。

――これ見ますと、先ほども作成が１９９８年6月２３日以降であろうというふうに言いましたけれども、１９９８年6月２３日の時点でもまだKさんが登録された状態になっていますね。

A医師　はい。

――どうして5か月近く放置されていたんですか。

A医師　それは、先ほども申しましたとおり、まず症例可能な登録があれば全部左側に名前としてはリストアップされたものに後からいろんな追加でこちらに記載していくこともあったんですけど、除外症例というのは実はこの1例だけだったんですが、さかのぼってこの症例の名前をリストから抜いてくださいと、そういう依頼も実際していないですし、そういう操作はしていなかったということです。だから、残ったままになったということです。

――先ほどの選択条件を満たしていませんというところにチェックしてある乙第１３号証の2を作成して、その書面はどこかへ提出したんですか。

A医師　いえ、提出はしていなかったと思います。

――あなたが保管していたということですか。

A医師　と思います。

――今示しました甲第5号証の2ないし4のような症例登録の一覧表というのは、これは中外製薬から送ってくるんですか。

A医師　送ってくるというよりも、学会の直前にあるいは途中の経過時点でどれぐらい症例がたまったのかという目安として、担当の製薬会社の人が毎日のように大学に出入りしていますから、その都度提示してもらったということであります。

――平成10年（1998年）1月19日前後は、こういう症例登録票の一覧表というのは持っていたんですか。

A医師　ちょっと厳密にはお答えできないんですが、先ほど申しましたように北陸GOGの研究会というものを定期的に行っておりまして、その都度大体どれぐらい症例がたまっているのかという目安に、そのリストアップをしてもらったものを使ったという記憶があります。ただ、Kさんのその登録どうのこうのという前後に、どのリストアップが存在していたのかはちょっと現時点ではわかりません。

――あなたが乙第13号証の2を作成した後、症例登録票のこの一覧表にKさんが登録されたままの状態で記載が載っているということを認識はしていましたか。

A医師　認識していなかった可能性もあると思います。その理由としまして、名前を手書きで書いていますが、なぜ手書きにしたかというと、その後ノイトロジンの調査なんかで白血球の増減なんかを、あるいは腫瘍縮小の効果なんかをカルテから探し出して調査した時期があるんです。そのときに、カルテ番号だけじゃだれなのかわからないから、そのカルテ番号に合致する名前を探し出して、ここにKさんがおるなということを、このカルテがKさんのものであるということをその時点で明示するために、Kさんの名前を書いたものと思われます。（略）

浅野弁護士はここで、甲第5号証の2を示した。

――甲第5号証の2には、カルテ番号の記載がないいんですけれども。

Ａ医師　とすると、この登録日とかあるいはイニシャル、ここからこれがＫさんであったなということを認識して手書きで書いたものと思います。

――Ｋさんがここに載っているということを認識した後、中外製薬にそこからＫさんの入力されているのを抹消してほしいというようなことはお願いしたことはありますか。

Ａ医師　お願いしていません。なぜならば、Ｋさんは1回したＣＡＰ、ＡＣＰですか、投与されておりませんので、そのまま解析していったとしても1回だけのデータですので、事後的に当てはまらないということが明らかになるから、わざわざさかのぼって一生懸命削除するような行動はとっておりません。

――この症例登録票の一覧というのは、基本的にはどんどんふえていく一方ということですよね。

Ａ医師　そうです。

――これは、基本的には登録日として記載されているその日付順に並んでいるんですか。

Ａ医師　いや、ちょっとそれはわからないです。実際、中外製薬がつくっている部分もかなりありますので、どういう順番になっているかというのはちょっと現時点ではお答えできません。

浅野弁護士は甲第5号証の2、乙第１８号証を示した。

――乙第１８号証は、症例登録された５２例についての一覧ですね。これと甲第5号証の2と比較しますと、乙第１８号証の４８番ですけれども、イニシャルで言うとＦ・Ｉ（※筆者注＝乙第１８号証では「Ｆ・Ｙ」と記されており、尋問調書の記載ミスの可能性がある）という記載がありますが、その方は甲第5号証の2の方には記載がないんですけれども、途中からこういうふうに入ってくる方というのはいるわけですか。どんどん例えば５１番まで入力されていれば、次５２番、５３番と順番に来るんであればわかるんですが、もう既に入力されている行の間に別の方を挿入して入力するということはあるんですか。

Ａ医師　これは、必ずしもその順番につくられていったというわけでもないですし、途中に割り込ましたというわけではないと思いますけど、甲第5号証の2で漏れていて後で登録されたやつが、恐らく乙第18号証に載ったということです。

——これを見ていくと、甲第5号証の2と3と乙第18号証の日付というのが、登録日というのが大体一致しているように思うんですが、あなたにその理由はわかりますか、どうしてこの乙第18号証の48番がこういう形で挿入されているのかということは。

A医師 ただ、甲第5号証の3と甲第5号証の2も、これ書体も様式も違います。ですから、連続したものかどうかは現時点ではお答えできません。明らかにこれは書体も違いますし。

続いて浅野弁護士はインフォームド・コンセントについて尋ねた。クリニカルトライアルの対象になったすべての患者に対し被験者にすることや治療法を無作為に割り付けることを説明したかどうか問われたA医師は「すべての患者さんにしていたかどうかは、自信はありません」「(説明していない患者が) いるかもしれません」と答えた。その後、次のようなやり取りがあった。

——それはしなくていいんですか。

A医師 いけないと思います。

——クリニカルトライアルのプロトコルの中にも、実施要領の中にも文書による同意を得るということが記載されていますね。

A医師 はい。プロトコル遵守という点ではする必要があると思います。しかしながら、先ほど申しましたように法的と申しますか、臨床試験の概念からいいますと、その必要はないということであります。プロトコル遵守という点では、同意をとった方がいいんじゃないかなと思われます。

——ちなみに、同意をとられた方というのは実際にいるわけですか。

A医師 いると記憶しておりますが。

——それは、文書でとっているわけですか。

A医師 文書でとっている症例もあるかと思いますが、今何人ぐらいだれにとったのかという記憶がちょっとございません。

北陸ＧＯＧの比較臨床試験におけるインフォームド・コンセントの実態がどうであったかについては、判決が出た後、金沢大学が調査を行うことになるので、後述する。

Ａ医師への尋問では、比較臨床試験とＧ－ＣＳＦ（ノイトロジン）の市販後調査の関係も取り上げられた。Ａ医師は、比較臨床試験の対象者のすべてにＧ－ＣＳＦを投与したわけではなく、あくまで白血球数が２０００未満になった場合に限っていたと強調する一方で、比較臨床試験の対象となっていない患者はＧ－ＣＳＦの市販後調査の対象にはしていなかったと思う、と述べた。また、浅野弁護士から、金沢大学病院におけるＧ－ＣＳＦの市販後調査が大学の受託研究審査委員会という、臨床試験が妥当かどうか検討するための審査委員会にかけられていたことについて聞かれると、Ｇ－ＣＳＦの市販後調査は臨床試験でなかったから、本来審査委員会に諮る必要はなかった、なぜ諮ったか疑問に感じている、と述べた。

ＫさんはＣＰ療法の開始後、副作用に苦しみ、別の抗がん剤に切り替えられたが、その経緯についてＡ医師は、投与を中止したのは副作用が理由ではなく効果がなかったからだ、と説明した。以下は、薬剤の切り替えについての浅野弁護士とのやり取りである。

――ＫさんにＣＰ療法を行って、先ほど副作用はそれほどひどくなかったというふうにおっしゃいましたけれども、抗がん剤を化学療法を開始してからひどい嘔吐だとか、あるいは下腹部痛、それから発熱がしばらく続くという状態にＫさんは陥りませんでしたか。

Ａ医師　陥りました。

――それは、副作用ではないんですか。

Ａ医師　副作用ではありますが、ただこれはシスプラチンを投与した患者さんには、ほぼ全例に見られる症状であります。

――全例に起きるというふうにおっしゃいましたけれども、こういう化学療法をした場合にはＫさんと同じような発熱が１か月近く続くとか、ひどい嘔吐だとか、そういったことというのは全例に起きるんですか。

Ａ医師　１か月も続いたかどうかというのは、それが正確かどうかは私はわかりませんけども、少なくともひどい嘔吐はほぼ全例に起こります。

――先ほどの主尋問の中でもありましたけれども、血液にかびが入ったということがありましたね。

A医師 はい。

――それは関係ないんですか、発熱等やあるいは吐き気とか、そういった副作用の症状に関係は。

A医師 副作用の一つとして先ほども申しましたように、体力の低下によるカンジダ血症というものは因果関係があった可能性もあります。しかしながら、それは通常量を投与していてもそうなった可能性は否定できないわけで、必ずしも90を投与したからカンジダ血症が起こったと、それを因果関係を決めつけるのはちょっと無理があるんじゃないかと私は考えます。（略）

――副作用としては、それほどひどいことではなかったということになりますと、どうしてCP療法を途中でやめたんですか。

A医師 先ほど説明いたしましたとおり、効果が余り十分でなかったからであります。

――その効果の点だけですか。

A医師 そうです。ただ、先ほど言いましたように腫瘍の再発によって尿路系が閉塞しておりまして、腎臓に負担がかかるような状況ですので、腎臓に毒性のあるシスプラチンは避けた方がいいかもしれないという判断は働いたかもしれません。この段階では、腎機能を我々は問題にしております。したがって、腎機能に問題のないタキソール、カルボプラチンに変更したという配慮も恐らく働いていると思います。カルテにもそれは記載してあったんじゃないかと思います。

――腎機能に負担のないタキソールの方がいいということで、タキソールを始めたということですか。

A医師 はい。

――タキソールを始めたのは、平成10年（1998年）3月に入ってからですね。

A医師 そうです。

細部にわたった裁判長の質問

被告側、原告側双方の尋問が終わった後、裁判官が補充尋問をした。井戸謙一裁判長はまず、抗がん剤の投与方法について尋ねた。

――一般論としてお聞きしますが、抗がん剤75ミリグラムを3週間に1度投与するのと、100ミリグラムを4週間に1度投与するのは、副作用という点では同じですか、違うんですか。

A医師 投与直後の副作用は、当然100をやった方がその投与直後の副作用としては顕著に出てくる可能性はございます。

――例えば本件の抗がん剤を8週間に1度180投与するなんていうような投与方法はとらないわけですね。

A医師 とらないです。

――それは、やはり直後の副作用を考えているから。

A医師 そうです。

――3週間に1度投与するか、4週間に1度投与するかというのは、どういう要素から決めているんですか。

A医師 理想的には、3週間に1回やった方が詰めてやるわけですから、腫瘍を縮小させるという点ではいいんじゃないかと思います。抗腫瘍効果をねらいまして、できるだけ短いサイクルで短い期間で頻回にやる方が、抗腫瘍効果としてはいいかもしれません。しかしながら、実際に3週間たっても白血球の低下とかが続いていまして、一たん落ちた白血球がまたもとに戻らないと次の抗がん剤投与できないわけでありますから、その場合は3週間で投与しようと思っても実際には4週間に延びてしまったりとかというのが実情であります。

――すると、副作用による白血球の低下が回復する期間を考えて、おたくの病院では4週間に1度の投与をしていると、そういうことですか。

A医師 はい。なかなか3週間に1回の投与というのは、実際問題は無理に近いと思います。ほとんどの患者さんで白血球が低下して……。

次に井戸裁判長は、被告側が乙第48号証として提出した、比較臨床試験の症例登録の流れを示した図についてA医師に尋ねた。

——これで登録の手続が整理されていますが、井上教授の最終決定をもらう前にデータ入力するのはどうしてなんですか。

A医師　これは自動的に集まってきた段階で、何例ぐらいたまったのかということを把握するためにもう自動的に行われていたというのが実情であります。

——登録票を井上教授に見てもらって、オーケーが出た分だけデータ入力すればそれで十分なのではないかというふうに思うんですが、何か具体的な必要があったんでしょうか。

A医師　実際はそうなんですが、ほとんどの症例は除外となることがございません。そのままいけるのがほとんどでありまして、今回のように重複がんという症例は極めてまれな症例ですので、井上教授の決定後に除外されたという経緯があります。

ここで井戸裁判長は、被告側が提出したKさんの入院診療録を示して、A医師が別の医師に登録票の記載を指示していたことを確認したうえで、尋問を続けた。それは、被告側提出のKさんの症例登録票の記載内容や、A医師の陳述書の記載内容と証言の信憑性を確かめようという意図がうかがえる、細部にわたる質問だった。

——しかし、実際にこの証拠で出ている登録票は、両方ともあなたの筆跡ですね。

A医師　そのとおりです。結局私の下についている者がそういうものをしなかったので、私自身でしたということです。

井戸裁判長は甲第5号証の1をA医師に示した。Kさんが比較臨床試験の選択基準を満たしていると記載された、原告側提出の症例登録票である。

——これの症例番号B－220ですが、この220ということの意味なんですが、これはこの時点で登録の候補に挙がったのが220例目だという、そういう意味ですか。

A医師　いいえ、この数字にどういう意味があるのかは私もちょっと、中外製薬の事務局から受け継いだ数字なものでわかりません。

――それから、あなたの方で整理された先ほどの乙第４８号証であれば、井上教授の決定を得て正式な登録になってからそれを上げていくということなのに、これは決定を得る前に既にあなたが振り分けをしてしまったと、そういうことですか。

A医師　はい。

――特別にこのケースだけ振り分けを先行させた理由がありますか。

A医師　私自身は、重複がんでも登録できるんじゃないかと考えておりましたので、ほかの症例と同じように井上先生の決定によって覆るというプロセスをそれほど想定しておりませんでしたので、この段階では登録できるんじゃないかということで振り分けたということであると思います。

――この登録票をつくってから、井上教授がだめだと、登録しないという結論を出すまで何日ぐらい、どれぐらいの時間があったか覚えていますか。

A医師　何日かはわからないですけども、そんなに長い期間はあいていないと思います。

――それで、だめだという結論が出て、今度はまた乙第１３号証の２の登録票（※筆者注＝Kさんが比較臨床試験の選択条件を満たしていないと記載された、被告側提出の症例登録票）をつくったんですね。

A医師　はい。

――だめであれば、この甲第5号証の1の登録票をそういうふうに訂正すればいいと思うんですが、どうして登録票を1からつくり直したんですか。

A医師　登録票の訂正というものを、例えばバツにしたりしてするという感覚はなかったということです。

――そういうことは思いつかなかった。

A医師　はい。

「投与量は高用量」

Ａ医師に対する証人尋問から二カ月後の二〇〇二年七月二二日、原告側が申請した打出喜義医師への証人尋問が行われた。

北陸ＧＯＧのクリニカルトライアルでは患者への説明と同意取得は不要であるとしたＡ医師の証言について、打出医師は「間違いだと思います」と述べた。その根拠として打出医師が挙げたのは、「治療法がくじで決められていた」ことと、「抗がん剤の投与される量が標準量でなく高用量であった」ことの二点だった。

北陸ＧＯＧクリニカルトライアルにおけるシスプラチンの投与量（四週間ごとに体表面積一平方メートル当たり九〇ミリグラム）についてＡ医師は、標準的投与量を超えるという意味では高用量ではない、と証言していた。この点について原告代理人の浅野弁護士は、シスプラチンの添付文書に記載されている用法・用量を示しながら打出医師に尋ねた。以下は、尋問調書に記載されたやり取りである（調書には「化学療法」を「科学療法」と記した箇所があるが、記載ミスと思われるので、「化学療法」に統一した）。

――卵巣がんの場合は、この用法及び用量のとこのＡ法からＦ法まで書いてありますけれども、卵巣がんの場合はこの何法になりますか。

打出医師　ここに書いてありますようにＢ法を、Ｂ法と申しますのは５０ミリグラムから７０ミリグラムですけど……。

――Ｂ法を標準とした用法、用量とすると。

打出医師　はい。

――Ｂ法では、シスプラチンとして５０から７０ミリグラムパー平米を１日１回投与して、少なくとも、３週間休薬するというふうに書いてありますね。

打出医師　はい。

――卵巣がんの場合にはこの用法、用量が標準的な投与量になるということでよろしいんですね。

打出医師　はい。

――それで、前回Ａ医師が９０ミリグラムパー平米４週という投与量と、それから薬剤の添付文書に今ありました投与量、これを1週間当たりの投与量に計算し直して、９０ミリグラムというのはこの薬剤添付文書の投与量を1週間当たりに引き直した後の投与量の範囲内におさまるんだというふうに証言していたのは聞いていますね。

打出医師　はい。

――それについては、そういう考え方というのはあり得るんですか。

打出医師　それは、前回裁判長殿が質問されたように、例えば1週間当たりの量、ドーズ・インテンスィティーがA君らは２５ミリグラムまでいいんじゃないかなというようなことを言っていますけど、２００ミリグラムを8週間ごとにそういう投与する方法はないわけです。（略）

――ドーズ・インテンスィティーというのは、わかりやすく説明するとどういうことになるんですか。

打出医師　だから、A君らが言っているような1週間ごとの、今の場合だったらシスプラチンの投与量ということですけど。

――ドーズ・インテンスィティーという考え方は、その1週間当たりの投与量に計算して評価するという考え方自体はあるわけですか。

打出医師　はい、それは……。

――それは、事後的にその患者さんに対して行われた化学療法について、副作用だとか有効性などを評価するときにそういう方法でもって一つの評価方法があるということですか。

打出医師　はい、私はそう理解しています。

――あらかじめこれから化学療法を始めるという場合に、1週間当たりということは要するに休薬期間がどれだけあってと、その間にどれだけ投与してということが前提にあって1週間当たりの投与量というのは出てくるわけですけれども、これから化学療法を始めようというときには休薬期間をどれだけ置くかとか投与期間どれだけになるかということをあらかじめ決めることはできるんですか。

打出医師　できないと思います。

――それは、どうしてできないんですか。

打出医師　例えば決められた量をある患者さんに投与した場合、その患者さんは抗がん剤に対して物すごく敏感な人か、それとも割と強い人か、それはあらかじめわからないわけです。ですから、例えば標準量の75ミリグラムなら75ミリグラムをやって、それで副作用の出方を見て、それで例えば3週間でやれるか4週間でやれるか、抗がん剤に非常に弱い人は例えば5週間待ったり6週間待ったりしなきゃならないということなんで、そういうような意味からもあらかじめ休薬期間を設定するということは無理だと思います。

――そうすると、休薬期間というのは実際に抗がん剤を投与してみて、その副作用の程度等に応じて事後的にわかるものということでよろしいですか。

打出医師　はい。

――先ほど示しました薬剤の添付文書では50ミリグラムから70ミリグラムと、少なくとも3週間休薬するというふうにありましたけれども、あれは休薬期間は3週間というふうに定めているわけではないわけですか。

打出医師　だから、少なくとも3週間はまずあけましょうと。

――3週間以上あける必要はあるけども、それが3週になるか4週になるか5週になるかは患者さんの副作用の程度によって違ってくると。

打出医師　はい。

――そうすると、先ほどの50ミリグラムから70ミリグラムというのは、それは休薬期間とは関係なしにとにかく1回分の投与量として定めてあるものと考えてよろしいんですか。

打出医師　はい。特にシスプラチンとかの腎臓から排せつするような、そういう抗がん剤は腎障害が起こるんですけど、その腎障害の起こる程度というのは、先ほども申しましたけど、1回に投与した抗がん剤の量によって、だから70ミリグラムよりも100ミリグラム、100ミリグラムよりも200ミリグラムの方が副作用は強いわけです。ですから、50ミリグラムから70ミリグラムというのは1回の投与量をまず決めてということだと思いますけど。

――それは、投与した後の副作用を考えて50ミリグラムから70ミリグラムという投与量が設定されているということですね。

打出医師　はい。

医師の説明義務違反認めた金沢地裁

判決は、提訴から三年八カ月後の二〇〇三年二月一七日に言い渡された。金沢地裁（井戸謙一裁判長）は、金沢大学病院の医師の患者に対する説明義務違反を認め、被告の国に慰謝料などとして一六五万円の支払いを命じた。判決文にしたがって、その理由を詳しく見てみよう。（無断で比較臨床試験の被験者にされた患者はKさん、Kさんの主治医はA医師と記載し、判決文の元号表記を西暦表記にした）

金沢地裁は争点を以下の三つに整理した。

（一）Kは本件クリニカルトライアルに症例登録され、本件プロトコールに基づく化学療法を受けたか。

（二）Kは本件クリニカルトライアルに症例登録することにつき、被告病院の医師には、これを説明して同意を得る義務があったか。

（三）慰謝料金額

すでに繰り返し述べてきたように、この訴訟では最初に被告側、続いて原告側から、Kさんの症例登録票が証拠として提出された。前者には、卵巣がんと子宮がんの重複がんであったKさんはクリニカルトライアルの症例選択条件を満たしていないと記されていたが、後者にはそのような記載はなく、Kさんが症例選択条件を満たしていると記載されていた。

裁判所は、クリニカルトライアルの症例登録について、登録事務局（当初は中外製薬、一九九八年三月から金沢大学医学部産科婦人科学教室に移転。移転の半年程度前から、事実上、同教室が登録事務を行い、A医師がその事務を担当）が選択条件を満たしていると判断した症例を対象にCAP療法かCP療法かの割り付けを行い、担当医に通知するという方法によって行われ、担当医から特段の希望がない限り、各治療方法の症例数が同数になるよう登録事務局が無作為に行っていた、と認定した。そのうえで、原告側、被告側双方が提出した症例登録票や、Kさんが金沢大学病院に入院してから化学療法を受けるまでの診療経過を詳細に検討し、次のように、Kさんが症例登録されていたとの判断を示した。

Kは、原告提出症例登録票が作成され、登録事務局によって選択条件を満たしていることが確認され、症例番号が付され、コンピュータ管理されていた登録症例の一覧表にデータ入力されたことによって、本件クリニカルトライアルの対象症例として登録され、本件プロトコールにしたがったCP療法を受け、第1サイクル目の抗がん剤投与を受けたが、抗がん剤の副作用や癌の進行状況から第2サイクル目以降の投与が断念されることになり、これによって本件クリニカルトライアルの対象からはずれたものと認めるのが相当である。

この事実認定は、原告側が提出した症例登録票のほうが正しいという判断を前提とするものだった。被告の国は、「原告提出の症例登録票は、担当医から登録事務局に対する連絡用のメモにすぎず、登録事務局において選択条件を満たすことを確認し、データ入力した上、井上正樹教授に登録の可否について最終的な判断を仰ぎ、その決定が出た後に正式に登録されるのであって、Kの場合は、井上教授が一九九八年一月一九日に登録しないとの判断をしたので、改めてA医師が被告提出症例登録票を作成した」と主張してきたが、金沢地裁はこの主張を採用しなかった。被告側の主張は信用できないと判断した理由として、裁判所は次の四つを挙げた。

一．症例番号の付与、データ入力は、最終的に登録が決定した症例についてなされるのが一般的な方法であろうと考えられ、A医師が供述する、症例番号を付し、データ入力した後に最終的な登録の可否を決するという方法は、登録しないとの結論になった場合に、その後の手続が煩瑣であって（入力したデータの末梢、症例番号の変更等）、そのような不合理な方法を採用したとのA医師の供述は直ちに措信しがたい。

二．A医師の供述どおり、仮に井上教授がKについて登録しない決定をしたのであれば、A医師がするべきことは、入力したデータの末梢と原告提出症例登録票の廃棄、若しくは判定部分及び症例番号部分の訂正であると考えられるが、A医師は、これらの作業を全くしていない。他方、A医師は、被告提出症例登録票を作成したというのであるが、既に原告提出症例登録票が作成されているのに、これと別個に被告提出症例登録票を作成しなければならなかった理由が理解できない。

三．被告提出症例登録票と同じ様式の症例登録票が１９９８年3月１３日以降の登録分であること（最終的に登録症例とされた５２例のうち被告側が証拠として提出した４６例の症例登録票は時期によって様式が異なっているが、Kが選択条件を満たしていないとの記載がある被告提出症例登録票と同じ様式のものは、１９９８年3月１３日から同年6月２３日の間に登録された4枚であるという事実）に照らすと、被告提出症例登録票も、同年3月以降に記入されたのではないかとの疑いを払拭できない。

四．Kが登録されなかったのであれば、一旦入力されたKのデータは直ちに末梢されるべきであるが、原告提出一覧表によれば、Kのデータが少なくとも１９９８年6月２３日までは削除されなかったことが明らかである。また、Kが登録されなかったのであれば、その次に登録された残存腫瘍径が２ｃｍ以下の症例には２２０番を付すべきであると思われるが、「ＡＹ氏」の症例番号に鑑みると、１９９８年1月２０日以降に登録された残存腫瘍径が２ｃｍ以下の症例には、２２１番から番号が付されたことが明らかである。

原告、被告双方が提出した症例登録票の信用性以外でも、裁判所は、「Kさんは症例登録されていない」との被告側の主張の根拠に疑問を投げかけた。その概略を判決文から以下に引用する。

一．被告は、本件プロトコールが重複癌の症例を除外しているから、重複癌であったKが登録されることはあり得ない旨主張するが、本件プロトコールには、明示的に重複癌の症例を除外する旨の記載はないことが認められる。もっとも、本件クリニカルトライアルの目的を達成するためには重複癌の症例を対象にするのは適当でないということはできる。しかし、１９９８年1月１６日の時点において、A医師は、Kの卵巣癌と子宮頸部癌の関係について、重複癌なのか、いずれかが原発癌でいずれかが転移癌なのかについて判断しかねていた（この点は、井上教授も同様であったと推認できる。重複癌であることが判明したのは、ＣＰ療法の1サイクル目が終了した後である同月27日である。）のであるから、とりあえずKを登録しておこうと考えた可能性は充分に認められる。また、本件クリニカルトライアルが、当初、１９９７年8月末までにCAP選択事例とCP選択事例を各60例集積することを目標としていたのに、その期間を4か月以上経過した1998年1月においても、目標数の3分の1程度しか集まっていなかった（Kが登録されていたとすれば、それは42例目になる）から、A医師や井上教授には、適当でない可能性のある症例も取り込んで登録数を増やそうとする十分な動機があったということができる。そして、現に、登録担当者であるA医師は、A医師の供述によれば、井上教授が登録を可とする可能性があると考えて、登録の手続をすすめたのである。そうすると、重複癌であったKが登録されることがあり得ないなどとは、到底言うことができない。

二．被告は、Kのクレアチニンクリアランス値が本件プロトコールの基準値を下回っていたから、Kが登録されることはあり得ない旨主張するが、A医師は、Kの腎機能に問題がないと判断したことはA医師が供述するところであるから、到底同主張を採用できない。

三．被告は、Kに対しては、本件プロトコールにしたがった薬剤の投与がなされなかったから、Kが登録されたことはあり得ない旨主張するが、1サイクル目の投与がなされた後、抗がん剤の副作用その他Kの身体状態から治療方法が変更になったのであって、そのことと、1サイクル行われたCP療法が本件プロトコールに基づくものであったこととは何ら矛盾しない。

「治療以外の目的（他事目的）があった」

判決を読めば、金沢地裁の裁判官は、被告の国が提出したKさんの症例登録票は虚偽ではないかとの心証を得ていた可能性がある。それは、「内部告発者」として原告側を支援してきた打出喜義医師を、後日、ある行動へと駆り立てることになるが、そのことは後述することにして、裁判所が二つ目の争点、症例登録について医師がKさんに説明し、同意を得る義務があったか否か、という点をどう判断したかを見ていこう。

すでに繰り返し述べてきたように、原告側は、北陸GOGクリニカルトライアルについて、「当該患者の治療を第1目的とせず、新薬や治療法の有効性や安全性の評価を第1目的として、人を用いて、意図的に開始される科学的実験であり、複数の治療方法・薬物の有効性・安全性を比較研究することを目的とする」比較臨床試験に当たり、インフォームド・コンセントが必要だった、と主張してきた。

これに対し被告側は「比較臨床試験」を限定的に定義した。それは、医薬品の製造承認を受けるための臨床試験（治験）や、医薬品の市販後臨床試験、市販医薬品の保険適用外使用、病院内での特殊製剤の製造と使用を目的とした院内臨床試験などに限られるという解釈だった。その解釈に基づき、プロトコールに「無作為比較試験」と記されていたにもかかわらず、北陸ＧＯＧクリニカルトライアルのような、医薬品を保険適用範囲で使用しての最適治療法の開発研究は「比較臨床試験」に該当しない、患者に対する説明も同意取得も不要である、と主張してきた。

金沢地裁は、原告側、被告側のどちらの言い分も採用しなかった。北陸ＧＯＧクリニカルトライアルが「比較臨床試験」に当たるか否かについて判断を示さず、次のように述べた。

当裁判所は、医師が患者を試験ないし調査の対象症例とすることについて患者に対するインフォームドコンセントが必要か否かは、その試験ないし調査が「比較臨床試験」に該当するか否かによってアプリオリに決まるものではなく、具体的な試験ないし調査のプロトコールの内容、実際にその患者に施された治療の内容等が、インフォームドコンセントの趣旨に鑑みて、その説明を必要とするものであるか否かによって、判断されるべきものであると考える。

裁判所はこのような考え方に基づき、医師はＫさんに対して北陸ＧＯＧクリニカルトライアルについての説明と同意取得の義務があったのにそれを怠った、と認定した。その理由について判決文に以下のように記した。

一．一般に、癌患者に対して化学療法を施す場合、使用する抗がん剤が相当程度の副作用を生じさせるものであるから、医師には、患者の自己決定権を保障するため、その患者に対し（患者本人に対して癌告知ができない場合には家族に対し）、患者の現在の症状、治療の概括的内容、予想される効果と副作用、他の治療方法の有無とその内容、治療をしない場合及び他の治療を選択した場合の予後の予想等を説明し、その同意を得る診療契約上の、若しくは信義則上の義務があるというべきである（本件において、A医師は、上記の説明義務は果たしたものと認められる）。しかし、その薬剤を用いて一般的に承認されている方法の治療をする限りにおいて、医師が、投与する薬剤の種類、用量、投与の具体的スケジュール、投与量の減量基準等の治療方法の具体的内容まで説明しなくても違法とは言えないと考えられる。なぜなら、刻々と変化する患者の病状にしたがって臨機に適切な処置を必要とされる医療の本質から、治療方法のすべての具体的内容について医師の説明と患者の同意を要すると解するのは不可能であって、上記の具体的内容は、まさに医師がその専門的知見に基づいて決定するべきこととして、医師の裁量に委ねられていると解せられるからである。この点を患者の立場から見れば、一般に、患者は、医師が、患者の現在の具体的症状を前提に、患者が自己決定し、医師と患者との間で確認された治療の目標（いかなる副作用が生じようとも治癒を目標とする場合もあるし、激しい副作用を起こさない範囲での治癒を目標とする場合もあるし、むしろ苦痛を軽減して残された時間を充実させることを目標とする場合もあると思われる。）を達成することだけを目的として、許された条件下で最善と考える方法を採用するものと信じており、その信頼を前提に、治療方法の具体的内容を専門家である医師の合理的裁量に委ねるのが通常の意思であると考えられる。そして、この信頼こそが医師に上記裁量が与えられる基礎であるということができる。

そうすると、医師が治療方法の具体的内容を決定するについて、上記目的（以下「本来の目的」という）以外に他の目的（以下「他事目的」という）を有していて、この他事目的が治療方法の具体的内容の決定に影響を与え得る場合、医師に上記裁量が与えられる基礎を欠くことになるから、医師が医療行為をなす上で必須である上記裁量を得るためには、その他事目的について患者に説明し、その同意を得ることが必要である。すなわち、本来の目的以外に他事目的を有している医師が医療行為（当然上記裁量を随伴する）を行おうとする場合、患者に対し、他事目的を有していること、その内容及びそのことが治療内容に与える影響について説明し、その同意を得る、診療契約上のもしくは信義則上の義務があるということができるのである。

二．そこで、患者を本件クリニカルトライアルに症例登録することが医師の説明義務に含まれるか否かを検討すると、①本件クリニカルトライアルに登録されると、CAP療法とCP療法の選択は、無作為に割り付けられること、②上記割付によって療法が決まると、薬剤の投与量、投与スケジュールは本件プロトコールに定められたとおりに実施されること、③本件プロトコールどおりの実施が困難な場合、投与量を減量できるが、その減量基準、減量幅も本件プロトコールにおいて定められていること、以上の事実が指摘できる。

ＣＡＰ療法及びＣＰ療法のいずれも保険適用が認められ、卵巣癌に対する優劣のない標準的治療法として承認されているとはいえ、ＣＰ療法は、アドリアマイシンの抗癌効果を見込めない一方、副作用がＣＡＰ療法よりも軽いという特徴があるのであるから、医師としては、患者の身体状態、癌の特徴及び進行状況等を具体的に検討して、その患者にＣＡＰ療法とＣＰ療法のいずれが適しているかを選択するとともに、薬剤の投与量、投与スケジュール等を決定するべきものである。そうではなく、療法の選択を無作為割り付けに委ね、薬剤の投与方法を本件プロトコールに従うのは、患者のために最善を尽くすという本来の目的以外に、本件クリニカルトライアルを成功させ、卵巣癌の治療法の確立に寄与するという他事目的が考慮されていることになる。そうすると、Ａ医師が、Ｋを本件クリニカルトライアルの対象症例にはしたものの、本件プロトコールにこだわらず、Ｋにとって最善の治療方法を選択したと認められる特段の事情がない限り、Ａ医師としては、Ｋに対し、本件クリニカルトライアルの対象症例にすることについて説明し、その同意を得る義務があったというべきである。なお、北陸ＧＯＧ研究会自身が、本件プロトコールにおいて、対象症例の条件として、患者本人またはその代理人の同意を得られたことを掲げ、日本産科婦人科学会学術講演会における本件クリニカルトライアルの発表においても、インフォームドコンセントを得られた症例を対象とした旨説明したのであって、これによれば、北陸ＧＯＧ研究会としても、同様の認識を有していたものと推認できる。

三　そこで、上記特段の事情の有無について検討する。

被告は、本件プロトコールでは療法の選択が無作為割付と定められているが、実際には、医師が療法を指定することがあり、Ａ医師も、Ｋにとってはｃｐ療法が望ましいと判断してＣＰ療法を指定した旨主張し、Ａ医師の供述中には、その主張に沿う部分がある。

なるほど、証拠（乙29の37＝※筆者注・被告側が提出した、福井県立病院の医師作成の症例登録票）によると、主治医が登録症例について療法を指定する例があったことが認められる。しかし、Kについては、A医師の指示を示す直接の証拠は存在しない。更に、証拠（乙28の2、3、乙29の2、7、8、11、16、18ないし20、22、24、25、27ないし30、34、35）によると、K以前の登録症例のうち、残存腫瘍径2cm以下の19例のうち、CAP療法が選択されたのが10名、CP療法が選択されたのが9名であることが認められるから、Kに対して無作為割付がなされても、CP療法が選択されていた可能性が高いと考えられる。A医師自身が登録事務を担当していたから、Kに関しては、主治医から登録事務局に対する指定の意思表示が存在し得ず、結局、Kに対してCP療法を選択したA医師の動機にかかる問題であって、本件で提出された証拠によっては、Kに対するCP療法の選択が、無作為割付によるものではなく、A医師の指定によるものであったと積極的に認定するのは困難である。

その他、実際にKに対して施されたCP療法の1サイクルは、シスプラチンその他薬剤の用量も、投与スケジュールも本件プロトコールのとおり行われており、A医師が、本件プロトコールにこだわらず、Kにとって最善の治療方法を選択したと認め得る事情はない。よって、本件で取り調べた証拠によっては、上記特段の事情を認めることはできない。

四．以上の検討の結果によれば、Kに対する説明とKの同意を得ることなく、Kを本件クリニカルトライアルの対象症例として登録し、本件プロトコールにしたがった治療をしたA医師の行為は、Kの自己決定権を侵害する不法行為であるとともに、診療契約にも違反する債務不履行にも当たるというべきである。

「高用量」と認定

金沢地裁はKさんが北陸GOGクリニカルトライアルに登録されていたことを認め、このクリニカルトライアルが「臨床試験」に当たるかどうかは判断しなかったものの、医師側にはKさんの治療以外に目的があったのだからそれをKさんに説明し、同意を取得する義務があったのに怠った、と認定した。それらを前提に、三つ目の争点である慰謝料金額をどう算定したかを見ていくことにする。

裁判所は、原告が慰謝料を斟酌する事由として主張する事実、すなわち、（一）北陸GOGクリニカルトライアルの目的について、

（二）Ｋさんに投与されたシスプラチンは高用量であったか、（三）Ｋさんに北陸ＧＯＧクリニカルトライアルのプロトコールにしたがった抗がん剤が投与されたため、腎機能の低下その他激しい副作用を生じさせたか――の三点について検討し、見解を示しているので、その概要を判決文から引用する。

【北陸ＧＯＧクリニカルトライアルの目的について】

〈原告側、被告側提出の〉証拠によると、次の事実が認められる。

（一）１９９７年1月に発行された「産婦人科の実際」４６巻1号の「欧米における卵巣癌化学療法の現況」（近畿大学医学部産科婦人科学教室、池田正典執筆）には、現在ではシスプラチンの Dose　Intensity（単位時間当たりに投与する用量、ｍｇ／㎡／週）は１６ｍｇ／㎡／週が臨床上の限界値と考えられているが、近年、Ｇ－ＣＳＦなどの薬剤の登場により、より aggressive な化学療法が試みられていることが記載されている。

（二）２０００年8月に発行された「日産婦雑誌」５２巻8号に掲載された婦人科腫瘍委員会による「卵巣がんの治療の基準化に関する検討小委員会の報告」には、ＣＡＰ療法においても、ＣＰ療法においても、標準的化学療法として推奨されるシスプラチンの用量は、４週間隔で７５ｍｇ／㎡であること、Ｇ－ＣＳＦなどを併用することにより、通常の化学療法より Dose　Intensity を高めた高用量化学療法に関する検討がなされていることが記載されている。

（三）井上教授は、１９９４年ころ大阪大学から金沢大学に教授として赴任したが、シスプラチンの Dose　Intensity について世界的なスタンダードが２５ｍｇ／㎡／週であると認識し、我が国においては副作用によるトラブルを恐れるあまり用量が低めに設定されているとの問題意識を持ち、Ｇ－ＣＳＦを併用して高用量化学療法を定着させるべきであると考えていた。そして、当時北陸地域では、一般的な投与量が１０ｍｇ／㎡／週であったため、これを世界的なスタンダードに近づける必要があると考え、１９９５年、金沢大学医学部産婦人科で「悪性卵巣腫瘍の金沢大学産婦人科治療指針」（以下、「本件治療指針」という）を定め（これによると、臨床進行期Ⅱ期以上の患者に対しては、高用量ＣＡＰ療法もしくは高用量ＣＰ療法〈いずれもシスプラチンの量は９０ｍｇ／㎡〉を行うこととされている）、これと相前後して、北陸ＧＯＧで本件クリニカルトライアルを始めた。

上記のとおり、本件クリニカルトライアルの目的は、北陸地域において高用量化学療法を定着させることにあったと認められるのであって、結果的に、同時に行われた本件ノイトロジン調査の被調査者を確保する機能を果たしたとはいえ、これが目的だったと認めることはできない。

【Ｋに投与されたシスプラチンは高用量であったか】

（一）ブリストル・マイヤーズスクイブ株式会社製造のブリプラチン（一般名シスプラチン）の添付文書によると、卵巣癌に対する標準的用法、用量は、５０ないし７０ｍｇ／㎡を1日1回投与し、少なくとも3週間休薬する方法であると記載されていることが認められる。

（二）本件プロトコールに基づくＣＡＰ療法及びＣＰ療法は、少なくとも我が国ないし北陸地域においては、それまでの一般的な医療慣行から踏み出した内容を有するものであって、そこで定められたシスプラチンの用量は、Dose Intensity の面においても、一回の投与量の面においても、それ以前の医療慣行に基づく標準的な用量よりも「高用量」であったというべきである。Ａ医師は、本件プロトコール及び本件治療指針における「高用量」との表現は、標準的な用量に対する「高用量」ではなく、本件治療指針で臨床進行期Ⅰ期の患者に対して施すこととされている低用量のＣＡＰ療法及びＣＰ療法（シスプラチンの使用量が６０ｍｇ／㎡）に対する「高用量」である旨供述するが、採用できない。

なお、被告は、シスプラチンの標準的投与量は、世界的に７５ないし１００ｍｇ／㎡／３ないし４週であると主張するが、仮にそうであったとしても、上記判断と矛盾しない。更に被告は、本件プロトコールで定めた９０ｍｇ／㎡／４週の Dose Intensity は２２・５ｍｇ／㎡／週であって、前記添付文書のそれは１６・７ないし２５ｍｇ／㎡／週であるから、本件プロトコールが定めたシスプラチンの用量は添付文書の範囲内であって「高用量」でない旨主張するところ、そうであっても、上記の意味で「高用量」であることは否定できないし、抗がん剤の効果は、主にDose

Intensity の影響を受けると考えられるが、副作用の程度は、Dose Intensity もさることながら、むしろ一時に投与される薬剤の量の影響を強く受けると考えられるから、Dose Intensity の対比だけで「高用量」か否かを判断するのは相当でないというべきである。

㈢ 一般的に高用量化学療法を定着させることの評価については、医学的な専門的判断にかかわることであって、当裁判所はその是非を判断できない。しかしながら、本件プロトコールが、対象症例の条件として、充分な骨髄・肝・腎機能を有することを掲げ、腎機能に関する減量基準の定めについても、慎重を期し、血清クレアチニン値とクレアチニンクリアランス値のいずれかが基準を下回った場合には、これに該当することとしていることにも鑑みると、高用量のシスプラチンを投与するに当たっては、医師としては、その副作用に十分配慮しなければならないというべきである。

㈣ そうすると、腎機能が低下し、１９９８年1月１６日のクレアチニンクリアランス値が減量基準を満たしていたKに対して、シスプラチンを投与するについては、少なくとも本件プロトコールの減量基準にしたがって２５パーセントを減量するのが適当であったと考えられる。しかるに、Ａ医師がKに対し、減量することなく高用量のシスプラチンを投与したのは、本件プロトコール中の、「少なくとも2サイクル目までは全量投与とする」との一節にしたがったものと考えざるを得ない。

なお、被告は、クレアチニンクリアランス値は、水分の摂取量や尿量によって異なるので、信頼値が低く、血清クレアチニン値の方が信頼度が高いところ、化学療法開始前のKの血清クレアチニン値は０・５ｍｇ／ｄｌと正常値を示していたから、Kの腎機能に問題はなかった旨主張し、証拠中には、その主張に沿う部分がある。しかしながら、証拠によると、クレアチニンクリアランス値は尿量の変化による影響を受けにくく、臨床的にすぐれた価値を有していること、血清クレアチニン値は、クレアチニンクリアランス値が５０ｍｌ／ｍｉｎ以下に低下してこないと異常を示さないこと、血清クレアチニン値は、患者の体格や筋肉の量が影響し、Kのような小柄な体格であることが原因で低い値が出ることがあること等の事実が認められ、更に、Ａ医師がKの診断を依頼したいわば腎臓については専門家である泌尿器科の医師が、「クレアチニンクリアランス値が正常域であれば通常量の化学療法を行える」旨の意見を述べ、クレアチニンクリアランス値を重視していたことをも考え合わすと、A医師の上記判断は断定的に過ぎるというべきであって、A医師は、Kの腎機能の低下を疑い、より慎重な対応をすべきであったというべきである。

また、被告は、A医師がKに投与したシスプラチンの用量は、本件治療指針にしたがった適切なものであった旨主張するが、証拠によると、臨床進行期Ⅱ期以上の患者に対して、高用量CAP療法もしくは高用量CP療法を行うことを定めた本件治療指針は、同時に両療法の無作為比較試験を行うとされていることが認められ、本件クリニカルトライアルへの登録が当然のこととされていたことが推認される上、そもそも「治療指針」とは標準的な治療法を記載したものであり、医師としては、患者の病態や全身状態に応じて、治療指針を適宜修正して具体的な治療方法を決めるべきものであるから、上記治療指針にしたがったからといって、それがKに対する適切な用量だったということにはならない。

【Kに本件プロトコールにしたがった抗がん剤が投与されたために、腎機能の低下その他激しい副作用を生じさせたか】

(一) Kには、もともと左水腎症があったが、本件手術後は右水腎症も発症し、1998年1月16日のクレアチニンクリアランス値は正常値以下であって、腎機能の低下が認められたから、A医師としては、強い腎毒性を持つシスプラチンをKに投与するについては、その用量について慎重な配慮をするべきであった。しかるに、A医師は、本件プロトコールにしたがい、90mg/㎡という高用量のシスプラチンを投与したため、これがその後のKの腎機能の低下の一因となったというべきである。

被告は、Kの化学療法開始後の腎機能の低下は、結石によるステントの閉塞が原因であり、シスプラチンによる副作用ではない旨主張する。ステントの抜去によってKの下腹部痛等は治まったが、その後も血清クレアチニン値が異常値を示し続けたのであるから、腫瘍による尿管圧迫で尿流量が低下したことも一因であったと考えられるとしても、シスプラチンの副作用もまた一因であったと認めるのが相当である。

(二) なお、Kは、腎機能の低下以外にも、抗がん剤の副作用に苦しんだ。この苦しみとシスプラチンが減量されていた場合の苦しみとの間に違いがあったか否かを判断するのは困難である。そして、被告は、真菌の感染によって起こったKのカンジダ血症は抗真菌剤の投与によって治癒しており、吐き気や嘔吐は抗がん剤の副作用として通常のものであるし、発熱も尿路の確保と抗生物質の投与で緩解しており、Kの白血球数が減少していないことからも全身状態の顕著な悪化は認められないと主張し、証人Aも同様の供述をする。

しかしながら、証拠によると、Kに見られた発熱は、約３週間にわたって３８度以上の高熱が続くという激しいものであったこと、血液中に真菌が発生することは全身状態の悪化を端的に示しているが、真菌にまで感染するのは抗がん剤の副作用としてもまれであること、白血球数に減少が見られなかったことは、真菌の感染によって白血球数が増えたためであると考えられること等の事実が認められ、これらの事実によれば、シスプラチンの投与量が高用量であったが故に、副作用の程度が激しくなった可能性は否定できないと思われる。

（三）他方、Kは、本件手術後、A医師から、化学療法を実施すること、予定される概括的なスケジュール、予想される副作用の内容等の説明を受け、これに同意していたのであり、結果的にKに生じた副作用は、本件プロトコールにしたがった投薬がなされた結果、より激しくなった可能性があるとはいえ、Kの予想を超えるものであったとまでは言い難い。

「臨床試験」と認定しなかった理由

金沢地裁は、A医師が自分のために最善の治療をしてくれると信じて苦しい抗がん剤治療に耐えてきたKさんが、北陸GOGクリニカルトライアルに登録されていたことを知り、自分に対する治療が一種の実験だったと理解し、激しい憤りを感じたことが認められる、としたうえで、Kさんが被った精神的苦痛に対する慰謝料一五〇万円と弁護士費用を合わせた計一六五万円の支払いを国に命じた。

金沢地裁はKさんの精神的苦痛を認め、請求額の約六分の一ではあったが慰謝料の支払いを認めた。Kさんへの抗がん剤投与には治療以外の目的があったことも認めた。しかし、最大の争点であった、北陸GOGクリニカルトライアルが臨床試験に当たるか否かについては判断を示さなかった。また、「CAP療法、CP療法の比較臨床試験とG－CSF（ノイトロジン）の市販後調査は不可分一体」という原告側の主張に対しても、「本件クリニカルトライアルの目的は、北陸地域において高用量化学療法を定着させることにあったと認められるのであって、結果的に、同時に行われた本件ノイトロジン調査の被調査者を確保する機能を果たしたとはいえ、これが目的だったと認めることはできない」とだけ述べ、「北陸地域への高用量化学療法の普及が目的」とする被告側の言い分を認めた。

CAP療法、CP療法は保険診療で用いることが認められており、そもそも比較臨床試験を行う意義がないことは被告自身も認めていた。二つの療法で用いられるシスプラチンを高用量にすることを北陸地域に普及させるのであれば、大学が関連病院の医師たちを集めて研修会を開くという方法もありえるから、わざわざプロトコールまで作成して臨床試験の形を取ったのはなぜか、という疑問が残る。

筆者は、当時の金沢地裁裁判長で現在は弁護士をしている井戸謙一氏に取材を申し込んだ。井戸氏は北陸GOGクリニカルトライアルをめぐる訴訟の判決から三年後の二〇〇六年三月、北陸電力志賀原発二号機（石川県志賀町）の周辺住民らが原発の運転差し止めを求めた民事訴訟で、巨大地震による原発事故発生の危険性を認め、住民の請求通り運転差し止めを命じる判決を言い渡したことで知られる。その五年後の二〇一一年三月、大阪高裁判事を最後に五七歳で裁判官を辞め、弁護士になった。定年まで八年を残しての転身で、現在は、数多くの原発訴訟に住民側の代理人として関わっている。井戸氏は二〇一八年五月、筆者のインタビューに応じた。

判決で、「北陸GOGクリニカルトライアル」が臨床試験に当たるか否かを認定しなかった理由について井戸氏は、「臨床試験について法律上の概念がなく、法令上の定めもなかった。臨床試験が法令に位置付けられ、その中で被験者への説明とIC（インフォームド・コンセント）が義務付けられていれば、北陸GOGクリニカルトライアルが臨床試験に該当するか否かの判断がストレートに結論に結びつくことになるから認定しなければならないが、そうではなかった。臨床試験に該当するかどうかについて原告、被告双方の意見に相違があったので、裁判所としては、臨床試験に該当するかどうかを認定することで被験者のICの要否について結論を出すよりも、本件の具体的なケースにおいてICが必要だったか否かで結論を出したほうが、説得力が増すし、上級審で取り消される可能性も小さいと考えた。『他事目的』は当事者の双方が主張していない、裁判所独自の考え方であったが、今後、ICの要否を考えるうえでの一つの視点になるのではないかという感覚もあったと思う」と振り返った(1)。

「患者が北陸GOGクリニカルトライアルに登録されていない」ことの証拠として被告側が提出した「症例登録票」を原告側は「偽造されたもの」と主張したが、裁判所としてその可能性についてどのような心証を持っていたか尋ねると、井戸氏は「本来二つあるはずがないものだと思うが、被告側提出の登録票が虚偽という心証を持っていたかどうかは言えない。判決文に書かれていることから推測してもらうほかない」と述べた。

また、原告側による、北陸GOGクリニカルトライアルとノイトロジン特別調査は「不可分一体の一つの臨床試験であった」という主張を退けた理由については、「原告側が主張する『不可分一体論』はあり得る話だとは思ったが、積極的に事実認定するだけの証拠がないと判断した」と答えた。

控訴した国

金沢地裁判決を原告側はどう受け止めたか。

敦賀彰一弁護士(二〇一五年二月に六四歳で死去)とともに原告代理人を務めた浅野雅幸弁護士によると、北陸GOGクリニカルトライアルに無断で症例登録されていたことなど、ある程度主張が通ったので控訴はしない、という結論を出した。

これに対し、被告の国は二〇〇三年三月三日、名古屋高等裁判所金沢支部に控訴した。控訴翌日の地元紙北國新聞には当時の利波紀久病院長(二〇〇二年一二月〜二〇〇四年三月在職)の次のようなコメントが掲載された。

「女性に施した治療が臨床試験とは異なることを明確にしたい。裁判所は女性が症例登録されていたと認定したが、それも認められない」

このコメントから読み取れるのは、地裁判決を全面否定しようという意思である。どのような検討を経て、こうした結論に至ったのか。それを知りたいと考えた筆者は二〇一八年三月初め、富山県内の病院の非常勤医師になっていた利波氏に書面で取材を申し入れ、次の点を尋ねた。

一、控訴の決定にはどのような関係者が関わったのか。
二、控訴決定の最も大きな要因は何だったのか。
三、控訴をせずに判決を受け入れ、北陸GOGクリニカルトライアルの問題点を検証するべきとの意見は、控訴決定に関わった関係者の間でまったくなかったのか。

しかし、利波氏には取材に応じてもらうことはできなかった。

金沢地裁が判決を出した二〇〇三年二月という時点は、臨床試験の被験者への説明と同意取得を文書で行うよう義務づけることなどが盛り込まれた「医薬品の臨床試験の実施の基準に関する省令」（いわゆる新GCP）が施行されてから六年、この連載で取り上げた「愛知県がんセンター治験訴訟」で、インフォームド・コンセントがないまま抗がん剤の治験の被験者にされ死亡した患者の遺族の損害賠償請求を認めた名古屋地裁判決が確定してから三年が経っていた。しかし、新GCPが対象としていたのは、製薬企業が国の薬事承認を得るためのデータ収集を目的に行う臨床試験（治験）に限られていた。愛知県がんセンター治験訴訟で争点になったのも未承認薬物の有効性、安全性を確かめるための治験における説明、同意取得義務であり、薬事承認され、公的医療保険も適用されていた医薬品を用いた臨床試験における説明、同意取得義務の有無が争点となった、金沢大学病院での臨床試験をめぐる訴訟とは異なる面があった。

治験だけが法令で管理され、それ以外の臨床試験については二〇一八年四月に臨床研究法が施行されるまで、強制力のない行政指針で対応してきたことが日本の臨床研究管理の問題点として指摘できるが、金沢地裁判決が出された二〇〇三年二月は、その行政指針さえ整備されていなかった。厚生労働省が「臨床研究に関する倫理指針」を定めるのは、金沢地裁判決から五カ月後の二〇〇三年七月三〇日である。ただし、この倫理指針を策定する準備は前年から始まっており、金沢地裁判決が出されたのは、倫理指針案に対するパブリックコメントの受付期間中だった。

「臨床研究に関する倫理指針」は、「臨床研究」を「医療における疾病の予防方法、診断方法及び治療方法の改善、疾病原因及び病態の理解並びに患者の生活の質の向上を目的として実施される医学系研究であって、人を対象とするもの（個人を特定できる人由来の材料及びデータに関する研究を含む。）をいう」と幅広く定義した。その前文で、「医療の進歩は、最終的には臨床研究に依存せざるを得ない場合が多いが、臨床研究においては、被験者の福利に対する配慮が科学的及び社会的利益よりも優先されなければならない」と記したうえで、臨床研究に携わる研究者の責務の一つとして、「臨床研究を実施する場合には、被験者に対し、当該臨床研究の実施に関し必要な事項について十分な説明を行い、文書でインフォームド・コンセントを受けなければならない」ことを定めた。

患者への説明と同意取得義務を怠ったとして損害賠償を命じられた判決を受け入れるか、控訴するかを検討するに当たって、国の行政機関の一つである厚生労働省がこのような倫理指針を策定しようとしていることを、同じ国が設置する国立大学附属病院が意識しなかったのだろうか。

この点についても利波氏に聞いたが、前述したように取材には応じてもらえなかった。

訴訟の意義を共同で研究

原告側を支援した打出喜義医師は、自分がコピーしたKさんの症例登録票や症例登録一覧表の真偽さえ判断すれば、その後の結論は一つしかないはずで、裁判は早期に終わるだろうと思っていた。その打出医師にとって、判決までに四年近くもの時間がかかったことは意外だった。弁護士に頼まれたときに症例登録票をコピーしなかったら、この裁判は間違いなく負けていたと思うと、背筋が寒くなった。

打出医師は、地裁判決が出る前から、患者を無断で臨床試験の被験者に登録していた問題に対して大学全体として何らかの責任ある対応をとる必要があるのではないか、と考えていた。しかし、医学部内でそんな考えに同調してくれる人はいなかった。他の学部に協力してくれる人はいないかと思っていた矢先の二〇〇二年七月八日、毎日新聞に載った記事が目に留まった。それは、二〇〇四年四月に実施されることになる国立大学法人化などをテーマにした同紙の連載記事「大学大変」に対する大学関係者らの投書の一部を紹介したもので、「目立つ『国立大法人化』への異論」という見出しがついていた。

この記事では、「禍根残す競争原理の徹底」という打出医師の投書も紹介された。それは以下のような内容で、比較臨床試験をめぐる訴訟を通して感じていたことにも触れていた。

「先日、大学当局が提出を求めた個人業績調査表は、研究成果の記入欄はたっぷりあったのに、教育についての記入欄は2カ所。診療の欄はなし。大学病院のスタッフを論文の数だけで評価したら、臨床医の育成に必須な教育がおろそかになりかねません。各地の大学病院で医療事故が頻発しているのも、間違った業績主義がまん延し、診療や研修医の教育がおろそかになっているから。国立大法人化で競争原理が徹底されたら、業績を上げるために患者をだしにして研究費を稼ぐ研究者が増え、21世紀の教育、研究に大きな禍根を残すと思います」

打出医師が目を留めたのは、自分の投書と並んで紹介されていた「『大学教員＝教育不熱心』は昔話だ」という見出しのついた、金沢大学法学部の仲正昌樹助教授（のちに教授）の次のような内容の投書だった。

「大学同士や学内の再編統合はほとんど、何が学生や地域、教員の研究のためになるか示されないまま進められる。金沢大の場合、工学部出身の学長主導で理学、工学部の統合が進められ、それに合わせて文、法、経済学部も統合を検討せよと『要請』が来ている。こうした教育研究の現状を考慮しない高圧的な命令はおかしい。現場を知らない官僚が『改革』を業績にしたいと思い、それをくんだ学長らが意義も分からない改革を押し付けるのだろう。大学教員は教育に不熱心といわれる。確かに教育嫌いの教員も依然として多いが、学力低下の著しい地方の国立大で、勉学意欲がない学生を相手にどうやって教えればいいのか苦慮しない人間は今や極めて少数だ。20〜30年前のイメージで語ってほしくない」

歯に衣着せぬ言葉で、自分が所属する大学における「改革」の進め方を批判する仲正氏の投書を読んだ打出医師は、「同じ大学、しかも法学部にこんな先生がいるんだ」と目を見張った。そして、藁にもすがる思いで、社会哲学・比較文学が専門の仲正氏に連絡を取った。

のちに出版された『「人体実験」と法――金沢大学附属病院無断臨床試験訴訟をめぐって――』（二〇〇六年三月、御茶の水書房）の後書きで仲正氏は打出医師との出会いについてこう書いている。

……この共同研究もしくは参与観察が始まったきっかけは、二〇〇二年夏にそれまで面識のなかった打出医師から、「附属病院で、ＩＣなしの臨床試験が行われた件で、訴訟が起こっていることをご存じですか」というメールをもらったことである。

打出医師から事件の経緯の説明を受けて、「地裁で判決が出る前に、大学全体として何らかの責任ある対応を取るよう法学部の方から働きかけてもらえないでしょうか」と相談された。私自身はもともと法学部出身ではないし、医療問題を専門的に勉強したこともなかったので、学部の有力者やこうした問題の専門家に話をして、後は然るべき人たちに任せてしまうつもりでいたのだが、みな一様に、「それはひどい話ですねぇ。日本のインフォームド・コンセントは遅れてますね」と第三者的に納得するものの、あまり積極的に動いてくれない。

打出医師から話を聞き、いろいろ調べた仲正氏は、患者に無断で人体実験をすること自体を禁止する法律がどこにも見当たらないことに驚き、臨床試験に対する日本の法規制が根本的にいいかげんである、ということを理解する。さらに、北陸ＧＯＧクリニカルトライアルをめぐる訴訟には、臨床試験におけるインフォームド・コンセントの法的位置付けの問題以外にも、医局・医学部内部での権力構造の問題、ＩＲＢ（施設内の審査委員会）や倫理委員会の権限の問題など、「医療と法」をめぐるいくつもの重要問題が絡んでいることがわかった。仲正氏は、法社会学会での知り合いに声をかけた。それに応じた仁木恒夫・久留米大学法学部専任講師（のちに大阪大学法学研究科教授）と打出医師との三人で、金沢地裁判決から三カ月後に『人体実験』と患者の人格権——金沢大学付属病院無断臨床試験訴訟をめぐって——』（二〇〇三年五月、御茶の水書房）を出版する。その後、控訴審判決が出た後に出版したのが、前述した『「人体実験」と法——金沢大学附属病院無断臨床試験訴訟をめぐって——』だった。

二〇〇三年に出した『「人体実験」と患者の人格権』の中で仲正氏は、比較臨床試験をめぐる訴訟で被告の国が、薬を用いた臨床研究をいくつかに分類したうえで、北陸ＧＯＧクリニカルトライアルについては保険診療の枠内での「比較調査」もしくは「自主研究」であって、「比較臨床試験」ではないと主張してきたことに対して、次のように批判した。

こうした分類論は一般論としてはもっともでもあるようにも見える。しかし、この事件で問題になっている「クリニカル・トライアル」というのが、「臨床試験」を意味する英語であり、その実験手順を予め定めた「プロトコール」も作成されている以上、「患者」側からすれば、それを「保険適用の診療」なので「被験者へのＩＣ」は不必要であると言い切ってしまうのは、

「研究者＝医師」の側からのご都合主義的な分類であると思えるのは当然のことだろう。研究者にとっては、〝新しさ〟がないので大したことはないとしても、患者にとっては、新しかろうが古かろうが実験は実験であり、そこにどんな意図が隠されているか分からない。

前述したように、金沢地裁判決が出た当時、厚生労働省が「臨床研究に関する倫理指針」の策定作業を進めていた。しかし、この指針は、新薬の治験を対象にした、薬事法に基づく「臨床試験の実施の基準に関する省令」（新GCP）のような強制力がなく、治験とそれ以外の臨床研究（試験）を別々に管理することは問題である、と指摘する意見も出ていた。その点について仲正氏は、同じ本の中でこう書いている。

「新薬治験」と「市販後臨床試験」に関しては、少なくとも形式上は、「被験者に対するIC」が義務付けられたわけだが、今回の場合のような、それ以外の「臨床試験」に対しては、明確な法的規制が存在しない〝無法状態〟が現在も続いている。狭義の「治験」やそれに準ずるものについては、IRBの審査を受けることになっているが、それ以外の「臨床試験」については、どういう基準を満たせばいいのかはっきりしない。しかも、今回のケースの被告側の主張にも見られるように、〝治験〟に準ずるもの〟と単なる〝それ以外の自主研究〟の間の線引き自体が、研究者の側で成されている場合もある。IRBや倫理委員会には、その「線引き」にまで立ち入って審査する包括的権限は付与されていない。「申請」された内容の倫理性について審査するだけであって、申請通りに実施されたかどうか立ち入り監査する権限も、「申請されていない臨床試験」が行われているかどうか調べる権限もないのである。

また、「薬事法」による「治験」に対する規制が明文化されたため、かえって、「これまで慣習的に行われてきたこと（＝被験者に対する明確なIC抜きの臨床試験）のうち、薬事法の規制を受けるに至らなかった部分は、そのまま続けて良いと法的に容認された」、と自分に都合良く解釈してしまう研究者もいる。無論、「薬事法」で「治験」における「被験者に対するIC」が厳格化されるに至った背景を考えれば、「それ以外の臨床試験は容認された」、などという解釈が導き出されるはずはないのだが、「治験以外の臨床試験に対するＩＣ」をめぐる訴訟が起こらないため、そうした解釈も事実上まかり通っているのである。先に述べた通り、患者＝被験者側には、〝臨床試験〟についての基本的情報がほとんどないので、訴訟の起こしようがなく、たとえ何らかの形で訴訟を起こしたとしても、臨床試験が「治療」の方針にどの程度の影響を与えたかを立証するのは、専門家の助言があったとしても困難である。

こうした曖昧な状況を打開すべく厚生労働省は現在、ヒトを対象とした臨床研究全般に関する倫理性・科学性を担保するための「臨床研究に関する倫理指針」の作成を進めている。現在の案では、臨床研究機関に「臨床審査委員会」を設けて、臨床研究計画が指針に適合しているかどうか審査を行うべきこと、被験者及び被験者となるべき者からＩＣを受けるべきことが明記される予定である。「ヘルシンキ宣言」に対応するこの指針によって、ＧＣＰではカバーされて来なかった他の臨床試験に対しても一応の基準が示される形になる。ただし、これは法令ではないので、明確な法的拘束力はない。更に言えば、指針で規制の対象となる「臨床研究」が、一般の「治療」とどのように異なるのかはっきり区別しておらず、今回のケースのように、研究者側が、「保険適用診療なので、臨床試験ではない」などと主張して、規制を無視してしまう可能性も残している。

前述したように、国が控訴した際、金沢大学病院の病院長は「（ＩＣが必要な）臨床試験とは異なる」ことを控訴理由の一つに挙げた。この点について仲正氏は同じ本の中で、「『被験者に対するＩＣ』の必要性を否定することは、先に言及した厚生労働省が作成中の『指針』と明らかに矛盾する。このことは、中央省庁レベルで決定された『政策』と全く異なる倫理基準を、国の管理する医療機関が持っていること、そしてそうした〝齟齬〟を双方ともさほど重視していないことを示していると言える」と指摘した。

仲正氏は、インフォームド・コンセントの必要性を認める一方で、北陸ＧＯＧクリニカルトライアルが臨床試験であるか否かという、裁判の最大の争点について金沢地裁が判断を示さなかったことに対して、次のように記している。

「クリニカル・トライアル」の「対象症例」として「登録」しようとした時点で、担当医師がそのことを説明し、本人からの同意を得る義務があったとしている。「クリニカル・トライアル（臨床試験）」としての目的と手順がはっきりと書かれている「プロトコール」があるにもかかわらず、「臨床試験」であることがはっきり認定されなかった点には曖昧さが残るとも言えるが、他事目的に関しては、「治療に対するIC」とは別のレベルでのICが必要になる、という〝当たり前〟のことが認められた点で大きな進歩である。

「説明は患者に無用な混乱を招くだけ」

被告の国はどのような理由で控訴を決めたのだろうか。

控訴から三カ月後の二〇〇三年六月一〇日付「控訴理由書」は金沢地裁判決について、北陸GOGクリニカルトライアルの性格を正確に理解しないまま、Kさんが症例登録されたか否かを認定しようとしたため証拠の評価を誤った、と批判した。金沢地裁判決は、北陸GOGクリニカルトライアルが比較臨床試験であるか否かの判断はしなかったものの、クリニカルトライアルという「他事目的」がKさんの具体的な治療につながったのだから、クリニカルトライアルについてのインフォームド・コンセントが必要だった、とした。

これに対し被告（控訴審では「控訴人」）の国は、「一般に、大学病院は、患者の治療だけでなく臨床医療の研究及び医療関係者の教育をも目的としていることは周知の事実であって、大学病院においては、患者の治療全般に、研究・教育という『他事目的』が存在するといっても過言ではない」と反論した。そして、「他事目的の具体的治療への影響」という表現に対して、「はなはだ抽象的であり、これまで判例等で用いられたこともなく、説明義務の根拠となる基準としては明確性を欠く」と指摘したうえで、「医師から十分に治療についての説明が尽くされ、患者が自発的に同意することにより、治療行為に伴う投薬、手術等の患者の身体への法益侵害行為が正当化されるとの理解からすれば、そもそも説明義務が生じる事項の範囲は、基本的には、患者への法益侵害の有無及びその危険性から判断されるべきであり、本件クリニカルトライアルでは、それ特有の患者への法益侵害の危険性はなかったのであるから、説明義務はない」と主張した。

国は、北陸ＧＯＧクリニカルトライアルの目的、性格、内容については、一審段階と同様の主張を繰り返した。それは、（一）ＣＡＰ療法、ＣＰ療法は、当時の日本における確立した標準的治療法であり、その選択は医師の裁量の範囲内にあった、（二）本件クリニカルトライアルは、北陸地方の産婦人科医師に、ＣＡＰ療法、ＣＰ療法の適切な実施方法を周知させることを目的としていた、（三）プロトコールの内容は、シスプラチン投薬量の適正量を示したものであり、決して「高用量」と評価される内容ではない、（四）本件クリニカルトライアルに試験的性格はなく、通常診療の結果の比較調査にすぎない――というものであった。

このような主張を展開する国の臨床研究に対する基本的スタンスを示しているのは、控訴理由書に記された次のような論理である。

本件クリニカルトライアルの性格は、上記のとおり、通常の治療を行った結果を集計して比較するものにすぎない。具体的治療においては、本件クリニカルトライアルに登録されていようといまいと、受ける治療内容に差異はなく、いずれにしろ当時最善と思われていた治療を受けるにすぎない。とすれば、患者にとって、本件クリニカルトライアルに登録されたか否かによって、生活の質に全く差異はないから、患者としては、自分に対して最善の治療が尽くされていることさえ説明を受け理解すれば、それ以上、自分の治療成績が事後的に調査の対象となることに強い関心を抱くとは通常思われない。（略）このような単なる症例比較調査の場合においても、事前あるいは事後に患者に対し調査対象となることの説明と同意を要するとすれば、医療機関側に多大な負担を課し、臨床研究を妨げることになると思われる上、患者の側にとっても無用な混乱を招くだけであると思われる。

よって、このような症例比較調査の場合には、患者への説明と同意は不要であると解すべきである。

このような国の主張から見えてくるのは、先に紹介した「『薬事法』による『治験』に対する規制が明文化されたため、かえって、『これまで慣習的に行われてきたこと（＝被験者に対する明確なＩＣ抜きの臨床試験）のうち、薬事法の規制を受けるに至らなかった部分は、そのまま続けて良いと法的に容認された』、と自分に都合良く解釈してしまう研究者もいる」という、仲正昌樹氏が指摘した問題点である。

このほか国は、Kさんは「症例登録されていなかった」との主張を繰り返したうえ、(一) 標準的治療法によって副作用が生じたとしても、それは避けられない結果である、(二) シスプラチンを減量しなかったことに注意義務違反はない、(三) 腎機能低下その他の副作用はシスプラチンによるものではない——ことなどを理由に、Kさんの「損害は存在しない」とした。

これに対し原告側（控訴審では被控訴人）はどう反論したか。二〇〇三年七月一四日付答弁書を見ていくことにしよう。

まず、北陸GOGクリニカルトライアルが「北陸地方の産婦人科医師に、CP療法、CAP療法の適切な実施方法を周知させることを目的」としており、「シスプラチンの適正な投与量をガイドラインとして示して周知させ、地域の卵巣がん治療全体のレベルを向上させるため」だったとの国側の主張については、次のように指摘した。

> しかし、シスプラチンの適正な投薬量を周知徹底させることが目的であるならば、適正と考える投薬量をガイドラインと示して周知させれば足りるはずであるし、本件クリニカルトライアルのようにCP療法とCAP療法を比較する必要は全くないはずである（仮に、上記目的から比較することがあり得るとしたら、それは、CP療法とCAP療法の比較ではなく、投薬量別による比較であろう。）。
>
> 従って、CP療法とCAP療法を比較する本件クリニカルトライアルの目的がシスプラチンの適正な投薬量を周知させることにあったとする控訴人の主張は論理的に破綻している。
>
> 形式上も本件クリニカルトライアル（I）の目的欄には、「卵巣癌の最適な治療法を確立するために、II期以上の症例を対象として、今回高用量のCAPとCP療法で無作為比較試験をすることにより、患者の長期予後の改善における有用性を検討する。あわせて高用量の化学療法によるG-CSFの臨床的有用性についても検討する。」と記載されているのであって、適正な投薬量を周知させることは目的として掲げられていない。
>
> しかも、控訴人は、CP療法とCAP療法とで優劣差がないとの評価が確立していたと主張しているのであるから、優劣差がない両療法を比較する必要性はこの点でもあり得ず、上記クリニカルトライアル（I）の目的欄に記載されている目的

自体何らの意味をも有しないことになる。

そうすると、本件クリニカルトライアルが両療法を比較する真の目的は何かが問題となるが、被控訴人らが従前より主張するとおり、本件クリニカルトライアル（Ⅰ）と不可分一体をなすクリニカルトライアル（Ⅱ）（ノイトロジン特別調査）に他ならない。

厳密な無作為比較試験では、「医師も患者もどの治療法あるいはどの薬を投与されるか分からないように割付して試験をする」いわゆる「盲検性」が取り入れられていることが多いのに対し、北陸ＧＯＧクリニカルトライアルにおいては、このような「盲検性」はないから、比較試験ではなく比較調査である、とする国側の主張にはこう反論した。

もし「比較調査」であれば本件クリニカルトライアルで行われたような中外製薬を事務局として巻き込んだ無作為化は全く必要ないし、また、症例登録票を作成し、これを中外製薬等の事務局へ送付して事務局において無作為に治療方法を割り付けることは、すなわち「盲検性」を付与することに他ならないというべきである。

本件クリニカルトライアルにおいて、「盲検性」の一番強い二重盲検が取られていなかったからといって、それをもって本件クリニカルトライアルが比較調査であるとの主張は飛躍であり失当である。

国側は「試験的性格の有無は、第一義的には、保険診療の範囲であるか、保険承認前の『治験』であるかどうかによって判断されるべき」として、保険診療が認められていたＣＡＰ療法とＣＰ療法の比較は、被験者への説明と同意取得が必要な臨床試験ではない、と主張していたが、これに対して原告側は、厚生労働省が作成を進めていた「臨床研究に関する倫理指針（案）」における「臨床研究」の定義を引きながら、誤った主張である、と指摘した。

比較調査に過ぎない場合まで、説明と同意が必要になれば、医療機関側に多大な負担を課し、臨床研究を妨げることになるとの国側の主張に対しては、「本件クリニカルトライアルについては、その実施者である北陸ＧＯＧの責任者たる井上教授自ら論文において、インフォームドコンセントを得ている旨記載しており、その必要性を認識していたのであるから、何ら多大な負担を課すものでも、臨床研究を妨げるものでもない」と一蹴した。

控訴審で大学が提出した受託研究中止届

名古屋高裁金沢支部で控訴審が始まった翌年の二〇〇四年八月二五日、北陸GOGクリニカルトライアルの責任者であった井上正樹教授の証人尋問が行われた。尋問は被告（控訴人）側の申請に基づくもので、クリニカルトライアルの目的及び性格、一審の金沢地裁判決が無断で被験者にされていたと認定したKさんの治療に関する医学的知見などを明らかにすることが立証趣旨とされた。なお、この年四月からの国立大学法人化に伴い、控訴人は国から国立大学法人金沢大学となった。

井上教授の尋問に先立ち、新たな動きがあった。

すでに繰り返し述べてきたように、原告（被控訴人）側は、CAP療法とCP療法の比較試験と、抗がん剤の使用で白血球が減少した患者に投与するG－CSF（中外製薬の商品名・ノイトロジン）の特別調査は、「不可分一体の一つの臨床試験である」と主張してきた。こうした主張に対して被告側は、ノイトロジンの特別調査はKさんが化学療法を受ける前の平成九年（一九九七年）三月三一日までに終了していたと主張し、それを裏付けるものだとする文書を証拠として提出したのである。

井上教授の尋問の一週間前に提出された文書は、井上教授と、Kさんの主治医だったA医師の署名、捺印のある、「医学部附属病院長」宛ての「受託研究中止届」だった。「平成9年4月11日」という日付の文書には次のように記されていた。

平成8年5月13日付けで決定した受託研究は、次のとおり中止しましたので届出します。

記

1. 研究題目　　ノイトロジン注　　北陸卵巣腫瘍研究
2. 委託者　　中外製薬株式会社

3. 研究期間　　平成8年6月1日〜平成9年3月31日
4. 中止した年月日　平成9年3月31日
5. 中止した理由　本年4月の薬事法改定内容に準じて本調査を見直したところ、継続することが難しいと判断される為

一審金沢地裁は判決で、原告側が主張した「不可分一体論」を認めず、北陸GOGクリニカルトライアルの目的は北陸地域において高用量化学療法を定着させることにあったとする国の言い分を採用し、「結果的に、同時に行われた本件ノイトロジン調査の被調査者を確保する機能を果たしたとはいえ、これが目的だったとまで認めることはできない」との判断を示した。この点については自らの主張が認められた被告側がなぜ、一審で証拠請求しなかった「受託研究中止届」を控訴審になって出してきたのか。なぜ一審で主張しなかったことを控訴審になって初めて主張したのか。原告側はその意図を訝るとともに、文書の信用性に疑問を抱いた。その理由は、次に挙げるようにいくつかあった。

一．受託研究中止届に記載された「平成8年6月1日〜平成9年3月31日」という「研究期間」が、ノイトロジン特別調査のプロトコールに記載された「試験期間（登録集積期間）」の「平成7年9月〜平成9年8月」と異なる。

二．被告側が証拠として提出した「ノイトロジン特別調査症例登録」と記載された、国立金沢病院産婦人科から中外製薬に送られた文書には、日付として「96・01・12」、化学療法開始は「平成8・01・13」と記されており、受託研究中止届に記載された「平成8年6月1日」より以前からノイトロジン特別調査が始まっている。

三．受託研究中止届に「研究担当者」として記載されているA医師の署名は、原告、被告双方が証拠として提出したKさんの症例登録票に記載されているA医師の署名と筆跡が異なる。

四．A医師は一審での証人尋問において、ノイトロジン特別調査が平成九年（一九九七年）三月に中止になったとは一切証言しておらず、北陸GOGクリニカルトライアルの被験者はノイトロジン特別調査のプロトコールにおける投与基準を満たしたときには当然に同調査の対象となる旨証言しており、証拠として提出された症例登録票から北陸GOGクリニカルトライア

ルは平成一〇年（一九九八年）六月二三日まで続けられていたことからしても、受託研究中止届記載の研究期間に止まらず行われていたことは明らかである。

「比較試験の目的は標準的治療の普及」

井上教授は証人尋問に先立って、二〇〇四年八月一七日付の陳述書を提出した。その中で、北陸GOGクリニカルトライアルは、文書による被験者からの同意取得が一九九七年の厚生省令（GCP）で義務づけられた新薬治験に該当しないからGCPの適用を受けず、説明と同意取得は不要との主張を繰り返すとともに、一審判決後の二〇〇三年七月三〇日に厚生労働省が定めた「臨床研究に関する倫理指針」に照らしても、インフォームド・コンセントは必要なかった、と主張した。井上教授の論理はこうだった。

臨床研究に関する倫理指針は、ヘルシンキ宣言に示された倫理規範や我が国の個人情報保護に係る議論などを踏まえ、研究者が遵守すべき事項について、初めて厚生労働省が指針を示したものだ。この指針の適用を受ける臨床研究については、研究者らは、被験者に対し、必要な事項について十分な説明を行い、文書で同意を得なければならないとされた。しかし、指針はその「適用範囲」の例外として、「診断及び治療のみを目的とした医療行為」を挙げている。北陸GOGクリニカルトライアルは、北陸地方の医師に適正な投薬量を示し、適切な治療を行うことを目的としており、「治療のみを目的とした医療行為」に当たると考えられる。したがって、この倫理指針に照らしても、一九九八年当時行われた本件クリニカルトライアルは、その適用がなく、文書によるインフォームド・コンセントを必要としない臨床研究の範疇にあると考えられる――。

指針には、「診断及び治療のみを目的とした医療行為」でインフォームド・コンセントが不要な「臨床研究」が存在するとは明記されていないが、井上教授の主張は、そのような臨床研究があることを前提に展開されている。

井上教授に対する証人尋問では、はじめに国立大学法人金沢大学の代理人が主尋問を行った。代理人は北陸GOGクリニカルトライアルのプロトコール（乙第12号証）を示しながら、その作成経緯やCAP療法とCP療法の比較について尋ねた。そのやり取りを尋問調書から引用してみよう（元号表記の後の西暦は筆者による）。

――これが本件で問題となっているクリニカルトライアルのプロトコール、治療指針でございますけれども、証人はこのプロトコールを作成されましたか。

井上教授　ええ、そうです。私がつくりました。

――この乙第１２号証の内容で、プロトコールとして治療内容が決められていますが、この治療内容のプロトコールというのは、これをやってみて何か初めてわかるといった試験的な性格というのが、何かあったんですか。

井上教授　この治療法は、標準的治療で保険適応もありますので、これによって何か全く予想もしない新しいことが見つかるということは、まずないと思います。

――ここで比較対照になっているＣＡＰ療法、ＣＰ療法自体は、どちらも平成１０年（１９９８年）当時に標準的治療法ですか。

井上教授　そうです。どちらも世界的に使われている基本的なゴールドスタンダードと言われている治療法です。（略）

――このようにＣＰ、ＣＡＰ療法に差がないということは、平成９年（１９９７年）から平成１０年（１９９８年）にかけての当時、婦人科腫瘍の専門医の間では、よく知られていた事実でしたか。

井上教授　それは当然のことです。みんな学生の教科書にもそういうふうに書いてありますし、我々腫瘍を専門にやっている人間は、当然のこととして理解しております。（略）

――ＣＡＰ療法、ＣＰ療法、一応薬剤が違うので、あえて差があるというふうに言われれば、どこら辺にあるんでしょうか。

井上教授　最初は、ヨーロッパでＣＡＰ療法というのが開発されて、それが一般に使われていたんですけれども、アドリアマイシンというのは心毒性といいますか、長期使うと心不全を起こす症例がちょくちょく見つかってきまして、アメリカを中心にＣＰ療法がだんだん使われるようになってきて、その当時は優劣つけがたい治療法として両方使われていたと。したがって、強いて言えばアドリアマイシンが入っているのは心臓に負担がかかるので、使いにくいと。それから、アドリアマイシンというのは脱毛がひどいので、コスメティックに、毛がまた生えてくるんですけども、一時的にお坊さんのようになってしまうので、嫌がる医者もいるし、患者さんもそれを見て嫌がる人もいます。だから、ほとんど副作用としては個人差の方が強いので、これを使ったから必ずこれが出るというふうな、明確にはなかなか言えないと思います。

――そうすると、あえて言うならば、心臓にもし疾患が疑われるような場合であれば、ＣＡＰは避けると。

井上教授　そうです。（略）

――本件クリニカルトライアルの目的については、日本では適正量が投与されていないという指摘もあったということもあって、北陸地方の医師に適正量を指導することにあったということなんですけれども、そういうところの関係で、北陸ＧＯＧという団体をつくられていますが、その趣旨はどういうことなんですか。

井上教授　これは、私がこちらに大阪から金沢に来て、ちょうど１０年ほど前に来たんですけれども、そうしますと今言われたように、病院によって抗癌剤の量が、それは全国的にそうなんですけども、少ないと。病院によっては非常に治療成績が悪いということで、そういう状況の中で金沢大学、北陸に来たわけですけども、そうしますと北陸の各病院というのは、小さな病院が多いんです。一人で、例えば能登半島なんか七つほど病院ありますけども、お産もしながら癌のこともしないと、産科、婦人科学というのは、二つの学問領域をカバーしていますので、全然別の病気なんですけど、お産とかいうものをしながら、癌の末期の患者さんとかするということで、やはりなかなか十分量の抗癌剤を投与するのができないような状況にあったということと、それからお互いにコミュニケーションがとれていないということで、こういう治療をやればいいですよとかいう、そういう情報がなかなか末端にまでしみ通っていなかったということで、我々はこっち来たときに北陸ＧＯＧという医者の勉強会を北陸３県の先生方に呼びかけて集まってもらって、そういう組織をつくった。その目的は、北陸の婦人科腫瘍に関してのレベルアップを図って、適正な治療をすることによって社会貢献をすると、医者としての癌に対する治療成績を上げるということを目的に、その会というのは毎年２回勉強会を行って……。

――そのような会をつくって、勉強会などを行っていると、そういうことですね。

井上教授　そうです。

――本件クリニカルトライアルでは、そういう卵巣癌の適正な治療、投薬量を指導するために行ったということですけれども、これをクリニカルトライアルという形で、比較研究の形にされたのはなぜなんですか。

井上教授　だから、私が１０年前にこちらへ来ましたときには、お互いにどういう先生がおられるかよくわからないわけで、そういうふだんのコミュニケーションもできていないわけで、そういったときに上から、上というか関連病院、大学というピラミッドの中での教室で、こういう治療法をしなさいというふうに末端の方に、末端というか地方の病院に指示を出すようなやり方をするということが非常に問題があるわけで、お互いにコミュニケーションを図りながらその会に参加していただくということで、お互いに情報交換していろんな病気の内容を検討し合うということで、そういう形にした方が、その会に参加して自分もその一翼を担っているんだというふうな印象を先生方に持っていただくという、そういうことでそういうプロトコールのようなものをつくったわけです。（略）

――本件クリニカルトライアルのような形で投薬量を指導するということは、当時日本国内で、ほかでも行われていたんですか、CAP、CPを比較するというような形で。

井上教授　比較するということを目的にはしていなかったと思うんですけども、そういった効果は、外国では全く同じ効果であるというのはわかっているんですけど、日本人では差が出るのではないかとか、それから副作用に少し差が出るんじゃないかとか、ほかの新しい治療薬と比較する基準の標準的治療としてCAP、CPを使ったりはしておりました。

――標準的治療で確立しているとしても、その中でもよりよい治療を目指すという意味で、データをとるという意味はあったと、そういうことですか。

井上教授　そういうことです。

――そして、そのような研究は、日本のほかのところでも行われていたんですね。

井上教授　そういうことです。

インフォームド・コンセントについては次のようなやり取りがあった。井上教授の証言からは、治療と研究を峻別する必要があるという認識はうかがえない。

――インフォームドコンセントの関係を聞きますけれども、CAPをするにしろCPをするにしろ、化学療法を患者さんに始めるに当たっては、その説明と同意というのは必要だと考えますか。

井上教授　もちろんそうです。

——それは、平成10年（1998年）当時も当然そうだったと。

井上教授　そうです。

——その上で、さらにCAPにするかCPにするかということを患者さんに説明するというようなことを証人がこれまでにやったことはおありですか。

井上教授　いや、それは言ったことはないです。といいますのは、CAPとかCPというのが治療法がありますよと、ヨーロッパで今ちょっと説明しましたようなことがあって、今世界的に同等に使われておりますよと、それでCAPをどっちかというと私はよく使っていたんですけども、CAPを使いますけど、いいですかということで説明して同意を得ていると、そういうのが現実だと思いますし、よその病院の先生方は具体的にどのようにされているのか知りませんけども、CAPの説明だけされて投与されているところもあるでしょうし、CPの説明だけされて、自分がいいと思ってそうされているところもあると思います。

——CAPもCPも、例えば心臓に疾患の疑いがあれば別としてCAPを避ける、CPにするとしても、そういう心臓の問題とかが特にない場合、どっちかにお医者さん最終的に決めて投与しなきゃいけないと思うんですが、決め手というか、どういう基準で決めているものなんでしょうか。

井上教授　どちらも同じ、アドリアマイシンというのが入るか入らないかだけなんで、ほとんど治療法としては効果も一緒というのはたくさんの論文が出ていますので、あとは医者の好み、説明するに当たっての。特別に心臓が悪いとか、強度な貧血があるとかいうような場合には、CPをしているところもあったかもしれませんけど、大きな要因は先輩医師に教えてもらったものを、一番なれたものを使うというのがやっぱり医者として原則ですので、なれた治療法をやっていると、その要因が一番、その量に関してもそうですけど、多いんじゃないかと思います。

——そうすると、お医者さんもどちらかというと経験を重視して選ぶということになりますということになるんですね。

井上教授　そうです。

――そうすると、患者さんから見て自分が決めて、どっちを選んだらどう自分の生活なり副作用に差があるというものは、ちょっとはっきりしないということなんでしょうか。

井上教授　うん、はっきりしない。医者自身もどちらがいいか、１人の患者さん目の前にして、ＣＡＰがいいのかＣＰがいいのか決められないような状態がそれはほとんどの場合なんで、それを患者さんにどちらか決めてくださいというのは非常に酷だし、専門家としての責任を放棄していると思います。

――このクリニカルトライアルに登録することについて同意が必要だったかどうかというようなことも問題になっているんですけれども、平成１０年（１９９８年）１月当時ぐらいのころに、治療的には標準な治療をする、ただその治療結果を集積するという場合に、その結果を集積して研究の材料にしますよということを患者さんに同意をとるということは、医学界でなされていましたか。

井上教授　最初プロトコールつくった時点は平成６年（１９９４年）ですから、患者さんの治療をしたのは平成９年（１９９７年）の終わりから平成１０年（１９９８年）ですけども、その当時は大学病院で治療した人を後でまとめて発表しますよということを一々患者さんに、毎回毎回その当時は同意をとっている、文書で同意をとるというようなことは大学全体としてもしていなかったし、全国的にやっているような病院はなかったんじゃないかと思います。

教授は別の薬の市販後調査との一体論を否定

この訴訟では、腎機能を低下させる可能性がある抗がん剤のシスプラチンの投与量を減量すべきだったか否かが大きな争点の一つで、原告側は、腎機能の指標となる尿中のクレアチニンクリアランス値が北陸ＧＯＧクリニカルトライアルのプロトコールの減量基準を下回っていたことを理由に、Ｋさんへのシスプラチンの投与量を減量すべきだった、と主張してきた。この点について井上教授は、患者が尿を瓶にためる蓄尿を忘れたり、うまく取れなかったりすることを理由に挙げながら、「一般的に尿量を基準にするクレアチニンクリアランスというものは、参考程度でしか我々は考えておりません」と述べた。

この後に行われた原告代理人による反対尋問では、まず敦賀彰一弁護士が、被告側が控訴審になって初めて提出したノイトロジン特別調査の受託研究中止届（乙第６６号証）を示しながら、北陸ＧＯＧクリニカルトライアルとノイトロジン特別調査の関係について詳しく尋ねた。以下は、尋問調書からの引用である。

――これ今回初めて見たので、ちょっと私も驚いているんですが、まずこれは中外製薬の方からノイトロジンの研究というのは、大学病院側が委託されて研究していたということなんですね。

井上教授　研究していたというよりも、市販後調査を依頼されていたので、受託研究という形でしていたということです。

敦賀弁護士はここで、原告側が証拠として提出したノイトロジン特別調査のプロトコール（甲第９号証）を示した。

――その市販後調査を頼まれたと、その委託の契約の内容ですけど、これはまず調査の内容についてはノイトロジンのプロトコール、ここに書いてあるとおりでいいんですね、甲第9号証。

井上教授　そうです。ノイトロジン特別調査Ⅱという市販後調査、市販後の調査です。

――先ほどこのクリニカルトライアルのⅠの方は、井上先生がつくられたということでしたけども、ノイトロジンのこれも井上先生がつくられた。

井上教授　そう、相談しながらつくったということです。

敦賀弁護士は次に、被告側が証拠として提出した北陸ＧＯＧクリニカルトライアルのプロトコール（乙第１２号証）を示した。

――これ1番でもA先生にもお尋ねしているんですけど、この実験、試験といいますか、控訴人側からすれば調査とおっしゃっているけど、この調査の目的のところは、第2文目ですけども、3行目から「あわせて高用量の化学療法におけるＧ―ＣＳＦ」、Ｇ－ＣＳＦというのは、ノイトロジンのことですね。

井上教授　そうです。

――「の臨床的有用性についても検討する。」と。だから、ＣＰ、ＣＡＰの比較調査というのは、あわせてこのノイトロジンの調査についても直結するというふうに………。

井上教授　だから、標準量を使ったときに、白血球の低下した人に対してＧ－ＣＳＦ、ノイトロジン以外にも使うんですけど、ノイトロジンあるいはどこか違う会社のやつもあるんですけど、ノイトロジンを使った場合には、市販後調査に報告してくださいよということ。

――そうすると、まずＣＰ療法でもＣＡＰ療法でも、両方ともシスプラチンというのは薬剤の中に入っているわけですよね。

井上教授　そうそう。

――シスプラチンは、高用量という理解について被控訴人、控訴人で理解が違いますけれども、いずれにしても副作用は当然あるわけですね。今はもう副作用話題になっていますけども、その副作用の中に、要するに白血球の低下という現象も起きるわけですね。

井上教授　そうです。

――白血球の低下というのは、シスプラチンを投与すると、ほぼ全例に起きるわけですか。

井上教授　いや、むしろシスプラチンは、白血球低下は少ないです。むしろほかのカルボプラチン、モディファイしたような治療薬とか、シスプラチンは白血球低下が少なくて、非常に使いやすい薬なわけです。

――そうすると、このＣＡＰ、ＣＰ療法とノイトロジンの検査、これをドッキングさせてやるメリット、意味というのはどこにあるんですか。

井上教授　我々は、メリットは何にもないんですけども、メーカーは要するに市販した後も調査しないといけないわけです。一つは、ある特別な患者さんに副作用が出て亡くなったとか、そうすると例えば糖尿病とか何か特殊な病気を持っている人にこういう抗癌剤を使うと、重大な副作用が起こる可能性があるとか、だから市販後調査というのは、このノイトロジンに限らずあらゆる薬はメーカーはしているわけです。

敦賀弁護士は再び、北陸GOGクリニカルトライアルのプロトコール（乙第12号証）を示しながら尋ねた。

――これを見ますと、この2ページ目、これアラビア数字で書いてあるので、ちょっとわかりにくいんですが、この目標症例というのと登録集積期間というのがありますね。

井上教授　はい。

――2枚目の真ん中辺ですけど、これまず目標症例が完成例として各群60例とすると。集積期間の方は平成7年（1995年）9月9日から平成9年（1997年）8月末まで、これ見ますと、そうすると登録症例を60例欲しいという、そういう要望があったわけですね、要するに症例として60例ぐらいの症例が必要ですよというのが中外の方からの依頼があったと。

井上教授　中外というか、これは北陸GOGと、中外製薬とは無関係です。これは、先ほども申しましたように、勉強会のためにここに登録施設が書いてありますけど、その人たちのグループ研究で自主的にやったもので、製薬メーカーとは無関係です。

――自主的にとおっしゃるけども、委託を受けているのは、これは大学病院なんでしょう。

井上教授　だから、この今示されたのは、卵巣癌のCAP、CPのクリニカルトライアルです。

――CAP、CPのクリニカルトライアルについては、これはそうすると自主的にやっていると。

井上教授　そうそう、そういうことです。

――そうすると、ちょっと不思議ですね、ノイトロジンの研究というのは、これはCAP、CPで白血球が下がった人に対して、白血球をふやすノイトロジンの有用性を研究しましょう、調査しましょうということでしょう。

井上教授　いや、それはもう研究しなくても保険適応を認められているわけで、スタンダードな投与方法も決められているわけですから。

――だから、先生がおっしゃるのは、新薬とか保険適応を認められていない方のための調査というのはそうかもしれないけども、前回A先生の方の尋問内容でも、調査にはいろんな調査、研究があって、市販後の調査もあると。

井上教授　そうそう、だからこれ市販後調査。だから、研究というよりも調査です。

敦賀弁護士はここで再び、ノイトロジン特別調査のプロトコール（甲第9号証）を示した。

——甲第9号証の6ページの目標症例、この特別調査の方も完成例として60例、この下の方に書いてありますけれども、60例だと。それから、その次の7ページの一番上には、平成7年（1995年）9月から平成9年（1997年）8月ということで、先ほどのCP、CAPの比較調査、あなた方からいえば調査と全く症例も期間も同じなんですよね、これは偶然に同じだったんですか。

井上教授　いや、それはある期間をそういったことに設定していたわけですから。

——その調査の結果は、ですから事務局を中外製薬の方に置いて、調査していただいておったということですね。

井上教授　だから、先ほど言うていますように、Kさんは入っていない、期間過ぎた……。

この後、原告代理人の浅野雅幸弁護士から「CP療法とCAP療法の副作用の違いの点なんですけれども、副作用に違いがあることはあるんですよね、全く同じというわけではない」と聞かれた井上教授は次のように答え、二つの治療法が副作用の発現においてまったく同じとは言えないことを認めた。

「全く同じというより、先ほど繰り返し述べていますように、アドリアマイシンが入ると心毒性が一番目立って下がるのは、心筋毒性なんです。だから、外国なんかは心筋梗塞とか結構肥満の人が多いので、非常にアメリカを中心にして、アドリアマイシンを抜いたCP療法が使われるような状況になったわけです。だから、日本人においては同じようにあるかどうかというのは、まだそういう比較もなかったというのは事実です」

賠償額を減額した高裁判決

控訴審判決は一審判決から約二年後の二〇〇五年四月一三日、名古屋高裁金沢支部（長門栄吉裁判長）で言い渡された。

判決は、一審金沢地裁判決と同じく、Kさんが北陸GOGクリニカルトライアルに症例登録されていたことは事実と認定した。そのうえで、同トライアルには「症例登録された進行期Ⅱ以上の卵巣がんの患者に対するCAP療法又はCP療法による化学療法において、シスプラチンの1回の投与量を90mg／㎡とし、これを4週間サイクルで行うことを通じて、シスプラチンの高用量投与法の効用を検討するという実験的ないしは試験的側面」があるから、「Kに対し、本件クリニカルトライアルの目的、本件プロトコールの概要、本件クリニカルトライアルに登録されることがKに対する治療に与える影響等について説明し、その同意を得る義務があった」として医師の説明義務違反を認め、国立大学法人金沢大学に七二万円の損害賠償を命じた。しかし、一六五万円の損害賠償を命じた金沢地裁判決に比べ賠償額は大きく減額された。なぜ、こうなったのか。

北陸GOGクリニカルトライアルの性格、目的について、金沢地裁は「臨床試験」であるとははっきり認めていなかったものの、(一)療法の選択を無作為割り付けに委ね、薬剤の投与方法をプロトコールに従うのは、患者のために最善を尽くすという本来の目的以外に、本件クリニカルトライアルを成功させ、卵巣がん治療の確立に寄与するという他事目的が考慮されていることになるから、クリニカルトライアルに症例登録されることについて説明し、同意を得る義務があった、(二)腎機能の低下が認められたのであるからシスプラチンを減量すべきであった――と判断した。

これに対し名古屋高裁金沢支部は、北陸GOGクリニカルトライアルの性格、目的について、「卵巣がん患者に対するCAP療法又はCP療法による化学療法を行うこと、すなわち、治療を主たる目的としたもの」と認定し、新薬や治療法の有効性、安全性の評価を第一目的として、人を用いて、意図的に開始される科学的実験という意味での「比較臨床試験」とは言えない、として原告側の主張を退けた。

「いずれも公的医療保険が認められた療法による比較研究(調査)であり、臨床試験ではない」という被告側の主張に理解を示した結果であり、名古屋高裁金沢支部の裁判官たちが医師の説明義務違反を認めたのは、北陸GOGクリニカルトライアルの「シスプラチンの高用量投与法の効用を検討するという実験的ないしは試験的側面」という、「副次的な目的」に着目したからにすぎない。

その論理は次のようなものだった。

卵巣がんに対するCAP療法とCP療法はいずれも標準的な治療法として確立され、有意な差異がないものとされていたから、北陸ＧＯＧクリニカルトライアルはいずれがより適切な治療法であるかの比較研究が目的とされていたものの、そのこと自体には試験的ないし実験的意味合いはほとんどなかった。ただし、ＣＡＰ療法とＣＰ療法におけるシスプラチンに関して、少なくとも我が国においては医学的に確立された標準投与量があったわけではなく、特にＣＡＰ療法又はＣＰ療法におけるシスプラチンの一回の投与量を「９０ｍｇ／㎡」として四週間サイクルで投与するという投与法は、金沢大学病院を除く北陸地区の医療機関において実施されていたシスプラチンの投与量と比べて高用量であったのみならず、全国的に見ても、一回の投与量としては相当に高用量の投与法であったので、実験的、試験的な側面があることを否定できない――。

その一方で名古屋高裁金沢支部は、「ＫにＣＰ療法が行われた平成１０年１月当時において、進行期Ⅱ以上の卵巣がんの患者に対する化学療法としてのＣＡＰ療法又はＣＰ療法におけるシスプラチン投与法（投与量、サイクル）に関しては、我が国において医学的に確立された標準的投与量があったわけではないのであるから、投与すべき用量・用法に関する投与法が、シスプラチンの添付文書上の用量・用法の範囲内にある限り、医師の合理的な裁量に委ねられていたというべきであり、本件クリニカルトライアルの有する上記のような実験的ないし試験的な側面といっても、上記合理的な裁量の範囲内におけるものということができる」との判断を示した。

また、化学療法を開始した当時のＫさんの腎機能はシスプラチンを減量しなければならないほど低下していなかったとする被告側の主張を採用し、「少なくとも本件プロトコールの減量基準にしたがって２５％を減量するのが適当であった」とする金沢地裁判決を覆した。

北陸ＧＯＧクリニカルトライアルとノイトロジン特別調査は不可分一体の一つの臨床試験であるとの原告側の主張については、被告側が控訴審になって提出した受託研究中止届に記載されていた「平成９年３月３１日」をもってノイトロジン特別調査が中止されており、Ｋさんが症例登録された「平成１０年１月当時」には調査が行われていなかった、と認定し、退けた。

最高裁に上告した遺族

抗がん剤の投与量が高用量であることに着目してクリニカルトライアルの「実験的、試験的側面」を認め、「本件クリニカルトライアルの目的、本件プロトコールの概要、本件クリニカルトライアルに登録されることがKに対する治療に与える影響等について説明し、その同意を得る義務があった」としながら、その一方で、「主目的は治療」であり、抗がん剤の投与量まで患者に説明する必要はなかった、と医師の裁量を認めた名古屋高裁金沢支部の判決は、原告側からすれば地裁判決からの大幅な後退を意味した。

原告側は判決を不服として、二〇〇五年四月二七日、最高裁に上告した。

同年七月六日付の上告受理申立理由書では、控訴審判決について、「最高裁判例に違反し、法令の解釈適用を誤った違法なものであるから、破棄されるべきである」と訴えた。理由書の中で挙げた最高裁判例は、「医薬品の添付文書（能書）の記載事項は、当該医薬品の危険性（副作用等）につき最も高度な情報を有している製造業者又は輸入販売業者が、投与を受ける患者の安全を確保するために、これを使用する医師等に対して必要な情報を提供する目的で記載するものであるから、医師が医薬品を使用するに当たって右文章に記載された使用上の注意事項に従わず、それによって医療事故が発生した場合には、これに従わなかったことにつき特段の合理的理由がない限り、当該医師の過失が推定される」とした一九九六年一月二三日の最高裁第三小法廷（可部恒雄裁判長）の判決だった。

名古屋高裁金沢支部は、争点となった抗がん剤シスプラチンの投与量について、添付文書に記された投与法のうちE法では「９０ｍｇ／㎡の1日1回投与」が認められていることや、卵巣がんに対する原則的用法・用量として定められているB法の「５０～７０ｍｇ／㎡の1日1回投与」を三週間当たりの投与量とみて、四週間当たりに換算するとシスプラチン投与量「９０ｍｇ／㎡／4週」がシスプラチンの添付文書上の用法・用量を逸脱するものということができないと判示していた。卵巣がんに対する原則的用法・用量である「５０～７０ｍｇ／㎡の1日1回投与、少なくとも3週間休薬」という投与法について原告側は、「1回投与量が多ければそれだけ急性副作用が強く出現することになるため、投与を受ける患者の安全を確保する目的で、1回投与量を『５０～７０ｍｇ／㎡』と定めているのであり、休薬期間を3週間以上とするのもシスプラチンの総投与量が多ければ副作用がより強く出現するために、十分な抗がん効果を得ることとのバランスの上で、患者の安全性確保のために定められているのである」としたうえで、「５０～７０ｍｇ／㎡の1日1回投与」を三週間当たりの投与量とみて、これを四週間当たりに換算するという名古屋高裁金沢支部の裁判官たちの思考方法は、「根本的に誤っている」と指摘した。

また、同日付の上告理由書では、高裁判決の「矛盾」を次のように指摘した。

【高用量のシスプラチン投与に当たっての説明義務違反について】

一．判決は、「９０ｍｇ／㎡／４週」というシスプラチンの投与方法が高用量であることは認めながら、主治医のＡ医師にはＫに対して卵巣がんに対するＣＰ療法による化学療法を実施するに当たって、シスプラチンの投与法が「９０ｍｇ／㎡／４週」であることを説明するまでの義務がなかったとしているが、他方で、本件クリニカルトライアルの目的、本件プロトコールの概要、本件クリニカルトライアルに登録されることがＫに対する治療に与える影響等について説明し、その同意を得る義務があったとしており、明らかに矛盾している。

二．少なくとも本件クリニカルトライアルには「９０ｍｇ／㎡／４週」というシスプラチンの投与方法の有効性・安全性を検証する目的があったことは判決も認めるところであり、そうであるならば、本件クリニカルトライアルの目的の説明として、「９０ｍｇ／㎡／４週」という高用量の化学療法をその有効性・安全性の検証のために行うことを説明すべきことになるにもかかわらず、高用量のシスプラチン投与を行うことについて説明義務はないとした判示部分は明らかに矛盾する。

三．判決は、本件プロトコールで投与される用量、サイクルが個々の患者の状況にかかわらず一律に規定され、患者の状況の変化に伴う減量基準及び中止基準が一律に定められているにとどまること等に照らすと、他事目的があるが故に、当該患者の個別具体的な症状を捨象した画一的治療が行われる危険性を内包する危険があることは否定できないとし、さらに、腎機能を測定したクレアチニンクリアランス値が異常値を示したことについて、再度、同検査を実施して上記検査結果を検証するなどの慎重な措置をとるのが相当であったにもかかわらず、Ａ医師がそのような措置をとらず、シスプラチンの投与量を減量することなく、本件プロトコールに従ってＫに対してＣＰ療法の1サイクルを実施するに至ったことは、Ａ医師が、本件プロトコール中の「少なくとも2サイクルまでは全量投与する」との定めに従った結果ではないかとの疑いを払拭し難いと判示している。とすれば、Ａ医師が「９０ｍｇ／㎡／４週」というシスプラチン投与を行ったのは、Ｋの個別具体的な症状等を考慮して、医学的見地からKに対する最善医療義務の履行としてなされたものでなく、本件プロトコールに従った結果であることは明らかであり、仮に判決が判示するように一定の裁量があるとしても、A医師のKに対する化学療法の投与法に関する決定には、何らの合理的根拠も認められず、判決の判示する裁量論は妥当しないというべきであり、明らかに矛盾している。

四. 判決は、シスプラチンの添付文書上、「90mg/㎡の1日1回の投与」が定められていることや、卵巣がんに対する原則的用法・用量として定められているB法の「50~70mg/㎡の1日1回投与」を三週間当たりの投与量とみて、四週間当たりに換算するとシスプラチン投与量「90mg/㎡/4週」がシスプラチンの添付文書上の用法・用量を逸脱するものということができないと判示している。しかし、判決は本件プロトコールの投与量及び投与サイクルについて「90mg/㎡/3週ないし4週ごと」と認定しており、「90mg/㎡の1日1回投与」を三週間当たりの投与量とみれば、(一定期間内の投与量を示す)Dose Intensityの上でもシスプラチンの添付文書に定められた卵巣がんに対する用法・用量を逸脱している。にもかかわらず、「90mg/㎡/3週ないし4週」という投与量について、シスプラチンの添付文書上の用法・用量を逸脱するものでないとした判決には明らかな矛盾がある。

五. 判決は、「90mg/㎡/4週」というシスプラチンの投与方法について、北陸地方のみならず全国的にも高用量であることを認めたうえ、従前この量での投与法での効用を確認した研究はなかったとし、上記投与法には実験的ないしは試験的側面があることを否定できないとしながら、他方で、Kに対し、シスプラチンの投与量が高用量であることについて説明義務はないと判示しており、明らかに矛盾する。

六. 判決は、「90mg/㎡/4週」というシスプラチンの投与法の効用について従前研究がなされたことはなく、これを検証するために本件クリニカルトライアルが実施されたものであると判示しながら、他方で、シスプラチン「90mg/㎡/4週」の投与とシスプラチン「75mg/㎡/4週」の投与における副作用の相違といっても、結局は、程度の差に過ぎないとし、かかる抽象的な相違に関する説明を受けることが患者の自己決定の際の考慮事情として重要ではないと判示したことは明らかに矛盾する。「90mg/㎡/4週」という投与法について検証がなされていない以上、その抗がん効果や副作用は医学的には明らかにされておらず、「副作用といっても、結局は程度の差に過ぎない」などと断定することは到底できないはずだからである。

【シスプラチンの投与量を減量すべき注意義務違反について】

判決は、腎毒性の早期発見の観点からは、臨床上、一般にはクレアチニンクリアランス値が用いられるとしつつも、蓄尿が不正確であった疑いがあったとして、減量基準に従って減量せずにシスプラチンを投与したことが不適切な治療行為であり、過失があったということはできないと判示する。

しかし、他方で、判決は、蓄尿が正確ではなかった疑いがあったのであれば、看護師にその点を確認するとか、再度、クレアチニンクリアランス検査を実施して当初の検査結果を検証するなどの慎重な措置をとることが相当であったと判示している。臨床上、腎機能を評価するための検査方法として用いられるクレアチニンクリアランス検査で異常値を示した以上、かかる慎重な措置をとらなければ、腎機能障害がある可能性を払拭することはできず、腎機能を正確に評価できない状況の下、投与量を減量せずにシスプラチンを投与すれば腎機能障害の悪化をもたらす危険性があるからであり、かかる危険性は十分に予見可能であったからに他ならない。とすれば、かかる慎重な措置をとらず、減量措置を講じなかったA医師に過失があることは明らかであって、これを否定した判示部分と明らかに矛盾する。

被験者保護法制の必要性

控訴審判決に対する批判の声は訴訟当事者以外からも上がった。

第一章で取り上げた「愛知県がんセンター治験訴訟」の原告側弁護団長を務めた光石忠敬弁護士は『年報 医事法学20』（二〇〇五年八月一〇日発行）に発表した「金沢大学病院無断臨床試験事件」と題する判決紹介で、控訴審判決が北陸ＧＯＧクリニカルトライアルの症例登録について説明し同意を得る義務があったか否かという争点に入る前に、新たな争点として、（一）治療法選択に当たっての説明義務違反の有無、（二）高用量のシスプラチン投与に当たっての説明義務違反の有無を設けたことを取り上げ、次のように指摘した。

しかし、診療か研究かにつき本件試験1（※筆者注＝北陸ＧＯＧクリニカルトライアルのこと）に症例登録された事実を認定し非診療と判断しながら、診療を前提とする争点を設定すること自体矛盾である。なぜなら、インフォームド・コンセント原則は診療と研究で同質・同程度ではなく、研究では厳格でなければならないから、これらを同質視して説明義務違反の有無を論じることはできないからである。

さらに光石弁護士は、愛知県がんセンター治験訴訟でともに原告の代理人を務めた増田聖子弁護士、原告側の証人として法廷で証言した福島雅典京都大学教授とともに、厚生労働省の「治験のあり方に関する検討会」に提出した意見書においても、金沢大学病院の臨床試験をめぐる訴訟に言及した。同検討会は、二〇〇四年一二月の厚生労働、規制改革担当両大臣による「いわゆる『混合診療』問題に係る基本的合意」に基づき、未承認・適応外薬を保険診療と併用して使うことを可能にする制度の創設などが検討課題となる中、二〇〇五年三月に設置された会議である。光石弁護士らは同年六月二八日付の意見書で、薬事承認申請を目的とする「治験」以外の臨床研究が法で管理されていない現状の問題点を指摘し、「被験者保護法制の確立」や「研究と診療の区別の明確化」の必要性を訴えた。その中で、金沢大学病院の比較臨床試験をめぐる訴訟において被告側が「承認された医薬品を用いたのだから臨床研究とはいえない」と主張していることについて、「人を対象とする医科学研究や臨床試験の概念が法のレベルで議論されていないことに起因する」と指摘し、「（愛知県がんセンター治験訴訟と金沢大学病院の比較臨床試験をめぐる訴訟の）二つの裁判例は、被験者の権利が法をもって擁護される必要性を明確にしている」と述べた。

この意見書が提出された後、金沢大学病院の比較臨床試験をめぐる訴訟で原告を支援してきた打出喜義医師も、国に対して書面で意見を伝えることにした。二〇〇五年九月二七日付で、内閣総理大臣、厚生労働大臣、厚生労働省の担当局長らに宛てた「既承認薬のランダム化比較試験は臨床研究ではないので被験者のインフォームドコンセントは必要ない、とする国および治験の権威者の見解を問い、被験者保護法の確立を求める上申書」を提出したのである。

打出医師はこの上申書で、裁判経過の概略を述べ、被告である国が「（北陸ＧＯＧクリニカルトライアルに）症例登録されてもされなくても、受ける治療内容に差異がなかったのであるから、殊更に説明を要するべき事項ではなかったと考えられる」などと主張していることや、そうした主張が金沢大学内外で「治験」や「臨床試験」について指導的立場にいる大学教授の意見書によって支えられていることを指摘した。そして、そうした指導的立場にいる三人の大学教授が書いた意見書の一部を、教授の個人名などを伏せて、上申書に転載した。

それらは、「（北陸ＧＯＧクリニカルトライアルで用いられたＣＡＰ療法とＣＰ療法は）用法・用量に関しても保険適応内の妥当な治療であって、例え事後、両療法の治療成績を集計し比較したとしても、何ら問題のない自主研究の範疇である」「ノイトロジン製剤（保険適応内）を投与し、後日にこれを検証することは、特別調査に位置付けられ、『臨床実験』に該当しないことは明らか」「ノイトロジンを保険適応内で使用していることから試験には当たらず調査に該当し、患者からの同意取得は義務付けられていない」などと、卵巣がん患者を対象に無作為でＣＡＰ療法、ＣＰ療法を割り付けた比較臨床試験も、その試験の被験者を対象としたノイトロジンの特別調査も、保険で認められた範囲の投与方法を用いているから、臨床試験には該当せず、患者への説明は不要という、被告側の主張を裏付ける内容になっていた。打出医師はこれら三人の意見書と二つのプロトコールの記載内容を対比しながら、「もし、治験や臨床試験について指導的な立場にある各氏のご意見がここに示されたとおりであるならば、現行体制下の治験における被験者の保護も実質的に確保されていると言うには疑わしいと思わざるをえません」と記し、光石弁護士たちの意見書と同じく、被験者保護法制の整備を求めた。

「プロトコールを見ずに意見書を作成した」

打出医師が国に上申書を提出してから約四カ月後の二〇〇六年二月四日、仙台市内で「臨床研究の倫理――被験者保護システムの展望」と銘打った公開シンポジウムが開催された。日本学術振興会の人文・社会科学振興研究事業に属する研究プロジェクト「医療システムと倫理」と東北大学２１世紀ＣＯＥ「CRESCENDO」の共催によるシンポジウムだった。打出医師も報告者の一人として出席し、「日常診療と臨床研究との狭間で――同意なき臨床試験裁判から」という演題で講演した。北陸ＧＯＧクリニカルトライアルとノイトロジン特別調査のプロトコールや、原告、被告双方が提出した症例登録票を示しながら、訴訟の経過や争点、金沢地裁と名古屋高裁金沢支部の二つの判決内容について詳しく説明した。

講演で打出医師は、国への上申書に記載した「臨床試験の指導的立場にいる大学教授」の意見書も紹介した。その一つが、山口大学医学部附属病院薬剤部長の神谷晃教授が書いた意見書だった。その意見書は、金沢大学病院でのノイトロジン特別調査について「保険適応内で使用しているから、患者からの同意取得は義務付けられていない」と記していた。実は、神谷教授はこの日の公開シンポジウムの報告者の一人で、打出医師に先立って、「臨床試験実施施設における臨床試験審査の現状と問題点」と題する講演を行っていた。

報告者の講演やその後の質疑応答の内容が詳細に記録されている公開シンポジウムの報告書によると、打出医師は神谷教授の意見書の概要を紹介した後で、次のように話した。

私はこの意見書を見せてもらったときも、さきほどの話ではありませんが、多分神谷先生は、そういうプロトコールを全然ご覧になっていないというか、また汚い言葉を使いますが、「だまされて」お書きになったのではないかと思ったわけです。その後もずっとお電話をするか、お手紙を書こうかと思っていましたが、全然存じ上げないのにそんなことをしてもいけないかと思いまして、そのままになっていました。

報告者の講演が終わった後に行われた総合討論の冒頭、神谷教授は次のように発言した。

私の方からは、まず打出先生に謝りたいと思っていますので、最初にそのことを話させてください。私もやはり意見書を求められたときに、十分なインフォメーションはありませんでした。先ほどの私の発表の中でもありましたが、プロトコールがおかしいものはずっと見てきています。しかしこの場合は、残念ながらプロトコールは見ていません。与えられたインフォメーションは、G-CSFの投与量は保険適応範囲内の量であるということ、そこから始まったインフォメーションで、実際にはそのことが一つの文書の中に入ってきたところです。実際、市販後調査の調査と研究的調査は、製薬会社が自ら実施できるものではないというのが私自身の基本的な考え方です。それで、今回与えられた命題は、ノイトロジンの市販後調査についての意見を述べてください、それを市販後調査として一般的に考えた場合とこの場合と、という形で確か求められたと思います。それでこういうことを書きましたが、実際にこれが今、打出先生が言われたような方法で使われるということはわかっていませんでした。裁判の内容は全部知りませんので、判決が出る前の状態ですし、本当に申しわけないことをしたと思っています。

全容がわかっていれば、私はもともと臨床研究を無断でやることに対する痛烈な批判者ですから、絶対にこのような意見は書きません。これは申しわけないと思っていますから、まず謝りたいと思います。その上で今日のような話をしているということはわかってください。今日のお話は、とにかく私自身としては、プロトコールの出来が悪いのは、結局それをオーケーしてやる医師も悪いということになりますし、一番迷惑をこうむるのは患者さんだと考えています。ですから、これに関しては、本当に申しわけないことをしたということをお伝えしたいと思います。

この後、打出医師が名古屋高裁金沢支部判決を不服とする原告側が最高裁に上告中であることに触れ、「最高裁に出せるかどうかはまだわかりませんが、今おっしゃったような内容をそこに出していただければ、私としては非常にありがたいです」と、神谷教授に意見書の書き直しを要望した。これに対し神谷教授は、「もちろん、正確な情報に基づいた正確な内容の意見書に書き改めたいと思いますから、要求があれば当然のことながらやります。私はそういう主義で、間違ったことをほうっておくことはしないし、実際にいろいろなところでそれをやってきました」と述べた。

シンポジウムの報告書によれば、総合討論の中で神谷教授は、意見書は金沢大学病院の薬剤部長だった宮本謙一教授からの依頼で作成したことを明らかにした。宮本教授は二〇一四年三月に大学を定年退職している。筆者は二〇一八年三月、書面で宮本氏に取材を申し入れ、訴訟での被告側の主張の理由や、意見書作成の経緯などについて質問を送ったところ、宮本氏から丁寧な返信が届いた。

その中で宮本氏は訴訟当時の状況について、「臨床試験のための新GCP施行(平成10年)、臨床研究のための倫理指針の制定(平成15年)など、医療や臨床研究を取り巻く環境やルールが大きく変化した時期と全く重なっていた」としたうえで、新GCP施行前に始まっていた医師主導の臨床研究であった北陸GOGクリニカルトライアルはプロトコールや実施方法に未熟な点があったものの、「敢えて言えば、平成10年以前（新GCPや倫理指針が出る前で且つ、本院に臨床試験管理センターが設置される前）は本院に限らず全国的に医師主導の臨床研究では、口頭同意がほとんどであり（且つ、カルテ記載は無い）、文書同意をとることは稀であり、インフォームドコンセント（IC）が不徹底であったことは否めない」と振り返った。

一審判決が出たときの印象について宮本氏は、「裁判官は新薬開発のための臨床試験と混同したのではないか、と思った」と記す一方で、「本件裁判では、古い医療慣行を認めず、新しい倫理基準を基に裁定が行われた」「ICの不徹底を問うたわけで、平成11年以降の裁判としては至極妥当な判決だった」と述べていた。

打出医師によると、仙台でのシンポジウムの直後に北陸GOGクリニカルトライアルとノイトロジン特別調査のプロトコールを神谷教授に送り、意見書の作成を依頼したが、意見書は送られてこなかったという。

上告棄却

名古屋高裁金沢支部判決に対しては訴訟を起こした原告の代理人だけでなく、臨床試験に詳しい他の弁護士も数々の「矛盾点」を指摘していたにもかかわらず、最高裁はそれらを取り上げなかった。前述した仙台でのシンポジウムから約二カ月後の二〇〇六年四月二一日、最高裁第二小法廷（滝井繁男裁判長）が下した「決定」の主文には、「本件上告を棄却する」「本件を上告審として受理しない」と記されていた。

上告を棄却する理由について第二小法廷は、「上告理由は、理由の不備・食違いをいうが、その実質は事実誤認又は単なる法令違反を主張するもの」と述べた。民事事件で最高裁への上告が許される場合について、民事訴訟法三一二条一項は「判決に憲法の解釈の誤りがあることその他憲法の違反があることを理由とするとき」、同条二項は「判決に理由を付けなかったり、理由に食い違いがあったりするとき」などに限定しているが、それらに当たらない、という判断だった。また、民事訴訟法三一八条一項により、最高裁が上告を受理できるのは、判決に最高裁判例と相反する判断があるなど、法令の解釈に関する重要な事項を含むと判断される場合に限定されており、第二小法廷は名古屋高裁金沢支部判決について、これに該当しないとの見解を示した。

提訴から七年に及んだ訴訟は終結し、名古屋高裁金沢支部が下した判決が確定した。

一部が不陳述扱いになった被告側準備書面

原告側で訴訟に関わってきた打出喜義医師は、金沢地裁判決から大幅に後退し、プロトコールを作成して行う臨床試験であるにもかかわらず、被験者に対する説明と同意取得について「医師の裁量」を認めた控訴審判決が確定したことが医療現場にもたらす悪影響を心配した。上告理由書が指摘したような数々の矛盾がある高裁判決がなぜ出され、確定したのか。打出医師は、その理由について、国を被告とした国家賠償請求訴訟であったためではないかと考えた。臨床試験の責任者であった井上正樹教授でなく国を被告としたのは、ずさんな臨床試験の実態を知れば、大学の幹部や国の担当者は誤りを認め、すぐに訴訟は終わるのではないか、という期待があったからだった。しかし、被告である国は誤りを認めるどころか、自らの正当性を主張して徹底して争った。

裁判所は被告が提出した証拠の矛盾点をきちんと吟味せず、それを頭から信じ込んで判決を書いたのではないか。国を被告とした裁判を、国の機関である裁判所が裁くことには限界があるのではないか――。打出医師は、国賠訴訟の難しさを実感した。そして、北陸ＧＯＧクリニカルトライアルの症例登録票を自分がコピーしていなかったら、患者の症例登録自体を否定する被告側の言い分が通り、原告側は完全敗訴していたに違いないと思った。

国賠訴訟の難しさとともに、打出医師が強い印象に受けたことがあった。それは、「打出医師の医局人事への不満が訴訟の背景にあった」とする「私怨説」を唱えた被告側が、自分の人格を否定するような主張を繰り広げたことだった。

被告側が二〇〇一年七月一三日付で金沢地裁に提出した準備書面では、打出医師を非難する、井上教授や、Ｋさんの主治医だったＡ医師の陳述書などが引用され、「以上のように、打出医師には、本件病院内の人事に対する不満が鬱積しており、そのことが発露となって、（略）本件訴訟に発展していったものと考えられる」と記されていた。

被告側は控訴審の最終準備書面（二〇〇四年一一月一日付）でも打出医師への非難を繰り返したため、原告側は同じく控訴審の最終準備書面（二〇〇四年一一月九日付）で次のように厳しく批判した（実名で記載されている患者名はKとした）。

控訴人は、平成16年11月1日付最終準備書面第5において、「打出医師の欺瞞に満ちた説明」によって、「Kに控訴人病院産婦人科に対する要らざる不信感を抱かせて苦痛を与え、本来受けていれば2、3年の延命が十分期待できた放射線治療を受けさせず、Kの死期を早めた」等と主張する。

Kが本件クリニカルトライアルの被験者とされていたことを打出医師から説明を受けて知ったことにより、自らに無断で本件クリニカルトライアルの被験者とされたことについて、Kが精神的苦痛を被ったことは極自然なことであって、当然のことであるにもかかわらず、控訴人が上記のとおり主張することは、打出医師の名誉を毀損するとともに、尊厳ある個人として扱われなかったというKの受けた屈辱感を真摯に受け止めないばかりか、Kがかかる屈辱感や憤りを控訴人病院に対して抱いたこと自体が誤りであるかのように主張するものであって、K及びKの遺志を継いで本件訴訟を提起した被控訴人ら遺族を侮辱するものであり、控訴人である国の人権感覚の欠如を如実に物語っている。

被控訴人としては、Kが本件クリニカルトライアルの被験者とされたか否か、また、本件クリニカルトライアルの被験者とするについて患者に対するインフォームドコンセントを尽くすべきであったか否かという単純明瞭な争点を巡る本件訴訟において、当該争点につき医学的ないし法律的な知見をもって主張ないし反論することは訴訟における当事者主義の下での対立構造においてやむを得ないとしても、控訴人の上記主張の如く、争点とは関係なしに人の名誉を貶めるような主張をすることは控えるべきであると考える。

控訴人は、原審（※筆者注＝金沢地裁での一審）においても打出医師に対する人格攻撃を殊更展開しようとしていたが（原審では、裁判長の訴訟指揮により被告国側の準備書面のうち打出医師に対する人格攻撃を展開した部分について「不陳述扱い」〈※筆者注＝主張そのものがなかったものとして扱われること〉とされたこともあった。）控訴審における最終準備書面において、またしてもかかる人格攻撃を展開するに至り、被控訴人としては、控訴人である国の人権感覚の欠如を痛感しつつも、控訴人に対しては人権感覚の涵養と公正な訴訟追行を期待するとともに、裁判所に対しては本件訴訟における関係人の名誉が害されることのないよう適切な訴訟指揮を期待する次第である。

被告側準備書面のうち不陳述扱いになった箇所とその理由を確認しようと、筆者は金沢地裁、法務省、国立大学法人金沢大学に対し、この訴訟の口頭弁論調書を開示するよう、行政文書や法人文書の開示請求を行ったが、いずれの組織にも文書が保管されていなかった。また、金沢地裁の裁判長として一審を担当した井戸謙一弁護士にも尋ねたが、一五年以上の前の出来事であり、「記憶にない」とのことだった。

ただ、金沢大学病院における臨床試験をめぐる訴訟で被告側の準備書面の一部が不陳述扱いとなったことについては、筆者が朝日新聞社に在職していた当時の同僚である奥山俊宏記者らが二〇〇八年に出版した『ルポ　内部告発』（朝日新聞出版）ですでに紹介している。奥山記者は二〇〇六年四月六日、最高裁の閲覧室で、口頭弁論調書を含む訴訟記録を閲覧し、どの部分が不陳述となったかに特に着目して記録に目を通した。筆者が見せてもらった奥山記者の取材ノートの記載や奥山記者の記憶によると、一部が不陳述扱いとされたのは被告側第７準備書面（二〇〇一年七月一三日付）で、「第１」〜「第５」の五項目から成る全文二四ページの同準備書面のうち、打出医師がＫさんの転院や転院先での治療に深く関わり、不適切な治療のためにＫさんの死期を早めたなどと主張した「第４」項目と、打出医師の人事に対する不満の鬱積が訴訟の背景にあると主張した「第５」項目が不陳述とされたことがわかった。このうち「第５」項目の「本件訴訟の背景」には、被告側が提出した、河崎一夫病院長、井上教授、Ａ医師の三人の陳述書の一部が次のように引用されていた。

「打出医師との面談において、私が受けた強い印象は、井上教授に対して、打出医師が強く反目しているように感じたことである。この長年にわたり鬱積した反目がＫさんの医療と結びついて、本件訴訟に至ったように私には感じられる。」（河崎病院長陳述書）

「主治医と患者との単なる感情的なトラブルなのか、人権擁護に名を借りた私怨を晴らすための手段なのか、大学付属病院内での人事に対する不満の発露なのか、それとも全く思いも寄らない別のところに目的があるのか、全く理解に苦しんでいます。」（井上教授陳述書）

「打出医師は、6年前に井上教授が大阪大学から教授として赴任されるまでは、前任の教授のもとで長らく医局長を務めてきました。ところが、井上教授が教授となられてからは人事が一新されましたので、打出医師は、この人事に大きな不満を持ち、同人事や新体制にことあるごとに反目して、病院内や関連病院の同門の医師などに井上教授を中傷するような言動を繰り返し、私をはじめ教室員一同打出医師の言動には手を焼いていたのが現状でした。今回の裁判も、当初から、打出医師が絡んでいるのではないかと皆で思っておりましたが、陳述書が提出されて、やっぱりというのが正直な感想でした。」（A医師陳述書）

望んで「内部告発者」となったわけではない打出医師にとって、自分への人格攻撃は予想外のことだった。金沢地裁判決が出てから約一年後、月刊誌「情況」（二〇〇四年四月号）に掲載された打出医師のインタビュー記事（聞き手・仲正昌樹氏）などによれば、打出医師の実家は石川県内の「田舎町」にあり、漆器の卸売業を営んでいた。父親は家業のかたわら、三三年間、保守系議員をしており、「組織を守り組織に楯突くなど滅相もないという環境」で育てられた。医師を志したのは、妹を産んだ母親の「産後の肥立ちが悪く」、半年後に亡くなったことが影響していた。当時、打出医師は三歳になったばかりで、生母の顔を覚えていない。

一九七二年に金沢大学医学部に入学した後も、名残のあった学生運動に参加することもなく、卒業と同時に産婦人科に入局した。「お産で母親や赤ちゃんが亡くなることがないようにしたい」というのが産婦人科を選んだ動機だった。大学院修了後、福井医科大学（現・福井大学医学部）で一年間、基礎医学の研究をした以外は産婦人科の臨床一筋の生活を送ってきた。大学の先輩で、大阪大学に行っていた井上氏が一九九四年に産科婦人科学教室の新任教授として着任する直前には、当時の病院長から呼ばれ、新しい教授のサポート役をするよう指示を受けた。そのため、井上教授の患者や看護師への接し方に問題があると思った時には敢えて苦言を呈することもあった。打出医師は井上教授就任後に講師に昇格させてもらったこともあり、被告側が法廷で持ち出した「人事上の不満」などはなかったという。訴訟で原告側を支援したのは、説明もせずに患者を臨床試験の被験者にするような医療現場のモラルハザードが一掃され、医療が信頼を取り戻すことを願っての行動だった。

存在しなかった同意書

ここで話を控訴審判決時に戻す。

すでに述べたように、原告側は二〇〇五年四月の名古屋高裁金沢支部の判決を不服として最高裁に上告したが、被告である国立大学法人金沢大学（二〇〇四年四月の国立大学法人化に伴い、被告の立場を国から承継）は上告しなかった。

打出医師がつけていた当時の記録によると、控訴審判決の約一カ月後の五月一六日、当時の医学部長から「井上教授はみんなＩＣをとってあると言っているので調べてみたら」と言われた。それを機に、患者のカルテの閲覧を大学病院の医療情報部長宛てに文書で申請し、病院のカルテ庫に保管されていた、北陸ＧＯＧクリニカルトライアルの被験者二〇人以上のカルテを調べた。すると、カルテのほか手術説明書や化学療法説明書はそろっていたが、北陸ＧＯＧクリニカルトライアルやノイトロジンの市販後調査に関する説明文書や同意書は見つからなかった。

カルテの中には、ノイトロジン投与に関する指示が記載されているものもあり、そこには、北陸ＧＯＧクリニカルトライアルに登録されているので、白血球数が低下して基準値を満たせばノイトロジンを投与し、抗がん剤投与の二クール目以降からは「ルチーンに５日目より」ノイトロジンを投与する、という指示が記載されていることを確認した。

訴訟で原告側は、北陸ＧＯＧクリニカルトライアルの被験者全例に対し、抗がん剤投与によって減少する好中球（白血球）を増やす効果のあるノイトロジンを投与することになっているのは、ノイトロジンの添付文書に記載のない「予防投与」の効果を確かめるものであり、ノイトロジン特別調査は北陸ＧＯＧクリニカルトライアルと一体の一つの臨床試験である、と主張してきた。

北陸ＧＯＧクリニカルトライアルが行われた当時のノイトロジンの添付文書では、使用法を記載する欄に投与開始時点について「がん化学療法により好中球数1000/mm^{3}未満で発熱（原則として３８℃以上）あるいは好中球数500/mm^{3}未満が観察された時点から」または「がん化学療法により好中球数1000/mm^{3}未満で発熱（原則として３８℃以上）あるいは好中球数500/mm^{3}未満が観察され、引き続き同一のがん化学療法を施行する症例に対しては、次回以降のがん化学療法施行時には好中球数1000/mm^{3}未満が観察された時点から」と書かれていた。

これに対し、ノイトロジン特別調査のプロトコールでは、「１コース目」については「規定された化学療法終了後、好中球数1000/

1000/mm3（白血球数 2000/mm3）未満に減少した時点」となっていたが、「2コース目以降」については投与時点が「規定された化学療法終了後、day7より」と記載されており、好中球数に関係なく、抗がん剤の投与開始から一定期間後にノイトロジンを投与することが定められていた。

原告側の弁護団や打出医師がノイトロジンの添付文書に記載されていない「予防投与」の効果を確かめる目的があったのではないかと考えた理由は、ノイトロジン特別調査のプロトコールにおける投与時点に関する規定だけではなかった。同じプロトコールには、調査の目的として「Intensify CAP／CP療法におけるノイトロジン注の投与タイミングの検討を、好中球数回復効果及びQOL（発熱等）によって検討」と記され、さらに、CAP療法とCP療法の比較試験である北陸GOGクリニカルトライアルのプロトコールには「全例にG－CSF（※筆者注＝ノイトロジンの一般名）によるレスキューを行う」「特に2コース目より予防的にG－CSFを投与する」と記されていたからである。

被告側はKさんにノイトロジンが投与されていないことなどを理由に原告側の主張を否定し、好中球が減少した場合にのみノイトロジンを投与していた、と反論してきた。好中球の検査をしないままでのノイトロジン投与を指示する内容がカルテに記載されていたことを確認した打出医師は、原告側の主張の正しさを裏付けるものだ、と思った。

打出医師はカルテを調べた結果を医学部長と大学院医学系研究科の科長に報告した。控訴審判決から二カ月後の二〇〇五年六月九日、金沢大学は「医学部附属病院インフォームド・コンセント調査委員会」を設置し、二日後に発表した。六月一二日付朝日新聞石川版の記事は、「委員会では、訴訟となった臨床試験の問題点がどこにあったかの調査や、同病院での臨床試験や研究にかかわるICがきちんと行われているか、同病院のIC指針が適正かを調査する」と報じた。

その約一カ月後の七月二六日、打出医師は大学の学長への「上申書」を内容証明郵便で送った。それは調査にあり方についての要望を伝えるもので、打出医師は、（一）説明と同意取得がなかった場合の患者、家族への誠意ある対応、（二）地裁、高裁ともに信用性を認めなかった被告側の「症例登録票」が証拠提出された経緯の開示――の二点を求めた。

金沢大学が調査結果を発表したのは翌二〇〇六年一月一七日だった。Kさん以外に北陸GOGクリニカルトライアルの被験者とされた一三人について、カルテ調査の結果、いずれも医師側から患者に対する十分な説明と同意取得があったことを示す文書は存在しなかった。臨床試験の責任者だった井上教授は学長から厳重注意を受けた。しかし、打出医師が学長に要望した「症例登録票」に関する調査は行われなかった。翌日の朝日新聞石川版の記事はこの発表を次のように伝えた。

金沢大学は17日、インフォームド・コンセント（IC、十分な説明と同意）のあり方が問われた金大医学部付属病院のがん治療訴訟で、名古屋高裁金沢支部が病院側の説明義務違反を認めたことなどを受けて設置したIC調査委員会の調査結果を公表し、訴訟となったがん治療で他に23人の同意を得ていなかったことを明らかにした。今月中にも全員（遺族を含む）に経緯の説明と、謝罪をする。

調査委によると、23人については、患者に対する十分な説明及び同意が得られたことを示す文書は存在しなかった。治療の責任者だった教授に対し、同日付で学長から文書で厳重注意をした。

今後の防止策については、臨床試験に関するすべての事案について、学内に3つある審査（倫理）委員会のいずれかでICが適正になされているかどうかを調査する、と説明した。

一方で、調査委は今回、裁判で大学側が「（原告側）女性に対し臨床試験を行った事実はない」として、女性の名前が入っていない虚偽の資料（症例登録票）を提出したとされる点については調査しなかった。また、委員長を除く4人の委員の名前を「公正な調査をするため」を理由に最後まで明らかにしなかった。

これに対し、原告側代理人の敦賀彰一弁護士と浅野雅幸弁護士は「大学側がIC不足を認めたことは評価するが、余りにも遅すぎた。また、虚偽文書についての調査がないなど、非常に適正を欠いたもので不満だ」と話している。

訴訟での主張と異なる大学調査委員会の見解

ほかの新聞も、二三人の被験者に対する説明文書、同意文書が存在しないことやKさんの症例登録票に関する調査を行わなかったことを報じたが、北陸GOGクリニカルトライアルのプロトコールについて調査委員会がどう評価していたかについては報道していない。金沢大学が記者会見で配布したとみられる「金沢大学医学部附属病院におけるインフォームド・コンセントについて」

というタイトルの「平成18年1月17日」付文書（計三ページ）の「2．調査事項及び調査結果」に記されている項目は以下の三点だった。

一．北陸GOGクリニカルトライアル卵巣癌（Ｉ）に関わるＩＣについて
二．医学部附属病院における臨床上の試験と研究に関わるＩＣ指針の点検について
三．医学部附属病院における臨床上の試験と研究に関わるＩＣの実態について

このうち「北陸GOGクリニカルトライアル卵巣癌（Ｉ）に関わるＩＣについて」には、「医学部附属病院において実施された計23例の事例について、カルテに基づき調査の結果、いずれの調査事例に関しても、医師側から本件についての患者に対する十分な説明及び同意が得られたことを示す文書は存在しなかった」とだけ記載されていた。しかし、インフォームド・コンセント調査委員会は、北陸GOGクリニカルトライアルのプロトコールの妥当性についても評価を行っており、その内容は、「金沢大学医学部附属病院インフォームド・コンセント調査委員会報告書（平成18年1月）」に記されていた。

筆者の法人文書開示請求に対して金沢大学が二〇一七年一〇月に開示した同報告書（全一二ページ）の「はじめに」には、「金沢大学は、大学側の賠償責任を認めた控訴審判決に対して、平成17年4月27日に上告しないことを決定し、同時に、控訴審判決の判断を厳粛に受け止め、医学部附属病院における臨床上の試験及び研究に係るインフォームド・コンセントの徹底を図り、病院の診療及び医学系研究科・医学部の研究の質の向上と信頼性の確保に資するため、インフォームド・コンセント調査委員会を設置した」と記されている。北陸GOGクリニカルトライアルのプロトコールについては、二ページにわたって詳しい検討結果が記され、調査委員会の指摘事項がコメントとして記載されている。報告書がまとまった当時、Ｋさんの遺族が控訴審判決を不服として最高裁に上告中だったが、委員会のコメントには、Ｋさんの遺族が起こした訴訟において国や国立大学法人金沢大学が法廷で展開した主張を否定する内容も含まれている。調査委員会のコメントには重要な内容が含まれているので、報告書の該当箇所全文を以下に引用する（元号表記の後の西暦と傍線は筆者による）。

Ⅲ 北陸ＧＯＧクリニカルトライアル卵巣癌（Ⅰ）

1．概要

本事例におけるプロトコルの概要を以下に示す。

概要とともに記載内容が「臨床試験」として必要な内容を含んでいるか、また、方法の妥当性など指摘事項を記載する。

（1）本事例実施の形態

多施設共同による無作為比較試験である。

※通常の医療（患者状態に合わせた医師の裁量での治療）の結果を収集して評価するものではなく、「計画された前向き臨床試験」（無作為抽出比較試験）である。

（2）本事例実施の内容

卵巣癌のⅡ期以上で術後の残存腫瘍のサイズにより2群に層別化して、①高用量のＣＡＰ（Cisplatin 90mg, THP-adriamycin 45mg, Endoxan 500mg）療法とＣＰ（Cisplatin 90mg, Endoxan 500mg）療法の有効性の評価、②高用量化学療法における（白血球減少に対する）Ｇ－ＣＳＦの有効性を評価、の2つの試験を連動して行う形となっている。

※高用量でのＣＡＰとＣＰ療法の効果の評価が基本となっている。高用量が有効である前提で化学療法の組合せの優劣を評価するデザインである。

※①の試験が②の試験の前提となっていると考えられる。

（3）対象症例の選択基準

通常の「臨床試験」における基準と同様の記載方式となっている。

（4）治療方法の割付・登録

術後の残存腫瘍のサイズにより2群に層別化することとしている。各治療方法への割付はＦＡＸまたは電話による連絡を行うこととなっている。

※症例の無作為割付の方法（ランダム化の方法）についての具体的な記載はない。

（5）治療方法およびスケジュール

高用量のＣＡＰ療法（1日目にCisplatin 90mgとTHP-adriamycin 45mg投与、5日目にEndoxan 500mg）とＣＰ療法（1日目にCisplatin 90mgと5日目にEndoxan 500mg）は、いずれも初回手術後2週間以内に開始し、投与の周期は原則として4週間ごととなっている。4回目の投与後に4ヶ月の休薬期間をおき、更に4回の合計8回の投与スケジュールである。Ｇ－ＣＳＦは、2μg／kgを投与となっている。

投与のスケジュールおよび減量の基準観察項目についての記載は、一般的な「臨床試験」の形式に準じている。

※Ｇ－ＣＳＦは、全例に行うこととなっており、白血球減少の出現の有無を問わない投与と考えられるが、この場合にＧ－ＣＳＦの有効性が適切に検討できるかが疑問である。

（6）観察・検査項目

治療前後の画像診断を「必須」としている。

※医療上の必要性は考慮されていないため、「必須」項目を通常の保険診療で行うことは適切とはいえないのではないか。

（7）目標症例

完成例として60例となっている。

※「完成例」の意味が不明であるが、「脱落症例とならなかったもの」の意味か。

（8）登録集積期間

本事例実施の対象症例を登録する期間は、平成7年（1995年）9月9日から平成9年（1997年）8月末の2年間となっている。この期間中に前記（7）の目標症例を集積する計画としている。

（9）本人または（法定）代理人の同意および拒否

患者本人またはその代理人の同意を得ることを明記しているが、同意取得に関する手順（患者への説明内容・説明の方法、同意取得の方法・様式）および同意拒否・取消しに関する記載はない。

患者への説明書はない。

※「臨床試験」では、プロトコルに必須の記載項目である。

(10) 経費の負担

本事例実施における経費負担に関しての記載はない。

※上記、（６）のコメントと同様で、「無作為抽出比較試験」としているが、通常の保険診療を前提としており適切ではない。

(11) 症例登録票

一般的な形式と考えられるが、組織診断名の記載欄はない。

※診断名欄で、卵巣癌につきＹＥＳ、ＮＯの選択式となっている。この点では、卵巣癌以外も症例登録票が作成され得ることが考えられる。

※印は調査委員会のコメント

調査委員会のコメントの中でとりわけ注目すべきは、まず北陸ＧＯＧクリニカルトライアルについて「通常の医療（患者状態に合わせた医師の裁量での治療）の結果を収集して評価するものではなく、『計画された前向き臨床試験』（無作為抽出比較試験）である」と指摘していることである。これまで繰り返し述べてきたように、訴訟において被告の国（二〇〇四年四月以降は国立大学法人金沢大学）は「北陸ＧＯＧクリニカルトライアルは臨床試験ではない」と主張し、金沢地裁も名古屋高裁金沢支部も北陸ＧＯＧクリニカルトライアルが臨床試験に当たるとは認定していなかった。しかし、調査委員会ははっきりと「臨床試験である」と断定したうえで、臨床試験のプロトコールに必須である、同意取得に関する手順や同意拒否・取消しに関する記載がないことを指摘している。また、プロトコールで「必須」とされる治療前後の画像診断を保険診療で行うことや、経費負担に関する記載がなく通常の保険診療を前提に臨床試験を行うことを問題視している。

注目すべき第二の点は、北陸ＧＯＧクリニカルトライアルとＧ－ＣＳＦ（商品名・ノイトロジン）の特別調査の関係についての捉え方である。訴訟で原告側は両者を「不可分一体の臨床試験である」と主張したのに対し、被告側は一体性を否定し、ノイトロジン特別調査については「臨床試験ではなく市販後調査であり、文書・口頭いずれにおいても調査対象患者の同意は必要ない」と反論した。この点に関して調査委員会は、「2つの試験を連動して行う形となっている」「①の試験（※筆者注＝北陸GOGクリニカルトライアル）が②の試験（※筆者注＝ノイトロジン特別調査）の前提となっている」と述べ、「一体」という言葉を用いていないものの、両者が密接な関係にあったとの認識を示し、さらにノイトロジン特別調査についても「試験」という言葉を用いている。また、白血球減少の有無にかかわらずG－CSFを全例に投与するというプロトコールについて、有効性評価の観点から疑問を投げかけている。

金沢大学大学院医学系研究科と医学部附属病院における臨床試験、医療におけるインフォームド・コンセントに関する規定などの整備の経緯を検証した調査委員会は、報告書に次のように記した。

金沢大学大学院医学系研究科および医学部附属病院でのインフォームド・コンセントに関する規定の整備は、医の倫理・患者の権利についての内外の動きに連動して適切に行われてきていると言える。また、「文書による説明と同意」についても、わが国におけるインフォームド・コンセントに関する議論の高まりに対応して早くから規定等に盛込まれている点で組織としての対応は問題ない。

しかしながら、これらの規定の運用に関する取り決めについては問題がなかった訳ではない。特に、医薬品の製造（輸入）承認申請以外に関わる臨床試験についてはこれを直接管掌する委員会はなく、一般的には医の倫理審査委員会に委ねられていたが、その運用指針等が整備されていなかったために臨床現場では規定の趣旨が十分理解されず、適切な運用がなされていなかった。

筆者の法人文書開示請求に対して、金沢大学が二〇一八年七月に開示した同大学の医学研究、臨床試験に関する規定文書によると、「金沢大学医学部医学研究に関する倫理基準委員会内規」の制定が一九八五年五月一五日に教授会で決定され、同日施行された。

Kさんが北陸GOGクリニカルトライアルの被験者となった一九九八年当時に存在していたのは、二回目の改正を経て一九九五年四月一日に施行された「金沢大学医学部等医の倫理委員会内規」である。委員会の目的を定めた第一条は次のように記されていた。

金沢大学医学部、医学部附属病院、がん研究所及びがん研究所附属病院（以下「医学部等」という。）で行われる人間を対象とした医学の研究及び医療行為（以下「研究等」という。）がヘルシンキ宣言（1983年ベニス総会で修正）の趣旨に沿った倫理的配慮のもとに行われることを目的として、金沢大学医学部等医の倫理委員会（以下「委員会」という。）を置く。

また、第二条では「委員会は、医学部等で行われる研究等に関し、実施責任者から申請された実施計画の内容につき、倫理的、社会的観点から審査する」と定めていた。

金沢大学は、インフォームド・コンセント調査委員会による調査結果を公表した当時、五人の調査委員（学内四人、学外一人）の名前について、委員長（国立大学法人金沢大学の中村信一病院担当理事・副学長）以外の名前を明らかにしなかったが、金沢大学が二〇一七年一〇月に筆者に開示した委員名簿により、四人の委員のうち一人は金沢大学大学院法務研究科の樫見由美子教授であることがわかった。他の三人については名前とポストは黒塗りにされ、「医学部附属病院」「大学院医学系研究科」「石川県医師会」という所属のみが開示された。

二〇〇六年当時、調査結果を報じた新聞記事によれば、金沢大学は「臨床試験に関するすべての事案について、学内に3つある審査（倫理）委員会のいずれかでICが適正になされているかどうかを調査する」という再発防止策を発表しているが、この発表から八年後、同大学附属病院で再び臨床試験をめぐる不祥事が明るみに出ることになるが、それは第三章で取り上げる。

製薬会社の対応への疑問

大学のインフォームド・コンセント調査結果の発表から三カ月後の二〇〇六年四月二一日、最高裁が原告側の上告を棄却して控訴審判決が確定した。

訴訟の終結から半年経った二〇〇六年一〇月一九日、打出医師は東京の中外製薬本社を訪ね、北陸ＧＯＧクリニカルトライアルとノイトロジン特別調査のプロトコールをつけて同社に質問状を手渡した。

ノイトロジン特別調査での用法は添付文書に記載されていない「予防投与」の有効性を検討する臨床試験ではないか、▽通常の「市販後調査」以外の、実験性を帯びる臨床試験であるから、特別調査のプロトコールに下線まで引いて「被験者に対する説明と同意」の必要性を記載したのではないか、と考えた打出医師が製薬会社の見解を質すためのものだった。金沢大学がこの年の一月一七日、北陸ＧＯＧクリニカルトライアルの被験者となった二三人の患者からインフォームド・コンセントを得られたことを示す文書は存在しなかったと発表し、患者らに謝罪する意思を表明したことに触れながら、中外製薬に対し、会社として謝罪の必要性についてどう考えるかなど四点を尋ねた。

約一カ月後、中外製薬からは回答書（一一月二〇日付）が送られてきた。そこには、金沢大学病院でのノイトロジン特別調査のプロトコールにある用法については「添付文書の記載の範囲内である」と記され、患者に対する「説明と同意の取得がなされていなかったということであれば、それは大変残念なこと」としながらも、それについて会社が「弁明する立場にはない」と書かれていた。

それを受け取った打出医師はすぐにメールで次のような質問を追加で送った。

（一）ノイトロジン特別調査のプロトコールに「2コース目以降」のノイトロジンの投与方法が「規定された化学療法終了後、day7より2μg／kgを1日1回皮下投与する」と書かれているが、こうした投与方法も「ノイトロジンの添付文書の記載の範囲内である」と考えるのか。

（二）11月20日付回答書に「弊社が弁明する立場にはないものと捉えております」とあるが、特別調査の依頼元として、同意もなく臨床試験の被験者にされた人たちに対する何らかの表明も全く必要ないとの考えなのか。

このメールの中で打出医師は、自ら行ったカルテ調査で判明した、ノイトロジンの予防投与事例にも触れた。

中外製薬からは一一月二八日にメールで返信が届いた。打出医師の二つの質問への回答はおおむね以下のような内容だった。

（一）ノイトロジン特別調査を実施した当時のノイトロジンの添付文書では、「好中球1000/mm^3（白血球数2000/mm^3）未満が観察される症例に対して、がん化学療法剤投与後からレノグラスチム（※筆者注＝G－CSF製剤の一種の一般名）を投与する」との記載になっている。当該特別調査では、ノイトロジン投与1コース目の化学療法において好中球1000/mm^3未満が観察された症例を対象とした上で、2コース目以降の投与方法を規定している。添付文書における〝観察される〟との意味は、「既に当該事実（好中球1000/mm^3〈白血球数2000/mm^3〉未満）が確認されており、その後の時間的経過等の具体的状況から当該事実の継続性が合理的に推定できる場合も含む」との解釈において、当時の添付文書の記載の範囲を超えるものではないと捉えている。

（二）本件特別調査の実施当時においては、一般的には、市販後調査にはインフォームド・コンセントまでは要求されていなかったと理解しているが、当時の医療状況の動向等に鑑み、インフォームド・コンセントを実施することがより望ましいと考えていたので、本件特別調査のプロトコールにおいても、患者に対する説明と同意を得る旨規定した。金沢大学医学部附属病院において患者への説明と同意の取得がなされていなかったということであれば、それは前記の弊社の考え方と異なる取り扱いであり大変残念だが、説明と同意の取得が医師と患者との間で直接なされるものである以上、同病院の責任において、当時の基準に則して判断したものと理解している。

打出医師は再度質問を送った。それは、（一）特別調査のプロトコールの記載内容は「臨床試験」には当たらないのか、（二）自分にはノイトロジンの添付文書から「その後の時間的経過等の具体的状況から当該事実の継続性が合理的に推定できる場合も含むとの解釈」はどうしてもできないが、会社として白血球数も実測せずに推定だけによるノイトロジン投与を現場の医療者に勧めているのか——といった内容の質問だった。

この質問に対しては一二月一一日に中外製薬からメールで回答があった。

ノイトロジン特別調査が「臨床試験」に当たるか否かについて直接回答はせず、「当該特別調査Ⅱは、当時の『医薬品の市販後調査の実施に関する基準（改定GPMSP）』に則り、ノイトロジンの承認されていた適応症、用法・用量の範疇で実施したものであると考えている」としたうえで、インフォームド・コンセントの取得についてプロトコールに記載したのは、あくまで「当時の医療状況の動向等に鑑み、インフォームド・コンセントを実施することがより望ましいと考えていたため」と、それまでの説明を繰り返した。

打出医師の二つ目の質問に対しては、「添付文書の〝観察される〟の意味につきましては、化学療法の実施によって好中球数1000/mm³以下であることが現に確認されている場合については、同一の化学療法を実施することにより、再び同様の好中球数減少が惹起されることが医学的にも相当の合理的蓋然性をもって考えられることより、当該ノイトロジン注の投与のためだけを目的とする新たな好中球数の検査は、特段の事情等が無い限り求められないのではないか、ということでございます」としたうえで、「医療従事者に対してノイトロジン注の添付文書に則った投与を案内させていただいており、先生からご質問のあった白血球数（好中球数）の確認なしに、投与を勧めるようなことは一切ございません」と答えた。

その後、両者の間で何度かメールのやり取りがあったが、中外製薬側の説明は基本的に変わることはなかった。

刑事告発

最高裁の上告棄却の決定で控訴審判決が確定した後、原告側を支援してきた打出喜義医師は一つの行動を起こした。北陸GOGクリニカルトライアルの責任者であった井上正樹教授と、無断で被験者にされたことの責任追及を夫に託して亡くなったKさんの主治医で同トライアルの事務局を担当としていたA医師（当時・講師）を、内容虚偽の症例登録票を作成したり、法廷で虚偽の証言をしたりした行為は偽証などの罪に当たる、として金沢地検に刑事告発したのである。

これまで繰り返し述べてきたように、Kさんの遺族が起こした民事訴訟では、原告、被告双方が内容の異なる症例登録票を証拠として提出し、「Kさんが北陸GOGクリニカルトライアルに症例登録されていたか否か」をめぐって真っ向から対立した。金沢地裁、名古屋高裁金沢支部とも、被告側が「症例登録していない」証拠として提出した症例登録票の信用性に疑問を投げかけ、K

さんは北陸ＧＯＧクリニカルトライアルに登録されていたことを認めた。

二〇〇五年四月の控訴審判決に不服だった原告側が最高裁に上告した後、打出医師は、臨床試験における医師の裁量権と患者の自己決定権はどちらが優位であるべきかを審理してほしいと願いながら、最高裁の審理がどうなるかについて原告代理人の敦賀彰一弁護士と話し合う機会があった。その中で、「証拠の偽造や法廷での偽証を放置しておくわけにはいかない」という気持ちが強くなっていった。やがて告発を決意し、そのための準備を進めた。控訴審判決から一年後の二〇〇六年四月一日に公益通報者保護法が施行されたことにも背中を押され、最高裁の上告棄却の決定からわずか五日後の同年四月二六日、井上教授に対する告訴・告発状とＡ医師に対する告発状をそれぞれ金沢地検に提出した。金沢地裁の判決が出た後に共著『人体実験』と患者の人格権』を出した仲正昌樹氏も打出医師と一緒に告発人に名を連ねた。

井上教授への告訴・告発状では、（一）原告側を支援していた打出医師に北陸ＧＯＧクリニカルトライアルをめぐる訴訟への関与を中止しないなら退職せよとの脅迫を繰り返すなどした行為が強要未遂罪に当たる、（二）法廷で証人として宣誓のうえ、Ｋさんが症例登録されていないと自己の記憶に反した虚偽の陳述をした行為が偽証罪に当たる、と主張した。

また、Ａ医師への告発状では、（一）Ｋさんが北陸ＧＯＧクリニカルトライアルの症例選択条件を満たしていないとする症例登録票を作成した行為が虚偽公文書作成罪、同行使罪に当たる、（二）法廷で証人として宣誓のうえ、症例登録票が真正のものであるなどと自己の記憶に反した虚偽の陳述をした行為が偽証罪に当たる、と主張した。

告発状につけた陳述書で打出医師は、Ｋさんの遺族が提訴した経緯や、自身が原告側で訴訟に関わった理由、訴訟の継続中に上司である井上教授から受けたさまざまな嫌がらせなどに触れた。大学の調査委員会がＫさん以外の患者のインフォームド・コンセントについて調べたものの、民事訴訟で問題になった症例登録票については調査を行わなかったことについて、「症例登録票は薬剤臨床試験の公正を担保するものであり、その改ざん・偽造はカルテの改ざん・偽造と同様、重大な問題であるにもかかわらず、これを調査しようとしないインフォームド・コンセント調査委員会の姿勢には非常に憤りを感じてなりません」と記した。そして、「地域の医療の中心的存在たるべき大学病院がこのような姿勢・対応しかできないのであれば、大学病院に勤務する者として非常に情けなく、地域の人達にも大変申し訳なく思います。今の大学病院に自浄作用をこれ以上期待することは無駄であると考えざるを得ず、告訴・告発を通じて不正を正していく他ないと決心し、本告訴・告発に至った次第です」とその心境をつづった。

告発の当日、打出医師は敦賀弁護士とともに午前九時に金沢地検を訪れ、書類を提出した。その後、二人は東京に向かい、同日午後、厚生労働省の医政局医事課で、医師法違反で井上教授とA医師に対する行政処分を行うよう求める上申書を提出した。あわせて、施行されたばかりの公益通報者保護法の趣旨に沿って、告発を理由に、打出医師に解雇や自宅待機命令、退職の強要などの不利益な扱いをすることがないよう金沢大学病院を指導することを要請した。

そのような要請をしたのは、打出医師がすでに井上教授からさまざまな嫌がらせを受けていたからである。

告発の際に金沢地検に提出した陳述書によると、Kさんの遺族が国に損害賠償を求めた訴訟で打出医師の陳述書が原告側から証拠として提出された直後の二〇〇〇年九月二一日午前九時ころ、打出医師は井上教授から教授室に呼び出され、「ここにいるよりも、自分で辞職してどこかへ行った方が良い。裁判までして、嘘の情報を流して」と言われ、訴訟への関与を止めないならば辞職せよと強く要求された。翌二〇〇一年四月三日には、井上教授の指示を受けた当時の医局長から、打出医師が申請していた土曜日と日曜日の他病院での兼業について教授印はつけない、と言われた。他病院での仕事は一般的に行われていることで、打出医師もそれまでは認められていたが、兼業禁止によって収入面からも辞職せざるを得ない状況に追い込み、訴訟への関与を止めさせようとする井上教授の意図を感じた。辞職の強要はその後も繰り返され、二〇〇四年一二月二二日には忘年会が始まる前に、産婦人科医局員や看護師の前で、井上教授から「なんでこんなところに来ているのか！」などと暴言を吐かれた。

打出医師が井上教授らを告発した翌日の二〇〇六年四月二七日付朝日新聞石川版の記事では、「公益通報者保護法ができたので頑張ってみようと思った」という打出医師の言葉と、「内部告発がなければ、偽造がまかり通り裁判は負けていた。悪質な行為にペナルティーがないのは許されない」という敦賀弁護士の言葉が紹介された。

しかし、金沢地検は告発の翌年の二〇〇七年二月一六日、井上教授とA医師を嫌疑不十分で不起訴処分にしたことを発表した。翌二月一七日付朝日新聞石川版の記事はその処分について次のように伝えた。

金沢地検の吉池浩嗣次席検事は16日、不起訴処分としたことを明らかにしたうえ、「告発で偽証とされた証言は、前後の文脈などから判断して虚偽とはいえない」と説明。また、裁判で提出された大学側の症例登録票が改ざんされていたとの指摘については「仮に改ざんがあったとしても、書類は医師が私的に作成したもので公文書ではなく、犯罪にはあたらない。改ざんの事実があったとも認められない」との認識を示した。

この決定に対し、教授は「当然のことを当然のこととして認めていただいたものと思っている」とするコメントを発表。講師も朝日新聞の取材に対し、「患者は重複がんで、卵巣がんの標準的な治療の試験の対象にはできなかったため、登録を取り消した」と経緯を説明。改めて偽証はなかったと疑いを否定し、「今後も日々の診療に全力を尽くしたい」と話した。

打出医師は「遺族による民事訴訟の判決では事実上改ざんを認定し、大学も十分な説明がないまま症例登録したことを認めて患者たちに謝罪した。地検が偽証を認めないとはおかしな話だ。症例登録票は臨床試験の根幹をなし、裁判に証拠提出された重要な書類。公文書でないと退けるのは疑問に思う」と話した。

金沢大は「個人同士の訴訟案件であり、コメントは差し控える」としている。

三年後の二〇一〇年五月二一日、打出医師は金沢地検の不起訴処分を不当として、金沢検察審査会に審査を申し立てた。不服申し立ての対象としたのは、二〇〇四年八月二五日に名古屋高裁金沢支部で行われた控訴審の証人尋問で証言した井上教授の偽証容疑だった。金沢地検の不起訴処分決定から三年後に審査申し立てをしたのは、その間に検察審査会法が改正され、二〇〇九年五月二一日以降、検察官が「不起訴」と判断しても検察審査会が二回「起訴相当」と議決すれば、強制的に容疑者が起訴されるという、新しい仕組みが導入されたからだった。「一般の方々の常識で事実を見てほしい」というのが、打出医師の願いだったが、申し立てから半年余り経った二〇一〇年一二月一六日、金沢検察審査会は「不起訴処分は相当である」との議決を行い、打出医師に通知した。

「研究至上主義による患者軽視」

二〇〇六年四月の刑事告発や行政処分の要望の際に検察庁や厚生労働省に伝えた「ハラスメント被害」について打出喜義医師は、

その前年に金沢大学のハラスメント調査委員会に調査を申し立てた。大学などの学内で、教授がその権力を濫用して学生や配下の教員に対して行う嫌がらせ「アカデミックハラスメント」の被害に遭った、という申し立てだった。二〇〇五年一一月一〇日付の申立書で打出医師は、自分が受けたハラスメントの具体例として次の五つを挙げた。

一．教授からの退職勧告

教授室へ呼ばれての度重なる執拗な退職勧告に精神的にも追い詰められた。

二．裁判で提出された陳述書

教授は二〇〇〇年一二月二五日付で裁判所に提出した陳述書に「善良に、謙虚に、誠心誠意業務を遂行している医局員は、過去5年間、打出医師が絡んでいると推測される破廉恥な投書等に悩まされ続けており、今回、本件訴訟にも打出医師が関与していることが明確になるに及んで、医局員全員あきれるばかりでありました」などと、いわれなき感情的文言を記した。

三．臨床活動への妨害

金沢大学病院産婦人科で行われた手術への関与（執刀・指導）は、一九九五年は二五%、一九九七年にはほぼ三例に一例に達していたのに、患者が無断で臨床試験の被験者にされたことを知り、教授に「そのような臨床試験は、即刻止めるべきだ」と直談判した一九九八年から徐々に減っていき、ここ数年は、自分が担当する患者の手術以外には、ほとんどお呼びがかからない状況になっている。

四．他大学での講演妨害

二〇〇四年一〇月に鳥取大学大学院医学系研究科長から金沢大学病院長宛てに、同年一一月に山梨大学長から金沢大学長宛てに、非常勤講師委嘱願いがあったにもかかわらず、直接の上司に当たる教授の印がもらえないということで、せっかくの非常勤講師委嘱願いが反故にされた。二度にもわたるこのような暴挙は、大学に在籍する教員一人一人の自由な表現活動・学問の自由を担保する面からも、絶対に看過できない事件であったと考えている。

五．収入妨害

大学病院の医師のアルバイトは兼業許可のもとで寛大な措置がとられていたが、一九九八年を境に激減し、二〇〇二年と二〇〇三年は一九九五年の二割となった。二〇〇四年に微増したが、これは、ある病院へアルバイトに行っていた医師の都合が悪くなり、同年一一月に急きょ自分に回ってきたためである。しかし、兼業許可の書類に教授の印がもらえなかったため、同病院への出張は医局の指示でありながら兼業と認められず、自分の年休を使って出張しなければならないという状況が約二カ月も続いた。年休を使って、医局から指示された定期の出張をしているのは、医局の中で自分だけだったので、明らかな異常事態であったと思っている。

打出医師は中立書を次のように結んだ。

使い古された言葉ですが、やはり、医療は「患者」中心、大学は「理」中心であるべきです。ところが、医療において患者を中心に据えようとすると、そこに医局という絶対的ヒエラルキーが立ち塞がってくる。そうして、その頂点に位置する教授の言には絶対服従の中で、医療に身を捧げようと志した若い医師らは、患者からだんだんに離れていく。もし、このような負の連環が金沢大学の中にもあるとしたら、金沢大学は、もうここら辺で、それを潔く断ち切るべきです。金沢大学の「理」のもと、本調査会が、早急に、そうした負の連環構造の抜本的改革に向けての第一歩をしるされますよう切望する次第でございます。

他大学から打出医師への講演依頼とはどのようなものだったのか。

鳥取大学からの依頼は、一般市民も参加できる大学院公開セミナーとして開催する講演会において、打出医師に「患者中心の医療と医療者の役割～臨床試験における患者の権利と医師の義務」という題で自身の経験も踏まえて話をしてほしい、というものだった。

山梨大学からの依頼は、「医療の倫理」をテーマに一回二時間の授業をしてほしい、というものだった。

打出医師の申し立てから約二カ月後の二〇〇六年一月二〇日、金沢大学のハラスメント調査委員会は委員会の結論とそれに基づく大学の対応について、文書で打出医師に伝えてきた。打出医師によると、調査委員会は打出医師の訴えのうち、「退職勧告」についてはハラスメントと認定し、何らかの処分が必要と結論づけたものの、それ以外の事項については明確にハラスメントと判断しなかった。そのほか調査委員会は、「日常的な暴言」については何らかの指導が必要で、「医局のハラスメント構造」、「教授の研究室上主義による患者軽視」について指摘し、何らかの対応が必要とした。大学の対応としては、学長が教授に文書で厳重注意を申し渡したほか、「暴言」と「研究室上主義」についても直接指導を行った、とされる。

打出医師によると、上司だった井上正樹教授は最初、同じ大学の保健学科助教授への「栄転」を打出医師に勧めた。しかし、それを断ると、執拗に退職を勧告するようになったという。退職の「強要」と受け止めた打出医師は、「言った」「言わない」のトラブルに発展しないための防御手段として、教授室に呼ばれる時にはポケットに録音機器をしのばせて会話を記録するようにした。ハラスメント調査委員会が教授の退職勧告をハラスメントと認定したのは、かろうじてその「証拠」があったからだと打出医師は思った。

自分が受けた「精神的苦痛や経済的損失」に比べて余りにも「軽い処分」であると受け止めた打出医師は、その気持ちを、告発状とともに金沢地検に提出した陳述書に記したのである。

「患者の権利」説いた恩師の支え

打出医師は「同意なき臨床試験訴訟」が終結してから八年後の二〇一四年三月まで金沢大学に勤務し、六一歳で退職した。患者の遺族と自分が所属する組織とが争う訴訟において遺族の側を支援しながら仕事を続けることには大きな困難が伴った。これまで述べてきたような数々の嫌がらせを受ける中で、退職を考えたこともなかったわけではない。それを踏みとどまらせたのは、前任教授だったの西田悦郎氏の次のような助言だった。

「悪いことをしているわけではないのだから、何を言われても我慢しろ。外へ出た途端つぶされるが、大学にいる限りは大丈夫だ。自分の体の中にいる虫はつぶせない」

打出医師によれば、大学にいた当時の西田氏は風変わりな教授として知られていた。製薬会社との過度な付き合いを避け、どんな危険性があるかわからない新薬にすぐに手を出すことはせず、「評価が定まってから使えばよい」というのが持論だった。医学部の学生に対する講義でも、産婦人科の話はそっちのけで「人生」について語ることがよくあった。臨床医が片手間にする研究などでは大した成果が出るはずがないと考えていたので、医局員たちに無理して論文を書けとは言わなかったという。

医局員たちを相手に戦争中の話もしてくれた。「同年配の優秀な人たちが戦争で大勢死んだことを心に刻みながらやってきた」という西田氏の言葉を、打出医師は「謙虚になれ」というメッセージとして受け取った。

教授時代の西田氏が口癖のように言っていたのが、「何があっても本給だけで生活できるようにしろ」ということだった。打出医師は、アルバイトをあてにして生活が破綻することを戒める恩師の教えを守ってきた。そのおかげで、アルバイトができなくなっても何とか生活を維持することができた。西田氏は、患者の側で訴訟に関わった打出医師の行動を評価し、応援してくれた。

そもそも、打出医師が医療においては患者の人権（人格権）が最優先されるべきであると考え、それが問われた訴訟で患者遺族の支援に立ち上がったのは、西田氏の考え方に影響を受けたためだった。

西田氏は医師免許を取る前の医学生の産婦人科臨床実習にも消極的だった。打出医師がその理由を尋ねたところ、西田氏はこう答えたという。

「医学生には患者を使って実習する権利はあるだろうが、患者にはそれを拒否する権利もある。互いの権利がぶつかり合う場が大学病院の臨床実習だとしたら、教育者として、医師として、そこの案配をどうすればよいかと考えれば、その答えは自ずと出てくるではないか」

打出医師は訴訟に関わるようになってから、西田氏のこの言葉を思い出し、大学病院で「患者の権利」に言及する者がいなかった時代から、自分の恩師がそれについて深く考えていたことを理解した。

市民の役割

「同意なき臨床試験訴訟」の被告側はこの訴訟の結末をどう受け止めているのか。

北陸GOGクリニカルトライアルの責任者で、一九九四年から二〇一二年まで一八年間、金沢大学医学部産科婦人科学教授だった井上正樹氏は二〇一五年に六七歳で亡くなったので、筆者は取材ができなかった。ただし、朝日新聞時代の筆者の同僚である奥山俊宏記者が、公益通報者保護法が施行された直後の二〇〇六年四月に井上教授に話を聞いているので、その内容を紹介したい（患者名は「Kさん」とした）。

奥山記者は同年四月七日、井上教授と次のように電話で会話した。

――産婦人科学会の雑誌に当時発表されている抄録を拝見すると、「インフォームド・コンセントが得られた」と（なっている）。

井上 そうそう、口頭でね。文書では保険診療薬とかそういうものはそれほど認識がなかったわけですわ。でも、あとで「聞いてない」と言われたときに文書があったほうがいいわねぇ。

――Kさんについては口頭での説明は？

井上 もちろん、してますよ。

――ただ、Kさんについては「（クリニカルトライアルは）やってない」と、ずっとおっしゃっておられた。

井上 治療は説明してます。

――クリニカルトライアルの対象……

井上 クリニカルトライアルといっても特別な治療をしてたわけじゃなくて、治療をしていた人を、半々になるように集めて報告したということだけなんで、それはもう何ら問題もないことやね。途中でやめた人とか、量を減らした人とか、いくらでもあるしね。だから、最初は形としてはそういう形になってるかもしれんけど、実際は途中でやめたり、よその病院から寄せ集めて、だいたい半々になったわけやね。Kさんは全然そういう症例の中には入ってないんですけど、最初、そういう治療をしようとしたときに名前が入ってたもんだから、集めようとした中に入ってたんですけどね。実際は、症例をまとめたときには含まれてないんですわ。だけど、そんなん言うたって、裁判所は「一時的でも含まれていたら、そういうこと、他事目的を患者さんに説明しとかなダメですよ」ということやね。それは我々も理解できるから。ぼくらは説明したつもりだったけど、説明が足りなかったんじゃないか、ということで反省もしたわけやな。だから二審の判決は受け入れているわけですわ。

裁判では、他事目的説明義務違反について「診療契約上の債務不履行にあたる」のみならず、「診療にあたった医師の不法行為にも当たる」と指摘されている。この指摘について、ファクスを送った上で四月一三日、奥山記者が電話をかけて見解を求めたところ、井上教授は次のように答えた。

井上 説明不足というのは言い方によっては不法行為になるわね。ちゃんと説明するということが義務づけられているのに説明しない、と。で、何を説明しなかったかというと、抗がん剤をしたとかしないとか、どういうものをやったという説明じゃなくて、患者さんの、臨床研究の一環に、その治療成績を使ったという、その他事目的やね。だから裁判に書いてあるように「他事目的、医療以外の他事目的がいささかでもあれば、それを説明しなさいよ」ということなんよ。だからそんな大袈裟なね……。だから、ぼくら、説明したつもりだし。説明したつもりだったんだけど、患者さんが十分理解されてなかったということで、まあ裁判になったわけやね。

――他事目的について、裁判の認定では「説明していなかった」という認定になってますよね？

井上 裁判の説明（認定）では、「認定（説明）していなかった」ということになってるわね。ぼくらは説明したつもりやったけど、それはなんでかいうたら、口頭で説明するとかせんとか、聞いたとか聞かんとかいう話で。証拠がないわけですわ。そやから、そういう抗がん剤の説明はちゃんとしてるんですよ。

――ただ、クリニカルトライアルの対象にしたということは口頭でも説明しておられなかった？

井上 いや、してます、口頭で。そやけど、Kさんに関してはそこに登録、登録っていうか、そこに入ってないから、説明はしていないと思いますわ。ぼくもその主治医じゃないから分からんけど。登録しようと思ったんだけど、あの人の場合は違う……、まあ、比較的に適用するようなもんじゃなかったから。登録しようと思ったけども、そのー、じゃなかったから、説明してないわけですわ。ほかの人は別に何ら問題ない。Kさんだけ、そこでちょっと行き違いがあったんかもしれんね。だから、そのことに関しては、十分説明が足りなかったということを反省して、二審の言われるようにお金払ったということやね。それ以上の何にもないですわ。

打出医師への対応については、井上教授は四月七日の電話取材に次のように語った。

――退職勧告に関して（ハラスメント調査委員会は）ハラスメントと認定し、で、厳重注意した、ということについてはどう思われますか？

井上 ぼくの認識と、現場の認識と違うと思うけど、でも、それはそういうふうにぼくは納得して受け入れてるわけやから、それ以上、何も言うこと、ないですわ。ぼくの認識が甘かった、ということやろうねぇ。ハラスメント委員会がそう決定したんだから、それを素直に受けて、「申し訳ありませんでした」ということで、数カ月前にそれで話は終わってますけど。

――退職勧告をされたんでしょうか、打出医師に対して。

井上 何もないのに退路を断って辞表を出せ、とかそんなこと言ったのではなく、いろんなポストがあるから、そういうポストで活躍したらどうですかと言ったわけで。

――学外も含めて……。

井上 そうそう。学外もあるし、学内もあるし。

――そのことは内部告発したことと……。

井上 無関係やね。結局、大学というのは、新しい教授が来たら、年齢的に近い人はそれなりの仕事を見つけてどっかに行くのが大学人としての常識やわね、ふつうは。それに意見が合わん人は、出ていくのがふつうの一般的常識とぼくは思ってるんだけど。アメリカなんかもそうだし。それが大学を活性化するシステムだし。日本の大学人の常識としてそういうのがあったんやけど。だけど、ない人もいるからね。

――内部告発されたということと時期的には重なっているんですが。

井上　重なっているいうことと、一緒だということは、無関係やね。

四月一三日の電話取材では、奥山記者は、打出医師への対応の具体的な内容を井上教授に問いただした。

——おととしの忘年会で井上先生と打出医師が顔を合わされて、井上先生が「なんで、君はここにいるんだ?」とおっしゃったと。

井上　そんなん言いましたかね?　覚えてないですわ。「なんでこの隣の席にいるんかなぁ」と言うたんかもしれんね。隣にいたから。たぶんそんなんかもしれんし。どういう状況で言うたんか知らんけど。

四月一三日の電話取材で、奥山記者は、打出医師への対応について重ねて質問した。

——裁判で内部告発されて、そのあと、打出医師に対して井上教授から……。

井上　それはなんにもしてないですわ。打出医師がそういうの後ろになっているということが分かってからは何にもしてないですわ。それと似たようなことがよその診療科で起こってたから、それを見て学習したということもあったと思うんだけど、まあ、何もしてないですよ。話もしてないから。だから、忘年会で「君、なんでこんなとこにおるんや」と言ったのが三年ぶりじゃないですか。それ以外、話をしてない。

四月七日の電話での会話の際に井上教授から奥山記者に対して取材の趣旨について繰り返し説明を求められたので、奥山記者は井上教授にファクスを送り、その中で、次のように説明した。

打出先生が内部告発した内容について、井上先生は「刑事事件になってないでしょ。それだけのことです」と指摘されましたが、裁判所は「不法行為にあたる」と判断しています。犯罪にはあたらない不法行為を内部告発した人を保護するべきか保護せざるべきか、という論点を考える格好の素材であると思っています。

金沢大学のハラスメント調査委員会は今年一月に報告書をまとめ、井上先生から打出先生に対する「退職勧告」について「ハラスメント」と認定し、そのほかの「日常的な暴言」「研究至上主義による患者軽視」を指摘しています。こうしたハラスメントや暴言と内部告発との関係について、井上先生は「無関係」とおっしゃられましたが、外形的、客観的に見て、まったく無関係であると言い切るには無理があるように思われます。そのあたりについて井上先生のご見解をぜひ詳しく伺いたいというのが取材の趣旨の一つです。

その月の一日、つまり、二〇〇六年四月一日に公益通報者保護法が施行されたばかりだったということもあり、奥山記者は、内部告発者保護のあり方を考えるのに役立つ具体例の一つととらえていた。

四月一七日の取材では、井上教授は公益通報者保護法について次のように述べた。

刑事事件にならないようなものは保護されません。そういうふうに理解してるんですけど。それは理解のしかたは個人個人で違う。

公益通報者保護法の条文の字面だけを見れば井上教授の言葉にさほどの誤りはないが、労働基準法など他の法令を踏まえれば、井上教授の理解には誤りがある。すなわち、公益通報者保護法の保護対象に入らなくても、一般法理によって内部告発が保護されることはあり得る。そのため、奥山記者は「刑事事件にならない場合であっても保護される場合というのは実際の法律の運用ではあり得るし、今までもあった」と指摘した。すると、井上教授は次のように答えた。

別に「保護したらいかん」と言うてないわけで、打出先生ですか、その人を別にそれ以上、なんにも、ぼくも別に追及もしてないし、(打出先生も)自由にされてるんじゃないですか。五年も前の話なんでね。

筆者は二〇一八年三月、井上教授の下で北陸ＧＯＧクリニカルトライアルの事務局を担当していたＡ医師に取材を申し入れた。すでに金沢大学を去っているＡ医師は現在の所属と名前を出さないことを条件に、書面と電話による取材に応じた。筆者との一問一答は次の通りである。

――裁判所は一審、二審とも、Ｋさんが北陸ＧＯＧクリニカルトライアルに登録されていたこと自体は事実として認定し、「Ｋさんに対する説明義務があった」と判断しました。この裁判所の認定を当時どのように受け止めましたか。現在でも「Ｋさんは北陸ＧＯＧクリニカルトライアルに登録されていなかった」という主張に変わりはありませんか。

Ａ医師　Ｋさんは非常に珍しい「重複がん」（子宮がんと卵巣がんの同時発生）であったことがこれまでほとんど報道されていない。これは手術後に病理学的に確定したもので、裁判でも認定されている。争点はここにあるにもかかわらず、どの報道機関もここに焦点を当ててくれなかった。

北陸ＧＯＧクリニカルトライアルのプロトコールには重複がんが登録できないとされていたため、システム上は登録できないことになっていた。しかし、一旦登録しようとして登録票に記載した後に重複癌がわかったため、裁判では当初登録しようとした意志があったということを重視された結果、登録があったものと認定されてしまった。

さらにこの患者さんが登録出来ない旨を記載した別の登録票を作成していたため、二種類の登録票が存在することとなり、ここを原告側に加担した第三者に攻撃された結果、裁判の争点がぼやけて長期化し、裁判の目的が何か別の所にあるような違和感をずっと覚えていた。

ＩＣ（インフォームド・コンセント）の必要性に関しては、北陸ＧＯＧクリニカルトライアルのプロトコールに記載されたシスプラチンの投与法と、当時金沢大学医学部附属病院産婦人科で標準治療として採用していた投与法が全く同じだったことから、私たちは登録の有無にさほど関心を持っていなかった。登録をしなかったとしても治療法は同じであったからだ。判決自体には曖昧なものがあり、登録をされていたとする合理的な理由が欠けている。したがって「Ｋさんは症例登録されていた」とする裁判所の認定はいまも承服できない。

――「北陸ＧＯＧクリニカルトライアルはインフォームド・コンセント（ＩＣ）が必要な臨床試験ではない」との主張はいま振

り返ってみても正当であったとお考えですか。

A医師　私が金沢大学に着任した時にはすでにトライアルは始まっていたので、プロトコールの作成には関与していないが、このトライアルは非常に特殊なものだった。それは、標準治療同士を比較するという稀な試験であったからだ。したがって、患者さんは登録をしようがしまいが、結果としては同じ標準治療を受けることになるわけだ。しかも、北陸GOGクリニカルトライアルが始まったのが一九九五年、Kさんが治療を受けたのが一九九八年で、当時、金沢大学には臨床試験を管理するために必要な体制（倫理審査委員会や臨床試験管理センターなど）さえも全く整備されておらず、ICについての指針も存在しない状態だった。本件の上述したような特殊性とこのような時代背景から、本試験のICに対する認識が現在の基準には達していなかったのではないかと考えている。

――先生は控訴決定に関わっていますか。もし関わっているのであれば、関係者の間ではどのような議論が行われたのか、控訴決定の最も大きな要因は何であったか（逆に言うと、もし控訴せず判決を受け入れた場合に金沢大学医学部附属病院がこうむる最大の不利益は何だったのか）、記憶の範囲で結構ですので教えてください。また、控訴をせずに判決を受け入れ、北陸GOGクリニカルトライアルの問題点を検証するべきとの意見は、その関係者の間では皆無だったのか否か教えてください。もし控訴に反対する意見があったとすれば、どのような立場の方が、どのような理由で反対したか教えてください。

A医師　訴訟対応は私と教授と国の代理人だけで行っていた。病院の幹部は実際の代理人とのやりとりや会議にはほとんど関わっていないし、関知していなかったと記憶している。一審判決は明らかに論理的な矛盾があり、控訴せざるをえなかった。高裁はかなりこちらの主張を理解してくれたので感謝している。

――標準的な治療を普及させるためになぜ臨床試験の形を取る必要があったのでしょうか。大学からの指示、命令では関連病院の医師の協力を得られにくいかもしれませんが、研修会を開いてエビデンスを示しながら丁寧に説明すれば、相手も医師なのだから、臨床試験の形を取らなくても「標準治療」を普及させることは十分可能だったのではありませんか。また、仮に標準治療の普及が目的であったなら、それをプロトコールに記せばよかったのではないか、といった疑問が残ります。

A医師　CAP療法とCP療法については当時すでに多くのエビデンスが存在しており、両者を比較してデータを取る意味はなかった。実際、北陸ＧＯＧクリニカルトライアルの結果については、学会発表はしたものの論文にはしていない。副作用が起きないという点で患者の負担はないが、治療効果の劣る低用量の抗がん剤治療を多くの産婦人科医が行っていた現状を見て、主任教授が適正量を用いた卵巣がん治療をなんとか標準化したいというのが目的であったと思う。参加者の中には、高用量の抗がん剤は使いたくないと思っていた医師もいたと思うが、トライアルをしたおかげで卵巣がん治療における dose-intensity（一定期間に投与された抗がん剤の用量）の概念が定着したのは間違いない。

筆者は二〇一八年五月、Ｋさんの遺族側で訴訟にかかわることになった打出医師にこの訴訟の意義や汲み取るべき教訓、再発防止策などを尋ねた。打出医師は、臨床研究の実施の可否を審査する倫理審査委員会の運用について改革が必要だとして、次のように語った。

原告側は臨床試験と日常診療の違いを繰り返し主張したが、とりわけ高裁の裁判官がそれを理解してくれなかった。患者の自己決定権よりも医師の裁量権の優位性を認めた控訴審判決が確定したことはとても残念だった。ただ、その後、倫理審査委員会の整備が進むなど、臨床研究の管理は少しずつ厳格化されてきた。内容が不十分とはいえ、薬事承認申請のための臨床試験（治験）以外の臨床研究も法規制の対象とする臨床研究法の制定にまで至った。「同意なき臨床試験訴訟」には一定の意義があったと考えている。

被験者となる患者の人権を守るためには、倫理審査委員会が研究申請者から提出されたプロトコールや被験者の同意取得のための説明文書（ＩＣ文書）の内容を審査するだけでは十分とはいえない。研究が始まった後、審査委員が被験者に面接して、倫理審査委員会が承認したＩＣ文書を用いて、承認した実施方法、手順を守って研究を行っているかどうかを確認する必要がある。その確認作業で患者に面接する役割は、一般市民の立場で倫理審査委員会に参加している委員が担うのが良いと思う。一般市民が研究の可否を判断することは難しいが、患者から話を聞くのは医師や臨床試験の専門家よりふさわしい。患者のほうも自分と同じ一般市民に対しては率直に話せると思う。

患者への説明義務を怠っていたことを裁判所に指摘され、自らの調査でも過去のインフォームド・コンセントが不十分であったことを確認し、再発防止を社会に約束した金沢大学だが、裁判の終結から八年後の二〇一四年になって、別の臨床試験での新たな不祥事が発覚することになる。

注

（1）臨床試験であることを認めなかった金沢地裁判決に対しては生命倫理研究者からの批判もある。笹栗俊之、柴田智美著「診療と研究の境―臨床試験の倫理―」（山崎喜代子編『生命の倫理2―優生学の時代を越えて』〈二〇〇八年、九州大学出版会〉）は、金沢大学の医師の行為は「研究（臨床試験）であったことは明白である」との立場から、次のように指摘している。

法の枠外の臨床試験について司法がどう判断するか注目され、確かにIC取得義務違反は認められたわけだが、その論拠は事件の本質を突いていない。被告の行為を臨床試験だとはっきり認めることを避けたからだ。その結果、当該患者を被験者として扱った判決とはならず、あくまで治療法選択における患者不在の問題としてしか扱われなかった。（略）この判決により、「日本の研究には法的根拠がない」ことがあらためて示されたことになる。これでは、再び同様の事件が発生した時の判断はその時の裁判所次第ということになり、将来に不安を残したままなのである。

第三章

「倫理指針逸脱した先進医療」
―金沢大学病院

記者会見

第二章で取り上げた「同意なき臨床試験訴訟」の終結から八年後の二〇一四年四月二二日、金沢大学は記者会見を開き、同大学の医師が開発し、厚生労働省の先進医療に指定されていた「カフェイン併用化学療法」が、厚生労働省が定めた「臨床研究に関する倫理指針」に違反していたことを明らかにした。

金沢大学が記者会見で配布した資料には、カフェイン併用化学療法について次のように記されていた。

カフェインは強心利尿薬であるが、ＤＮＡ修復阻害作用があり、種々の抗がん剤の作用を増強する可能性がある。今回のカフェイン併用化学療法は、悪性骨軟部腫瘍に対して抗がん剤を投与する際に薬事法上の適応外使用にあたる高用量のカフェイン注射剤を試験的に併用投与することの、有効性・安全性を評価・確認する臨床試験として実施された。

カフェイン併用化学療法の臨床試験は、「臨床研究に関する倫理指針」にどのような点で違反していたのか。金沢大学の記者会見資料は次の三点を挙げていた（元号表記の後の西暦は筆者による。以下、同様）。

一．金沢大学附属病院に設けられた倫理審査委員会（正式名称・臨床試験審査委員会）の承認を得た試験期間が平成２４年（２０１２年）３月３１日に終了した後も、新規の患者様の治療を実施していたこと（平成２５年〈２０１３年〉１２月２８日以降はすべて中止した。）。

二．試験計画で定めた「被験者の適格基準」を満たさない患者様に対しても治療を行っていた可能性があること。

三．患者様の死亡に際して、インシデントレポート（病院内での安全管理のために各種の事象〈インシデント〉が生じた際に報告を義務付けているレポート）以外に必要とされる報告が行われていなかったこと。

また、記者会見の資料には今後の対応として、「速やかに外部の有識者の参画を得た調査委員会を設置し、事実関係の究明とルール違反等の問題点の明確化、再発防止策の策定のための検討を開始する予定であり、早急に中間報告をまとめる所存である」と記されていた。

カフェイン併用化学療法の臨床試験を行っていたのは、医学部整形外科学教室の土屋弘行教授らの研究グループだった。その臨床試験が、記者会見の前年の二〇一三年一二月に中止された当時の附属病院長は土屋教授の前任の整形外科学教授だった富田勝郎氏で、同氏は金沢大学が倫理指針違反を公表する直前の二〇一四年三月三一日までの八年間、病院長のポストにあった。富田氏の後任として二〇一四年四月一日から病院長になったのは、泌尿器科学の並木幹夫教授だった。

前述したように、金沢大学は記者会見で、倫理指針違反の一つとして死亡事例の報告を怠っていたことを挙げた。その死亡事例が発生したのは二〇一〇年三月である。

二〇〇三年七月に定められた厚生労働省の「臨床研究に関する倫理指針」は二〇〇八年七月に全面的に改訂された。その改訂指針が施行されたのは、金沢大学病院でカフェイン併用化学療法を受けた患者が死亡する約一年前の二〇〇九年四月一日である。改訂指針は、研究責任者の責務の一つとして、「臨床研究に関連する重篤な有害事象及び不具合等の発生を知ったときは、直ちにその旨を臨床研究機関の長に通知しなければならない」と定めていた。また、臨床研究機関の長の責務の一つとして、研究責任者から重篤な有害事象や不具合等の通知がなされた場合には「速やかに必要な対応を行うとともに、当該有害事象及び不具合等について倫理審査委員会等に報告し、その意見を聴き、当該臨床研究機関内における必要な措置を講じなければならない。また、当該臨床研究を共同して行っている場合には、当該有害事象及び不具合等について、共同臨床研究機関への通知等を行わなければならない」と定めていた。さらに、通常の診療を超えた、侵襲性を有する臨床研究で、予期しない重篤な有害事象及び不具合等が発生した場合の「臨床研究機関の長の責務」として、「対応の状況・結果を公表し、厚生労働大臣又はその委託を受けた者に逐次報告しなければならない」と規定していた。

二〇一〇年三月の死亡事例発生当時、カフェイン併用化学療法の研究グループの中心にいた土屋氏は整形外科学教室の准教授で、教授の富田氏は、前述したように病院長を兼ねていた。

金沢大学が記者会見で公表した死亡事例の報告問題について、報道各社は次のように伝えた。

「治療中に患者1人が亡くなっているが、因果関係はないとみられるという」（四月二三日付朝日新聞）

「10年3月には患者1人が亡くなったが、倫理審査委への報告も怠っていた」（同毎日新聞）

「（臨床試験は）同大倫理審査委員会で2008年3月～12年3月の期間で承認され、カフェイン剤を抗がん剤と併せて投与し、有効性などを検証していた。だが、グループは試験期間が過ぎた後も約50人の患者に対し、臨床試験を継続。昨年12月に前病院長の富田勝郎氏の指示で中止されたが、公表はしていなかったという。また、グループは同委員会の適格基準を満たさない患者にも試験を行ったほか、10年3月に適格基準外で臨床試験を受けていた患者1人が死亡した際、同委員会に報告しなかった。当時、医療事故とは判断されなかったという」（同読売新聞）

「教授らは、先進医療の適用基準を満たさない患者（最大で80人）にもこの療法を実施した可能性があるという。さらに臨床試験が認められた期間に患者1人が死亡する事例があったが、倫理審査委への報告がなかったことも判明。病院側は『治療自体に問題はない』とし、死亡との因果関係は否定している。並木幹夫病院長は記者会見で『ルールを厳守せず患者にリスクを負わせてしまった』と謝罪した」（同日本経済新聞）

「治療中に患者1人が死亡する事例があったが、倫理審査委への報告がなかったことも確認されたという」（四月二二日付共同通信）

これらの記事からは、金沢大学は、（一）患者死亡とカフェイン併用化学療法に因果関係はない、（二）死亡事例を報告すべき倫理審査委員会に報告していなかった――などと説明したことは見て取れる。だが、この死亡事例については、患者の遺族の刑事告訴を受けた石川県警が、記者会見の約三カ月前の二〇一四年一月に土屋教授ら三人の医師を業務上過失致死容疑で金沢地検に書類送検していた。また、カフェイン併用化学療法は、厚生労働省の「先進医療制度」の対象になっていたにもかかわらず、金沢大学病院は同制度に基づく厚生労働省への有害事象報告も怠っていたことがのちに明らかとなるが、それらについては後述する。

カフェインの抗がん剤作用増強効果を利用

倫理指針違反の詳細について取り上げる前に、そもそもカフェイン併用化学療法とは何か、金沢大学が同療法の臨床試験を実施するまでにどのような経緯があったのか、について触れてみたい。

筆者は二〇一五年一月、国立大学法人金沢大学に対し、カフェイン併用化学療法に関する大学や附属病院内での倫理審査に用いられた研究実施計画書や、厚生労働省に対する高度先進医療（のちの先進医療）の適用申請に用いられた文書の開示を求めた。

その請求に対して金沢大学が開示した文書によると、土屋弘行医師は二〇〇〇年一二月一五日に病院長宛ての臨床試験申請書を提出している。土屋氏は当時、整形外科の助教授だった。申請書には「金沢大学医学部附属病院における医薬品等の院内臨床研究取扱要項に基づき、下記のとおり医薬品等の臨床試験を実施したいので申請します」と記され、「研究題目」は「骨軟部悪性腫瘍患者へのCaffeine投与」、「目標症例数」は「１００症例」、「研究期間」は「平成１３年（２００１年）1月～平成１８年（２００６

年）1月」となっていた。

この中請書には研究内容の詳細が記された「臨床試験計画書」が添付されていた。同計画書には、研究の背景、目的として次のようなことが書かれていた。ここで「in vitro」というのは、試験管内で行われる実験を指す。

一．「in vitro」に各種抗がん剤とカフェインの相乗効果を調べ、カフェインが抗がん剤の作用を増強させるものであることを報告してきた。

二．１９８９年以降、骨軟部悪性腫瘍患者の術前、術後の化学療法に対しカフェインの併用投与を行ってきた。

三．カフェインの投与により、化学療法の効果が従来「有効」や「不変」であったものが「著効」や「有効」に移行し、とりわけ初診時転移を有しない骨肉腫に対しては局所有効率１００％という結果が得られている。

四．術前化学療法の効果が「著効」の患者に対しては従来の切断術は不要で、患肢温存縮小手術、つまり、これまで切断しなければならなかった筋肉、腱、靱帯、神経血管、骨端部を温存することができ、良好な患肢機能が得られている。

五．カフェインの大量持続投与に関しては、いまだ報告がなく、中毒発現濃度、致死濃度については明らかではないが、これまでの予備的検討で、当投与法では血中濃度が100μg／mL を超えることはなく、ほとんどの患者で80μg／mL 以下であることが推測された。この濃度のカフェインで抗がん剤との併用に有意差が認められているため、至適濃度であると考えられる。

六．化学療法の効果を増強させることにより腫瘍の壊死率を１００％にし、これにより縮小手術が可能となり、患者のＱＯＬを高め、生存率を上げることができる。カフェインの有効性を臨床的に証明し、世界にカフェイン併用化学療法の有効性を認めてもらうことが目的であると考えている。

カフェインは鎮痛剤として薬事承認を取得し、一九八二年一〇月から公的医療保険が適用される医薬品として販売されていた。抗がん剤の作用を増強するという効能・効果では承認されていなかったので、金沢大学の研究グループの臨床試験はカフェインの

「適応外使用」に当たる。臨床試験での投与量も添付文書に記載された用量を上回るものだった。カフェインには動悸、頻脈、痙攣などの副作用があることから、臨床試験の計画書には「薬剤部の協力のもとにカフェインの血中濃度を24時間ごとに測定し、危険な濃度に至らないようにコントロールする予定」と記されていた。

　臨床試験の被験者となる患者への説明文書には、試験の目的、方法、予想される効果と副作用、他の治療法、臨床試験に参加しなくても不利益を被ることはなく承諾後でも撤回できること、プライバシーの保護、健康被害が生じた場合の対応、カフェインは整形外科学教室の研究費で購入し患者負担はないこと、などが記されていた。

　この試験計画書の提出から約一〇年後の二〇一〇年三月、カフェイン併用化学療法を受けた患者が、抗がん剤のアドリアマイシンの副作用である心筋症で死亡する事例が発生することになるが、金沢大学の研究グループは二〇〇〇年当時、カフェイン併用化学療法に用いる抗がん剤の一つであるアドリアマイシンの副作用について、被験者への説明文書に「抗癌剤（アドリアマイシン）の副作用により、心筋障害、皮膚・筋壊死、脱毛が起きることがあります。心筋障害が考えられた場合、心電図で精密検査を行います」と記載していた。

　臨床試験計画書の記載によれば、研究グループはこの臨床試験の申請に先立つこと一一年前の一九八九年からカフェインを併用する抗がん剤の投与を行ってきたことになるが、そうした先行的な投与は臨床試験として大学に申請し、倫理審査を受けていなかった可能性がある。また、二〇〇〇年の時点でなぜ臨床試験としての申請をしたのか、開示資料からはわからない。開示資料によれば、この申請を受けて受託研究審査委員会で審査が行われている。筆者の法人文書開示請求に対して金沢大学が二〇一八年七月に開示した「金沢大学医学部附属病院受託研究審査委員会標準業務手順書」（一九九九年一〇月制定）によれば、受託研究審査委員会は、「医薬品の製造（輸入）承認申請及び承認事項一部変更承認申請の際に提出すべき資料の収集のために行う治験」や「医薬品の再審査申請、再評価申請の際提出すべき資料の収集のための市販後臨床試験」について、「倫理的、科学的及び医学的見地からの妥当性」などを調査、審議するために設置されたものである。

　二〇〇一年一月一〇日の受託研究審査委員会では、カフェイン併用化学療法の臨床試験について以下のような質疑応答があった（「委員名」ならびに「委員長名」を「不明」と記した部分は、文書の開示の際に金沢大学が黒塗りにした箇所）。質疑応答に出てくる「in vitro 実験」というのは前述のとおり、試験管内で行われる実験を指し、「historical control との比較」は、過去に行われた骨軟部腫瘍患者に対する治療データと比較することを意味するとみられる。

〈質問〉本試験実施の根拠となる結果、例えば in vitro 実験、動物実験、第Ⅰ相・第Ⅱ相試験の結果などは得られているのか?（委員名不明）

〈回答〉ヌードマウスを用いて動物実験を行っており有効性を示す結果は得られている。（土屋医師）

〈質問〉この試験は無作為化比較試験ではないのか?（委員名不明）

〈回答〉対象症例が少ないため historical control との比較を行う。（土屋医師）

〈質問〉今までの研究結果で得られた有効性を示してください。（委員名不明）

〈回答〉有効性を示した結果はすでに論文として発表しており、本委員会の資料として提出している。また、現時点では他に報告されているいずれの治療成績と比較してもよい結果が得られている。（土屋医師）

〈追加〉本試験実施において被験者の安全性を確保し科学的根拠に基づく治療方法を確立するため、薬剤部でも caffeine の血中濃度測定を行う予定である。（委員名不明）

〈要請〉動物実験での有効性を示した資料を提出してください。（委員長名不明）

〈土屋医師退席後、以下の議論が行われた〉

〈質問〉Caffeine 投与は適応外使用であるが、安全性、特に投与量・投与方法などに問題はないのか?（委員名不明）

〈コメント〉投与量は添付文書に記載されている最大投与量の約2倍である。投与方法は添付文書の用法・用量と同じ静脈内投与である。（事務局）

〈質問〉極量（最大投与量）の目安はどの程度と考えればよいのか?（委員名不明）

〈コメント〉有効域と中毒域の比を指標とする考え方もあるが、これらの関係が明確化されている薬剤は比較的新しい薬剤である。（事務局）

〈質問〉本試験は医の倫理委員会で審議されるべきではないか？今までの結果が明確に示されていないが、この委員会で試験の実施を決定してよいのか？（委員名不明）

〈コメント〉審査資料の記載によれば、過去10年間で100症例程度の臨床使用経験があり副作用についても問題ないと回答されている。今後5年間での目標症例数は100症例とあり、今回の試験結果により客観性のあるエビデンスが得られるのではないか？（同）

〈質問〉年齢や体重といった個人差はどのように配慮されるのか？（同）

〈コメント〉投与量は体表面積を考慮して算出されるが、より安全性を考慮して血中濃度を個別にモニターする。（同）

〈結論〉研究責任医師にはここで行われた議論の内容をふまえて、十分注意して試験を実施するよう指示する。（委員長名不明）

一九九五年四月に改訂された「金沢大学医学部等医の倫理委員会内規」によれば、医の倫理委員会（一九八五年の設置時は「金沢大学医学部医学研究に関する倫理基準委員会」）は、「人間を直接対象とした医学の研究及び医療行為（以下「研究等」という）がヘルシンキ宣言（一九八三年ベニス総会で修正）の趣旨に沿った倫理的配慮のもとに行われることを目的」に設置されたもので、「実施責任者から申請された実施計画の内容につき、倫理的、社会的観点から審査する」ことが、その業務とされていた。

受託研究審査委員会での質疑応答に土屋医師の発言として記録されている「有効性を示した結果」をまとめた「論文」とみられる複数の文献も金沢大学の開示文書の中にあった。その一つである「四肢悪性骨・軟部腫瘍に対するカフェイン併用動注化学療法」（「癌の臨床」一九九五年一〇月号）は、土屋医師と整形外科学教室の富田勝郎教授（一九八九年に教授就任）が著者となっており、骨肉腫二一例、軟部肉腫二六例に対するカフェイン併用化学療法の「治療成績」が紹介されている。この論文によると、骨肉腫に対しては、複数の抗がん剤とカフェインを組み合わせた二種類の併用療法が、軟部肉腫に対しては、同じく三種類の併用療法が試されていたことがわかる。論文の「考察」には次のように書かれている。

「われわれは、生存率と局所根治性の向上を目指してカフェイン併用化学療法を考案した。現在まで得られている結果は、骨肉腫については局所有効率１００％、累積生存率も初診時転移のない stage ⅡB 骨肉腫では平均生存期間５６カ月で８５％であり、また、軟部肉腫でも局所有効率６５％、累積生存率は stage ⅡB 軟部肉腫で平均生存期間７７カ月で９１％と良好である。骨肉腫に対してカフェイン併用化学療法はきわめて有効であり、良好な患肢機能を追求した縮小手術を可能としている」

「骨肉腫においては局所効果および生存率ともかなり満足のゆく結果を得ているが、stage Ⅲ骨肉腫の治療が今後の課題である。軟部肉腫では、生存率は良好であるが、局所効果をもっと高めて縮小手術につながるように表１（※筆者注＝「試験段階のプロトコール」というタイトルがついた表で、軟部肉腫に対して試された三種類の併用療法のうちの一つが記されている）に示したような種々の抗癌剤とカフェインの併用療法を検討していきたい」

この論文が発表されたのは、土屋医師ら金沢大学整形外科学教室の研究グループが患者に対してカフェイン併用化学療法を実施し始めてから数年後のこととみられるが、臨床試験として倫理審査を受けたか否か、被験者となる患者に対する説明と同意取得がどのように行われたかは論文に記載がないため、わからない。

高度先進医療の対象に

カフェイン併用化学療法の臨床試験の実施が受託研究審査委員会で承認されてから一年後の二〇〇二年一月二二日、金沢大学病院は河崎一夫病院長名の厚生労働大臣宛て「高度先進医療承認申請書」を石川社会保険事務局長に提出した。

高度先進医療は、一九八四年の健康保険法改正で導入された制度である。健康保険法に基づき、保険診療を行う医療機関や医師、歯科医師の責務を定めた厚生労働省令（一九八四年当時は厚生省令）である「保険医療機関及び保険医療養担当規則」は「特殊な療法又は新しい療法」や保険が適用されている医薬品以外の薬の使用を原則禁止しているが、大学病院などでの新しい治療法の開発のため、「高度先進医療」として認められた場合には、新たな医療技術そのものには公的医療保険から費用を支払わないが、その医療技術を実施することに伴う診察、検査、入院などの費用については保険からの支払いを認め、保険診療と保険外診療の併用（いわゆる「混合診療」）を例外的に認めることにしたのである。保険外診療部分の費用は大学病院が研究費で賄っても、すべて患者に負担してもらってもかまわない。数例の実施例をつけて申請し、承認されれば、公的医療保険と患者の負担で新しい医療技術の安全性や有効性を確かめることができる制度だった。

この制度をつくった当初、厚生省（当時）は、高度先進医療の中で薬事承認を得ていない医薬品・医療機器の使用や、承認を得た効能・効果とは異なる目的で医薬品・医療機器を使う適応外使用を禁止してはいなかったので、金沢大学病院もカフェインの適応外使用に当たるカフェイン併用化学療法への高度先進医療適用を申請することができた。

しかし、健康保険制度の枠内で導入された高度先進医療制度は、医薬品・医療機器の安全性、有効性を確保するための規則を定めた薬事法（現在の医薬品医療機器法）の適用を受けない臨床試験を許容する、という矛盾を抱えていた。のちに二〇〇四年の混合診療解禁論議を経て高度先進医療制度が先進医療制度へと切り替わる過程で、未承認・適応外の医薬品や医療機器の取り扱いが重要な検討課題となり、新たな制度改革が行われる。それが、金沢大学病院の「臨床研究に関する倫理指針」違反問題の背景となるのだが、その詳細は後述することにする。

金沢大学病院の高度先進医療の申請書類には、一九八九年以降、抗がん剤による化学療法にカフェインの併用を行ってきた結果、腫瘍を縮小させ、従来であれば切除しなければならなかった筋肉や腱、靱帯などを温存させることができ、生存率も上げることができる、との効果をＰＲする文言が記されていた。また、投与方法や副作用への対処法については次のように記載されていた。

> 国際学会でも評価の高い金沢大学整形外科オリジナルのプロトコールに従い、通常、シスプラチン１２０ｍｇ／㎡×１日、アドリアマイシン３０ｍｇ／㎡×２日、カフェイン（安息香酸ナトリウムカフェインを使用）１５００ｍｇ／㎡×３日を１クールとして、術前化学療法は動注持続ポンプにて、術後化学療法は静注にて投与します。術前化学療法3クール施行後化学療法の効果判定を行い、効果があれば引き続き5クールまで化学療法を行い、再度効果判定を行い腫瘍切除範囲を決定した上で腫瘍摘出手術を行います。術後も摘出標本での壊死率を考慮しプロトコールに従い化学療法を行います。また、化学療法の効果が認められない場合にはプロトコールに従って抗癌剤をイフォマイドやメソトレキセートなどに変更いたします。術後化学療法にはイフォマイドやメソトレキセートを用いこれにもカフェインを併用します。カフェインには不眠、動悸、頻脈、

痙攣、消化器症状などの副作用があり、カフェインの投与にあわせてmajor tranquilizer（ウィンタミン：Chlorpromazine hydrochioride）を随時使用するようにしています。ウィンタミンは平成13年（２００1年）4月にて使用できなくなり、その後はホリゾン、セレネース、ドルミカム等にて対処しています。動悸、頻脈、痙攣に対しては常時モニターにて監視を行い、消化器症状に対してはプリンペラン等で対応するようにしています。また、薬剤部の協力のもとにカフェインの血中濃度を２４時間ごとに測定し、危険な濃度に至らないように血中濃度のコントロールも行っています。

前述したように、高度先進医療の申請から約八年後の二〇一〇年三月にカフェイン併用化学療法を受けた患者が抗がん剤アドリアマイシンの副作用で死亡する。この患者が亡くなったときも、カフェインによって抗がん剤の効果を増強させることを目的とした併用療法は、安全性、有効性を確かめる臨床試験の段階にあったが、金沢大学の研究グループは最初に高度先進医療の承認申請を出すときから、カフェインの血中濃度の測定などで安全性を確保することを厚生労働省に伝えていたことになる。

筆者は二〇一八年七月、金沢大学に法人文書の開示請求を行い、高度先進医療（現在は先進医療）の承認申請に関する事前審査などを行う高度先進医療専門委員会と同小委員会の議事録、議事資料などの開示を求めた。金沢大学が筆者に開示した資料によれば、カフェイン併用化学療法の高度先進医療申請は、二〇〇一年一二月二七日に開かれた高度先進医療専門委員会小委員会で審議され、『高度先進医療として申請することが適当である」との結論に至った。翌二〇〇二年一月九日に開催された高度先進医療専門委員会に小委員会の審議結果が報告され、厚生労働省への申請が決まった。申請書には専門委員会の意見が添付された。その一部を以下に引用する。

「高度先進性」＝骨軟部悪性腫瘍の患者の予後を決めるのは化学療法の効果次第であるといってもよい。現在のところ抗癌剤の開発で目にとまるものはなく、既存の抗癌剤の作用を増強させることができるカフェイン併用化学療法は非常に有用な方法である。

「安全性」＝これまでのところカフェインによる重篤な副作用は認めていず、カフェイン投与中は２４時間毎に血中濃度を測定し、高濃度にならないよう管理している。

「技術的成熟度」＝1989年以降、約12年間カフェイン併用化学療法を行ってきており、化学療法プロトコールも完成されたものとなっている。

金沢大学の開示資料からは日付がわからないが、高度先進医療を担当していた厚生労働省保険局医療課は金沢大学病院に対し、申請書類の記載の補正や追加データの提出を求めたほか、いくつかの質問を投げかけた。その一つが、薬事法に基づく治験を実施し、カフェインの適応拡大を図ってはどうかという提案だった。具体的には次のように記されている。

先生方の論文、データを見ていると非常にすばらしいデータがでているように思えます。昨今、医師主導の治験等の制度化が図られたところですが、これだけのデータがあれば薬事法上の用法の追加承認を得た方が、一般的に享受できる利益は大きいのではないでしょうか。基本的に高度先進医療において、薬事法の適応拡大の申請はなじまないのではないかと考えております。

この記載の背景を説明すると、日本では薬事法に基づいて医薬品の薬事承認申請をするための臨床試験（治験）を実施する主体は製薬会社だけだったが、二〇〇三年七月の改正薬事法施行によって、医師が自ら行えるようになった。それが、「医師主導治験」と呼ばれるものだった。この制度を導入した主な目的は、国内で薬事承認されているものの適応が限られている薬の効能・効果や用法・用量の追加にあった。データの信頼性確保のため、治験には多額の費用がかかるので、医師主導治験を支援する国の補助制度も準備された。

前述したように、高度先進医療制度は薬事法外で行われる臨床試験であり、同法の適用を受けないから、収集されたデータは薬事承認申請に使えない。しかも、薬事承認を得て保険収載されれば、あまねく保険診療において使えるようになるが、高度先進医療制度の枠内で臨床試験が行われている限り、試験が実施されるのは、同制度の承認を受けた特定の医療機関に限られる。しかも新規技術（カフェイン併用化学療法の場合はカフェインの薬代）には公的医療保険が適用されないから、医療機関が研究費から支出しなければ、すべて患者負担となる。

厚生労働省からの提案に対し、金沢大学病院が二〇〇三年一〇月八日付で同省保険局医療課医療係の担当職員（開示の際に黒塗りにされているため、職員名は判読不能）に宛てた文書（金沢大学病院の医事課職員名が記載）には次のように記されていた。

カフェインの抗癌薬の効果増強作用は、理論的には悪性骨軟部腫瘍だけでなく、全ての悪性腫瘍に共通と考えられることから（もちろん一般的に享受できる利益が大きいと考えました）、カフェインの使用につきまして、薬事法上の追加承認（適応拡大）に関してカフェイン製剤（アンナカ）を製造販売しています扶桑薬品工業および小野薬品に相談をしました。そうしたところ、治療成績および諸事情は大いに察するところがあるが、コストパフォーマンスの点からは、これから臨床治験を組んで申請するのは困難であると意見をいただきました。従いまして、この独創的なカフェイン併用化学療法が、整形外科領域を始めとして他の領域でも認知され、有効に施行されていくためにはまず、高度先進医療技術として認められることが重要と考え申請しました。あとは、カフェイン併用化学療法の安全性を高めるためあるいは副作用軽減のために行っているカフェインの血中濃度測定や、抗不安薬および精神安定剤の随時投与、局所動注療法、抗癌薬の局所分布を予想するためのアイソトープ検査などがこの化学療法を遂行していくための特殊技術と考えて、申請を行いました。

筆者は二〇一八年六月、カフェイン製剤を製造販売している扶桑薬品工業株式会社（本社・大阪市）に書面で取材を申し入れ、同製剤の適応拡大のための臨床試験について金沢大学の研究グループへの支援を行った事実があるかどうかなどを尋ねた。これに対し、同年七月、同社から総務部長名の回答書が届いた。筆者の質問と同社の回答の一部を以下に引用する。

質問　金沢大学の研究グループが発表した論文や、私の法人文書開示請求に対して金沢大学が開示した文書によれば、同大学整形外科では１９８９年ころからカフェイン併用化学療法を患者に試行しており、そのデータをもとに２０００年１２月に臨床試験の実施を医学部附属病院長に申請し、承認されます。臨床試験の実施の可否を審査した２００１年１月の受託研究審査委員会の議事録には、併用化学療法でのカフェインの投与量は添付文書に記載されている最大投与量の2倍であり、安全性を考慮して薬剤部で血中濃度を個別にモニターする、と記載されています。

貴社が薬事承認を得ている効能・効果、用法・用量とは異なる「適応外使用」の安全性、有効性を確認するための臨床試験や、それに先立つ1989年以降の患者への併用療法試行に貴社は何らかの支援、協力（試験薬や安全性情報の提供など）を行いましたか。もし行っているのであれば、その内容を教えてください。

答え　金沢大学の研究グループから当該薬剤や情報の提供依頼はなく、研究支援の要請も受けておりません。

質問　金沢大学医学部附属病院は2002年1月、カフェイン併用化学療法を「高度先進医療」として実施できるよう厚生労働大臣に承認申請しています。その添付資料の中に「治験に関しては本年4月より実施（※筆者注＝金沢大学の開示資料では「実地」と記載）している段階である」との記載があります。薬事法改正で医師主導治験が認められるのは2003年7月以降と理解しておりますので、この文書に記載されている通り2002年4月の段階で骨軟部腫瘍患者を対象にしたカフェインと抗がん剤の併用療法を治験として行うとすれば、貴社が実施主体になったのではないかと推察されますが、①そのような治験を実際に行ったのか否か、②行ったとすれば、どのようなプロトコールに基づき、どこの医療機関でいつからいつまで、何人の被験者を対象に行ったのか、③治験の結果はどうであったのか――などを教えてください。

答え　弊社は金沢大学の研究グループから臨床試験の実施に関し、何ら協力依頼は受けておらず、当該臨床試験には関与しておりません。したがいまして、当時、大学でどのような位置づけ（臨床研究／医師の裁量による適用外治療）で実施されていたのかは分かりかねます。

質問　金沢大学医学部附属病院のカフェイン併用化学療法は2004年1月に高度先進医療としての実施が承認されますが、承認前の事務的なやり取りの中で、厚生労働省側が「非常にすばらしいデータが出ている。医師主導治験の制度化が図られたので、これだけのデータがあれば薬事法上の用法の追加承認を得た方が、一般的に享受できる利益は大きいのではないか」と、高度先進医療への申請よりも治験を実施して適応拡大を目指すことを提案しています。これに対する大学側の回答を記した文書には「薬事法上の追加承認（適応拡大）に関してカフェイン製剤（アンナカ）を製造販売しています扶桑薬品工業および小野薬品に相談をしました。そうしたところ、治療成績および諸事情は大いに察するところがあるが、コストパフォーマンスの点からは、これから臨床治験を組んで申請するのは困難であると意見をいただきました」との記載があります。

この記載に関連して、①金沢大学から治験に関して、いつ、どのような相談があり、貴社としてどのように回答したのか、②企業として治験を実施するのは困難と判断したのであれば、その理由は何か、③医師主導治験を実施し、それを企業が支援するという形での実施の可能性を双方で検討したのか否か、④医師主導治験であっても企業として支援するのは困難、との判断をしたのであれば、その理由は何か――を教えてください。

答え 2006年5月に金沢大の研究グループから弊社に相談がありましたが、2004年以前に相談を受けた記録はありません。また、弊社の在職者に確認しましたが、何らかの対応をしたという記憶があるものはありませんでした。

扶桑薬品の回答からは、高度先進医療の申請文書の記載内容を裏付けることはできなかった。同社の回答にある「2006年5月に金沢大の研究グループから弊社に相談」の記述に関しては後述することにする。

話を高度先進医療の申請に戻すと、金沢大学病院の申請は承認され、カフェイン併用化学療法は高度先進医療の対象となった。高度先進医療の対象となった医療技術の実施状況については年一回、厚生労働省に報告することになっていた。金沢大学が筆者に開示した二〇〇四年八月三一日付高度先進医療実績報告書によると、高度先進医療の承認日は二〇〇四年一月一日で、同年五月三一日までの五カ月間に一三人の患者が高度先進医療の対象としてカフェイン併用化学療法を受けた。患者一人当たりの平均入院期間は七九・八日で、公的医療保険から支払われた特定療養費（現在の保険外併用療養費に相当するもので、高度先進医療の対象技術〈保険適用外〉の実施に伴う診察・検査・入院などの費用）は総額で約五〇二七万円（患者一人当たりの平均で約三八七万円）、患者が負担した高度先進医療費は総額で約一八万円（同約一万四〇〇〇円）だった。

先進医療の制度改革

ここまで金沢大学の研究グループが行っていたカフェイン併用化学療法が厚生労働省の高度先進医療として承認されるまでの経緯を見てきた。カフェイン併用化学療法が厚生労働省の「臨床研究に関する倫理指針」に違反する形で行われることになった背景をさぐるためには、まず厚生労働省による先進医療制度の改革について理解する必要がある。

前述したように、例外的に保険診療と保険外診療の併用を認める「特定療養費制度」の一つとして一九八四年に導入された高度先進医療は、小泉純一郎内閣時代の二〇〇四年の混合診療解禁をめぐる議論を経て、必ずしも高度でない医療技術も含めた「先進医療」に衣替えすることとなり、二〇〇六年の健康保険法改正で特定療養費制度は保険外併用療養費制度と名前が改められた。

高度先進医療の時代、厚生労働省は薬事法の承認を得ていなかったり、承認を得た効能・効果、用法・用量以外で薬や医療機器を使用したりすることを許容してきた。本来、未承認の医薬品や医療機器は、薬事法に基づいて厳格に管理される臨床試験（治験）を行い、その安全性と有効性を評価すべきだが、厚生労働省にはその認識が欠けていたのである。厚生労働省は、保険診療と保険外診療の併用を認める範囲を、必ずしも高度でない先進医療にまで広げるにあたって、薬事法上の未承認、適応外使用に該当する薬や医療機器を用いた医療技術は先進医療の対象に含めないことにした。

その結果、高度先進医療で認められていた、未承認、適応外使用に該当する薬や医療機器を用いた医療技術の扱いが焦点になった。カフェインの適応外使用によるカフェイン併用化学療法もその一つであった。厚生労働省は、これらの医療技術については、(一) 薬事法上の承認申請、(二) 薬事承認に向けた治験、(三) 一定の要件を満たす「臨床的な使用確認試験」、のいずれかを行うこととした。そして、二〇〇八年三月末までに、この三つのいずれかを実施していない技術については、原則として先進医療の承認を取り消すことにした。

カフェイン併用化学療法は、(三) の「臨床的な使用確認試験」の対象となるが、「臨床的な使用確認試験」とはどのようなものなのか。この試験の対象とすべき技術の要件などや該当する技術について検討することを目的に開催された「『臨床的な使用確認試験』に関する検討会」の第一回会合（二〇〇七年六月七日）の議事録によれば、厚生労働省の松谷有希雄医政局長は冒頭、次のように挨拶した（元号表記の後の西暦と傍線は筆者による）。

この検討会の趣旨はすでにご連絡申し上げたとおりですが、先般の健康保険法等の改正に伴う特定療養費制度の再編により、（略）高度先進医療と先進医療が統合されまして、新しい先進医療に一本化されたところです。しかしながら、旧の高度先進医療の既存技術の一部には、その使用する医薬品及び医療機器に、薬事法上の未承認あるいは適応外使用に当たるものが含まれていたわけです。薬事法上の未承認や、適応外使用を含む技術につきましては、今般の新しい先進医療の対象とはならないという原則となっておりますので、本来であれば、このような技術については先進医療として継続することができないということになってしまうわけでございますけれども、臨床の現場の先生方はよくご存じのとおり、すぐにこれらの医療技術を先進医療から外してしまうと、当然ながら現在も治療を継続している患者さんなどへの影響が大変大きなものになりますから、その取扱いを検討する必要があったわけです。このような背景からこの検討会を開催する運びとなったわけです。（略）必要な技術が引き続き適切に提供されるような仕組みを確立するということは大変大事なことだと私どもは考えておりますので、是非それぞれの立場から忌憚のないご意見をいただきまして、この会が有意義な前向きのものとなるようにお願い申し上げ、冒頭の挨拶とさせていただきます。

厚生労働省が「臨床的な使用確認試験」の対象としたのは、すでに国内で承認を得ている医薬品や医療機器を薬事法上の「適応外」で使用する医療技術である。承認されていない効能・効果、用法・用量について新たに薬事承認を取得するためには薬事法に基づく臨床試験（治験）の実施が必要になるが、高度先進医療の時代から薬事法外で未承認・適応外の医薬品、医療機器の使用を認めてきた厚生労働省は、「臨床的な使用確認試験」という新たな枠組みを作って、引き続き、薬事法外で保険診療との併用による実施を認めたのである。その理由について松谷局長は、「先進医療から外してしまうと、当然ながら現在も治療を継続している患者さんなどへの影響が大変大きなものになります」と説明しているが、いまだ安全性や有効性が確認されておらず、「治療」として確立していない研究（試験）段階の医療技術について「治療」という言葉を用いるところに、実地診療と臨床研究を峻別せず、薬事法外の臨床試験を認めてきた厚生労働省の姿勢が表れていると見ることもできる。

厚生労働省は、「臨床的な使用確認試験」の実施を認める要件として、先進医療の施設基準を満たす医療機関であることに加えて、以下の点を課すことにした。その理由は、「薬事法上の適応外使用にあたる医薬品・医療機器を試験的に使用することにより、有効性、安全性に関するエビデンスが収集できる試験であることを確保する」ためとされた。

一．データマネージメント体制があり、臨床データの信頼性が確保されていること。

二．有効性、安全性が客観的に確認できることが期待でき、院内の倫理審査委員会等において認められた試験計画・プロトコールであること。

三．多施設共同研究の場合は、多施設共同研究としての実施可能なモニタリング体制等を確保すること。

四．事前に、万が一不幸な転帰となった場合の責任と補償の内容、治療の内容、合併症や副作用の可能性及び費用等について患者やその家族に説明し文書により同意を得ること。

五．厚生労働省が試験実施中に事前の通告なく実施中のプロトコール、症例記録の確認、臨床研究倫理指針の適合状況の確認等のために、調査に立ち入る場合にそれを受け入れること。

六．「臨床試験推進研究事業」（厚生労働科学研究費）その他の公的研究費により支援を得ている（又は、その見込みである）又は、応募中である場合はその旨を示すこと。

「臨床的な使用確認試験」は薬事法外の臨床試験になるから、厚生労働省がいくら「臨床データの信用性」を求めたところで、そのデータだけでは薬事法上の適応拡大にはつながらない。さらに、高度先進医療から先進医療への移行に当たって、厚生労働省は薬事法上の未承認・適応外の医薬品、医療機器の使用は認めないことにした。これらの点について検討会の第一回会合で委員から質問が出され、厚生労働省の担当者との間で以下のようなやり取りがあった（肩書は当時のもの。元号表記の後の西暦は筆者による）。

伊藤澄信国立病院機構本部医療部研究課長 （略）この（３）のまま（※筆者注＝「臨床的な使用確認試験」の対象を意味する）ですと、薬事法の承認とかそういうのを得ないまま、ずっと年余にわたって使われるということでよろしいのですか。

猿田享男慶應義塾大学名誉教授 結局今度は、平成２０年（２００８年）３月までにこれをちゃんと認めない限りは、もう、それ以後は認めない。

伊藤 平成２０年（２００８年）３月までに認めてしまったら、そこから先、後ろはないということでよろしいのでしょうか。

猿田 どうでしょうか。認めてしまえばということですが。

北村惣一郎国立循環器病センター総長 そうなのです。薬事承認したことにするのか。

事務局 いえいえ。

北村 でも、先進医療は薬事承認でなければいけないわけでしょう。

事務局 はい。

北村 だから、これを先進医療に移行した暁には、薬事承認のないものが入ってきてしまうことになるから、その時点で、これを薬事承認するという措置を行うのかどうか。

猿田 たぶん、それはまた先進医療として検討して、今度は先進医療委員会のほうでもう一回やらなければいけないのではないかと。

事務局 はい。平成２０年（２００８年）末までに使用確認試験の対象となった技術については、引き続き保険のほうの評価療養（※筆者注＝保険診療と保険外診療の併用を認める保険外併用療養費制度の対象で、「先進医療」など将来的に保険診療に加えるための評価を行うもの。差額ベッドなど、将来にわたって保険診療に加えないものは「選定療養」と言う）とする方向で中医協で検討するという方針がもう出ていますので。

北村 先進医療は、将来、保険医療につなぐという形を明記されておりますから、薬事の承認を受けていない機械のままで、そちらの先進医療に含めていくと、そこはどうつながるのか。

原徳壽保険局医療課長　私どもで考えているのは、この技術でいいものは当然保険に導入していきたいと。それまでの間、高度先進から先進医療へと仕組みが変わってしまったので、早くこの技術について薬事法の承認をとっていってほしいと、こういうのが第一義的な問題です。ただ、中には、薬事法の承認をすぐに通ってくれればいいのもあるのですけれども、そうでないというのも、機械なんかは特に症例数が少ないとかそういう問題もあるので、こういう形の中でデータを集めていって、いずれ薬事法の承認を取ってくださいと。それまでの間は、保険外併用療養の1つの類型として認めていってはどうかと考えております。ですから、これが（3）の使用確認試験になったからといって、未来永劫このままでいくというふうには到底考えていないわけでして、ここで例数をしっかり集めていただいて承認を取っていただく、そのための一定期間のものだというように考えております。

北村　ここで決めても、薬事承認には至らない。それから、選定医療（原文ママ）として入れるけれども、保険医療につなぐ場合には、もちろん薬事法を通る努力をしなくてはいけないということですね。

原　そうです。

（略）

藤原康弘国立がんセンター中央病院臨床検査部長　将来的に薬事法の承認を取りにいくのであれば、治験とかいうのは結構非常にハードルが高いし、予算も非常にかかります。平成20年（2008年）3月末までにこれを適応して、その後評価療養にするにしても、いまの段階からある程度治験をやらせる。（略）きちっとしたデータが揃わないのであれば、早めに治験の計画をしていただいて、ある程度審査管理課や医薬食品局とかと相談していただいて、スケジュールを前倒しで決めていかないと。平成20年3月末だとすぐ来てしまって、また済し崩し的に、薬事承認がどうのこうのという話が永遠に続くような気がするので、今回これを検討するのであれば、薬事法に近いものについては、例えば審査管理課と保険局等でよく相談していただいて、もっと治験に誘導するとかいう方策というのは可能なのでしょうか。それとも、そこはほかの会に任せて、今日は一定の基準をしっかり考えてくれという理解でいいでしょうか。

新木一弘医政局研究開発振興課長　基本的にはこの会は（3）の基準を決めていただく会ですが、いまご指摘のことは重要な事項だと思いますので、引き続き、保険局、医薬食品局と話をしていきたいと思っております。また、先ほど医療課長から説明がありましたように、評価療養から変わる段階での保険の話もございますので、それらを含めて検討を引き続きしていきたいと思っています。

このように、「臨床的な使用確認試験」に関する検討会の第一回会合から、将来的に薬事承認を目指すのであれば、薬事法外の臨床試験をやっていてはいつまでも目標に到達しないではないかという、根本的な疑問が出ていた。しかし厚生労働省は、「薬事法外の臨床試験を保険併用で認める」ことで生じる矛盾を解消しないまま、のちに先進医療制度の中に新たな制度（高度医療評価制度）を設けることになるが、それについては後述する。

「臨床的な使用確認試験」に関する検討会は二〇〇八年三月二四日まで計五回開催され、カフェイン併用化学療法を含む一五の医療技術が使用確認試験の対象として認められた。カフェイン併用化学療法の臨床試験は骨腫瘍五〇例、軟部腫瘍五〇例を対象に二〇〇八年四月一日～二〇一一年三月三一日の三年間を予定試験期間とするもので、二〇〇八年一月三一日の第四回検討会で実施が認められた。福島県立医科大学、大阪市立大学、宮崎大学、愛媛大学も加わった多施設共同試験として実施する計画だった。評価の主担当者だった藤原康弘氏は評価表に、「客観的に十分な評価を行うには当該試験単独の結果では困難とも思われるが、将来的に治験や薬事申請等に繋がる地道な臨床試験の蓄積の一翼を担う試験として『適』と判断した」とのコメントを記載した。検討会の議事録によれば、そのコメントの意味について藤原氏は、「（対象群のない）シングルアームの試験ですので、この1本だけでなかなかカフェインの診療上の位置づけを、決定的に言うのは難しいだろうというので、こういう表現をさせていただきました」と説明した。

規制改革派の要求で未承認・適応外薬が先進医療で使用可能に

前述したように、厚生労働省は先進医療の創設にあたって、薬事法上の未承認、適応外使用に該当する薬や医療機器を用いた医療技術は対象に含めないことにした。そして、それまでの高度先進医療で認められていた、医薬品・医療機器の適応外使用を伴う医療技術について一定の要件を満たしたものを「臨床的な使用確認試験」の対象とし、経過措置として保険診療との併用を認めることにした。ところが、その使用確認試験の対象とする技術の審査を行う検討会が開催されていた二〇〇七年の年末になって、厚生労働省は未承認・適応外の薬や医療機器を用いる医療技術の保険併用を認める新たな制度の創設を打ち出す。それが「高度医療評価制度」と呼ばれるもので、先進医療制度の一類型として位置づけられた。

二〇〇四年一二月の厚生労働大臣と規制改革担当大臣の「いわゆる『混合診療』に係る基本的合意」に基づき、高度先進医療を先進医療に移行させる制度改革にあたって厚生労働省は、高度先進医療の時代に認めていた、薬事法上の未承認・適応外の医薬品・医療機器の使用を認めないことにした。その決定内容を盛り込んだのが、両大臣合意から約半年後の二〇〇五年六月三〇日に同省保険局医療課長名で出された「先進医療に係る届出等の取扱いについて」と題する通知だった。これは、同年七月一日から先進医療制度が始まるのを前に、実施を希望する医療機関に求められる届け出の手続きや必要書類について記した通知である。薬事法上の承認を受けていない医薬品・医療機器の使用や、承認外の効能・効果を目的とする適応外使用の取り扱いについては次のように記載されていた。

(一) 使用する医療機器又は医薬品はその有効性及び安全性が確立していることが必要であり、薬事法上の承認を受けていること。

(二) 未承認医療機器等を使用する技術については、臨床試験(治験)を実施するなど、承認を受けることが優先されることから、先進医療の対象とはしないこと。

(三) 医療機器等を適応外使用する技術については、臨床試験(治験)を実施するなど、当該適応外の効能又は効果等に係る一部変更承認を受けることが優先されることから、先進医療の対象とはしないこと。

薬事法外で行われた臨床試験のデータは薬事承認申請に使えないから、いつまでも薬事承認につながらず、したがって公的医療保険も適用されない。そのような薬事法外の臨床試験の実施を、医療保険制度の中の高度先進医療制度で認め、その費用を医療保険財政と患者の負担で賄ってきたことの矛盾を、先進医療制度の創設を機に解消したい、との意図が見て取れる通知である。このように明確に、薬事未承認・適応外の医薬品・医療機器を用いる技術を先進医療制度の中から排除しようとした厚生労働省がなぜ、未承認・適応外の医薬品・医療機器を用いる保険外の医療技術と保険診療との併用を認める制度を創設しようという方向に舵を切ったのか。それは、保険診療と保険外診療の併用である「混合診療」を原則自由に行えるようにしたいと考える「規制改革派」の圧力に抗し切れなかったためである。

二〇〇七年一一月に開催された内閣府の規制改革会議で「二〇〇五年七月から始まった先進医療の仕組みでは、当該技術について用いられる薬物等について『薬事法承認』の要件を設けているために先進的な医療技術の保険併用が進んでいないのではないか」という問題提起がなされた。

二〇〇四年一二月の厚生労働大臣と規制改革担当大臣の合意に基づき実施された施策としては、先進医療に関するもののほか、欧米で承認されていながら日本で未承認・適応外になっている医薬品の早期導入を図ることも含まれていた。厚生労働省は「未承認薬使用問題検討会議」を設置し、未承認・適応外薬の臨床試験（治験）を企業に働きかけることでドラッグ・ラグ（海外との承認時期の差）の解消を図ろうとしたが、その解消には一定の時間が必要だった。混合診療の範囲拡大を目指す規制改革派は解決していないドラッグ・ラグ問題を持ち出すことで、新たな制度改革を要求したのである。

二〇〇七年一二月一四日、首相の諮問機関である経済財政諮問会議が開かれた。この会議に出席した規制改革会議の草刈隆郎議長（当時・日本郵船会長、経団連副会長）は世界の売上上位の薬八八品目のうち二八品目が日本では保険診療で使えず、そうした保険適用外の薬を使おうとするとすべての治療費に公的医療保険が適用されなくなることについて「生きるか死ぬかという瀬戸際に臨む患者にとって、治療を自由に選択することは当然の権利だと思っているが、その権利を損ねるものではないか」と述べ、混合診療の原則自由化を主張した。草刈氏は、前述した二〇〇五年六月三〇日付の保険局医療課長通知を槍玉に挙げ、この通知によって混合診療の対象が広がらなくなったと不満を述べた。

さらに草刈氏は、経済財政諮問会議の約一カ月前の一一月七日に東京地裁が判決を言い渡した、混合診療をめぐる訴訟にも言及した。この訴訟は、神奈川県立がんセンターでインターフェロン（保険適用）と免疫療法の一種である「活性化自己リンパ球移入療法」（ＬＡＫ療法、保険適用外）を併用していた腎臓がん患者の男性が、同センターが厚生労働省の認めていない混合診療をしているとの週刊誌報道で治療を受けられなくなったことをきっかけに、国を相手取って起こしたものである。男性の訴えは、「インターフェロン療法とLAK療法を併用した場合、インターフェロン療法については保険給付を受ける権利がある」というもので、健康保険法やそれに基づく省令の解釈によって混合診療を原則禁止にしている厚生労働省に真っ向から反論する主張を展開した。弁護士をつけない本人訴訟を起こしたこの男性の主張を東京地裁はほぼ全面的に認め、「法律上、原告が自由診療を併用したからと言って保険診療相当部分について保険給付を受けられないという解釈を採ることはできない」との判決を出したのである。この訴訟は国側が控訴して、東京高裁では国が逆転勝訴し、最高裁も二〇一一年一〇月二五日に男性の上告を棄却する判決を出して、最終的に国側が勝訴した。混合診療禁止原則の適法性は最終的に裁判所によって認められることになるわけだが、二〇〇七年一一月当時、混合診療の原則自由化を主張する立場の人々は混合診療禁止原則の適法性を否定した東京地裁判決によって勢いづいていた。草刈氏は経済財政諮問会議の席上、同判決を「画期的」と評価したうえで、規制改革会議として厚生労働省に対して「控訴の取り下げ」を要請していることを明らかにした(1)。

草刈氏が出席した経済財政諮問会議では同会議の民間議員四人も連名で、「患者の立場にたった混合診療の拡大を」と題する意見書を提出した。その四人は伊藤隆敏東京大学大学院経済学研究科教授、丹羽宇一郎伊藤忠商事取締役会長、御手洗冨士夫日本経済団体連合会会長、八代尚宏国際基督教大学教養学部教授の四氏だった。この意見書で四氏は、厚生労働省が二〇〇五年六月三〇日に出した医療課長通知に触れ、「薬事法認可の条件が保険局医療課長通達によって挿入され、現実には、保険診療と併用可能な保険外診療は逆に縮小しかねない事態が生じている」と指摘したうえで、「薬事法の承認が得られていない医薬品・医療機器の使用を伴う医療技術についても、第三者機関の承認など一定のルールのもとで実施対象を拡大すべきである」と主張した。前述したように、薬事法に基づき厳格に管理される治験と異なり、薬事法外で実施される臨床試験はデータの信頼性や被験者保護の点で問題があり、そのような臨床試験を実施しても薬事承認には結びつかず、その結果、保険適用にも至らない。しかし、もっぱら混合診療の原則自由化に目が向いていた草刈氏ら経済人、一部学者には薬事法制や臨床試験、医療の特性に関する基本的な理解が欠けていたと言える。それは、この日の会議の議事録に記された以下のような発言からも見て取れる。

八代議員「がんや難病等に苦しむ人々の新薬や新技術を一刻も早く使いたいという希望に応えるため、未承認薬の使用や先進医療に関する審査・評価体制の充実を図る必要がある。これにより、先進的な医療技術を用いた症例数が増えれば、それだけ保険収載の時期が早まる可能性もある。（略）混合診療を幅広く認めることによってもっと症例が蓄積される。それによって保険収載の時期が早まるということが大事であり、今のやり方だと逆にそれがなかなか実行できない」

丹羽議員「混合診療については、いろいろ問題があり、かなり議論されていると思うが、『基本合意』が実行できないようなこと、つまり課長通達によって薬事法の承認、安全性の証明を要件とするというようなことが行われており、これは即刻解除すべきである。また、草刈議長が言われたように、混合診療は原則禁止・例外容認ではなく、原則自由にして、どういう条件であればこれを実行できるかを考えるべきであり、情報公開と事後チェック体制を整備するという方向でいくべきで、特に東京地裁の判例では禁止法はないんだということでありますから、少なくとも混合診療は原則自由にして、今後、それをどのように実行していくかについて、規制改革会議が提案をしておられるように、情報公開とか事後チェック体制を整備していく。こういう方向で、少なくとも経済財政諮問会議としては、その方向を明確に示すべきではないか。それが患者のためになるし、医療技術の競争原理が働いて、改革にもなる」

御手洗議員「混合診療を認めることは、患者にとって、選択の幅が広がる、最先端の医療技術へのアクセスが容易になる、自己負担が軽減できる、などのメリットがある。いろいろ議論があり、混合診療の解禁によって保険外診療分を負担できる患者とできない患者の間で医療格差が生じるというようなことも言われるが、全額自己負担できる患者のみが優遇される点では、むしろ今の方が患者にとっては不公平であると思う。また、医者と患者との『情報の非対称』という問題で、これに反対する意見もある。非対称ということは確かにあるが、患者が受けるメリットの大きさを考えれば、この問題を理由に混合診療に反対するよりは、丹羽議員も言われたが、徹底的な医療情報の公開を実現して、この問題を解決するのが本筋である。混合診療は原則自由という態度で、患者の立場に立って、この問題を解決していただきたい」

厚生労働省はこうした批判に完全には抗しきれなかった。この日の経済財政諮問会議に出席した舛添要一厚生労働大臣は、混合診療を自由に認めることは与野党問わず「絶対阻止」で一致しており、関係団体も反対であることを挙げながら、「混合診療の問題は必要かつ適切な医療を、一定の負担の下できちんと国民全体に提供するという医療保険制度の根幹に関わるものと考えている。厚生労働省としては、混合診療を原則自由にするということは決して行うべきではなく、（平成）16年（2004年）の両大臣合意によって設けられた枠組みの下で、運用上の問題について更に改善を図っていくということで対応したいという立場である」と述べ、草刈氏らが問題視した保険局医療課長通知の見直しを表明した。

当時の厚生労働省は、前述した混合診療訴訟の一審で敗訴したことに加え、血液製剤によるC型肝炎ウイルス（HCV）感染をめぐる問題でも世論の批判を浴びるなど、逆風にさらされていた。経済財政諮問会議で混合診療問題が取り上げられた直後の二〇〇七年一二月二三日、福田康夫総理大臣は、HCV感染被害者が国と製薬企業に損害賠償を求めた訴訟の和解協議が続く中、「議員立法による全員一律救済」の方針を表明し、翌二〇〇八年一月一一日、特定C型肝炎ウイルス感染者救済特別措置法が成立している。

経済財政諮問会議で舛添厚生労働大臣が医療課長通知の見直しを表明してから一一日後の二〇〇七年一二月二五日に規制改革会議がまとめた「規制改革推進のための第2次答申」には「先進医療に係る平成17年（2005年）の厚生労働省保険局医療課長通知が導入した薬事法承認の要件を解除することと併せ、患者の選択肢を可能な限り拡大する観点から、個別の医療技術ごとに実施医療機関について審査を行った上で、国内未承認の薬物・機械器具を用いた先進的な医療技術に関する保険診療との併用を認める枠組みを創設することにより、新たな条件整備を行う」との一文が盛り込まれた。

高度医療評価制度の創設

厚生労働省は新たに「高度医療評価制度」を先進医療制度の枠組みの中に創設することを決め、二〇〇八年一月三一日に開催された「『臨床的な使用確認試験』に関する検討会」の第四回会合に制度案を示して検討を依頼した。この日の検討会ではたまたま金沢大学病院のカフェイン併用化学療法の臨床試験に関する審査も行われ、「臨床的な使用確認試験」の対象とすることが決まった。「臨床的な使用確認試験」の対象として認められた医療技術（医薬品・医療機器の適応外使用を伴うもの）は最終的に一五にのぼり、これらは当初、経過措置として保険診療との併用継続が認められることになっていたわけだが、二〇〇八年四月に創設された高度医療評価制度によって、薬事未承認・適応外の医薬品・医療機器を用いる医療技術であっても、保険診療との併用が認められることになる。カフェイン併用化学療法を含む「臨床的な使用確認試験」の対象技術は新たな制度である高度医療評価制度に包含されていくことになるのである。二〇〇八年三月二四日に開催された「『臨床的な使用確認試験』に関する検討会」の最終会合で、厚生労働省医政局の新木一弘研究開発振興課長は高度医療評価制度について、「臨床的使用確認試験の制度が下敷きになっておりまして、その延長上で行われた制度となっています」と説明した。

厚生労働省が二〇〇八年三月三一日付で都道府県知事宛てに出した医政局長通知には高度医療評価制度を創設する趣旨が次のように記されている（傍線は筆者による）。

薬事法の承認等が得られていない医薬品・医療機器の使用を伴う先進的な医療技術については、一般的な治療法ではないなどの理由から原則として保険との併用が認められていないが、医学医療の高度化やこれらの医療技術を安全かつ低い負担で受けたいという患者のニーズ等に対応するため、今般、これらの医療技術のうち、一定の要件の下に行われるものについて、当該医療技術を「高度医療」として認め、先進医療の一類型として保険診療と併用できることとし、薬事法による申請等に繋がる科学的評価可能なデータ収集の迅速化を図ることを目的として、高度医療評価制度を創設することとする。

傍線部に記されているように、高度医療評価制度の対象となる臨床試験で収集されたデータは直接薬事承認申請には使えないから、申請する場合には改めて薬事法に基づく臨床試験（治験）をしなければならない。しかも、薬事法に基づく厳格な管理が行われない、高度医療評価制度下の臨床試験には被験者の安全確保やデータの信頼性保証の観点から、重大な懸念があった。それは金沢大学病院でのカフェイン併用化学療法の臨床試験によってまさに実証されることになるが、そのことは後述するとして、高度医療評価制度についてもう少し詳しく見ていくことにする。

厚生労働省は、規制改革会議や経済財政諮問会議の圧力に屈して薬事未承認の薬や医療機器を用いた臨床試験を薬事法外で行うことを認め、しかもその費用を公的医療保険と患者に負担させる高度医療評価制度を作ったが、一定の歯止めは設けた。

まず、実施医療機関の要件として、（一）特定機能病院または高度医療の実施にあたり緊急時の対応が可能な体制や医療安全対策に必要な体制を有する、（二）臨床研究に関する倫理指針に適合する臨床研究の実施体制を有する、（三）高度医療において使用する医薬品・医療機器の管理体制、入手方法等が適切である、（四）医療機関の長が、院内で行われるすべての高度医療について実施責任医師、研究内容等を把握できる体制を確保する——ことを定めた。

次に、試験計画については次の六項目をすべて網羅する内容であることを必要条件とした。

（一）臨床研究に関する倫理指針に適合していること。

（二）万が一不幸な転帰となった場合の責任と補償の内容、治療の内容、合併症や副作用の可能性及び費用等について、事前に患者やその家族に説明し文書により同意を得ること。

（三）当該医療機関に所属する医師のうち、当該高度医療の実施に関し責任を有する医師を明示し、当該医師の下に、当該高度医療を実施する医師を管理していること。

（四）安全性及び有効性が客観的に確認できることが期待でき、院内の倫理審査委員会等において認められた試験計画（試験期間、症例数、評価基準等に関する記載を含む。）であること。

（五）試験記録の保管や管理が適切に行われ、データの信頼性が一定程度確保されていること。

（六）多施設共同研究の場合は、当該研究に協力する医療機関及び各医療機関の実施責任医師が明示されていること。

また、重篤な有害事象・不具合などが起こった場合の対応について「倫理審査委員会等に報告し、その意見を聞き、院内での必要な対応を行い、協力医療機関、当該医療技術に関係する研究の実施を登録している医療機関等への周知等を行うこと。同時に、これらの対応状況・結果について速やかに公表するとともに、厚生労働省に逐次報告すること」と定めていた。

「臨床研究に関する倫理指針」の改訂

高度医療評価制度が創設された当時、金沢大学病院でカフェイン併用化学療法の臨床試験を行っていた研究グループが違反することになる「臨床研究に関する倫理指針」は、二〇〇三年の施行から五年が経過し、改訂作業が進められていた。厚生労働省で同指針を所管していたのは、高度医療評価制度と同じく医政局研究開発振興課であった。

医薬品・医療機器の薬事承認申請のためのデータ取得を目的に主に企業が行う臨床試験（治験）だけを薬事法で厳格に管理し、それ以外の医師主導の臨床試験については、法律的な根拠がなく、強制力もない行政指針で対応することには臨床試験の被験者の保護や臨床試験データの信頼性確保の点で問題があるとかねてから指摘されていた。

例えば、政府の総合科学技術会議が二〇〇六年一二月にまとめた「科学技術の振興及び成果の社会への還元に向けた制度改革について」には次のように記されていた（元号表記の後の西暦は筆者による）。

「臨床研究」とはヒトを対象とし、医薬品だけではなく、生活習慣やメンタルヘルスの改善等によって人間の健康と福祉を向上させることを目的とした研究の総称である。臨床研究には、（略）未承認薬・医療機器の承認を目的とした「治験」だけではなく、新たな手術手技、検査法、既承認薬等を組み合わせた新しい治療法や予防法の開発などを目指したより幅広い研究である「臨床試験」が含まれる。さらに、臨床研究には、病気の理解、予防や治療に係わる、人間を対象とした臨床試験以外の研究がある。

治験以外の臨床研究の実施について、平成15年（2003年）7月被験者の人権と尊厳を守り、研究をより円滑に行うことができるように、「臨床研究に関する倫理指針」が定められた。指針では治験以外の臨床研究は臨床研究機関内に設けられた倫理審査委員会でその倫理性や科学性が検討されることになっている。しかし、この指針は治験における「ＧＣＰ」のような法律（薬事法）に基づく実施基準ではなく、被験者の健康被害に対する補償を義務づける規定はない。国に届け出る制度もないため、行政による監視機能は働いておらず、研究の品質管理は実施研究者・研究機関に事実上任されている状況である。

二〇〇八年に行われた「臨床研究に関する倫理指針」の改訂に際して厚生労働省が募集したパブリックコメントに対しても、法制化を求める声が複数寄せられた。そうした意見を厚生労働省に提出した一人が、愛知県がんセンター治験訴訟（第一章参照）の原告側弁護団長を務めた光石忠敬弁護士だった。光石弁護士は、指針改訂について検討した厚生科学審議会科学技術部会臨床研究の倫理指針に関する専門委員会に二回、参考人などとして出席し、意見を述べている。

二〇〇七年九月一三日の専門委員会では、「法律の根拠を欠く法定外の行政指導」である倫理指針の限界として、本来独立性や中立性が必要な研究審査システムが日本で「非常に劣っている」ことを指摘した。

当時、臨床研究をめぐる医療機関の不祥事が続発していたことも、法制化を求める主張に説得力を与えた。二〇〇七年には神戸市立中央市民病院（現・神戸市立医療センター中央市民病院）の研究グループが患者の同意なしに抗がん剤の臨床研究をしていたことが発覚した。また、厚生労働省の専門委員会が指針の改訂について最終的な詰めの議論をしていた二〇〇八年七月には東京大学医科学研究所の教授が所内の倫理審査委員会に研究計画を申請せずに「倫理審査委員会の承認を得ている」と偽って海外の医学雑誌に論文を投稿し、掲載されていたことが明るみに出た。

しかし、厚生労働省は臨床研究全般を法律で規制することはせず、引き続き、行政指針で対応することを決めた。法規制を嫌う研究者の意向に配慮したためで、薬事法外の臨床試験の実施が許される状態が存続することになった。このときの倫理指針の改訂では、有害事象の国への報告義務や被験者の健康被害への補償措置などが新たに盛り込まれ、二〇〇九年四月に施行されることになる。

先に述べた高度医療評価制度の適用を希望する医療技術については、特定機能病院などが院内での倫理審査を経てから厚生労働省に申請し、厚生労働省が新たに設置した高度医療評価会議において制度適用の可否を個別に審査することになった。

二〇〇八年五月二八日に開かれた第一回高度医療評価会議の冒頭の挨拶で、厚生労働省の外口崇医政局長は、高度先進医療の時代から保険併用を認めていた、薬事法上の承認が得られていない医薬品、医療機器の使用を伴う一五の医療技術が引き続き保険併用が可能になったことに触れたうえで、「薬事法上の未承認あるいは適応外に当たる医薬品や医療機器を使用する医療技術のうち、同じような要件を満たすものについては、新たに『高度医療』として位置づけて、この高度医療評価制度の中で運用していくことといたしました」と述べた。

高度医療評価制度が創設されたものの、臨床的な使用確認試験の対象となって二〇〇八年四月以降も保険併用が認められることになったカフェイン併用化学療法を含む一五の医療技術について、厚生労働省は経過措置を適用して新たな届け出は不要とし、医療技術の内容と費用の積算根拠を記した文書をこの年の九月末までに提出すればよいとした。

大学の調査委員会による検証

金沢大学病院で行われたカフェイン併用化学療法に関する調査委員会は二〇一四年一二月にまとめた調査報告書で、同療法の臨床試験を行っていた研究グループが厚生労働省による先進医療制度改革（具体的には二〇〇八年四月の高度医療評価制度の創設）の内容をきちんと理解していなかったことを、「臨床研究に関する倫理指針」違反の原因として指摘した。調査委員会の報告書によれば、調査は以下のように行われた。

「金沢大学附属病院カフェイン併用化学療法に関する調査委員会」（以下、カフェイン併用化学療法調査委員会と言う）の第一回会合が開かれたのは二〇一四年四月三〇日である。並木幹夫病院長らが記者会見を行い、「臨床研究に関する倫理指針」違反の事実を発表した八日後のことだった。メンバーは一一人で、うち七人が金沢大学の関係者だった。その中には附属病院担当の大学理事や医学倫理審査委員会の委員長、附属病院の二人の副病院長（研究担当と診療・臨床教育担当）らが含まれていた。外部委員は、東京大学の特任教授や岡山大学病院の新医療研究開発センター教授、弁護士、石川県内の患者団体関係者だった。委員長を務めたのは、金沢大学病院の並木病院長と同じ泌尿器科医の赤座英之東京大学先端科学技術研究センター特任教授だった。調査委員会の下には、再発防止策の検討と、臨床研究の適正さを検証するための二つのワーキンググループが設けられた。

第一回会合で調査方針の検討などを行ったカフェイン併用化学療法調査委員会は五月から関係者の聞き取りを開始し、同年八月に取りまとめた中間報告書を九月八日に発表した。中間報告書に対して学内から出された意見や、その後の調査で判明した新たな事実などを踏まえて報告書の修正を行い、最終報告書に当たる「『カフェイン併用化学療法』に関する諸問題の調査報告並びに再発防止策等の提言」(二〇一四年一二月二六日付)をまとめた。

二〇〇八年四月の先進医療制度改革(高度医療評価制度の創設)に伴い、カフェイン併用化学療法を含む、薬事法上の未承認・適応外の医薬品、医療機器を用いる医療技術については、倫理審査委員会の承認を受けた臨床試験としてのみ実施することが認められるようになった。しかし、調査委員会の調査によれば、カフェイン併用化学療法を行っていた金沢大学病院の整形外科の医師たちは「臨床試験の実施が必要なことは認識したが、引き続き先進医療として、試験ではない治療としても同療法を実施できると誤解してしまった」という。先進医療として実施できるということは、薬事法上適応外であるため保険診療で使えないカフェインの費用は全額患者に負担してもらい、その他の費用はすべて公的医療保険を運営する各保険者に請求できる(保険診療の患者一部負担を除く)ことを意味する。

厚生労働省の制度改革への「誤解」に基づく、整形外科の医師たちの「問題事象の具体的内容」について、調査委員会は最終報告書の冒頭に以下のように記した(原文の元号表記の後の西暦は筆者による。以下、同様)。

①臨床試験の症例登録を行わない患者に対する治療の実施

上記の誤解により、臨床試験として有効なデータを得るために設定した被験者の適格基準を満たさない患者や、臨床試験としての症例登録期間の終了後(平成22年〈2010年〉4月以降)に新たに受け入れた患者に対して、症例登録を行わずに同療法を実施したことが、そのまま先進医療制度からの逸脱となった。

被験者の適格基準には、「悪性骨軟部腫瘍に対して未治療」であることが含まれていたが、同療法の実施を希望して全国から金沢大学附属病院に来院した多くの患者が既に他の医療機関で治療を受けていたこともあり、制度から逸脱した形でカフェイン併用化学療法を実施された患者の方がむしろ多数を占めることになった。

②臨床試験としての適正さに関する問題

先進医療制度の本来の枠組みに則って、臨床試験の症例登録が行われた患者に関しても、倫理審査委員会の承認を得ずに患者の適格基準を変更したことや、臨床試験のための同意書の所在が確認できない症例が存在すること、試験計画で定めた治療レジメン（治療計画）の違反例が存在したことなど、その管理運営に不適切でずさんな点が見られた。

③不透明な形での治療の再開

上記の問題が顕在化し、平成２５年（２０１３年）末にいったんカフェイン併用化学療法をすべて中止した後、同療法を主導的に実施してきた医師によって、希望する患者に対して、保険診療で許容された投与量の範囲内でカフェインを投与することが開始された。しかし、このような不透明な形での治療の再開は問題であるため、平成２６年（２０１４年）４月に病院長の指示により完全に中止がなされた。

倫理審査経ずに研究者が実施計画を変更

厚生労働省が高度医療評価制度の創設をまだ考えていなかった段階で、同省が適応外の医薬品、医療機器を用いた医療技術の保険併用を引き続き認めるために考案した「臨床的な使用確認試験」の対象としてカフェイン併用化学療法が選ばれたのは、二〇〇八年一月三一日の同省検討会だった。その直後の二月八日、同療法を行ってきた金沢大学病院整形外科の土屋弘行医師は病院長に対して臨床試験の実施を申請した。

筆者の法人文書開示請求に対して金沢大学が開示した「臨床試験申請書」「事前ヒアリング結果報告書」によれば、臨床的な使用確認試験として実施されるカフェイン併用化学療法の臨床試験の目標症例数は共同研究機関の症例も含め、骨腫瘍五〇例、軟部腫瘍五〇例、Primary endpoint は「術前化学療法の奏効割合」、Secondary endpoint は「2年無増悪生存割合」、「無病悪生存期間」、「全生存期間」、「有害事象発生割合」だった。この試験は、厚生労働科学研究費補助金による医療技術実用化総合研究事業として採択された。前述の「事前ヒアリング結果報告書」の記載によれば、病院内でのヒアリングで「本試験を申請した理由は?」との質問に対し、説明者である整形外科医は「厚生労働科学研究費補助金による医療技術実用化総合研究事業として実施する条件として実施施設のＩＲＢ（※筆者注＝倫理審査委員会を指す）の承認が必須であること。本試験の有効性及び安全性を評価することの指摘があり、本試験を院内臨床試験として申請した」と答えている。金沢大学病院は実施を承認し、二〇〇八年三月二七日付で土屋医師に「院内臨床試験決定通知書」を交付した。通知書によれば、試験期間は二〇〇八年三月二七日から二〇一〇年三月三一日までの二年間とされた。

しかし、この決定通知書交付日の一二日前の三月一五日に開かれた厚生労働科学研究班会議で、倫理審査の対象になっていた試験実施計画の一部を研究者たちが勝手に変更していたことが、カフェイン併用化学療法調査委員会の調査で明らかとなった。調査委員会の最終報告書には次のように記されている。

臨床的な使用確認試験の実施計画は、科学的にカフェイン併用化学療法の有効性と安全性とを評価できるように、同療法を実施すべき患者の適格基準を定めていた。しかし、同計画が未だ金沢大学附属病院の倫理審査委員会の審査に付されていた平成20年（2008年）3月15日に、同病院を含む5機関が参加して、厚生労働科学研究費補助金に採択された「高悪性骨軟部腫瘍に対するカフェイン併用化学療法の臨床使用確認試験」に係る多施設共同研究の班会議が開催され、そこにおいて、登録可能な症例数を増やすために患者の適格基準を緩めることが提案された。その後作成された症例登録票は、この班会議での提案に沿った形で一部の適格基準が変更されるとともに、他の適格基準に関しても解釈を緩めて症例登録が行われたが、そのことについて倫理審査委員会の承認を得るための手続きはとられなかった。

すでに述べたように、厚生労働省は「臨床的な使用確認試験」の要件の一つとして、「院内の倫理審査委員会等において認められた試験計画・プロトコールであること」を挙げていた。この要件は、高度医療評価制度の対象となる臨床試験にも同じように課されていた。にもかかわらず、カフェイン併用化学療法の臨床試験を行う研究者たちはこれらの要件を最初から無視していたわけである。

カフェイン併用化学療法調査委員会の最終報告書では、厚生労働科学研究の班会議の議事録の一部が紹介されており、それによると、実施計画中の適格基準で「腫瘍占拠部位は四肢に限られる」としていた点について「体幹」も加えることや、病期について「遠隔転移がない」という制限をなくすことが提案されたという。

カフェイン併用化学療法の研究グループのメンバーたちは、臨床試験実施計画の科学性、倫理性などを第三者の立場から審査する倫理審査委員会の存在理由や目的、役割についてほとんど理解していなかったのではないかと思われる。それは、倫理審査委員会の審査を受けないまま勝手に変更したプロトコールの修正点の詳細を、この研究を実施するために取得した厚生労働科学研究費補助金の報告書に隠すことなく記載していることからもうかがえる。研究グループの主任研究者であった土屋弘行医師（当時・金沢大学医学部整形外科学教室准教授）が「厚生労働科学研究費補助金医療技術実用化総合研究事業　平成１９年度総括・分担研究報告書」の冒頭の「研究要旨」に次のように書いている。

「本年度は、各施設のＩＲＢの承認を得て研究を開始する準備を行い、さらに第一回の研究実行委員会を開催し研究の詳細を確認した。そこで、対象集団を、四肢に発生した遠隔転移のない高悪性度骨軟部腫瘍から、体幹と後腹膜発生と初診時転移のある症例も含める方針とした」

同報告書には第一回研究実行委員会（※筆者注＝カフェイン併用化学療法調査委員会の報告書では「班会議」と記されている）で決定された、被験者の適格基準や投与方法の変更内容が詳細に記されている。重要な記述と思われるので、そのまま以下に引用する。なお、厚生労働科学研究の報告書は国立保健医療科学院の「厚生労働科学研究成果データベース」でだれでも検索、閲覧が可能である。

①対象年齢を、５歳から７５歳までとする（原案では、Federation of Cancer Center) system のGrade2,3,3. Performance Status が（ECOG）が0-1 に基づいて判断としていた）。②対象症例の腫瘍占拠部位を四肢のみから、四肢、体幹、後腹膜に変更。手術での切除縁の確保のしづらさなどから四肢のみとしていたが、これまでの治療経験から薬剤の有効性には差がないことなどから、プライマリーエンドポイントの解析には影響しないとの判断より。③対象症例の病期を、StageⅢ：T2bN0M0（AJCC 6th edition: American Joint Committee on Cancer ）までからStageⅣまでとすることに。すなわち、初診時に転移を伴う症例でもプライマリーエンドポイントには影響しないとの判断から。④アドリアマイシンの投与速度を２４時間から１時間以上に変更（施設によっては末梢静脈からの投与となるため静脈炎を防ぐため）。⑤イホマイドの投与速

度を1時間から3時間へ変更（症例によっては頭痛などの軽度な副作用を生じることがあるため）。⑥イホマイド投与時のカフェインの投与をイホマイドと同時開始からイホマイド投与終了後から開始に変更（イホマイドの投与速度が遅くなったことより、イホマイドが作用し始めるまでの時間を待ったほうが良いとの判断にて）。⑦術前化学療法の回数を5コースから3〜5コースに変更（プロトコールの逸脱を最小限にするため。またこれまでの治療経験から化学療法が有効な症例では3コースでも、十分効果が得られているため）。⑧術後の化学療法の回数を6回から原則3コース以上に変更（プロトコールの逸脱を最小限とするため）。⑨治療経過中のカフェイン血中濃度の結果から、72時間値の目標が60〜80μg/mlであるが、48時間値から、72時間値がこの値を大きく下回ることが予想されるときは、カフェインを増量することが可能と追記することとした。⑩病理診断は中央判定を行うが、その際未染標本10枚を送付としていたが原則10枚送付に変更した（標本の状態によっては10枚作成できない場合があるため）。また、標本の送付時に各施設の病理医の診断を添付することを追記した。以上を、第一回の研究実行委員会で決定した。

このように、倫理審査委員会の審査を受けないまま勝手にプロトコールを変更しながら、土屋医師は同じ報告書に「本試験に関係するすべての研究者はヘルシンキ宣言（日本医師会：http://www.med.or.jp/wma/）および臨床研究に関する倫理指針（厚生労働省告示第255号：http://www.mhlw.go.jp/topics/2003/07/tp0730-2.html）に従って本試験を実施する」と記載していた。

臨床試験以外の「治療」も可能と認識

金沢大学の研究者を中心とする研究グループは、第三者によって科学性、倫理性の観点から実施の可否が審査されなければならないという臨床試験の基本原則を理解していなかったと言ってよい。その結果、厚生労働科学研究費補助金の交付対象として採択された臨床試験を、厚生労働省の「臨床研究に関する倫理指針」に違反して行ったことになるが、この研究グループはそれに加えて、先進医療制度の枠内での適応外医薬品の使用は、臨床試験として行う以外は認めないという、二〇〇八年四月の厚生労働省の制度改正（高度医療評価制度の創設）を無視することになる。

カフェイン併用化学療法調査委員会は、その点について、最終報告書に次のように記載した（傍線部は報告書記載の通り。A医師は土屋弘行医師を指す）。

薬事法上未承認もしくは適応外使用に該当する医療技術（適応外技術）は、その有効性と安全性に関する科学的な評価が確立されたものとは言えない。しかし昭和５９年（１９８４年）に創設された高度先進医療の制度は、適応外技術とそうでない医療技術との取り扱いを区別しないものであったため、適応外技術に対しては、有効性と安全性に関する評価が確立されていないことを前提とした取扱いとすることが課題であると認識されるようになったと考えられる。そのための第一段階の対応として、平成１８年（２００６年）の制度改正で、従来のような形での適応外技術の実施は、さしあたり2年間を時限として認めることとされた。そして第二段階の対応として、平成２０年（２００８年）の制度改正により、それ以降は、新たに発足した「高度医療評価制度」の下で、臨床研究に関する倫理指針に適合した臨床試験として行われることを条件としてその実施が認められることとなった。

しかしA医師をはじめとする整形外科の医師たちは、こうした流れを適切に理解することができず、臨床的な使用確認試験の実施が必要であることは認識したものの、引き続き先進医療として、試験ではない治療としても同療法を実施することができると誤解してしまった。

臨床的な使用確認試験の実施計画においては、臨床試験として科学的にカフェイン併用化学療法の有効性・安全性を評価できるよう患者の適格基準を具体的に設定しており、他の医療機関での治療歴のある患者等は試験に登録しないことを定めていた。しかしそれまで同療法を実施してきた患者の多くは、他の医療機関で治療を受けた後、本学のカフェイン併用化学療法のことを知り、その実施を求めて来院した方々であった。平成２０年（２００８年）4月の制度改正後もそうした患者に対して引き続き治療を実施したことが、そのまま先進医療制度からの逸脱となってしまった。

カフェイン併用化学療法調査委員会の報告書によれば、二〇〇八年四月に創設された高度医療評価制度に関連する厚生労働省からの通知は金沢大学も受け取っており、その後、石川社会保険事務局から、「高度医療評価制度において認定された医療技術（『先進医療の経過措置』について）」と題する事務連絡（二〇〇八年五月一三日付）も受け取ったことが確認されている。この事務連絡は、高度先進医療の時代から保険診療との併用が認められ、厚生労働省の検討会が「臨床的な使用確認試験」の対象として認めた、カフェイン併用化学療法を含む複数の適応外医療技術が二〇〇八年四月以降も保険診療との併用が認められたことを知らせるものだった。すでに述べたように、同年九月三〇日までに「先進医療の内容」と「先進医療の費用の積算根拠」を説明する書類を提出するようにという指示も記載されていた。この事務連絡は、厚生労働省が高度医療評価制度を実施するにあたって出した通知にも言及していた。

しかし、カフェイン併用化学療法調査委員会の報告書によれば、「当時カフェイン併用化学療法が高度医療評価制度の適用を受けることになったという事実とその意味」を、土屋医師をはじめとする整形外科の医師たちは認識することができなかった。報告書には「病院の組織全体として、そのような認識の下に整形外科に対して何らかの連絡や指示を行った形跡も確認できなかった」と記されている。

「研究」と「治療」を区別できない医師たち

土屋医師らの研究グループが制度改正の意味を正しく認識していなかった結果、何が起きたのか。カフェイン併用化学療法調査委員会の報告書の記載に沿って、たどってみることにしよう。

土屋医師ら金沢大学病院の整形外科の医師たちは、厚生労働省が「臨床的な使用確認試験」と名付けた臨床試験の実施が必要なことを認識していたものの、公的医療保険と患者の負担による先進医療の枠内でカフェイン併用化学療法を「治療」としても引き続き行える、と考えた。

本来、臨床試験は予め定めた試験計画に厳格に従って実施されるべきものであり、「試験」でない「治療」とは明確に区別されなければならない。しかし、前述した通り、土屋医師らの研究グループは倫理審査委員会の承認なしに自分たちだけで勝手に臨床試験のプロトコールを変更してしまった。それに加えて、臨床試験に症例登録されない患者にもカフェイン併用化学療法を行った。

土屋医師らは、試験と治療の間に本質的な差異があるとは認識していなかったとみられる。あえて言うなら、臨床試験とは何か、なぜ臨床試験は通常診療と区別しなければならないか、ということを理解していなかったと言えるだろう。

土屋医師らが治療としてカフェイン併用化学療法を行った患者としては、（一）二〇〇八年四月一日（金沢大学の倫理審査委員会が当初承認した試験期間の開始は二〇〇八年三月二七日）から二〇一〇年三月三一日までの「臨床的な使用確認試験」の症例登録期間中に、プロトコールで定められた被験者の適格基準を満たしていない患者、（二）症例登録期間が終了した二〇一〇年四月一日以降に投与を始めた患者――の二つのパターンがあり、これらすべてが先進医療制度からの逸脱となった。

症例登録期間中に金沢大学病院で「臨床試験の被験者」として症例登録されたのは二五人だった。一方、前記（一）に該当する、症例登録期間中に症例登録が行われないままカフェイン併用化学療法を受けた患者は一二人、同じく前記（二）に該当する患者は九四人おり、その総計は一〇六人だった。（二）の九四人のうち、四六人は症例登録終了後の経過観察期間（二〇一〇年四月一日～二〇一二年三月三一日）にカフェイン併用化学療法を受けた患者で、残り四八人は倫理審査委員会が承認した、経過観察期間も含めた試験期間が終了した後の二〇一二年四月一日～二〇一三年一二月二七日に同療法を受けた患者である。

ちなみに、カフェイン併用化学療法調査委員会は金沢大学病院とともに臨床試験に参加した愛媛大学医学部附属病院、宮崎大学医学部附属病院、福島県立医科大学附属病院、大阪市立大学医学部附属病院、国立病院機構大阪医療センターの五病院でのカフェイン併用化学療法の実施状況も報告書に記載している。それによると、これら五病院で臨床試験の症例登録が行われた患者の総計は二四人で、大阪医療センターでの一人が経過観察期間中の登録だったが、残り二三人はすべて症例登録期間中に登録された患者だった。このうち倫理審査委員会の承認を得ない適格基準の変更によって登録された患者が大阪市立大学病院で六人（同病院の被験者の合計は一〇人）いた。一方、臨床試験の症例として登録されないままカフェイン併用化学療法を受けていた患者の施設ごとの内訳は、愛媛大学病院一〇人（いずれも経過観察期間での登録）▽宮崎大学病院一四人（登録期間中四人、経過観察期間中二人、試験期間終了後八人）▽福島県立医科大学病院一三人（登録期間中四人、経過観察期間中六人、試験期間終了後三人）▽大阪市立大学病院三五人（登録期間中一七人、経過観察期間中九人、試験期間終了後九人）▽大阪医療センター一〇人――だった。

カフェイン併用化学療法調査委員会の報告書によれば、金沢大学病院の整形外科医たちは、臨床試験の対象とした患者とそれ以外の患者を合わせた一三一人全員に対し、「先進医療である」と説明して、適応外使用のため公的医療保険が適用されないカフェインの投与に関する費用を自己負担分として患者から徴収していた。

カフェイン併用化学療法調査委員会は、患者からのインフォームド・コンセントを取得するための同意説明文書の扱いについても調査している。報告書によると、症例登録期間中は、臨床試験の被験者の適格基準を満たさない患者に対しても、「臨床的な使用確認試験」のために作成した、カフェイン併用化学療法が第Ⅱ相臨床試験である旨の説明を冒頭に記した同意説明文書を用いて説明と同意取得が行われた。しかし、同意取得後に多施設共同研究の班会議で症例登録の対象とされないことが決定された際も、臨床試験の対象から除外されることになった旨の説明は特に行われなかった。また、二〇一〇年三月末でこの試験の症例登録期間が終了して以降は、カフェイン併用化学療法が臨床試験である旨の記述を削除した同意説明文書が使用されるようになった。

カフェイン併用化学療法調査委員会の報告書は、有効性と安全性に関する評価が確立していないカフェイン併用化学療法について、「本来はすべて倫理審査委員会の承認を受けた臨床試験として実施されなければならないものであった」としたうえで、「通常の治療と同様な形で同療法が実施されてしまったことは、あってはならない手続き上の違反行為だったと言わざるを得ない」と厳しい言葉で指摘した。

臨床試験（研究）と通常の実地診療を厳格に区別する必要があるという認識が研究グループの医師たちになかったことは、カフェイン併用化学療法調査委員会の報告書に記載されている、同調査委員会の聞き取りに対する当事者の次のような発言にも表れている。

「先進医療があって、その中で試験を行うと言う認識だったので、適格基準で治療をやるやらないを判断するわけではない。試験の対象にするかどうかで治療の内容が変わるかではない。もし臨床的な使用確認試験としてしかカフェイン併用化学療法を実施できないことを理解していたら、化学療法が必要なすべての患者に同療法を実施できるよう、被験者の適格基準を変えていただろう」

臨床試験（研究）と通常の実地診療を厳格に区別する必要があるという認識がないまま、安全性、有効性が確認されていない医薬品の適応外使用の保険診療との併用を長年認めてきた厚生労働省の政策も、臨床現場にいる研究者たちの誤解を生む背景にあったと言えるかもしれない。

報告されなかった死亡事例

本来、倫理審査委員会の承認を受けた臨床試験として実施されなければならないカフェイン併用化学療法を、臨床試験の被験者として登録されないまま実施された患者は、前述したように、金沢大学病院だけで計一〇六人いた。金沢大学は二〇一四年四月二二日の記者会見で、「インシデントレポート以外に必要とされる報告が行われていなかった」死亡事例があることを明らかにしたが、それは、二〇一〇年三月に抗がん剤のアドリアマイシンの副作用である心筋症で死亡した患者で、臨床試験の症例登録期間中に症例登録が行われずにカフェイン併用化学療法を実施された一二人の患者のうちの一人だった。

カフェイン併用化学療法調査委員会の報告書によれば、この死亡事例は、病棟の医療安全管理を担当するリスクマネージャーである病棟医長から、患者の死亡の翌日に、その事実を報告するインシデントレポートが提出された。しかし、このインシデントレポートは、医療安全管理担当の副病院長（故人）が主催する関係職員の打ち合わせで、グレード（重大性）が「その他」と評価され、病院長が委員長を務める医療安全管理委員会には報告されない取り扱いとされた。カフェイン併用化学療法調査委員会は報告書の「注」において、インシデントレポートについて「医療安全管理の観点から、病院内で生起した医療安全管理上の問題となり得る事象（インシデント）について、事態の重大性や過誤の有無等を問わず、幅広くかつ速やかに現場の医療従事者に自主的に報告させる制度。臨床研究の管理とは制度上の関係はなく、本件事例に関して提出されたインシデントレポートにも、直接の死因と考えられた抗がん剤の投与のことは記されていたが、先進医療制度との関わりや、カフェイン併用化学療法についての記述はなかった」と記載している。また、このインシデントレポートのグレードが「その他」と評価されたことについては、同じく報告書の「注」において、「抗がん剤による予期された副作用であり、医療安全管理上の問題ではないと評価されたものと推察される」と記している。

この患者の治療経過や厚生労働省に報告されなかった経緯については後で詳しく述べるが、カフェイン併用化学療法調査委員会は報告書の中で、この死亡事例について、先進医療制度が定める、重篤な有害事象の発生時の厚生労働大臣への届出を「行うべきであったと言えよう」としている。

適格基準を満たさない被験者

カフェイン併用化学療法調査委員会は、臨床試験の症例登録が行われずに実施された治療に関する問題のほかに、症例登録が行われて臨床試験として実施された症例に関する問題についても分析している。前述したように、土屋医師らの研究グループは「臨床的な使用確認試験」のプロトコールが倫理審査委員会で審査中の二〇〇八年三月に開いた厚生労働科学研究の班会議で、勝手に被験者の適格基準を変更しており、カフェイン併用化学療法調査委員会は、この変更による「臨床試験としての適正さ」を検証した。カフェイン併用化学療法調査委員会の報告書によると、二〇〇八年四月一日〜二〇一〇年三月三一日の症例登録期間中に金沢大学病院で症例登録された二五人の患者における適格基準違反は次のとおりである。

一．「病期に関する違反」　一三例
二．「治療歴がないことに関する違反」　八例
三．「その他腫瘍の定義に関する違反」　六例
四．「腫瘍の占拠部位に関する違反」　二例
五．「ＰＳ（患者の全身状態の指標）に関する違反」　一例

報告書によれば、このほか、症例登録票に腫瘍占拠部位や生検実施日、除外基準の確認を記入していないケースもあった。

さらに、被験者となった患者からの同意取得についても大きな問題があった。プロトコールでは、「本試験への参加について患者本人から文書による同意が得られている」ことが被験者の適格基準の一つとして定められていたが、カフェイン併用化学療法調査委員会の報告書によれば、臨床試験の同意書の所在が確認できない症例が一一例もあり、投与開始後に同意を取った例が二例、同意書に医師の署名がないものが二例あることが確認された。同意書の所在が確認できない一一例の中に、化学療法の同意書が確

認されたものが七例、治療内容の説明と理解に関する一般的な文面の病院共通の同意書が確認されたものが一例、先進医療の費用負担の同意書が確認されたものが一例あった。これについてカフェイン併用化学療法調査委員会は、報告書の「注」に「当時カフェイン併用化学療法の実施に携わっていた整形外科の医師の中に、臨床試験としての同意書が必要であるとの認識を有していない者がいた可能性がある」と書いている。

このほか、投与量や投与コース数などの投与方法について、ほとんどの症例でプロトコールに従っていないこともわかり、カフェイン併用化学療法調査委員会は報告書に「臨床試験としての適正さに少なからぬ問題があり、総じてずさんな管理がなされていたと言える」と記した。

前述したように、この臨床試験は二〇一〇年三月三一日までが症例登録期間だったが、その二年後の二〇一二年三月三一日まで経過観察のために二年間の期間延長が行われた。これは金沢大学病院の倫理審査委員会の承認を得たもので、試験終了間近の二〇一二年二月二一日付で、土屋医師（二〇一〇年四月に整形外科学教授に就任）から倫理審査委員会に「自主臨床試験終了報告書」が提出された。この報告書では協力医療機関も含めた実施症例数が七九症例と記されていたが、カフェイン併用化学療法調査委員会が調べたところ、この中には症例登録期間中の症例だけでなく、臨床試験の症例登録が始まる前の二〇〇七年度にカフェイン併用化学療法を受けた一九症例も含まれていることがわかった。

このようにずさんな臨床試験が行われ、厚生労働省の先進医療制度からも逸脱していたことは、どのようにして明らかになったのか。カフェイン併用化学療法調査委員会の報告書はその経緯を以下のように記している（傍線は調査委員会による）。

> 臨床的な使用確認試験としてカフェイン併用化学療法を開始して以来、毎年度、先進医療の実績報告としてカフェイン併用化学療法を実施したすべての症例数が報告されていた。しかしそこでは、先進医療制度に基づく臨床試験として同療法を実施された患者と、そうではない患者とが区別せず記載されていたため、後者が制度を逸脱した形で実施されていることに誰も気が付くことができなかった。また倫理審査委員会の承認を受けた試験期間を記入することになっていなかったため、試験期間の終了後にも同療法が実施されていても、そのことに気が付くことはなかった。

しかし平成２４年（２０１２年）３月に、本学から同療法の協力医療機関の追加を検討していることを厚生労働省医政局研究開発振興課の担当官に伝えたところ、同担当官から、予定期間が２３年（２０１１年）３月までとなっているため追加はできない、本来なら取り下げるか、予定期間を延ばすか、新しい段階に進むかしないといけないので、結果を早く報告するようにとの回答を受けた。このために整形外科の医師達は総括報告書の作成作業を開始したが、その一方で、臨床試験とは別に先進医療としての治療を実施できると誤解していたため、カフェイン併用化学療法を中止することはなかった。

厚労省との間で複数回の修正協議を経て、漸く平成２５年（２０１３年）２月１３日に総括報告書の案が一旦メールで提出された。厚労省の担当官から今後の在り方を協議したい旨の意向が伝えられたが、その後も実施症例数についての確認作業等があり、A医師（平成２２年〈２０１０年〉４月から教授に昇任。※筆者注＝土屋弘行医師を指す）やB助教が初めて厚労省に出向いたのは同年の5月１５日である。

その後厚労省からは引き続き先進医療の取り下げを求める意向が伝えられていたが、A医師等は継続を求めたため、さらに8月１３日と１２月１９日に厚労省で協議が行われた。そしてこの１２月１９日の協議で、試験期間の延長について倫理審査委員会で承認を受けないまま継続されていることが初めて判明した。このことがA医師から病院事務部に伝えられたことから、病院長の了解の下に同療法を中止することが決定され、１２月２７日にすべての患者に対するカフェイン併用化学療法の実施が中止された。しかしこの時点では問題の全体像と、なぜそのような問題が生じてしまったのかは分かっていなかった。

この記載の中で、「厚生労働省医政局研究開発振興課の担当官に伝えたところ、同担当官から、予定期間が23年3月までとなっている」と指摘されたことについて、報告書の「注」には「臨床的な使用確認試験の実施計画申請書に添付して提出された被験者に対する同意説明文書の中では、試験期間が平成20年（２００8年）４月１日から平成２３年（２０１１年）３月３１日までと記されていた」と記載されている。

これまで繰り返し述べてきたように、土屋医師らの研究グループは、二〇〇八年四月に創設された高度医療評価制度の対象になった医療技術については臨床試験として行うほかなく、「治療」としての実施は許されなくなったということを認識できていなかった。

高度医療評価制度はその後の厚生労働省の制度改革で、二〇一二年から「先進医療Ｂ」となるが、このことに関しての調査委員会の聞き取りに対する土屋医師の回答が報告書の「注」に次のように記載されている。

「先進医療Ｂに関して、色々な書類の要件を満たす必要があると思うが、再申請せよとか言われることなく自動的に切り替わった。イコールできると思った。先進医療Ｂになったという通知が来ていた。臨床試験は臨床試験だと。それとは別に高度医療から先進医療Ｂに移行したと思っていた。この間ずっと公示も掲載されてきた。書類申請とか要求がなかったのでできると思っていた。終わるとしたら何か言ってくるはずだと思った。」

厚生労働省が研究者から提出された臨床試験計画に基づき、予定された試験期間の終了時に点検をしていれば、試験期間終了後もずるずると、公的医療保険と患者の負担による「治療」が継続されていることにもっと早く気づくことができたと思われる。制度やルールに対する研究者の無理解と厚生労働省のチェックの甘さによって、カフェイン併用化学療法は臨床試験終了後も年余にわたって「先進医療」として継続された。

前述したように、カフェイン併用化学療法は二〇一三年一二月二七日にすべて中止された。ところが土屋医師は年が明けた二〇一四年一月五日に患者を集めて行った説明で、先進医療としてはできなくなったが、希望する患者に対しては保険診療で許容された投与量の範囲内でカフェインを投与することは可能である、と伝え、その後しばらくして一部の患者に対してカフェインの投与を再開した。鎮痛剤などとして薬事承認を得ているカフェインの用法・用量に従ったとみられる投与の再開は、カフェイン併用化学療法調査委員会の報告書によれば、土屋医師の独断で行われ、病院の医事課などへの報告は行われなかった。この投与再開とその後の中止に至る経緯について、カフェイン併用化学療法調査委員会は報告書に次のように記している。

カフェインには倦怠感の改善や利尿効果もあり、薬事法で認められた効能・効果、用法・用量でカフェインを投与することは何ら問題がない。しかし本件の経緯に鑑みると、抗がん剤の作用を増強するためにカフェインを投与しているのではないかとの疑念を差し挟まざるを得ず、病院として不透明な形でのカフェインの投与を是認することは困難であると考えられた。このため、伝聞情報しかない状況の中ではあったが、３月１４日にA医師も交えて一連の問題に関する検討の場が持たれた際に、出席者からA医師に対して、保険診療内でのカフェインの投与に対する懸念が示された。これを受けてA医師もカフェインの投与を縮小したが、その後4月22日に本件問題に関する記者発表を行うこととなり、その前日に現病院長（平成26年〈2014年〉4月1日に就任）が、不透明な形でのカフェインの投与をすべて中止するようA医師に指示し、当時まだ投与を継続していた数名の患者についても完全に中止された。

最終的にカフェインの投与の中止を指示した病院長は泌尿器科の並木幹夫教授である。ちなみに、並木氏の前任の病院長は、土屋弘行氏の前任の整形外科学教授だった富田勝郎氏で、カフェイン併用化学療法が高度医療評価制度の対象となる二年前の二〇〇六年四月から八年間にわたって病院長を務めており、カフェイン併用化学療法の臨床試験での倫理指針違反や同療法を受けた患者の死亡はいずれも同氏が病院長の時代に起きた。

公的医療保険からの巨額給付

先進医療制度から逸脱し、安全性や有効性が確立していないカフェイン併用化学療法を「治療」として実施したり、臨床試験においても倫理審査委員会の承認を得ないままプロトコールを勝手に変更したりしていた行為に対してはさまざまなペナルティーが科された。

厚生労働省は金沢大学の記者会見から半年も経たない二〇一四年一〇月一日、カフェイン併用化学療法を先進医療から削除した。これまで繰り返し述べているように、先進医療として認められた医療技術の費用は、公的医療保険と患者の負担によって賄われる。患者が負担するのは、保険診療が認められていない医療技術（カフェイン併用化学療法で言えば、カフェインの薬剤費）の費用と、その医療技術の実施に伴って保険が適用される診察・検査・入院などの費用の窓口負担（通常三割）を合わせた金額である。診察・検査・入院などの費用は、公的医療保険を運営する保険者が診療報酬（「特定療養費」、二〇〇六年一〇月から「保険外併用療養費」となった）として医療機関に支払う。

筆者は金沢大学に対する法人文書開示請求で、金沢大学病院が厚生労働省に提出した高度先進医療（のちの先進医療）実績報告書の開示を求め、金沢大学病院のカフェイン併用化学療法に対して公的医療保険から支出された金額を調べた。二〇一五年一月に金沢大学が開示した実績報告書によると、金沢大学病院がカフェイン併用化学療法に関して公的医療保険から給付を受けた保険外併用療養費（旧特定療養費）は以下の通りである。

二〇〇三年六月～二〇〇四年五月　五〇二六万九五九〇円
（実際の開始は高度先進医療承認後の二〇〇四年一月以降とみられる）
二〇〇四年六月～二〇〇五年五月　一億三四一二万六六七〇円
二〇〇五年六月～二〇〇六年六月　一億四二五八万七五八八円
二〇〇六年七月～二〇〇七年六月　一億二六五八万三四四二円
二〇〇七年七月～二〇〇八年六月　二億三八九七万六七六二円
二〇〇八年七月～二〇〇九年六月　二億三七〇三万三二一六円
二〇〇九年七月～二〇一〇年六月　二億七七七六万三〇三六円
二〇一〇年七月～二〇一一年六月　九九四二万九六一六円
二〇一一年七月～二〇一二年六月　一億八二六九万九〇四九円
二〇一二年七月～二〇一三年六月　二億六〇〇四万四〇三八円
二〇一三年七月～二〇一四年六月　一億三四七九万五一七九円
（先進医療のルール逸脱が発覚した二〇一三年一二月までの分と思われる）

これらの合計額は約一九億円にのぼる。先進医療制度のルール変更（高度医療評価制度の創設）に伴い、未承認・適応外の医薬品や医療機器を用いる医療技術について臨床試験としての実施が義務づけられたのは二〇〇八年四月だった。その直後の二〇〇八年七月以降に限っても、一二億円近い診療報酬が金沢大学病院に支払われたことになる。

金沢大学病院のカフェイン併用化学療法調査委員会はその報告書で、先進医療の枠組みを逸脱した形で実施されたカフェイン併用化学療法に関して給付された診療報酬の取り扱いについて、「速やかに関係機関と協議を行い、その指導を仰ぐことが必要である」と指摘した。この指摘を受け、金沢大学病院は公的医療保険から支払われた診療報酬の一部を返還した。

その返還額を確認するため、筆者は二〇一七年九月に金沢大学に対して法人文書開示請求を行った。その請求に対して同大学は、東海北陸厚生局長と石川県知事宛ての「返還同意書」（いずれも二〇一五年七月一〇日付で、医療機関の開設者として山崎光悦学長の名前が記されている）ならびに「保険者別返還金額一覧表」「返還内訳書」を開示した。

それらの文書によると、返還の対象となった診療報酬の請求期間は、二〇一二年一〇月診療分から二〇一三年一二月診療分の一五カ月分だった。東海北陸厚生局長宛ての返還同意書に記されていた協会管掌健康保険や組合管掌健康保険、共済組合、公費負担医療などへの返還件数は一三三六件（※筆者注＝医療機関が診療報酬を請求するために毎月提出する診療報酬明細書〈レセプト〉の総枚数と思われる）だった。金額の内訳は「療養の給付」が計一億八四一八万七三二一円、「食事療養費」が計五七三万六五一六円で、その合計は一億八九九二万三八三七円だった。同じく石川県知事宛ての返還同意書に記されていた国民健康保険、公費負担医療、後期高齢者医療への返還件数は七二一件だった。金額の内訳は「療養の給付」が計七〇八六万七三八五円、「食事療養費」が計一八九万八一二六円で、その合計は七二七六万五五一一円だった。東海北陸厚生局長と石川県知事宛ての「返還同意書」に記された診療報酬の返還額を合わせると、二億六二六八万九三四八円となる。前述したように、二〇〇八年四月に高度医療評価制度が創設され、未承認・適応外の医薬品や医療機器を用いる医療技術については臨床試験としての実施が義務づけられた直後の同年七月以降に限っても、カフェイン併用化学療法の実施に伴って金沢大学病院が受け取った診療報酬は一二億円近くにのぼる。診療報酬の返還対象期間が二〇一二年一〇月診療分からに限定されたのはなぜなのか。

筆者は二〇一八年一月に山崎光悦金沢大学長にカフェイン併用化学療法の問題について取材を申し込み、大学側から応諾するとの返事があった。ところが、取材日時が決まってから質問事項を送ったところ、大学の総務部長名の文書で取材を拒否する旨の連絡を受け取った。筆者の質問事項の中には、先進医療制度からの逸脱に伴って診療報酬の返還対象となった患者の数や、返還対象期間が二〇一二年一〇月診療分から一五カ月間となった理由、診療報酬の返還対象となった患者から受け取っていた患者自己負担（保険外診療部分と保険診療の窓口負担）を患者に返還したか否か、などが含まれていたが、金沢大学の取材拒否により、これらを明らかにすることはできなかった。

筆者は二〇一八年一月、厚生労働省の地方厚生局の一つで、金沢大学病院を所管する東海北陸厚生局に対し、金沢大学病院の診療報酬自主返還に関する行政文書を開示するよう情報公開法に基づき請求した。これに対し東海北陸厚生局は、「文書の存否を答えるだけで、いわゆる風評被害が発生するなど、特定保険医療機関の社会的信用を低下させ、受診患者数の面等において特定保険医療機関の権利、競争上の地位その他企業経営上の正当な利益を害するおそれや適正な行政の運営に支障が生じるおそれがある」ことを理由に不開示決定をした。筆者が同年三月に厚生労働大臣への審査請求を行ったところ、厚生労働省は同年七月、総務省の情報公開・個人情報保護審査会に諮問した。情報公開・個人情報保護審査会は同年一二月三日、「存否を明らかにしないで開示請求を拒否した決定は、取り消すべきである」と答申した。これを受けて、厚生労働省は二〇一九年一月二九日に不開示決定を取り消すべきとの裁決を行い、同年三月末に全文約七〇〇ページの文書を開示した。金沢大学が厚生労働省に提出した文書や厚生労働省本省と東海北陸厚生局との間で交わされたメールを含む開示文書により、診療報酬の返還対象期間が決まるまでの経緯が明らかになった。

診療報酬返還への大学の抵抗

診療報酬の返還に関する厚生労働省と金沢大学との交渉が本格化したのは、カフェイン併用化学療法調査委員会の中間報告の発表（二〇一四年九月八日）後のことだった。この中間報告書には、診療報酬に関して「速やかに関係機関と協議を行い、その指導を仰ぐことが必要である」と、二〇一四年一二月の最終報告書と同様の内容が記されていた。

開示文書によれば、中間報告書公表の一〇日前の二〇一四年八月二九日、金沢大学の関係者と厚生労働省の担当者の面談が行われ、金沢大学側は中間報告書案を厚生労働省に提出している。三日後の九月一日、診療報酬を担当する厚生労働省保険局医療課の医療指導監査室特別医療指導監査官が東海北陸厚生局の医療課長らに送ったメールで、「本省としては、誤った請求について、自主的に相談が行われ誤った請求について自主的に返還を行うといったスタンスで整理を図りたいと思います」と伝えた。

九月三日、金沢大学病院の並木幹夫病院長らが東海北陸厚生局石川事務所を訪れ、所長らと面談し、九月八日にカフェイン併用化学療法調査委員会の報告書を記者発表することを伝えるとともに、同報告書やカフェイン併用化学療法の実施に伴い医療保険から収受した額などを記した文書を提出した。開示文書に含まれていた「金沢大学附属病院における先進医療B『カフェイン併用化学療法』の事案に係る調査結果の公表について」と題する、東海北陸厚生局石川事務所作成とみられる文書には「金沢大学附属病院としては、配布資料2のうち、適格基準変更の5例、症例登録が行われていない114例、保険診療内でカフェインを投与した■例に問題があると考えているので、診療報酬の問題について協議したいとの申し入れがあり、東海北陸厚生局及び厚生労働省と協議する旨回答した」との記載がある。この文書によれば、「配布資料2」は「カフェイン併用化学療法の実施に関する医療保険からの診療報酬の収受額」を記した文書である。また、「■例」は、東海北陸厚生局が筆者に文書を開示する際に黒塗りにした部分である。

その二日後の九月五日、金沢大学から東海北陸厚生局石川事務所に報告書の最終版や記者会見用と見られる「想定問答」、カフェイン併用化学療法の実施に伴う診療報酬の収受額などを記載した文書がメールで送付された。添付ファイルの文書名には「厚労省の要請による想定問答」と書かれていることから、報告書の公表を前に厚生労働省が金沢大学に作成と提出を求めた可能性がある。筆者に開示された想定問答は二一項目に及び、それとは別にカフェイン併用化学療法を受けて死亡した患者について追加で説明した文書もあるが、それらの内容については後述する。

この時のメールで金沢大学が東海北陸厚生局石川事務所に送ったとみられる、カフェイン併用化学療法の実施に伴う診療報酬の収受額などを記載した文書は、「通常の保険診療として実施■例（※筆者注＝開示の際に黒塗り）」「当初の適格基準で症例登録が行われた12症例」「倫理審査委員会の承認を得ない適格基準の変更によって症例登録された5症例」「症例登録が行われず実施された114症例」の4種類からなり、一人ひとりの患者ごとのID番号、診断名、年齢、性別、初回実施年月日、診療報酬点数などが記されていたとみられるが、筆者への開示の際に東海北陸厚生局がデータ部分をすべて黒塗りとしたため、これらの文書からはカフェイン併用化学療法の実施に伴い金沢大学病院が受け取った診療報酬額はわからない。

すでに述べたように、カフェイン併用化学療法の臨床試験には、金沢大学病院のほかに愛媛大学病院、宮崎大学病院、福島県立医科大学病院、大阪市立大学病院、国立病院機構大阪医療センターの五病院も参加していた。厚生労働省はこれら五病院に対しても、診療報酬の不適切な収受については金沢大学病院と同様に返還を求めた。東海北陸厚生局が筆者に開示した文書によれば、金沢大学がカフェイン併用化学療法調査委員会の中間報告書を公表した約一カ月後の一〇月二日、厚生労働省保険局医療課の医療指導監査室特別医療指導監査官から東海北陸厚生局の医療課長らに基本的な対処方針を伝えるメールが送られた。

それによると、返還金については、あくまで金沢大学として誤った請求について自主点検をして返還するということを基本とし、行政側から「いくら返還をすべき」と求めないというのが基本姿勢だった。返還金の対象としては、（一）先進医療として認められた研究計画に基づかないで実施された治療や、倫理審査委員会の承認を得ずに研究計画で定めた患者の適格基準を変更したり患者同意書の存在が確認できなかったりするなど不適切な形で実施された臨床研究については治療を始めたときから治療を終了したときまでの医療費の全額、（二）保険診療で認められた効能・効果以外の目的で投与されたカフェインの薬剤料の全額――とされたが、これは「行政として理解しておくことなので、金沢大学に敢えて伝える必要はない」とメールに記された。また、金沢大学としての方針が決まったら、協力医療機関にも要請して返還処理を進めるよう金沢大学側に申し入れることが指示された。

このメールが送られた翌日の一〇月三日、東海北陸厚生局石川事務所と金沢大学の担当者の面談が行われた。石川事務所は、（一）今回の件は、あくまで、金沢大学附属病院が誤って保険請求したということで、自主点検の上、返還するというものである、（二）金沢大学附属病院としての方針を決めて頂き、石川事務所の方にも報告してもらう、（三）同時進行で、協力医療機関に対し、返還処理を横並びで進めて頂くよう連絡してもらう――と要請した。石川事務所は「返還項目の詳細」については指示をせず、「自主点検による返還同意書」の書類を交付した。

この面談の内容は同じ日の夕方、金沢大学から五つの病院に伝えられた。東海北陸厚生局が筆者に開示した文書の中には、「重要　カフェイン併用化学療法に関する医療費の返還等について（金沢大学）」という件名の、金沢大学の担当者から五病院の担当者に送られたメール（アドレスや担当者名は黒塗り）も含まれていた。このメールはある地方厚生局が協力医療機関の一つから入手したものだった。「カフェイン併用化学療法の件では多大なご迷惑をおかけしており、お詫び申し上げます」という謝罪で始まるメールには、東海北陸厚生局石川事務所から伝えられた要請内容とともに、「本学としては、できるだけ協力医療機関の皆様にご迷惑をおかけしないよう努力する責務があると考えております」という言葉が記されていた。

それから二〇日後の二〇一四年一〇月二三日、金沢大学の担当者が東海北陸厚生局石川事務所を訪れ、診療報酬の返還についての基本的な考え方を説明した。その内容を記した、同局石川事務所長から東海北陸厚生局医療課長宛てのメールによると、「最終方針は未決である」と断ったうえで金沢大学側が示した考え方は以下のようなものだった。「臨床試験（研究）と治療の峻別」という、本書のテーマに関係する、興味深い内容を含んでいるので、メールの該当箇所全文を以下に引用する（元号表記の後の西暦は筆者による）。

1. カフェイン併用化学療法に関して先進医療からの逸脱とされた症例についても、臨床試験としての側面は欠落していたが、治療としては、先進医療制度で承認された治療と同様に適切な治療を行った。
2. 平成20年（2008年）4月の制度改正前は、治療という側面が主であったが、制度改正により、臨床試験として明確にされたものであり、臨床試験としての側面が欠落した形でカフェイン併用化学療法を実施したこと自体が直ちに非倫理的であるとはいえない。
3. カフェイン併用化学療法で当病院に入院した患者については、当病院が責任もって治療すべきものであり、仮にカフェイン併用化学療法を行わない場合でも、抗がん剤治療を含め入院が必要であった患者であった。
4. 平成25年（2013年）5月15日以降に行った患者については、すべて返還する。それ以前については、保険外併用療養費として請求した入院費用等については、3の理由により返還とはしない。
5. この先進医療については、毎年報告を行っており、病院側としては正しい請求であると判断していたものであり今回遡って調査を行い報告は行ったものの、不適切なものはすべて返還ということには納得がいかない。
6. 明日（24日）に協力医療機関に対し金沢大学東京事務所で連絡会を行うが、現時点での考え方を報告するに留めるとのこと。

詳しくは後述するが、金沢大学が診療報酬返還の起点とした「平成二五年（二〇一三年）五月一五日」というのは、厚生労働省の担当者がカフェイン併用化学療法の担当医に「先進医療の終了と新規の患者登録を控えるよう要請」したとされる日である。

「厚生労働省通知の記載内容があいまい」

二〇一四年一一月二八日、東海北陸厚生局石川事務所で同事務所所長らと金沢大学の担当者の面談が行われた。金沢大学側は全文六ページからなる「カフェイン併用化学療法の医療費の返還額の算出に関する基本的な考え方」（二〇一四年一一月二五日付。以下、「二〇一四年一一月二五日付文書」と言う）という標題の文書を石川事務所に提出し、内容の説明を行ったとみられる。東海北陸厚生局が筆者に開示した文書には、石川事務所が作成した面談に関する文書とともに、金沢大学の基本的な考え方をまとめた文書も含まれていた。

二〇一四年一一月二五日付文書の冒頭の「問題の概要」で金沢大学は、二〇〇八年四月に高度医療評価制度ができて以降、カフェイン併用化学療法は臨床試験として実施することが必要だったのに、臨床試験ではない通常の診療のような形で実施し、先進医療制度から逸脱してしまった理由について、「大局的には医師の認識不足や病院の事務体制の不備」に求められるが、より直接的には、「関係者が直接に接する制度改正に関する情報を通しては、平成20年4月以降は、それ以前のような形で同療法を実施することができないということを認識するのが困難だった」と主張した。二〇一四年一一月二五日付文書に記された、金沢大学側の言い分は、（一）厚生労働省が作成した通知などの記載があいまいで、その内容を誤解した、（二）そのため、二〇一三年一二月一九日に厚生労働省から、倫理審査委員会の承認を得ていないことを指摘されるまでカフェイン併用化学療法に問題があることの認識すらなかった、（三）したがって、二〇一三年五月一五日に厚生労働省の担当官から先進医療の終了と新規患者登録を控えるよう要請を受けて以降にカフェイン併用化学療法を実施した患者の医療費については全額返還するが、それ以外の患者の医療費については返還しない――と要約することができる。

「記載内容があいまいである」として金沢大学が例示したものの一つは、高度医療評価制度ができる前から保険診療との併用が認められていた保険適用外医療技術の扱いを連絡した二〇〇七年八月一六日付の関係医療機関向け事務連絡だった。

この事務連絡についてはすでに紹介しているが、高度先進医療制度があった時代に保険診療との併用が認められた「薬事法上の未承認又は適応外使用に該当する薬物又は医療機器を用いた」医療技術は二〇〇七年度末までの経過期間の終了後、先進医療から削除されることを知らせるものだった。そして、保険診療との併用を引き続き行うためには、（一）未承認・適応外の薬物や医療機器について薬事承認を受ける、（二）未承認・適応外の薬物や医療機器について薬事法上の治験を行う、（三）有効性等の一定の要件を満たす医療技術を対象とする「臨床的な使用確認試験」を行う――のいずれかを選ぶ必要があることが記載されていた。この通知の記載内容について金沢大学は、二〇一四年一一月二五日付文書において次のように主張した（元号表記の後の西暦は筆者による）。

> 文面を素直に読めば、「『臨床的な使用確認試験』を実施すれば、適応外技術であっても保険診療との併用が行えるようになる。」と理解できても、「『臨床的な使用確認試験』として実施する場合にのみ、適応外技術であっても保険診療との併用が行えるようになる。」と当然に理解できる文面ではない。
>
> また、カフェイン併用化学療法の完了に概ね１０ヶ月程度を必要とすることから、平成２０年（２００８年）４月以降に制度の枠組みが大きく変更されるのであれば、その相当前の時点で新規患者の登録を停止することが必要であるが、そのような対応を要請する連絡も特段なかった。こうしたことから、関係する医師等が、臨床的な使用確認試験を実施することが平成２０年４月以降も、それ以前と同様に先進医療としてカフェイン併用化学療法を実施するための条件であると受け止めてしまったのも無理からぬことであった。

このほか、二〇一四年一一月二五日付文書には金沢大学の基本的な考え方が次のように記されている（傍線は筆者による）。

> 現時点で振り返ってみれば、臨床試験でない形でカフェイン併用化学療法を実施することは、平成２０年４月以降の先進医療制度の下では行えないものであり、結果的には保険診療との併用が認められない保険外診療を実施してしまったことになる。
>
> そのことだけをとらえれば、すべての医療費は本来患者が負担すべきこととなり、本院としては、改めて医療費の全額を患者に請求し、保険者に医療費を返還しなければならないことになる。しかしながら、患者に対しては保険診療との併用が認め

られる先進医療である旨の説明を予め行い、また患者もそのことを信じて診療に同意していることから、道義的にも、また契約に基づく債権の行使としても、今更そのような請求をすることは困難である。だからと言って、患者からの支払がないまま本院が保険者に医療費を返還することは、もとより実施した治療が架空のものではなくそのコストが実際に生じている以上、事実上本院が経済的なペナルティーを課されることに等しく、（略）制度改正の狭間で生じた不可抗力による誤解と言う経緯に鑑みれば、公正を欠く措置となると言わざるを得ない。

高度医療評価制度の創設に伴い、二〇〇八年四月以降、先進医療で未承認・適応外の医薬品や医療機器を用いる医療技術については臨床試験としての実施が義務づけられた。その直後の二〇〇八年七月以降に限っても、カフェイン併用化学療法の実施に伴い、一二億円近い診療報酬が金沢大学病院に支払われた。カフェイン併用化学療法は、安全性も有効性も確認されていない、研究段階の療法であり、「治療」として確立されたものではなかった。適切な臨床試験の実施により、安全性と有効性が確認されれば、薬事法に基づく治験を経て、将来的に保険診療として認められた可能性もあった。

しかし、金沢大学の研究グループの犯したルール違反によって、カフェイン併用化学療法は先進医療の対象から削除されてしまい、公的医療保険が適用される道は事実上閉ざされた。安全性と有効性を確かめるために、公的医療保険から支払われた一〇億円以上の診療報酬は無駄になったと言っても過言ではないが、二〇一四年一一月二五日付文書からは、そのことに対する反省はうかがえない。

それどころか、金沢大学は、傍線部に記されているように、二〇〇八年四月以降のカフェイン併用化学療法の医療費については、「本来患者が負担すべきこととなり、本院としては、改めて医療費の全額を患者に請求し、保険者に医療費を返還しなければならない」と主張したのである。新たな治療法の安全性や有効性を確かめる臨床試験は、患者の体を用いる研究もしくは実験と言えるものであり、大学病院などがそのような臨床試験を行う場合、費用は通常、研究費で賄われる。製薬企業が行う治験でも患者が経済的な負担を負うことはない。厚生労働省は未承認の薬などを保険診療の中で使用することを原則として認めていないが、例外的に、保険診療と保険外診療の併用を認めてきた。それが、公的医療保険と患者の負担で行われる先進医療である。医療法で「高度な医療の開発」を行うと規定された特定機能病院を設置している金沢大学が、新たな治療法開発に伴う重大なルール違反を指摘された後、治療として確立していない療法の費用は「本来すべて患者が負担すべき」と主張できるのはなぜなのか。疑問である。

15カ月分の報酬返還で決着

厚生労働省は金沢大学の言い分をそのまま受け入れることはしなかった。金沢大学側が診療報酬の返還に関する基本的な考え方を文書にまとめて厚生労働省側に示してから約三週間後の二〇一四年一二月一五日、厚生労働省保険局医療課の医療指導監査室特別医療指導監査官が東海北陸厚生局の医療課長宛てにメールを送った。このメールは、金沢大学の主張について「監査室として応じることはできない」としたうえで、高度医療評価制度を含む先進医療の実施要件などを詳しく記した、医政局、医薬食品局、保険局の三局長名の通知（二〇一二年七月三一日付）が適用された二〇一二年一〇月一日以降の診療報酬を返還すべき、と判断したことを伝えるものだった。このメールには、「厚生労働省が二〇〇七年八月に出した事務連絡などの記載内容があいまいである」との金沢大学の主張に対する見解は記されていない。

二〇一四年一二月二四日、東海北陸厚生局石川事務所で同事務所の担当者と金沢大学の担当者の面談が行われ、厚生労働省の方針が伝えられた。金沢大学は最終的に厚生労働省の方針を受け入れた。東海北陸厚生局が筆者に開示した文書によると、金沢大学は二〇一五年一月二二日に学長への説明を行い、協力医療機関からの同意も得たうえで、「カフェイン併用化学療法の医療費の返還額の算出に関する基本的な考え方」（二〇一五年一月三〇日付）と題する文書をまとめ、同年二月三日、東海北陸厚生局石川事務所に提出した。開示文書に含まれていた、二〇一四年一一月二五日付文書の改訂版にあたる二〇一五年一月三〇日付文書には、二〇一二年一〇月一日以降にカフェイン併用化学療法を実施した患者の医療費については、「患者に医療費を請求することなく、本院が保険者に医療費を自主的に全額返還する」と記されていた。この記載内容によれば、金沢大学病院は保険診療分の患者窓口負担と保険外診療分のカフェインの薬剤費を患者に返還した可能性がある。二〇一五年一月三〇日付文書には返還対象の患者数と返還金額も記されているが、東海北陸厚生局はそれらが記された箇所を黒塗りにして筆者に開示した。

東海北陸厚生局の開示文書によって、カフェイン併用化学療法の協力医療機関となっていた五つの病院も金沢大学病院と同様に診療報酬を返還したことがわかったため、筆者は二〇一九年四月、これら五病院を設置する大学法人などに対して、診療報酬の返還に関係する文書の開示を求めた。開示された文書によると、診療報酬の返還額は大阪市立大学病院が八二三三万四五七六円、宮崎大学病院が三九二一万八七六二円、福島県立医科大学病院が二五八五万二五六九円だった。愛媛大学病院からは「返還した事例はなく、該当文書は存在しない」との回答があり、国立病院機構大阪医療センターからは「開示請求の対象となる法人文書を保有していない」との通知があった。

診療報酬の返還とは別に、カフェイン併用化学療法の臨床試験が「臨床研究に関する倫理指針」に違反していたことが明らかになった後、厚生労働省は土屋弘行医師を研究代表者とする研究グループに交付した厚生労働科学研究費補助金（医療技術実用化総合研究事業：臨床試験推進研究）の支出内容を精査した。この研究グループには二〇〇七年度に一〇〇〇万円、二〇〇八年度に一〇〇〇万円、二〇〇九年度に八〇〇万三〇〇〇円が交付されていた。厚生労働省の調査の結果、研究グループがこの研究費補助金の支出が認められていない物品を購入していることが判明したため、同省は二〇一五年五月一四日、土屋氏に二一七万七〇〇〇円の返還を命じ、土屋氏は二週間後の五月二八日に返還した。

筆者は二〇一八年七月、「研究者に補助金を返還させるために作成、収集したすべての文書」を開示するよう、厚生労働省に行政文書の開示を請求した。これに対して同省が同年一一月に開示した文書の中には、土屋氏が塩崎恭久厚生労働大臣に宛てた「厚生労働科学研究費補助金（医療技術実用化総合研究事業：臨床試験推進研究）交付額の再確定に係る報告書について」というタイトルの二〇一五年四月七日付文書があった。それには、「経緯」として「当該補助金は先進医療に付随する基礎研究や班会議等のマネジメントのための費用として支出しており、本療法による臨床研究に対しての支出は認められなかったものの、厚生労働科学研究費事務処理要領に定める『交付の対象とならない経費（研究機関で通常備えるべき設備備品等の物品を購入するための経費）』として予算の執行が制限されている物品を購入していたことを発見したため、本報告書において報告するものです」と記されていた。支出が認められていない物品の購入費に補助金を使っていた「原因」としては、「補助事業の執行にあたり遵守すべき各種事項についての理解、認識が不足していたこと」などを挙げていた。

この土屋氏の報告書別紙の記載によると、「研究機関で通常備えるべき設備備品等の物品」として研究費補助金の支出が認められていないにもかかわらず、研究グループが購入していたのは、パソコン、デジタルカメラ、DVDプレーヤー、スキャナー、ビデオカメラ、タブレットなどで、その支出額は二〇〇七年度が六六万九〇〇〇円、二〇〇八年度が七八万八〇〇〇円、二〇〇九年度が七二万円であった。

また、開示資料にあった厚生労働科学研究費補助金事業実績報告書（土屋氏から厚生労働大臣宛て）には海外渡航用の旅行記録書が添付されていた。それによると、同研究費補助金は、土屋氏らがフィリピン、中国、米国で開かれた学会、国際会議でカフェイン併用化学療法についての発表を行った際の旅費にも充てられていたことがわかった。

新たな保険併用の仕組み求めた教授

ここまでカフェイン併用化学療法の臨床試験のずさんな管理について紹介したが、この臨床試験の責任者であった土屋弘行医師は、金沢大学が「臨床研究に関する倫理指針」違反を公表する五カ月前の二〇一三年一一月二八日、内閣府の規制改革会議の公開ディスカッションに出席し、カフェイン併用化学療法を保険診療と保険外診療の併用（いわゆる混合診療）によって継続できるよう訴えていた。

混合診療の範囲をなんとか広げたい「規制改革派」の経済人や学者はことあるごとに、混合診療を「原則禁止」としている厚生労働省を攻撃してきたが、二〇〇四年一二月の厚生労働大臣と規制改革担当大臣の基本的合意に基づき、例外的に混合診療を認める特定療養費制度が保険外併用療養費制度に変わり、それに伴い、先進医療の対象範囲が拡大され、承認手続きも迅速化された。また、二〇〇八年四月には薬事未承認・適応外の薬や機器を用いた医療技術の保険併用まで認める高度医療評価制度が創設された。しかし、こうした制度改革に満足できない「規制改革派」は新たな要求を持ち出した。

二〇一三年一月二三日に総理大臣の諮問機関として設置された規制改革会議が最優先案件として「保険外併用療養費制度」の改革を掲げたのである。この規制改革会議の議長は岡素之住友商事相談役、議長代理は大田弘子政策研究大学院大学教授で、ほかに企業経営者やエコノミスト、医師、弁護士、新聞記者らが加わっていた。

規制改革会議はこの年の一一月二八日に公開ディスカッションを開催した。その第一のテーマが混合診療問題だった。厚生労働省の神田裕二審議官が保険外併用療養費制度の基本的な考え方や仕組みについて概要を説明した後、四人の説明者が意見を述べた。かねてから混合診療の範囲拡大を主張してきたことで知られる経済学者の川渕孝一東京医科歯科大学大学院教授と亀田総合病院（千葉県鴨川市）を経営する医療法人鉄蕉会の亀田隆明理事長が混合診療のさらなる活用を求め、日本医師会の今村聡副会長はその反対に、混合診療の範囲をむやみに拡大することの危険性を指摘した。この三人の後で意見陳述をしたのが、金沢大学の土屋教授だったのである。混合診療問題の論客として知られる学者と病院経営者、日医の幹部に混じって、なぜ土屋教授が規制改革会議の公開ディスカッションに招かれることになったのだろうか。

それは、規制改革会議が設置される前月の二〇一二年一二月から規制改革担当大臣を務めていた自民党の稲田朋美衆議院議員に土屋教授が講演を依頼したことがきっかけだった。内閣府のホームページに掲載されている規制改革会議の議事録によると、公開ディスカッションの席上、稲田大臣は「実は、数か月前にたまたま土屋先生から講演を頼まれて、それで知り合う機会があってこういう問題があるということを知ってここで紹介することができたんです」と発言している。

筆者はこの議事録をもとに、二〇一八年五月、稲田議員に文書で質問を送り、取材を申し込んだ。それに対し稲田議員から同年六月二九日に文書で回答があった。福井県選出の衆議院議員である稲田氏が隣の石川県にある金沢大学の土屋教授と知り合ったきっかりと土屋教授が公開ディスカッションに出席するに至った経緯については次のように記されていた。

　２０１３年１１月２８日に行われた規制改革会議公開ディスカッションで報告を行った金沢大学教授土屋弘行氏とは、同年夏頃に、地元での活動の中で初めてお目に掛かり、金沢大学整形外科同門会での講演を依頼され、承諾しました。その際、氏が取り組んでおられるカフェイン併用化学療法の当時直面していた状況についてお話を伺ったと記憶しています。なお、この講演は２０１４年６月２８日に金沢市内のホテルで、「『伝統と創造』～道義大国を目指して」と題して行っています。

　土屋氏のカフェイン併用化学療法の話を伺い、規制改革会議での保険診療と保険外診療の併用療養費制度に関する検討に当たって、こうした身近で具体的な事例を踏まえて議論することも有益なのではないかと思い、同会議事務局の規制改革推進室に土屋氏のお話を聞いてはどうかと提案しました。そのときは、具体的に公開ディスカッションで発表頂くことを念頭においいていたわけではありません。

同推進室では規制改革会議の議長や健康・医療WG座長などにも相談し、本件はちょうど準備をしていた公開ディスカッションで紹介するのに適当な事例であると判断し、私もそれを了承したと記憶しています。その上で推進室から土屋氏に依頼したものです。

稲田議員の回答中にある「カフェイン併用化学療法の当時直面していた状況について」土屋教授は公開ディスカッションでどのように語ったのか。規制改革会議の議事録によれば、土屋教授は以下のような説明を行った。

骨のがんの代表で、骨肉腫というものがあります。50万人に1人くらいです。日本では年間に200人くらいの方に発生しております。(略)小学生、中学生、高校生、大学生と若い方に多くて、非常に悲惨な病気であるとかつては思われておりました。そこで、25年くらい前では骨肉腫が見つかった瞬間に手足を切り落として切断して治療していたのですが、皆さん肺に転移して10人に1人助かるかどうかという病気でした。(略)そこで、抗がん剤の治療がこの病気に導入されまして、手足を温存する手術が8~9割の方に可能になって、治る人も5割~7割くらいの程度で出てきたというのが現状です。(略)抗がん剤の治療が導入されて治療成績が上がったんですけれども、抗がん剤の有効率は約40%ほどです。この病気に現在使用できる抗がん剤はわずか4剤しかありません。そして、非常にまれながんですので、新規の抗がん剤の開発が進まない。治療成績は、ここ20年停滞したままというのが現実です。そこで我々はいち早くこれらの抗がん剤の効果を増強する薬剤ということでカフェインというものに注目して新しい化学療法を開発し、この悪性骨軟部腫瘍の治療を進歩させてまいりました。

(略)抗がん剤を与えると、がんの細胞のDNAに傷がつきます。ただし、がんの細胞はずる賢いですからその壊れたDNAを修復してまた生き返るわけです。カフェインが入っていますと、そのがん細胞は壊れたDNAというものを修復できずにどんどん死んでいくという現象が起こります。だから、化学療法の効果が高まるということになります。(略)現実的にはカフェインの量にしますとコーヒー20~30杯分を1日投与します。それを3日間投与する。ただし、1回に使用されるカフェイン製剤の金額は３０００円～４０００円と非常に安価です。安い治療で効果を上げているということになります。

そして、有効率は従来の４０％から９０％以上に向上しました。生存率も５０～７０％が普通なんですけれども、これを使った場合には９０％以上に向上しております。（略）化学療法の効果がない場合は、腫瘍の部分をがばっと大きく取らないといけないということで切断したり、広範腫瘍切除というものをするんですけれども、非常に機能の損失が大きくなるわけです。化学療法が効いた場合には縮小手術といいまして、いろいろな正常組織が残るので、患者さんは元どおりに走れるようにまで今はなっております。

（略）「多施設共同研究の結果」ですが、悪性骨腫瘍３５例、悪性軟部腫瘍２６例の登録がありまして、有効率は骨腫瘍で７７％（通常は４０％）、軟部腫瘍で７３％（通常は２０％未満）でした。（略）この良好な成績を報告しましたけれども、厚労省からは先進医療は早急に打ち切り、今後は製薬メーカーと相談して薬事申請を行うようにとの通達がありました。

これに対して製薬会社は、カフェイン注射薬は安価であり、また古い薬で特許もないことから、投資資金の回収には試算で１００年以上を必要とする。採算がとれないため、薬事申請は不可能という判断です。

現行の先進医療の制度では、患者に対して大きな恩恵をもたらす有効な薬剤も、特許もなく商業ベースに乗らないものは日本初の独創的治療であっても最終的に消え去る運命にあります。

（略）このままこの治療が消滅しますと、１０００人の骨肉腫患者さんがいれば、カフェインで助かるはずの３００人～４００人の生命がみすみす失われることになります。手術の成功率も低下する。

（略）「医療上の有効性・安全性を備えたカフェイン併用化学療法」を保険外併用療養で使い続ける仕組みを何とかしてつくっていただければ大変いいと思っております。先進医療として存続するか、先進医療から混合診療への移行を許可するか。そのような仕組みを要望したいと思います。

土屋教授はこのように、カフェイン併用化学療法がまだ臨床試験段階にあったにもかかわらず、安全性と有効性はすでに確立していると受け取れるような表現を用いてＰＲし、厚生労働省の官僚的な対応によって「治療」が継続できなくなる恐れがあると訴えた。

教授の主張を援護した担当大臣

その訴えを受け、稲田大臣は「今日、土屋先生の話を聞いて私もすごく衝撃を受けたんですが、私も高校時代、後輩が骨肉腫で足を切断して結局は亡くなったんですけれども、今の話だとカフェイン療養というものを併用すれば、自由診療のその療養分は1日4000円ぐらいの金額で、あとは保険適用になる。しかし、これが評価療養から保険適用にならなくて自由診療が認められなくなれば全部が自費になって、その有効な治療が受けられないという実例があるんですね。しかも、それは厚労省から取下げを求められて、闇から闇へ葬られるところだったという話を今、聞いたんです。（略）こうやって混合診療が認められないことによって困っている例が実際にあるじゃないですか」と厚生労働省に問いただした。

厚生労働省の神田審議官は、取り下げを要求されているという土屋教授の主張に対して、「（未承認・適応外の薬や機器を用いた医療技術に保険併用を認める）先進医療Bとして引き続きやっていただいてはどうかと話をしている」と反論し、次のように述べた。

「先ほど、金沢大学と他の治療成績との比較とかという資料がございますけれども、実はそのプロトコールとして75例やっていて、データをいただいているのが61例ということで、他の脱落した事例などについて報告がまだそろっていないということがございまして、そのデータがそろうことによって有効率などについても影響があり得るということで、まずデータを出していただいて、有効性がそれによってどうかということを判断したいということでございます。一般の抗がん剤と比べて、先生の資料では成績が高いということでしたけれども、カフェインを併用することによって非常に高くなるかどうかということについて出していただいたデータでさらに精査をする必要があるということで、私どもとしては先進医療のBを引き続きやって、必要性があって非常に有効だということであれば、むしろ保険診療に取り入れていく必要があると思っています。それで、仮に企業が治験を出さないというのならば研究助成ですとか、そういうことも含めて検討していく必要があると私どもは考えております」

「現状でいいますと、申し訳ないですが、先ほど言った全部データがそろっていなくて、先生は今、有効だとおっしゃっておられますけれども、カフェインを併用することによって有効性が非常に高まっているかどうかということについて、評価が現時点で定まっていないというのが現状だというふうに私どもは認識しております」

カフェイン併用化学療法のデータについては、土屋教授が恣意的とも言える処理をして有効性を過大に説明していたことが、金沢大学から先進医療会議への報告によって後日明らかになるが、それについては後述する。

稲田大臣は神田審議官の説明に食い下がり、「私が言いたいのは、何も保険適用しなさいということを言っているのではなくて、データが少ないとか、費用対効果がどうかという検討が要るというのであれば、保険適用しなかったとしてもそれを混合診療として認めていってあげていいじゃないですか。なぜ、そこで自由診療に全部戻せということになるんですかという質問です」と尋ねた。

これに対して神田審議官は、「有効性があって必要であれば、特定の方だけが受けられるということではなくて、形式的に保険に加入しているかどうかということではなくて、必要な治療であれば一定の自己負担でちゃんとその医療にアクセスできるというのは国民皆保険の本質的に非常に重要な部分だと考えております。それで、必要なのにその部分が負担できる人しかアクセスできないという仕組みにするよりは、私どもは、必要があるのであれば皆さんが受けられるようにする。有効性がないのであれば、評価療養から削除していく。現状の先ほど先生の技術についてはまだ評価は定まっていないので、私どもは別に外せというふうに申し上げているのではなくて、評価療養を継続してもう少しデータを集めていただいて、よければむしろ保険診療に入れていってはどうかと考えているということです」と述べた。

すでに述べたように、土屋教授らの研究グループは、先進医療制度が順守を求めている「臨床研究に関する倫理指針」に違反していたことが、この公開ディスカッションの直後の二〇一三年一二月に明らかとなり、カフェイン併用化学療法は翌二〇一四年一〇月に先進医療から削除されてしまうが、公開ディスカッションの場における土屋教授はあくまで強気だった。厚生労働省の不当性を強く訴え、それを否定する同省担当者との激しい応酬に発展した。以下は、公開ディスカッションの議事録に残るやり取りである。

厚生労働省神田審議官　この問題に関していうと、先ほどから申し上げている、先進医療Bで続けられることを我々のほうはお勧めをしておりますので、言った、言わないの議論はあれですけれども、本質的に保険収載できない商業性がないものをどうしますかということについては根本論があるというのは、先ほどから申し上げているとおり、有効性が低いものも含めてどのような扱いにするのかという根本論があることは私どもも認識しておりますので、その部分については費用対効果が薄いものも含めてどのような扱いがあるのかというのは検討課題だと思っております。

長谷川委員（※筆者注＝長谷川幸洋東京新聞・中日新聞論説副主幹）そうすると、この土屋先生のペーパーの最後のほうに、先進医療は早急に打ち切りというふうに求められていると書かれていますけれども、それは違うんですか。

厚生労働省神田審議官 違います。

金沢大学土屋教授 結局、何が問題かといいますと、今の現行の先進医療Bという制度の中に想定されていない部分があるわけですね。薬事承認を目指す。これはすばらしいことで当然だと思いますけれども、そこに行き着けない先進医療があります。それを今後どうするんですかという枠組みができていないと、同じようなことが次々と今、起こるかと思います。薬事承認というのは、我々医師主導ではできないんですね。必ず、メーカーがいないとできないので。

長谷川委員 わかりました。では、そこで厚労省に確認しますけれども、ということは土屋先生が今、行っている研究は続けることができると理解してよろしいんですか。

厚生労働省神田審議官 メールが今、手元にありますけれども、もしこの後、先進医療を実施する場合には以下のロジックで進める方法があるのではないかと思いますということで具体的に提案させていただいておりますので、やりとりの最中で拒否している、打ち切りだとおっしゃっておられるのは違うじゃないですか。

金沢大学土屋教授 まだ打ち切りではないんですけれども、あくまで薬事申請が前提ですという言葉が必ずあります。

厚生労働省神田審議官 打ち切りとは言っていませんので、評価療養というのはそういう仕組みだという説明はしておりますけれども、以下のロジックで進める方法があるのではという提案をさせていただいているのに、一方的に打ち切られたと先ほどおっしゃられたので。

金沢大学土屋教授 取下げ申請を要求されていると言っているだけです。早急に取下げ申請を出してくださいと書いてあります。

厚生労働省佐々木企画官（※筆者注＝佐々木健・保険局医療課企画官）恐縮でございます。細かい部分はありますので、事実を申し上げますと、総括報告書というのをこの先進医療をやった場合にはある程度、実績がたまってきたら出していただくということになっていまして、それが出てくると一旦整理をして先進医療会議にかけて評価する。さっきお話ししたとおり、そういうプロセスがございます。

その中で、実は例えばさっきたくさんあると申されましたけれども、そういう学会論文であるとか、そういうものでいわゆる査読を受けた論文を出してくださいとお願いもしておりますし、続ける場合にはこういうやり方がありますよというのをやっておりましたので、そういう意味では今回打ち切りというようなお話になっているのは担当者としてはすごく残念でございます。

筆者は二〇一七年一〇月、神田審議官の発言中にある「メール」を含め、カフェイン併用化学療法の取り扱いをめぐる厚生労働省と金沢大学との間のやり取りを記録したすべての文書を開示するよう、情報公開法に基づき厚生労働省に行政文書の開示請求をしたが、「請求のあった文書に該当するものを保有していない」ことを理由に「不開示」となった。また、前述したように、いったんは筆者の取材依頼を応諾した金沢大学が質問送付後に取材を拒否したため、厚生労働省の担当者と土屋教授との間でどのような折衝が行われたかは不明である。

ただし、規制改革会議の公開ディスカッションが行われる一カ月前の二〇一三年一〇月一日、カフェイン併用化学療法を受けた患者の一人が二〇一〇年に死亡し、患者の遺族が土屋教授らを業務上過失致死の疑いで石川県警に刑事告訴したとの情報を、金沢大学に所属する研究者が高度医療を担当する厚生労働省医政局研究開発振興課の先進医療専門官に通報していたことがのちに明らかとなる。この先進医療専門官が無断で土屋教授に通報内容と自分の名前を知らせたことを知ったこの研究者が、国などを相手取って損害賠償請求訴訟を起こしたため、その裁判の中で、二〇一三年当時の厚生労働省と土屋教授とのやり取りがある程度明らかになるが、その詳細については後述する。

規制改革会議の公開ディスカッションで土屋教授がカフェイン製剤の適応拡大について「製薬会社の協力が得られない」旨の説明をしているので、筆者はその事実関係を確認するため、二〇一八年六月、カフェイン製剤（商品名・アンナカ注「フソー」）の製造販売元の扶桑薬品工業株式会社に書面で取材を申し入れ、同年七月、同社から総務部長名の回答書が届いた。同社の文書回答によると、同社の担当者が二〇〇六年〜二〇一三年に複数回、土屋教授から薬事申請についての相談を受け、厚生労働省や、医薬品の承認申請データの審査を担当する独立行政法人医薬品医療機器総合機構の担当者と土屋教授との面会にも同席した。同社は二〇〇六年の段階で、「治験を伴う開発は負担が大きく、開発費用の回収が見込めないことから会社として進める余地がない」との結論を出し、それを土屋教授に伝えていたという⑵。

新たな制度創設への議論

厚生労働省の官僚的な姿勢によって有効な治療が葬られようとしている、という土屋教授の訴えは、稲田大臣や規制改革会議の委員にある程度届いた可能性がある。すでに紹介した稲田大臣の発言のほかにも、保険外併用療養費制度の問題点を問いただしたり、同制度以外にも混合診療を認める必要性を指摘したりする意見が何人かの委員から出されたからである。公開ディスカッションの議事録からそれらを引用してみる（肩書は当時。傍線と元号表記の後の西暦は筆者による）。

森下竜一（大阪大学大学院医学系研究科教授）「いわゆる新しい技術なんだけれども、使っているものが古い。どこまでいっても市場が小さい。もともとの薬価が安い。これを開発する会社がない。これは、どんなにやっても当然そういうことがあるんだと思います。ある一定の頻度でこういうものが出てくるということは、避けられません。これをなくすことは絶対にできない。だから、そういうものをどうやって助けるかという中で保険外療養制度、選定医療以外の別の制度を出す。あるいは、混合診療全体を原則解禁して、そうしたものは医師の裁量権の中で任せる。こういう議論だと思うんです」

林いづみ（弁護士）「一番クリティカルになるのは、今のその併用療法（原文ママ。※筆者注＝「療養」と思われる）の在り方が将来の保険導入を前提にしているということなんですね。これまでも、平成18年（2006年）に特定療養費制度から今の併用療法（原文ママ）制度に変わる以前の、特定療養費制度のときには、平成16年（2004年）の中医協の報告書にありますけれども、そのころは将来的にも保険導入しないものであるからこそ、患者の選択に委ねることとしているものも含まれていたわけです。ですから、もうちょっとこうしたニーズも考えて、将来の保険収載を前提にしないものも入れていくというような柔軟な法制度を考えていくということがあってもよろしいんじゃないかと思うのですが、いかがでしょうか」

大崎貞和（野村総合研究所主席研究員）「これはやはり規制の改革であって、保険と保険外を併用する範囲というのはある程度節度がないといけないという前提は維持した上で、やはり今の制度を絶対視するのはやめたほうがいいんじゃないかという議論をしていると思うんです。それで、これを見ると、先進的ということがいわば大前提になってしまっているので、それと違うカテゴリーを検討していただくとか、そういうことが必要なんじゃないか。それは、場合によっては薬事申請が出ないから、結果的に保険収載されないというようなものも可能性として認めるようにしたほうがいいんじゃないかと思うんですけれども、そこはいかがでしょうか」

翁百合（日本総合研究所副理事長）「私どももいろいろヒアリングなどをさせていただいて、やはり患者一人一人の治療の選択権とか、いろいろな治療が出てきて価値観も多様化していますので、そういったことを、より考慮できるような制度に、それから私はお医者さんではないのでわからないですが、医師の現場での安全性・有効性というのも絶対的なものではなく、相対的に患者さんを目の前にしていろいろ直面するということもおありだと思うんです。ですから、そういった場合の裁量というか、そういうものももちろん真に必要な場合ですけれども、そういった場合の裁量というのも、保険のルールだけでこういった安全性・有効性というのを縛るというだけでなく、よりそういった観点も配慮した制度改革をお願いできればと思っております。恐らく、そういうことに直面されているお医者さんも多いのではないかと思います」

二〇〇六年の健康保険法改正で特定療養費制度に代わってできた保険外併用療養費制度の下では、保険診療と保険外診療の併用を認めるものを、将来の保険導入を目指す「評価療養」と保険導入を前提としない「選定療養」に分けた。前者には先進医療のような新規医療技術、後者には差額ベッドや予約・時間外診療などが含まれた。カフェイン併用化学療法のように薬事法上の承認を得ていない医薬品、医療機器を保険導入するためには、保険併用を認められる先進医療で実績を積むだけでは不十分で、薬事法に基づく臨床試験（治験）が必要だった。企業が開発経費の回収が見込めないことを理由に治験をせず、薬事承認の見通しがないなら、保険外併用療養費制度の中に保険導入を前提としない新たな制度を設けて、薬事承認の見込みがない適応外医薬品などを用いた新規医療技術を救済したらどうかというのが、これら委員の意見だったと思われる。

すでに述べたように、カフェイン併用化学療法の研究グループは倫理審査委員会の承認を得ずに勝手に臨床試験のプロトコールを変更したり、先進医療で義務づけられていた厚生労働省への患者死亡事例の報告を怠ったりしていた。これらは、薬事法外の臨床試験が野放しにされ、臨床試験の被験者となる患者の人権を守るための被験者保護法制がないことを背景として起きた不祥事と言えるが、原則禁止されている「混合診療」が例外的に認められる範囲を拡大することが主な関心事になってしまっている規制改革会議のメンバーには、日本の臨床試験規制の問題点がほとんど見えていなかったと思われる。

こうした規制改革会議のメンバーの議論によって、保険外併用療養費制度の下で例外的に保険診療と保険外診療の併用が認められた「評価療養」と「選定療養」に加え、第三のカテゴリーとして、国内未承認の医薬品などの保険診療との併用を認める「患者申出療養」が創設されることになる。「困難な病気と闘う患者の思いに応えるため、先進的な医療について、患者の申出を起点とし、安全性・有効性等を確認しつつ、身近な医療機関で迅速に受けられるようにするもの」と説明される患者申出療養の実現に土屋教授の主張が一定の影響を与えたのか否か。制度化に至る経緯を振り返ってみよう。

規制改革会議は二〇一三年八月二二日に開いた会議で、「国内で開発された先進的な医薬品・医療機器を用いた医療技術、及び海外で使用され国内では未承認の医薬品・医療機器を用いた医療技術等を保険診療と併用しやすくする規制改革を利用者の立場で検討する」ことを、「特に緊急性・重要性の高い」最優先案件と位置づけた。同日の会議の議事録によれば、安倍晋三総理大臣は冒頭の挨拶で、「最新の医療技術を一気に普及するため、利用者の立場に立って、保険診療と保険外診療とを併用しやすくするよう、その範囲を拡大すること、といったテーマに重点をおいて、速やかに方針を取りまとめていただきたいと思います」と述べている。この後、規制改革会議は、金沢大学の土屋弘行教授がカフェイン併用化学療法の有効性を訴え、厚生労働省の対応を批判した、前述の公開ディスカッションを経て、新たな制度創設への議論を加速させることになる。

同年一二月二〇日の会議でまとめた「『保険診療と保険外診療の併用療養制度』改革の方向性について」と題する文書では、混合診療の禁止原則について、「患者の自己選択権」や「医師の裁量権」を阻害するものであるとの見解を示すとともに、「国民が必要とする診療を保険収載すべきことは当然だが、高価な医薬品、医療機器が次々に開発されるなか、患者や医師のニーズに応えて保険収載の範囲が拡大していくと保険財政の維持が厳しくなりかねない」と、保険財政の維持の観点からも保険診療と保険外診療の併用を認める範囲を拡大すべき、との主張を展開した。そして、保険外併用療養費制度の「改革の方向性」として、以下の四点を打ち出した。

一．患者が自らの治療に対して納得した上で治療内容を選択できるようにすべきである。その際、患者が自ら判断できるだけの十分な情報を手に入れる（患者と医師との間の「情報の非対称性」を埋める）ための仕組みを併せて導入することとする。

二．医師が専門家として最適の治療を選択する裁量権を持てるようにすべきである。その際、医師のモラルハザードを防ぐために、治療内容を客観的にチェックする仕組みを併せて導入することとする。

三．いかなる診療であれ、その治療法に対する患者の正しい認識が必要である。したがって、保険診療と併せて保険外診療を行う医療機関や医師の診療内容について、短期間に安全性等に関する十分な情報を患者に提供できるような仕組みを導入することとする。

四．上記一～三の新たな仕組みは、国民皆保険の維持を崩すことなく、保険財政の長期的な適正化とも整合性を有するように改革を進めるべきである。

事実上の「混合診療解禁」を提案した規制改革会議への批判

規制改革会議は翌二〇一四年三月二七日、「選択療養制度（仮称）」の創設を提案した。

この選択療養制度は、「患者が自己の選択によって保険診療と併せて受ける保険外診療（評価療養、選定療養を除く）であって、一定の手続・ルールに基づくもの」とされた。「一定の手続・ルール」として挙げられたのは、（一）医師が未承認薬などの保険外診療について診療計画書をつくり、書面を用いて必要性とリスクを患者に十分説明し、患者は書面で承諾する、（二）患者・医師間の診療契約書を保険者に届け出ることで保険給付が行われるようにする――ことだった。厚生労働省が実施医療機関の基準を定め、とりわけ未承認・適応外薬などを用いる場合には技術的な安当性や試験実施計画の内容を審査する先進医療制度とは大きく異なり、国の事前審査なしに医師・患者間の合意だけで未承認薬などを保険診療と併用できるようにするという提案であり、混合診療の全面解禁を認めるに等しいものであった。

会議終了後の記者会見で規制改革会議の岡素之議長は、「評価療養、選定療養として国が決めたものしか、保険外併用療養費制度で認めていないのに対して、選択療養は患者と医師が合意したものについて、個別に認められる。ここのところが一番大きな差だと思います」と述べた。

しかし、「患者の選択肢の拡大」をうたった規制改革会議の提案は、患者団体や保険者などの猛反発を受ける。

一般社団法人日本難病・疾病団体協議会は一週間後の四月三日、「安全性や有効性が担保できない自由診療を政府が公認するもので、医療不信を助長しかねない」と、選択療養制度の導入に反対する要望書を田村憲久厚生労働大臣と岡素之規制改革会議議長に提出した。続けて、がん患者団体の有志も、自由診療の放任や、国民皆保険制度の空洞化につながりかねないとして、選択療養の創設に反対する要望書を厚生労働大臣、規制改革担当大臣、国会議員に提出した。

また、健康保険組合連合会、国民健康保険中央会、全国健康保険協会の保険者三団体も同じく四月三日に共同で見解を発表し、「実質的に有効性・安全性の確認が不十分な医療行為を広く患者に提供することになり、患者に健康上の不利益をもたらす可能性がある」として、「反対」を明言した。その理由として、(一) 患者と医師という当事者間の合意だけで成立した診療の費用を医療保険がカバーする仕組みは、公的枠組みを通じてあらかじめ有効性・安全性が確認された診療行為に対して給付を行うという医療保険制度の原則や財政運営を行う医療保険者の責任の範囲を超えるものである、(二) 患者と医師の間には、いわゆる情報の非対称性があるため、患者は保険外診療の有効性・安全性を客観的に判断することは難しく、当事者間の合意に委ねる仕組み自体にも問題がある、(三) 患者と医師が交わした診療契約書を保険者に届け出ることによって、「選択療養」に該当するかどうかを短期間で判断するとしているが、各保険者が個別の保険外診療の有効性・安全性を判断することは、事実上不可能である——ことなどを挙げた。

患者申出療養制度の創設

こうした強い反対論が上がる中、規制改革会議を所管する内閣府と厚生労働省の間で協議が行われた結果まとまったのが「患者申出療養制度」で、制度の概要は次のとおりである。

命にかかわる重い病気の患者がかかりつけ医らと話し合って、未承認薬などの使用希望を患者申出療養の窓口機能を持つ病院に伝える。窓口が設置されているのは、質の高い臨床研究を実施できる拠点である「臨床研究中核病院」と、高度な医療技術の開発・評価、提供、研修を行う役割がある「特定機能病院」である。いずれも医療法に基づき、厚生労働大臣に個別に承認された病院である。患者の「申出」があると、臨床研究中核病院が臨床研究の実施計画など、厚生労働省に提出する申請書類を作成する。その際、特定機能病院や患者の身近な医療機関を「協力医療機関」にして申請することができる。申請を受けた厚生労働省は専門家による会議で安全性や有効性、実施計画の妥当性などを審査する。実施が承認された場合、臨床研究中核病院だけでなく、協力医療機関となっている特定機能病院や患者の身近な医療機関で未承認薬などを保険診療と併用することができる。

厚生労働省は先進医療の審査をする先進医療会議とは別に、患者申出療養評価会議をつくり、先進医療と同じく厚生労働省が個別に審査、承認する仕組みとした。患者と医師の合意だけで保険診療と保険外診療の併用を認めるとした、規制改革会議の「選択療養制度」案の骨格は否定されたのである。ただし、審査に数カ月かかっていた先進医療と異なり、患者申出療養の審査期間は原則六週間とされた。患者申出療養制度は二〇一五年の健康保険法改正で導入が決まり、二〇一六年四月に施行された。二〇二一年七月一日現在、実施されているのは八種類（三三病院）である。

以上が、患者申出療養制度が創設されるまでの経緯である。規制改革会議が「選択療養制度」を提案した約一カ月後の二〇一四年四月二二日に金沢大学は記者会見を開き、土屋弘行教授らの研究グループの「臨床研究に関する倫理指針」違反を公表したが、前年の一一月に規制改革会議が開催した公開ディスカッションで新たな制度創設を求めた土屋教授の訴えは、規制改革会議の議論に一定の影響を与えたのだろうか。また、同会議のメンバーは金沢大学の発表をどう受け止めたのだろうか。

筆者は二〇一八年五月、二〇一四年当時の規制改革会議議長だった岡素之氏に書面で質問を送り、取材を申し入れたが、住友商事を通じて「取材には応じられない」との返事があった。

同じく二〇一四年当時の規制改革担当大臣だった稲田朋美衆議院議員への取材については前述したが、稲田氏は土屋教授の倫理指針違反が報道された時の受け止めやその後の対応について書面で次のように回答した。

2014年4月の金沢大学附属病院による発表は報道を通じて知り、(規制改革)推進室に、土屋氏に状況を問い合わせるよう指示しました。担当者が土屋氏から報告を受けたところによれば、カフェイン併用化学療法については書類上の不備があり、実施を中止しているとのことであったと記憶しています。

医療技術の研究開発に携わる者が、関連する倫理指針に則って研究を進めるべきであることは言うまでもありません。倫理指針違反があった事実を知ったときは、誠に遺憾であると同時に残念だと感じました。しかし、公開ディスカッション開催当時は、そのような事実を全く知りませんでした。また、金沢大学附属病院の発表があったのは、確かに保険外併用療養費制度の議論が佳境の時期でしたが、カフェイン併用化学療法そのものについては、身近で具体的な事例に則して考えるための素材のひとつとして取り上げていたに過ぎません。カフェイン併用化学療法を巡る不祥事の有無にかかわらず、その後の議論や患者申出療養の制度設計に直接的な影響を与えたとは考えていません。

公開ディスカッションでは保険外併用療養費制度に関する積極・消極、多様なご意見を伺っています。公開ディスカッションでのカフェイン併用化学療法の現状に対する当事者の説明を通して、保険外併用療養費制度を巡る一般的な問題として、先進医療の運用の透明性や薬事申請と企業の採算性の問題など、今後の検討に当たって念頭に置いておくべき事柄があることを学んだと思います。しかし、カフェイン併用化学療法自体に対する当事者の主観的な認識やそれに基づく発言内容が、公開ディスカッション後の規制改革会議の議論に直接的な影響を及ぼしたという認識は全くありませんでした。もちろん、そもそもカフェイン併用化学療法が継続されることを狙いとしてこの問題を取り上げていたわけではありません。そういうことではありましたが、ともかく遺憾・残念に感じたと記憶しています。

土屋氏が公開ディスカッションの意見発表者として適切であったかどうかについては、当時倫理指針に違反していた事実を承知していれば別の判断があったかもしれませんが、いずれにせよ多方面から多くのご意見・ご指摘を頂くために公開のプロセスにおいて議論がなされたものです。

患者申出療養制度の概要は、二〇一四年三月の「選択療養制度」案の提案から二カ月余りに及ぶ、内閣府と厚生労働省の協議を経て固まった。安倍首相は同年六月二四日に開いた記者会見で、「患者本位の新しい制度を導入します」と述べた。

この間、内閣府規制改革推進室長として厚生労働省側との折衝を担当したのは滝本純生氏である。滝本氏は自治省（現・総務省）から総務部長などとして福井県に出向した経験があり、同県出身の稲田氏とは同氏の規制改革担当大臣就任前からの知り合いだった。滝本氏は全国市議会議長会事務総長の職にあった二〇一八年六月、筆者の取材に応じ、患者申出療養制度の創設に至る経緯を次のように語った。

二〇一三年一月に発足した規制改革会議に加わったメンバーの多くは当初から混合診療を「目玉」にしたいという考えを持っていました。小泉純一郎内閣時代の二〇〇四年に当時の規制改革・民間開放推進会議が「解禁」の方針を打ち出して以来、混合診療問題は規制改革の「象徴」と位置づけられ、議論が繰り返されてきたので、規制改革推進室長に就任した時、「この問題にケリをつけたい」という気持ちを強く持ちました。

先進医療の場合、一つひとつの医療技術について厚生労働省の会議で実施計画を審査、承認する手続きが取られていましたが、それを保険者への届け出だけで実施できるようにするというのが、二〇一四年三月に規制改革会議が提案した「選択療養制度案」です。この制度案を提案するまで、規制改革会議の下に設けられた「健康・医療ワーキンググループ」内で議論を重ねました。ワーキンググループに参加した医師の一部から「一見明白な危険性のある医療行為だけ拒否し、それ以外は医師からの届け出で混合診療を認めればよい」という意見が出ました。私は何度もその委員の事務所を訪ね、「一見明白な危険性をどういう基準で判断するのですか」と質問しましたが、納得のいく答えはついに得られませんでした。規制改革会議が選択療養制度案を提案した直後に患者団体や保険者団体、日本医師会から強い反対論が出されたことを当然だと思いました。この案では厚生労働省の理解を得ることはとてもできないと感じました。

その後は、答申の期限が迫る中、規制改革会議での議論と並行して、厚生労働省との協議が本格化し、合意できる制度案の細部を詰めていきました。臨床試験だと被験者の選択基準に合わない患者は参加できないので、そうした患者でも新しい医療技術を利用できる仕組みを導入する方針で協議を進めました。その結果、病気とたたかう患者の思いを起点とし、制度を利用できる医療機関を増やすことについて厚生労働省と合意できました。最終的には、一つひとつの医療技術について厚生労働省の専門家会議が評価を行い、実施の可否を判断するという先進医療の枠組みを踏襲することになりましたが、厚生労働省への不信感が強い規制改革会議のメンバーは「国が判断する」という仕組みに最後まで反対でした。「今後、規制改革の議論で混合診療問題が再び取り上げられることがないよう、決着をつけたい」という強い気持ちで取り組んだ私としては、患者申出療養制度の実施件数がいまだ少数にとどまっていることが意外で、再び「混合診療を解禁せよ」という意見が出てくるのではないかと危惧しています。

金沢大学病院のカフェイン併用化学療法については、いろいろな事例の一つとして意見を聞いただけなので、その後の議論に大きな影響を与えたという認識はありません。

先進医療からの削除

金沢大学のカフェイン併用化学療法調査委員会が原因調査を行っていた最中の二〇一四年七月二四日、日本経済新聞の「経済教室」欄に、規制改革会議の公開ディスカッションで土屋教授とともに意見を述べた川渕孝一東京医科歯科大学大学院教授の「先進医療のあり方再考を」というタイトルの寄稿が掲載された。その中で川渕氏は公開ディスカッションでの土屋教授の訴えを引用しながら、次のような主張を展開した。

実は現行の先進医療にも症例が少なかったり、メーカーの都合で先進医療から消えたりするケースが散見される。先進医療に用いる医薬品には、薬事申請のコストに見合わないものもあるからだ。

先進医療Ｂでトップの金額を占める、抗がん剤（化学療法）の効果を増強するためのカフェイン併用療法も１つだ。昨年11月の規制改革会議の公開ディスカッションで金沢大学付属病院の土屋弘行教授は以下のように力説した。

同療法に関し、厚労省からは先進医療を早急に打ち切り、今後はメーカーと相談して薬事申請をするように、との通達があった。これに対し、製薬会社はカフェイン注射薬が安価な古い薬で特許もなく、薬事申請に向けた投資資金を回収するには試算で100年以上を必要とするとして、申請は不可能という判断を示したという。

土屋教授は「現行の先進医療制度では、患者に対して大きな恩恵をもたらす有効な薬剤も、特許もなく商業ベースに乗らないものは、日本発の独創的治療であっても最終的には消え去る運命にある」と述べている。

そうであるなら、ある程度の安全性・有効性が確保された先進医療は、保険適用を前提としない選定療養の対象としてはどうか。つまり、先進医療の一部を保険適用外としつつ、保険適用との併用も認める手法を拡大すべきである。メーカー側の申請負担が軽くなるほか、新しい医療の開発を進めやすくなり、成長戦略の柱にもなりうる。

川渕教授が土屋教授らの倫理指針違反の事実を知ったうえでこの文章を書いたかどうか不明だが、川渕教授の寄稿が新聞に掲載されてから約二カ月後、土屋教授が手がけていたカフェイン併用化学療法は厚生労働省によって先進医療から削除されてしまう。それは、川渕教授が指摘した先進医療制度自体の問題点を起因としたものではなく、ほかならぬ土屋教授らの研究グループのルール違反が原因だった。

このルール違反に厚生労働省がどう対応したか見ていくことにしよう。

金沢大学が土屋教授らの研究グループが行っていたカフェイン併用化学療法の臨床試験が「臨床研究に関する倫理指針」に違反していた事実を公表した二日後の二〇一四年四月二四日、厚生労働省の先進医療技術審査部会が開かれた。

すでに述べたように、二〇一二年一〇月に先進医療制度が見直された結果、二〇〇八年四月に創設された「高度医療」は「先進医療Ｂ」と改称され、未承認・適応外の医薬品、医療機器を用いなくても、安全性・有効性に照らして、特に重点的な観察・評価が必要と判断される医療技術もその対象に加えられた。新たな先進医療制度の下では、基本的に未承認・適応外の医薬品、医療機器を用いない、保険適用外の先進的な医療技術が「先進医療Ａ」と分類された。それまでの先進医療専門家会議は先進医療会議となり、医療機関から申請のあった医療技術を先進医療Ａと先進医療Ｂに振り分けたり、先進医療を実施する施設の基準を設けたりする作業を担うことになった。先進医療技術審査部会は、それまで高度医療評価会議が審査を行ってきた、未承認・適応外の医薬品、医療機器を用いる医療技術を含む先進医療Ｂについて実施の可否を審査するために設けられた。

四月二四日の先進医療技術審査部会では金沢大学の記者会見資料が配布され、厚生労働省医政局研究開発振興課の先進医療専門官が「詳細については外部委員を含めた調査委員会を立ち上げて調査をして、それを厚生労働省に報告していただくことになっております」と説明した。それを受けて、先進医療技術審査部会の猿田享男座長（慶應義塾大学名誉教授）が「前に1回、ヒト幹のことで違反があったりしましたから、その辺り厳重にやっていただくことが非常に重要かと思います」と発言した。

猿田座長の発言中にある「ヒト幹のことで違反」とは、二〇〇八年八月に金沢大学医学倫理委員会が承認して行われた、脂肪組織由来細胞を用いた二つの臨床研究が厚生労働省の「ヒト幹細胞を用いる臨床研究に関する倫理指針」が定める手続きを踏まず、同指針違反を指摘された問題である。この指針違反で金沢大学は二〇一〇年一二月、経緯、原因、改善策をまとめた最終報告書を厚生労働大臣に提出している。

四月二四日の会議から約五カ月後の九月一一日に再び、先進医療技術審査部会が開かれた。この間、金沢大学のカフェイン併用化学療法調査委員会が調査結果を中間報告としてまとめ、それを九月八日に公表した。同月一一日の先進医療技術審査部会ではその中間報告の要旨が配布された。中間報告はカフェイン併用化学療法について、「必要であれば新たに前臨床試験を実施するなどにより、安全性と有効性に関して信頼できる科学的な評価結果を得るようにし、しかるべき肯定的な評価結果が得られない限り、如何なる形であれ同療法を再開するべきではない」と指摘していた。

この段階ですでに金沢大学病院を含むすべての病院でカフェイン併用化学療法は先進医療として行われていなかったが、先進医療技術審査部会は同療法を先進医療Ｂから削除するという結論を出すとともに、金沢大学病院に対し、臨床試験終了に伴う総括報告書の提出を求めることにした。先進医療から削除する理由は、「臨床試験の症例登録を行わない患者に対する治療の実施をするなど、先進医療Ｂの実施が不適当と判断されるため」であった。先進医療からの削除は一〇月一日付の官報に告示された。

先進医療技術審査部会の議事録によれば、委員からは事実関係のさらなる解明を求める意見が出された。

「臨床的な使用確認試験」の際にカフェイン併用化学療法の審査を担当した藤原康弘国立がん研究センター企画戦略局長（現・独立行政法人医薬品医療機器総合機構理事長）は「単一用量の試験をやっても駄目でしょうね、というアドバイスはしましたが、まずはやらせてくださいということで始めた試験なのです。ちゃんと臨床試験として始めていただいたのですが、今回このようなことになったのは残念だと思います」と述べたうえで、臨床試験の制度に関して非常に感度が高いはずの薬剤師が漫然と臨床試験が続いていることを整形外科の講座に言えなかったのか、当時の薬剤部の関係者がどう考えているのか、金沢大学に尋ねるよう厚生労働省に求めた。

また、生物統計の専門家で、国立がん研究センター多施設臨床試験支援センター薬事安全管理室長の柴田大朗委員は次のように、金沢大学の研究グループがカフェイン併用化学療法の成績に関して対外的に発表しているデータの信頼性を確認する必要性を指摘した。

「今回のお話を伺うと、臨床試験に登録された患者の数と実際に実施された患者の数とあって、これまで対外的にいろいろ情報が出ているこのものの有効性・安全性に関する報告はその中間ぐらいの数、79例とか、その前後の数の患者のデータが公表されているのではないかと思います。そうなると、臨床試験に登録されているわけでもなく、実施された全員でもなく、その中間ぐらいのあたりの患者のデータが成績を提示するときに示されていることになりますが、どういう理由で選ばれたのか。総括報告をまとめていただくときには、こういう公表データがあって、それについてはどういう基準で選ばれて、最終的にはきちんと臨床試験として実施したものがこういう成績であったということを整理して出していただくようにしないと、都合の良いデータだけ抜き出したのではないかという疑念が生じるとまずいと思います。ですので、そこの整理はしていただくようにお願いしたいと思います」

先進医療Bからの削除は、官報に告示された翌日の一〇月二日に開催された先進医療会議に報告された。議事録によれば、委員からは「金沢大学の先生方は、参加していただいた被験者の方たちの労力とか行為を全く無にしたと。ごみ箱に捨ててしまったようなことになりますので、そこについては猛省をしていただきたいなと思います」とか「ホームページは確かにアトラクティブに書いてあります。（略）これはよさそうだなという感じで書いてあります。（略）こういう先進医療Bのモードに入ったときには、変に引きつけるとか、そういうのはよくないと思います」といった厳しい意見が相次いだ。

データの恣意的操作で算出された治療成績

カフェイン併用化学療法が先進医療から削除されて半年余り経過した二〇一五年四月一七日、厚生労働省で開かれた先進医療技術審査部会に金沢大学の関係者が出席した。前述したように、前年九月に先進医療からの削除を決めた審査部会では、金沢大学に臨床試験の総括報告書提出を求めるなど、委員から数々の指摘が出された。それらの指摘に対して金沢大学側に説明を求めるため、厚生労働省が関係者の出席を求めたのである。

審査部会に出席した金沢大学の関係者は、附属病院先端医療開発センターのセンター長と副センター長、臨床研究推進部門長、整形外科の医師二人の計五人だった。カフェイン併用化学療法の研究責任者であった土屋弘行教授は出席しなかった。

金沢大学は総括報告書である「先進医療に係る試験結果報告書」を作成するに当たり、解析対象とする症例を選ぶ基準を定めた。それは、(一) 金沢大学病院と先進医療の協力医療機関を含めた六医療機関で実施された症例（八三症例）を解析対象集団とする、(二) 臨床的な使用確認試験の計画書の登録期間通りに実施された症例を選択するため、八三症例のうち二〇〇八年四月一日から二〇一〇年三月三一日の症例登録期間中に登録された症例（四六症例）を採用する、(三) 臨床研究に関する倫理指針において侵襲を伴う研究については文書によりインフォームド・コンセントを受けることが義務付けられていることを踏まえ、四六症例のうち臨床試験の同意書の所在が確認されている症例（二八症例）を試験結果報告書の解析対象とする——というものだった。

土屋教授らの研究グループは厚生労働科学研究の第一回班会議において倫理審査委員会の承認を得ないまま、勝手に試験計画に記された被験者の適格基準や薬剤の投与方法を変更していたが、当初の試験計画で定めていた適格基準や投与方法が守られている症例だけを解析対象にすると、採用できる症例はわずか五症例しかなかったため、金沢大学では変更後の適格基準などに適合する症例を解析対象に含めることとし、試験を中断した症例も除外せず採用した。

この二八症例について術前化学療法の有効率を算出したところ、画像評価での有効率が骨腫瘍五六・三％、軟部腫瘍五〇％、病理評価での有効率が骨腫瘍四三・八％、軟部腫瘍一七％となった。有害事象としては、カフェインによる不眠、動悸は「Grade 2」

以下のものが主体で、「Grade 3及び４」の有害事象は、抗がん剤による電解質異常、血球減少などが中心だった。金沢大学はこの解析結果を受け、試験結果報告書で「本療法に関する諸問題のため、データの質が充分に確保されず、また先進医療に参加された被験者のうち、一部の解析に留まっており、本療法の安全性や有効性の解明には至っていないと考えられる」と結論づけ、それを先進医療技術審査部会で報告した。

この日の先進医療技術審査部会では、前月の二〇一五年三月二三日付で行われた関係者の処分についても報告された。その内容は、カフェイン併用化学療法の研究グループの実施責任医師ら四人に対し文書による訓告や口頭注意を行ったというものだった。カフェイン併用化学療法の臨床試験で同意書の所在が確認できない症例が多数存在したことから、過去三年間に金沢大学で実施された三一六の臨床試験の登録被験者三八二二人の同意取得状況を点検した結果も報告された。それによると、全体の六％で同意書が確認できず、診療科によっては臨床研究であると認識せず、通常診療の一環のように考えて実施していた例もあったという。第二章で取り上げた、抗がん剤の比較臨床試験をめぐる訴訟で「インフォームド・コンセント（ＩＣ）の欠如」を裁判所に指摘されたことを受け、金沢大学はこの比較臨床試験の同意取得状況を検証する調査委員会を設置した。その結果、同意書が一つも確認できなかったことから、二〇〇六年一月、「臨床試験に関するすべての事案について、学内に3つある審査（倫理）委員会のいずれかでICが適正になされているかどうかを調査する」という再発防止策を大学として発表していた。しかし、この再発防止策が徹底されていなかったことが、カフェイン併用化学療法の臨床試験をめぐる不祥事によって露呈したわけである。

このほか、前年の先進医療技術審査部会で出されたいくつかの疑問に対する説明も行われた。その一つである、臨床試験への薬剤師の関与について、先進医療技術審査部会の議事録によれば、金沢大学側は次のように説明した（元号表記の後の西暦は筆者による）。

カフェイン併用化学療法は、高度先進医療に承認される以前は学内の自主臨床試験として実施されており、薬剤費を患者さんに請求できないため、薬剤部で診療科が研究費で購入したカフェインの管理を行っておりました。しかし、平成１５年（２００３年）１２月に高度先進医療に承認されて以降は、診療経費として購入された薬剤を使用することになったため、特別の管理、すなわち別途購入した薬剤を、日常診療で使用する薬剤と区別して、同意書を取得した特定の患者だけに処方可能にするといった管理をせずに、通常の医薬品と同様に払出しを行うようにしました。平成20年（2008年）の制度改正で、先進医療を臨床試験として実施することが要請されるようになって以降も、病院としてこのことを認識しておらず、同様に薬剤部として気付くことができませんでした。このため、カフェイン併用化学療法のためのカフェインの払出しにおいて、被験者の症例登録・同意取得について確認することはなく、同療法が先進医療制度を逸脱して、臨床試験ではない形で実施されていたことにも気付くことができませんでした。

カフェイン併用化学療法の成績についていろいろなデータが公表されているが、都合の良いデータだけ抜き出したのではないか、という疑念が生じるとまずいので整理してほしい、という指摘に対する金沢大学の文書回答は以下の通りである。

一．厚労科研費の報告書で記された有効率を算定するに当たっては、登録された全症例から、報告書作成の時点で治療継続中の症例とともに、逸脱症例等を除いて解析対象症例を選定しており、その過程で恣意的な選択が介在し得る可能性があることを否定できない。

二．このため今回提出した先進医療に係る試験結果報告書では、Intention To Treat 原則に則り、臨床試験の症例登録期間中（平成20年〈2008年〉4月1日～22年〈2010年〉3月31日）に先進医療の実施機関において登録された全46症例から、臨床試験の同意書の所在が確認できない18症例のみを除外し、逸脱症例等もすべて対象（28症例）に含めて解析を行った。

三．平成25年（2013年）11月の規制改革会議等で報告された有効率は、これらとはまた別に、金沢大学附属病院のみで実施された平成元年（1989年）からの症例について解析した数字であり、対象も骨肉腫のみとしている。

金沢大学は、土屋教授らの研究グループが治療成績として公表していたデータについて詳しく検証した結果を記した資料を文書回答に添付する形で先進医療技術審査部会に提出していた。筆者は二〇一七年一〇月に金沢大学に対して法人文書の開示請求を行い、「カフェイン併用化学療法に関して報告された有効率について」と題する、Ａ４判一ページの資料の開示を受けた。その記載内容の概要は以下の通りである（元号表記の後の西暦は筆者による）。

一．規制改革会議（平成２５年〈２０１３年〉１１月）での報告

骨肉腫のみを対象とした。

平成元年〈１９８９年〉４月から平成２３年〈２０１１年〉１２月にかけて金沢大学附属病院においてカフェイン併用化学療法を実施した全１１６例（平成１６年〈２００４年〉１月から高度先進医療として実施し、それ以前は自主臨床試験として実施）から、stage Ⅲ（初診時転移あり）及び標準治療未完遂（手術不能など）の５７例を除外した５９例について有効率を計算した。

画像評価と組織学的評価のいずれかで有効であれば有効例とみなすこととし、有効例５３例で有効率９０％となった。

二．日本整形外科学会学術集会（平成２６年〈２０１４年〉５月）での報告

上記５９例から2症例（1例：患者の希望により姑息的手術、１例：転帰が不明瞭）を除いた５７例について有効率を計算した。

組織学的評価のみでの有効を有効例とみなすこととし、有効例４３例で有効率８１％となった。

三．厚生労働科学研究費補助金の報告書に記載された有効率

悪性骨腫瘍と悪性軟部腫瘍とを対象とした。

症例登録がなされた症例が全７９例と記載されているが、その中には平成19年（２００７年）度に治療を実施した２１例（レトロスペクティブな解析対象として事後的に症例登録票を作成）が含まれており、また金沢大学での実施症例で逸脱とされた6例は予め除かれていた。

上記７９例のうち、逸脱とされた１５例と、報告書を作成した平成２２年（２０１０年）３月時点で治療が未完の２４例

を除いた40例（骨腫瘍23例、軟部腫瘍17例）について有効率を計算した。

画像評価では、骨腫瘍が有効例12例で有効率52％、軟部腫瘍が有効例12例で有効率70％となり、組織学的評価では、骨腫瘍が有効例15例で有効率68％、軟部腫瘍が有効例7例で有効率47％となった。

金沢大学からの報告に対して、先進医療技術審査部会の委員からは厳しい意見が出された。国立がん研究センターの藤原康弘企画戦略局長は、金沢大学での「同意なき臨床試験」に触れながら、「その後また今回のようなことが起きたというと、大学の体質として、何か臨床試験に対して、教育が弱いのか、あるいは皆さんの認識が弱いのかというところが背景にあって、今回、再発防止策をいろいろ講じても、また数年後に同じようなことが起きるということにはしてほしくないなと、聞いていての感想として思いました」と述べた。

同じく国立がん研究センターの柴田大朗生物統計部長は、規制改革会議で土屋教授が有効率九〇％と説明していたのに、金沢大学がまとめた「先進医療に係る試験結果報告書」では骨腫瘍の有効率が五六％にとどまっていることを挙げたうえで、次のように指摘した。

「前者については、臨床試験以外の患者さんのデータも含めて解析をすると成績が良くて、臨床試験として登録された方に限って調べてみると、閾値として設定した50％とほとんど変わらないような数字しか出なかった。これは言い換えると有効性はさほどなかったという結論になると思います。（略）規制改革会議のときには、（略）全116例からステージ3、初診時転移あり及び標準治療未完遂、手術不能などの57例を除外した59例について有効率を計算したと書いてあります。この除外というのは、多分、科学的には変なやり方だと思います。術前、術後の化学療法の評価をしているのに、その途中で挟まっている手術ができなかった人を分母から除いてしまったら、それは成績が向上するに決まっています。極端な話をすると、薬が効いた人だけを集めて有効率を計算したら100％でした、等のような、結果に基づいて対象を絞り込むというのは不適切ですね。そういうことが普通に行われるというのはやはり変なことですので。やはりこの数字は過大評価のものである。学術集会での発表ではありませんけれども、こういう不適切な数字が独り歩きするというのは、臨床研究であるなど、そういう治療開発をされる所としては気を付けていただくべきではないかと思います。これは患者さんに間違った期待を与えることになってしまいますので、注意していただくべきではないかと思います」

このほか、座長の猿田享男慶應義塾大学名誉教授と国立病院機構の伊藤澄信臨床研究統括部長が有害事象発生時の報告について指摘した。

猿田氏は「実際に今、先進医療をやっているいろいろな施設でも、やはりどうしても緊急事態が起こったときの届出が遅れているのです。一番きちんとやっている所すらもです。だから今、あなた方もしっかりそういうプランを立てたら、本当にそれがすぐ守れるようにして欲しい」と注文をつけた。伊藤氏は「カフェインが投与された人で、重篤な有害事象が発現した人がいなかったのかなということが、こういうデータを見せていただくと気になります。同時に、重篤な有害事象が発現したときに、各機関で安全性のデータがきちんと報告されて、倫理審査委員会に報告されていて、かつそういった安全性のデータを皆さんで共有されている体制が取られていたかどうかというのが一番問題で、それが欠けていると、最近新聞報道などであるような、死亡事例が続いているにもかかわらず、そのまま同様の事例が引き続き起こっていたということにつながってしまうのではないか」と述べた。

すでに紹介したように、カフェイン併用化学療法を受けた患者が二〇一〇年三月に死亡した事例があったにもかかわらず、金沢大学病院は先進医療制度に基づく厚生労働省への報告を怠り、そのことを同大学のカフェイン併用化学療法調査委員会の報告書で批判されていた。しかし、先進医療技術審査部会では、報告を怠った理由などについて金沢大学の関係者に問いただす場面はなかった。この死亡事例をめぐる問題については後で詳しく述べることにして、先進医療技術審査部会の約二カ月後の二〇一五年六月四日に開催された先進医療会議での議論を見ていくことにしよう。

六月四日の先進医療会議には、先進医療技術審査部会に続いて金沢大学の関係者が出席した。先進医療技術審査部会に出席した附属病院先端医療開発センターのセンター長、副センター長のほかに、大学の病院担当理事、並木幹夫病院長、土屋弘行教授らが出席した。まず四月の先進医療技術審査部会での金沢大学関係者の説明とそれに対する委員の指摘や意見について厚生労働省が説明した後、土屋教授が規制改革会議や日本整形外科学会などで発表したカフェイン併用化学療法の有効率の算出方法について改めて説明し、「先進医療に係る試験結果報告書」のデータと異なることを詫びた。そのうえで、「今後は、このような事態を招かないように、再発防止策に取り組み、金沢大学附属病院の基本方針にも挙げております臨床医学発展のための研究開発を推進することが、いただいた信頼を裏切ってしまいました患者さんや御家族、そして御迷惑をおかけした全ての人々に対する何よりのおわびとなると考えております。大変申しわけございませんでした」と謝罪した。

これに対して先進医療技術審査部会の委員であり、「臨床的な使用確認試験」でカフェイン併用化学療法の臨床試験の審査を担当した藤原康弘氏は次のように問いかけた。

「私が先生にお伺いしたいのは、一番聞きたいところで、今回、先進医療に係る試験結果報告書でいろんな解析がされていますけれども、端的に申し上げると、何が何だかわからないと。要するにいろんな雑多な症例を入れて、単に投与してみただけということで、あけてみると、有効性はわからないというのが結果だと思うのですね。しかも、金沢大学の報告書を見ますと、症例登録基準から外れた一例の方はアドリアマイシンの心筋症で亡くなっているのです。経過がちょっとわからないので、急性の心筋症なのか、あるいはどういう経過で亡くなったのかわからないので、カフェインが副作用を増強したかどうかはわからないのですけれども、安全性についてもちょっと懸念持てるような症例も1例あったということと、どんどん解析対象を絞っていく解析手法というのは余り生物統計学的には望ましくないので、結局有効性はわからないというところに落ちつくと思うのですけれども、先生の気持ちとして、報告書では一切これは今後金沢大学ではやりませんとなっていますけれども、それで本当によろしいというか、先生はこれはやはり評価できないと本当に思っていらっしゃるのかというのはちょっとお聞きしたいのですけれども」

この質問に土屋教授は「本当に我々の認識不足のせいできちんとした臨床試験ができなくて大変申しわけなく思っているのですけれども、今後といいますか、我々としましては、医学を発展させることが責務でございますので、このような基礎研究はもちろん続けたいと思います。あとは、カフェインと同じような作用を有する物質の研究とか、あるいは合成とかを、いろいろ薬学部の先生方とか、がん研究所の先生方と協力して研究しておりますので、また次のステップへつなげていきたいと思っております」と答えたが、後で詳述する、死亡事例とその報告を怠ったことについてはいっさい言及しなかった。

死亡した患者の遺族が医師を刑事告訴

ここまでカフェイン併用化学療法の研究グループによる「臨床研究に関する倫理指針」違反と先進医療制度からの逸脱の経過をたどってきた。すでに述べたように、金沢大学病院では同療法を受けた患者の一人が抗がん剤アドリアマイシンの副作用の心筋症で二〇一〇年三月に死亡した。この患者はカフェイン併用化学療法の臨床試験の症例登録基準を満たしておらず、金沢大学病院の整形外科の医師たちは先進医療制度を利用してこの患者に「治療」としてカフェイン併用化学療法を行っていた。金沢大学のカフェイン併用化学療法調査委員会はこの患者死亡について先進医療制度で義務付けられている厚生労働大臣への届け出を行うべきだった、と結論づけた。

先進医療制度の枠内で、未承認・適応外の医薬品や医療機器を保険診療と併用して使用することを例外的に認める高度医療評価制度（現在の先進医療Ｂ）が二〇〇八年四月から施行され、カフェイン併用化学療法はその制度の対象となった。高度医療評価制度の実施に当たり、厚生労働省保険局医療課長が同年三月三一日付で出した通知「厚生労働大臣の定める先進医療及び施設基準の制定等に伴う実施上の留意事項及び先進医療に係る届出等の取扱いついて」では、先進医療について安全性の問題が生じた場合には直ちに地方厚生局と厚生労働大臣に報告することを求めていた。その中で、「死に至る又はそのおそれのある症例については、発生より七日以内に届け出ること」とされた。この死亡事例を厚生労働省に届けなかった理由は、金沢大学が筆者の取材要請に応じないため、いまのところ不明である。この患者死亡をめぐっては、遺族が整形外科の土屋弘行教授を業務上過失致死容疑で刑事告訴したほか、金沢大学の研究者から通報された情報を大学側に伝えた厚生労働省の担当者が行政処分を受けたり、通報内容を漏らされた研究者が国などに損害賠償を求める訴訟を起こしたりするなど、さまざまな動きがあった。死亡事例をめぐる一連の出来事を詳しく振り返ってみたい。

金沢大学病院でカフェイン併用化学療法を受け、二〇一〇年三月に亡くなったのは、当時一六歳の女性患者だった。女性の死から約二年後に遺族が土屋教授ら三人の医師を業務上過失致死の疑いで石川県警に告訴した。筆者は遺族の了解の下、遺族の代理人を務めた石川寛俊弁護士から告訴状（二〇一二年七月三〇日付）と添付資料の提供を受けた。

告訴状によると、女性が死亡するまでの診療経過は次のとおりである。

女性は二〇〇九年七月二八日、京都大学医学部附属病院で骨肉腫と診断され、その治療のため同年八月五日～七日と八月三一日～九月二日に抗がん剤のシスプラチンとアドリアマイシンの投与を受けた。その後、女性は九月二五日に金沢大学病院に転院し、一〇月六日から翌二〇一〇年一月六日の間、シスプラチン、アドリアマイシンにカフェインを併用する治療を計五クール受けた。女性は同年一月二二日に受けた心臓核医学検査で、左心機能の低下が判明した。EF（心臓が血液を送り出す機能を示す駆出率）が三八％と、中等から高度に低下しており、その原因としてアドリアマイシン心筋症が考えられた。告訴状に添付された心臓核医学検査の報告書には「3コース後に比べ明らかに左心機能低下し、EFは中等から高度低下」「アドリアマイシン心筋症でしょうか」と記されていた。

その検査から一週間後の一月二九日、女性は骨肉腫の広範囲切除及び人工関節設置術を受けた。その五日後の二月三日、土屋医師らは女性に対し二月一八日と一九日にアドリアマイシンを投与することを決定し、処方箋が作成された。投与前日の二月一七日午後八時ころ、女性は看護師に心臓の痛みを訴えたが、看護師は医師に伝えず、何らの処置もなされなかった。二月一八日にはシスプラチンに続いてアドリアマイシンが投与され、カフェインも併用された。翌一九日朝、女性は尿の量が少なく、看護師に対して何度も心臓の異常を訴えた。収縮期の血圧も七五mmHgと低い値を示した。ところが、看護師の報告を受けた女性の担当研修医はふだんから女性の血圧が低いことを理由に、アドリアマイシンの投与を中止したり、中止を土屋医師らに提案したりすることなく、同日午後三時三〇分からアドリアマイシンの投与を開始した。午後六時ころ、女性の異変に気づいた看護師の報告を受けた研修医らは女性のレントゲン撮影などを行った後の午後六時三〇分ころにアドリアマイシンの投与を中止した。その後の検査によって、女性はアドリアマイシンの副作用である心筋症と判明した。二月一九日夜のEFは約三〇％で、一月二二日の検査時より低下していた。女性は三月二日、「薬剤性心筋症」を原因とする急性心不全で死亡した。

告訴状は、アドリアマイシンの添付文書に「重大な副作用」として「心筋障害……が現れることがあるので、観察を十分に行い、異常が認められた場合には中止する。」と記載されており、同じく「心機能異常またはその既往歴のある患者」は「禁忌」とされていることを理由に、二〇一〇年一月二二日の心臓核医学検査でEFが三八％であり、その原因としてアドリアマイシン心筋症の可能性が高いことが判明した後は添付文書の記載に従って、アドリアマイシンの投与を決定したり、処方箋を作成したりしてはならなかった、と指摘した。

そして告訴状は、土屋医師らのアドリアマイシンの使用方法は人の生命を預かる医師の行為として到底許されるものではなく、自ら犯した過ちの責任をとるのが社会的使命にふさわしいとしたうえで、医師の養成、研究治療を行う使命を帯びた大学病院において初歩的な医療事故を繰り返さないための早急な捜査を要請した。

告訴状には、土屋医師らが女性の死亡から約五カ月後に遺族の質問に答えた手紙が添付された。その手紙には、（一）アドリアマイシン心筋症は、数回にわたって行われる化学療法全体で使用する総投与量によって起こりやすさが変わってくることが論文で報告されており、いずれの論文も五五〇ミリグラムを超えるとアドリアマイシン心筋症の発生率が四倍以上に高まるというものである、（二）金沢大学での六回の化学療法で使用するアドリアマイシンは京都大学での二回の化学療法ですでに使用されていた量とあわせて総量が五〇八ミリグラムとなる計算だった、（三）ＥＦ三〇％以下でアドリアマイシンの投与を中止し、三〇～五〇％では慎重投与との研究報告を金沢大学では基準にしていた、（四）今まで多くの骨肉腫治療で今回のような重篤な心筋症が起こった経験はなく、今回の結果は予測できなかったことから、がん細胞を死滅させることを最優先に考えていた、（五）心機能検査の数値上、ＥＦ三〇％以下の中止領域に入っていない以上、化学療法を途中でやめるということは考え難かった、（六）検査結果および治療について専門的経験と知識に基づいて判断していたため、検査結果が出た当時伝えることは考えていなかった──などと記されていた。

ちなみに、この患者が死亡した二〇一〇年三月に出版された『心不全──循環生理からみた診断と治療』（著者・友田春夫東海大学名誉教授、医学書院）では、左室駆出率について「一般に、35％未満で高度収縮障害、35～50％中等度収縮抑制、50％を超える場合は正常収縮機能とされる」と書かれている。

厚生労働省への通報漏洩と国賠訴訟

遺族による告訴を受けた石川県警は二〇一四年一月に土屋医師ら三人の医師を業務上過失致死容疑で金沢地検に書類送検し、その事実はそれから約四カ月後に新聞報道される。新聞報道を通じて女性の死亡が明るみに出るそもそものきっかけは、女性の遺族の代理人を務めた石川寛俊弁護士が金沢大学の小川和宏准教授にアドリアマイシンに関する情報提供を求めたことだった。石川弁護士はかつて、アドリアマイシンの誤投与と患者死亡との因果関係などが争点になった別の訴訟で患者の遺族の代理人を担当したことがあった。土屋医師らに対する刑事告訴にあたり、小川准教授に女性の診療記録などを送って、文献収集などへの協力を要請したのである。

カフェイン併用化学療法を受けた患者が死亡した事実を厚生労働省に通報した金沢大学の研究者が通報の事実を大学側に漏らされて損害を被ったとして、国などを相手取り損害賠償を求める訴訟を起こしたことはすでに紹介したが、この研究者というのが、石川弁護士が協力を要請した小川氏だった。小川氏は京都大学薬学部と東北大学医学部を卒業した研究者で、現在、金沢大学大学院医薬保健学総合研究科・医薬保健学域医学類分子情報薬理学分野の准教授を務めている。

小川氏は女性の遺族が刑事告訴をした翌年の二〇一三年一〇月、厚生労働省に「カフェイン併用化学療法による患者死亡」を通報したが、それはいかなる目的だったのだろうか。自身が起こした損害賠償請求訴訟の中で小川氏が詳しく語っているので、二〇一七年二月三日に東京地方裁判所で行われた、原告代理人弁護士による尋問の内容を記録した調書の一部を以下に引用する。筆者は小川氏が起こした訴訟の記録を、訴訟終結後の二〇一七年一〇月から二〇一八年二月にかけて東京地裁の民事記録閲覧室で閲覧、筆写した。また、情報公開法に基づいて、法務省と東京法務局に行政文書の開示請求を行い、二〇一九年八月に一部黒塗りで開示を受けた。

なお、小川氏がこの訴訟を起こしたのは二〇一四年九月一日で、厚生労働省の先進医療技術審査部会がカフェイン併用化学療法の先進医療からの削除を決める一〇日前のことだった。この訴訟で国とともに被告となったのは、大阪大学から厚生労働省に出向して医政局研究開発振興課の先進医療専門官を務めていた医師である。この医師は二〇一四年六月三〇日まで厚生労働省に勤務して大阪大学に戻ったが、同省を去る三日前、職務上知り得た秘密の漏洩を禁じた国家公務員法違反で戒告処分を受けた（元号表記の後の西暦は筆者による。訴訟記録で被告の元先進医療専門官の名前は実名で記されているが、Nと表記する。以下、同様）。

――これからあなたが平成25年（2013年）10月1日に厚生労働省医政局研究開発振興課の先進医療専門官であった被告Nさんに通報した内容を本件通報というふうに言わせていただいてお尋ねいたします。まず最初に、あなたが平成25年（2013年）10月1日に、本件通報をした経緯を簡単に説明していただけますか。

小川氏　職務外で外部の弁護士さんから、金沢大の先進医療で死亡事案が発生して刑事告訴をしていると。その詳細な資料が私の自宅へ送られてきまして、それを見ると、とんでもないことをやっていると。告訴は業務上過失致死だったんですけど、むしろ故意も疑われるような悪質な事案だったので、しかも、なおかつ、それをまだ続けているということがはっきり分かりましたので、直ちに通報しなければならない、とめなければいけないと考えて通報しました。

――あなたが本件通報される以前に、あなたのところに話を持ってこられた弁護士さんから、いろいろ資料とかの提示も受けているのですか。

小川氏　ええ、資料は自宅のほうへかなり送ってもらいました。

ここで小川氏の代理人は証拠として提出した経過サマリと検査結果報告書を示した。

――これらもそれに関連するものでしょうか。

小川氏　膨大にある中の2つを、ここにお示ししています。

――これは、亡くなられた患者さんの医療データなんですか。

小川氏　ええ、カルテ類ですね、診療録類です。

――その写しをもらったということですね。

小川氏　はい。

――そういった説明や資料を受けられて、あなたは本件通報の対象となった患者さんの死亡事案については、どういうふうに受け止められましたか。

小川氏　アドリアマイシンという既に致死性、死亡に至る確率が非常に高い心毒性を持ってる薬なんですけど、それの中止基準を超えたままどんどん投与をして、急変して亡くなられたと。しかもその方はいわゆる初期のがん、遠隔転移がない、しかも手術で取り切れた、ほぼ、放っておいても当面は少なくとも大丈夫だった方に、無茶な投与をして11日で亡くなってしまったと、そういう事案でした。

――この患者さんに対しては、カフェイン併用療法という療法も行われていたようなんですけど。

小川氏　正確には、先進医療認定のカフェイン併用化学療法という療法です。

――それとアドリアマイシンとの関係があったら、どういうふうになるのでしょうか。

小川氏　アドリアマイシンとカフェイン、ほかにも少し別の抗がん剤も併用するんですけど、基本的にはアドリアマイシンとカフェインを併用して、抗がん剤の効果増強を狙うということなんですけれども、同時に心毒性も強くなりそうな組み合わせだったわけです。

ここで小川氏の代理人は小川氏の作成したグラフを示して質問を続けた。

――2枚目の表ですが、これは原告であるあなたが作成されたものですが、これはどういうような図になるわけでしょうか。

小川氏　このグラフは、もともと国内のかなり前の文献、論文なんですけど、黒で書いてある部分、コピーしてある部分は、横軸がアドリアマイシンの累積投与量、何回かに分けて投与しているんですけれど、縦軸が心臓の機能で駆出率EFって略されてるんですけど、要するに、ポンプ機能の代表的な指標です、心臓の。それで、大抵の患者さんは、黒の点で示してあるんですけど、右側へ投与を重ねていきますと、心臓の機能が落ちてくるのが普通で、これが分かってたわけです。なおかつ、これを50％、左の数字で縦軸で50％を切ってさらに投与したり、前回の検査値より10％以上絶対値でドンと下がって、さらに投与すると非常に危険で死ぬ確率があるということで、通常その中止基準が用いられていました。ところが、この場合、赤で私が加筆したんですけど、左上の丸ペケのところから一気に右下の38％まで、この心臓機能の指標が急落して、なおかつ、ここから、さらにアドリアマイシンとカフェインを投与して、投与中に急変したと。それで11日後に亡くなってしまいました。

――今の原告の説明を踏まえますと、あなたの認識としては、本件患者に対しては、投与すべきではない時期にアドリアマイシンが投与されて、それによって患者の死亡が発生したという形になるのでしょうか。

小川氏　ええ、時期というか、基本的には、心機能異常で、もう既に投与してはいけないと明記されてるんですけど、それもかなりひどくなったところから、投与してはもうならないところから、投与すればもう死ぬ確率がかなりあるというところで、また投与して急変して死亡したと、そういうことです。

――あなたがそういうふうな情報を知った当時、金沢大学の中においては、カフェイン併用療法は、まだ続けられていたのでしょうか。

小川氏　ええ、続けられていました。

――そういった事態を踏まえて、あなたはどういうふうにしようというふうに考えられましたか。

小川氏　まず通報して、とめさせないといけないという、それはもちろん第二、第三の死亡を、もう起きてるかもしれないけど、さらに死亡者が出ることを防がなければいけない。それで通報先として、まず頭に浮かべたのは、厚生労働省、その理由としては2つ大きくありまして、1つ目は、国家公務員法で守秘義務があるということ、守られるということ、秘密が。もう一つは、当然、監督官庁、先進医療も含めて医療全般の監督官庁であると。この2つが大きな理由で、私自身が国立大学に就職するときに、国家公務員法の宣誓をして職員、教員になってますから、すぐに守秘義務は思い浮かべました。それで、迷わず厚生労働省に通報しました。

小川氏の電話を受けたN先進医療専門官は翌日の二〇一三年一〇月二日、金沢大学の土屋弘行教授にメールを送り、小川氏が言う、カフェイン併用化学療法における死亡事例があったのかどうかを尋ねた。N専門官はこのメールの中に小川氏の名前を記し、「金沢大学　医学系　准教授の小川様はどのような先生なのでしょうか？（なぜ、我々に問い合わせがあるのか背景をしりたいです。小川様が金沢大学の所属であれば、直接土屋先生にコンタクトをとればよいのではと思いました。）」と問い合わせた。通報者である小川氏の名前をメールに記載したことが後の厚生労働省の処分につながり、小川氏が損害賠償請求訴訟を起こす原因ともなる。

このメールは、小川氏が起こした訴訟において被告側が証拠として提出した。メールの「件名」は「「先進医療」カフェイン併用化学療法の件について」だった。

この中でN先進医療専門官は、小川氏から伝えられた死亡事例の概要のほか、先進医療で有害事象が発生した場合の対応や、金沢大学からの死亡事例報告の有無と公開に関する小川氏からの質問内容と、それに対する自身の説明内容を記している。そのうえでN先進医療専門官は、金沢大学からの先進医療の総括報告書に記載されている、心停止後の蘇生術で回復した事例に触れながら、小川氏が言っているのはこの事例のことで、「彼は勘違いをしているのでしょうか?」と尋ねている。

筆者の法人文書開示請求に対して金沢大学が開示した「先進医療に係る定期・総括報告書」(二〇一三年八月二九日作成)には、「死亡、その他の重篤な有害事象」として次のような記載がある。これが、N先進医療専門官が土屋教授に尋ねた事例と思われる(元号表記の後の西暦は筆者による)。

「不整脈・心停止(grade 4) 1例。シスプラチン、アドリアマイシン、カフェイン投与中に不整脈と心停止がみられたが、蘇生術を行い、完全に回復。その後アドリアマイシンによる心毒性からくるものとされ、カフェインは継続して使用したが、以降再発はなかった。厚労省にて平成23年(2011年)1月18日直接報告済みで、カフェインとの因果関係なしと結論された」

「死亡事例は先進医療の枠外で発生」との回答

小川氏の起こした訴訟で被告側は、このメールの二日後の二〇一三年一〇月四日にN先進医療専門官が土屋教授に送ったメールも証拠として提出した。このメールでN先進医療専門官は「その後いかがでしょうか?」と再度の問い合わせをしている。これらの問い合わせに対して土屋教授は、二〇一〇年三月の死亡事例について、いったんは、「先進医療の枠外で発生した」と厚生労働省に説明し、しばらくしてから先進医療の対象であったこと(保険外併用療養費制度を利用して、先進医療部分以外の医療費を公的医療保険に請求していたこと)を認めたものとみられる。N先進医療専門官は東京地裁に提出した陳述書(二〇一七年一月二六日付）で、メール送信後の対応について次のように説明している（元号表記の後の西暦は筆者による）。

私は、土屋教授から事実関係の確認をしたところ、本件死亡事例が先進医療制度の枠外で発生したものであるとの回答を得ました。

その頃、厚生労働省は、金沢大学との間で、カフェイン併用化学療法の先進医療制度下での継続又は中止について議論をしていました。そして、カフェイン併用化学療法の臨床試験において倫理指針違反が判明したことの事実関係を確認する面談において、本件死亡事例が、実は先進医療制度の枠内で発生したものであることが平成25年（2013年）12月に判明しました。そこで、厚生労働省は、金沢大学に対し、先進医療としての実施を中止するよう要請した上で、有害事象報告書を提出するよう依頼しました。

その後、私は、本件死亡事例に関する有害事象報告書を提出してもらうために、先進医療専門官として金沢大学とやりとりを行っていましたが、事実関係の不明な部分の確認に時間を要したため、平成26年（2014年）6月30日に先進医療専門官を退官するまでの間には、正式な有害事象報告書が提出されませんでした。

この陳述書提出後の二〇一七年二月三日、N氏に対する尋問が東京地裁で行われた。尋問調書に記録された、有害事象報告に関するN氏と被告である国の代理人とのやりとりは以下の通りである。

——その後のことについてですが、Nさんが土屋教授に問い合わせたところ、小川さんが電話で話していた死亡事例というのは、先進医療制度の枠外で発生した死亡事例だという回答を得たということですね。

N氏　はい。

——これを受けてNさんは小川さんに対しては、どのように対応されましたか。

N氏　先進医療の中では、死亡事例は発生していませんとお答えしました。

――土屋教授に対しては、どのように対応されましたか。

N氏　土屋教授に対しては、先進医療の外側で発生した事例でありますので、私からは説明できませんので、土屋教授みずから小川先生に説明をしてくださいという旨をお伝えいたしました。

――そのころ、厚生労働省としては、金沢大学との間でカフェイン併用化学療法の先進医療制度下での継続、または中止について、議論がされていたということですね。

N氏　はい。

――具体的にどのような議論がされていたんですか。

N氏　（略）私が出向した当時から、古い医療技術については整理をしましょう、すなわち先進の取り下げをしましょうっていうふうな役割を命じられておりましたので、何回か面談を通じて今後取り下げをお願いしたい旨を伝えておりました。

――土屋教授にお会いして先進医療の関係について、お話をされたことがあったということですね。

N氏　はい。

――土屋教授とは、平成２５年（２０１３年）１０月１日までに、何回お会いになりましたか。

N氏　それまでに２回お会いしております。

――その後、カフェイン併用化学療法の臨床試験において、倫理指針違反が判明したことの事実関係を確認する面談において、小川さんが言及されていた死亡事例が、先進医療制度の枠内で発生したものだということが判明したということですね。

N氏　そのとおりです。

――その後、Ｎさんは、どのように対応をされましたか。

N氏　それが判明したのは２５年（２０１３年）１２月で、その同月に先進医療を中止してくださいということを、厚労省の立場から金沢大学側にお伝えしました。

――その後の手続は、どのようなことをやっていきましたか。

N氏　死亡事例が先進医療の枠組みの中で発生しましたので、有害事象報告書というものを提出してもらわないといけないということでしたので、その手続に入るように金沢大学側にお伝えいたしました。

――Nさんは、平成26年（2014年）6月30日に先進医療専門官を退官されていますが、それまでの間に正式な有害事象報告は提出されなかったということですか。

N氏　はい、何度かやりとりしましたが、最終までには行きませんでした。

――なぜ、最終的な有害事象報告書が提出されなかったんですか。

N氏　幾つか、その有害事象というのは会議に審議事項になるんですが、事務局として説明するに足りる十分な情報が記載されておりませんでしたので、そこの記載を、記載が不十分だということを向こうに申し上げておりました。

――事実の確認に時間を要したということですね。

N氏　はい、そのとおりです。

厚生労働省の提出指示に従わなかった金沢大学

この後、原告である小川氏本人がN氏を尋問し、死亡事例の有害事象報告について詳しく尋ねているので、調書から以下に引用する。なお、前述したように、厚生労働省保険局医療課長が二〇〇八年三月三一日付で出した通知では、先進医療の安全性の問題発生時の厚生労働省への報告期限は「死に至る又はそのおそれのある症例については、発生より7日以内」とされ、そのことは金沢大学のカフェイン併用化学療法調査委員会の最終報告書（二〇一四年一二月二六日付）にも記されているが、小川氏とN氏とのやり取りでは「2週間」であることが前提になっている。

小川氏　あなたは今御証言とあと陳述書、乙11で述べられて言われたとおり、この死亡事案が先進医療の枠内で起きたことが通報っていうか、漏えいの2か月後ぐらいに、12月に分かったとおっしゃいましたね。

N氏　はい。

小川氏　先進医療の中で死亡が出た場合、全例報告義務がありますよね。

N氏　あります。

小川氏　それ、期間は2週間だったんじゃないですか。

N氏　はい、そうです。

小川氏　12月の、ちょっと何日か分かりませんけど、12月にそういうことが判明したと。あなたが退職なさったのは、次の年の6月30日、半年以上あったんですよね。

N氏　はい。

小川氏　どうして、死亡から2週間以内で出さなきゃいけない死亡報告書を出させなかったんですか。

N氏　有害事象報告、提出の指示はしておりましたんですね。出させなかった、出なかったというのが実際だと思います。

小川氏　出なければ、そのままでいいわけですか。

N氏　いえ、何度かやりとりしてましたので、結局、期限は間に合いませんでしたけれども、ここの修正してください、ここの記事を、ここの記録を加筆してくださいというふうなことのやりとりはしておりました。

小川氏　そういうやりとりをしても出さなければ、それで済むわけですか。と済ませたわけですか。

N氏　済ませたわけではなくて、結果的に時間切れになってしまったんです。

小川氏　でも、2週間の期限が半年以上出してなくてという、例えば、代表者の責任者かな、土屋教授とか、金沢大学とか、それを理由に何か行政処分か何かをしたんですか。

N氏　いえ、行政処分をしてはおりません。

小川氏　ということは、その事例を見ると、2週間で死亡報告をしなきゃ出さなきゃいけないって明文化されてるものを、出さないで半年以上出さなかったとしても、代表者とか、医師とか、大学とか、病院とかは、処分を受けないという、そういうのが一般的なんですか、当時の厚労省の。

N氏　ちょっと誤解のないように申し上げたいんですけど、先進医療っていうのは、処分をするのが、研究開発振興課っていうのは、処分をするところではなくて研究を推進するところなんです。そこで有害事象が起こったら、適切に私たちは、事実関係を把握して、次の医療につながるように対応するんです。2週間以内に出なかったことは残念なことではあるんですけれども、状況を把握した上で、先進医療を止めておりましたので、次の問題が発生するということについては、歯止めがかかっていたと私は認識しています。

小川氏 でも、現実的には、一度確かに12月に1回停止をしたと、学内のその病院内で、それは出てるんですけど、また春ぐらいに、1月だったかな、その後になって、また土屋教授が独断で再開をしたというのがあって、そこは多分異論がないと思うんですけれども、もう公表してますから、そういうことまで、実際に現実に起きてる、起きたわけですよね、その後。

N氏 はい。

小川氏 それに対しても、対応はしなかったたっていうことですか。

N氏 先進医療をやめてくださいということが私のお伝えできる範囲でしたので、そこについては、明確に12月の段階でお示ししてはございます。

小川氏 ずっと半年間、報告書が出なかったことについて、処分を検討する部署には報告したんですか、そういう事実を。

N氏 ええ、それは、課内でそういう事例があるということは把握しておりましたので、課内、私一人で単独で対応してたんではなくて、課内で対応しておりました。

小川氏 結果的には処分をしなかったという結果になったわけですね。

N氏 はい、私も特には、時間切れになってしまいました。

小川氏 その後は、されたっていう話は聞きましたか。

N氏 いえ、聞いておりません。

（略）

小川氏 最初の電話のところで、録音反訳3つほど、3件ほどお示ししてるんですけど、その中で、この死亡事案をお知らせして、書類を送りましょうか、私いろいろ持ってますからっていう意味のことを言って、そこであなたは、いや、今は要らないみたいな意味のことをおっしゃって、結局、そのときは送れなかったわけですけれども、事実関係として、私が当時示したかったのは、原告準備書面6の添付図をお示しします。これ、さっき私の主尋問でも見てもらったものなんですけれども、用量上げていったら、心機能が大抵の人は落ちてくる。この方の死亡例の場合は、この赤で書いたすとんと、72からすぐに38まで落ちた。ここからやって急変して11日で亡くなった。これを私は具体的に、もっとこういうことをお送りして示したかったんですけど、あなたはなぜ受け取らないっていうことをおっしゃったんですか。

N氏　これも、それもちょっと繰り返しになりますが、臨床研究で起こった有害事象と、先進医療で起こった有害事象というのは、少し対応が異なるんですね。先進医療で起こった有害事象であれば、こちらが対応すべきですし、そうでなければ、金沢大学側が対応すべき事案だと思ってるんです。ですので、まずは、こちらで事実関係を確認した上で、先進医療の中であればこちらで調べますし、そうでなければ、金沢大学側が明確化する必要があると考えたために、ちょっと待ってくださいというふうな答えになりました。

小川氏　でも、ひとまず受け取って、どちら、先進医療の中で起きたのか、外で起きたのか、確かに、それはどっちか、この時点では分からなかったかも、私は内で起きてると言ったんですけれども、だけど、あなたはすぐには確認できなかったというところまでは分かるんですが、それで、とりあえず受け取って、先進医療内だったら、そちらで検討されればいいし、外だった場合は、金沢大学に送ればいいだけの話だったんじゃないですか。

N氏　その考えもあります。ただ、私はそのとき判断したのは、まずは事実の確認で、先進医療の中か外かを明確化したかったので、そのような対応をしました。

小川氏　あなたがそうしたかったっていうのは、今お聞きしましたけれど、最初、あなた、公務員になるとき、国民全体の奉仕者として仕事をするって宣誓してないですか。

N氏　しております。

小川氏　厚生労働省って、医療安全を担う役所ですよね。違いますか。

N氏　そのとおりです。

小川氏　それで、こういうデータが実際にあって、匿名であったか、どうか、途中から名前言いましたけれども、とにかく、こういう事実関係はかなり正確に私は話したわけなんですけれども、言葉でしゃべれる範囲で、それでグラフで示すとこうなってたわけなんですけれども、これ、放置していいんですか。すぐに、こんなこと、ここからまた、先進医療であればやっていいんですか。あるいは臨床研究であれば、３８まで落ちて、ここから投与したら急変するような状態、実際急変して死んじゃったわけだけれども、そんなこととして、放っておいていいんですか、これ。

Ｎ氏　放っておいていいとは思いません。

これまで繰り返し取り上げてきたように、厚生労働省は、二〇一八年四月に臨床研究法を施行するまで、薬事承認申請のためのデータ収集を目的とした臨床試験（治験）に限って法律で厳格に管理し、それ以外の臨床試験・研究には法律を適用せず、法的根拠がなく法的拘束力もない「臨床研究に関する倫理指針」で対応し、事実上、野放しにしてきた。「先進医療制度の枠内であれば自分たちが対応する」というＮ氏の法廷での発言からは、薬事法や健康保険制度の枠外において医師主導で行われる臨床試験・研究一般に関しては、自分たちは関知しないという、厚生労働官僚の本音が垣間見える。

金沢大学のカフェイン併用化学療法調査委員会の最終報告書には、金沢大学と厚生労働省との協議は二〇一三年一二月一九日に行われ、この協議で試験期間の延長について倫理審査委員会で承認を受けないまま継続されていることが初めて判明した、と記されている。したがって、Ｎ氏が法廷で述べた「平成２５年（２０１３年）１２月の土屋教授との面談」は一二月一九日に行われ、土屋教授はその面談の時まで、小川氏によって厚生労働省に通報された死亡事例について「先進医療の枠外で発生した」と厚生労働省に説明していたとみられる。

すでに述べたように、土屋教授はこの面談の約三週間前の一一月二八日に行われた内閣府規制改革会議の公開ディスカッションに出席した。そこで、土屋教授はカフェイン併用化学療法が優れた治療法であることを強調し、それが厚生労働省の無理解によって先進医療から外されようとしているとして、新たな保険外併用療養費制度の創設を規制改革会議の委員に訴えた。このプレゼンテーションの際、土屋教授は死亡事例に言及していない。カフェイン併用化学療法で死亡事例があったこと自体はすでに確認していたとみられる厚生労働省側も、公開ディスカッションではそれを持ち出すことはしていない。

なぜ土屋教授は「死亡事例が先進医療の枠外で発生した」と、事実と異なる説明を厚生労働省に行い、わずかの間にその説明を訂正したのか。また、厚生労働省が求めた有害事象報告書を提出しなかった理由は何か――。

金沢大学のカフェイン併用化学療法調査委員会の最終報告書はこれらの疑問に答えていない。また、死亡事例があったことは厚生労働省の先進医療会議、先進医療技術審査部会にも報告されていた。にもかかわらず、これらの会議の議事録を読む限り、委員の側から有害事象報告がどうなっているのかを厚生労働省側に尋ねた形跡はみられない。

新聞報道で明るみに出た書類送検

金沢大学病院が二〇一〇年三月の死亡事例を厚生労働省に有害事象として届けなかった経緯を確かめるため、筆者は二〇一七年一〇月と二〇一八年六月の二回、金沢大学に対して、この死亡事例に関する法人文書の開示を請求した。前者で開示を求めたのは、以下の文書である。

一．二〇〇九年三月三一日付厚生労働省医政局長通知「高度医療に係る申請等の取扱い及び実施上の留意事項について」中の「8の(2) 重篤な有害事象・不具合等が起こった場合の対応、公表及び報告」記載の（一）倫理審査委員会等への報告文書、(二)他の高度医療実施機関への周知のための文書、(三) 重篤な有害事象への対応状況、結果についての公表文書、(四) 厚生労働省への「安全性報告」に用いた文書

二．二〇〇四年一〇月一日施行の改正医療法施行規則(厚生労働省令) で大学附属病院等に医療事故の報告が義務づけられたことに基づく公益財団法人・日本医療機能評価機構に報告した文書

後者ではこれら文書に加え、以下の文書の開示も求めた。

三．薬事法(現・医薬品医療機器法) に規定された医薬品・医療機器等安全性情報報告制度に基づく厚生労働省への報告に用い

た文書

四．死亡した患者に使用されていた医薬品の製造販売元企業への報告に用いた文書

これらの開示請求に対し、金沢大学からはいずれも「不開示」とする決定通知書が送られてきた。不開示理由を記す欄には、開示請求の内容に係る「報告」「周知」「公表」は行っておらず、「文書が存在しない」旨が記されていた。二回にわたる不開示決定通知によって、厚生労働省で先進医療を担当していたN氏が同省を退官した二〇一四年六月三〇日以降も金沢大学は厚生労働省に死亡事例に関する有害事象報告を行っていなかったことが確認できた。

筆者は二〇一八年二月に金沢大学に送った質問状に、死亡事例の有害事象報告をめぐる疑問点を列挙し、カフェイン併用化学療法を行っていた土屋弘行教授による説明を求めたが、金沢大学はいったん約束した取材を、筆者が質問状を送った後に一方的に拒否した。その後、筆者は、死亡事例が発生した二〇一〇年三月当時の整形外科学教室の教授で、死亡事例が先進医療の枠内で発生したことを厚生労働省が知った二〇一三年一二月当時には病院長の職にあった富田勝郎氏、富田氏の後任の病院長としてカフェイン併用化学療法の臨床試験が「臨床研究に関する倫理指針」に違反していたことを公表した並木幹夫氏、カフェイン併用化学療法調査委員会の委員長を務めた赤座英之氏に書面で取材を申し入れた。しかし、富田、並木の両氏からは応答がなく、赤座氏からは、所属する東京大学「総合癌研究国際戦略推進」寄附講座の職員のメールを通じて、次のような内容の返信があった。

「本件に関する考えは、すでに報告書の中に書き尽くされており、単独でこのような形の取材を受け、それがどのような記事になるのか予測できない以上、再発防止に向けた取り組みを行っている病院、患者さんのご遺族のお気持ち双方にとって、影響を与えないとは限らない。自分は病院に対する事と同様、患者さんのご遺族を護る意味においても、委員長として守秘義務を課せられている。金沢大学病院へ問い合わせをしてくれれば、金沢大学病院を通して答えさせていただく」

先進医療制度を所管する厚生労働省が、制度の運用ルールに基づいて先進医療の実施医療機関に報告書の提出を求めた際、医療機関側がそれを拒むことは通常考えられない。死亡事例に関する厚生労働省への通報内容を同省先進医療専門官だったN氏によって金沢大学関係者に漏洩された同大学の小川和宏准教授が国とN氏に損害賠償を求めて起こした訴訟におけるN氏の陳述書や法廷

での供述だけでは細かい経緯がわからないため、筆者は、厚生労働省を退官した後大阪大学に戻ったN氏に書面で取材を申し入れたが、応答はなかった。

N氏が死亡事例に関して土屋教授に問い合わせた際に小川氏の名前を伝えたことを、当の小川氏はどのようにして知ったのか。前述したように、小川氏は二〇一三年一〇月一日に厚生労働省に電話をかけ、医政局研究開発振興課の先進医療専門官だったN氏に金沢大学病院でのカフェイン併用化学療法で死亡事例が発生していることを通報した。同じような事例の再発を防ぎたいという思いからだった。それから約二カ月後の一一月二八日、内閣府規制改革会議の公開ディスカッションが行われ、出席した土屋教授はカフェイン併用化学療法が保険外併用療養費制度を利用して継続できるよう訴えた。小川氏は翌二九日、土屋教授が公開ディスカッションに出席したことを、インターネットを通じて医療界の動きを伝えている「m3.com 編集部」の「医療維新」の記事で知る。小川氏が裁判所に証拠として提出した「保険外併用療養、『制度に限界』の声も／規制改革会議、問題事例を軸に公開討論会」という見出しがついた二〇一三年一一月二九日付の記事は土屋教授の説明内容を詳しく紹介していた。

この記事を読んだ小川氏は再びN氏に電話をかける。その詳しい経緯については、二〇一七年二月三日に東京地裁で行われた尋問で小川氏が明らかにしているので、尋問の内容を記録した調書を以下に引用する（元先進医療専門官の名前はNとした。元号表記の後の西暦は筆者による）。

――その後、どういうふうな経過をたどったのでしょうか。

小川氏　それでしばらく、たしか2か月近くやりとりが1回ぐらいあったかもしれませんけど、あんまりなくて、Nさんとあんまりなくて、11月29日に、さっきちょっと言った内閣府の規制改革会議で土屋さんが、こんなにカフェイン療法がいいよっていうことをしゃべったという記事を見たんですね。その記事を見て、ああ、どうなってるかなと、放置されてるのかなと思って電話かけたのが甲31の録音反訳2、2枚目だったと思うんですけど、それですね。

小川氏の代理人弁護士はここで、小川氏とN氏との通話内容の録音反訳（甲第31号証の2）を示した。

——録音反訳２ですが、読めば分かることですけど、ここではどんなやりとりがありましたか。

小川氏　まず、上のほうに書いてある、そちらに何の応答もないですかというようなことで、メールで金沢大学のほうに打ったということで、私に連絡がないですかっていうことをＮさんが言ってきたので、漏えいされたんだ、私の名前をっていうことがまず分かった、１点目。もう２点は、下から２行目で、もう終わったのかな、正直と、Ｎさんが言ってて、要するに、これ約２か月なんですけれども、約２か月間放置されたっていうことが分かりました。

——あなたは、被告Ｎが、あなたの名前を大学に漏えい、土屋教授の前に漏えいしたということを、この日、初めて知ったわけですね。

小川氏　はい、そうです。

——Ｎ被告の説明で、その事実を知ったとき、あなたはどういうふうに感じましたか。

小川氏　すごいそれはショックで、これからどうしようかと思いました。

——もう少し具体的に説明していただけますか。どういう点がショックだったんでしょうか。

小川氏　まず、国家公務員法に違反するとは思ってないから厚労省に通報したっていうのが出発点、あり得ないし、なおかつあれだけ守秘について念を押して明かさないとまでＮさんが言ってたのに、翌日漏らしてたと。しかも漏らしてただけじゃなくて、私のことを尋ねて調査してるわけですよ、乙１の漏えいメールで。なおかつ、２か月、漏らした上で放置をしてたと。要するに、漏らすことが目的で、あれだけ研究室名とか、根掘り葉掘り、死亡事案を聞かなくて、詳しく聞かなくて、私の個人情報をとにかく詳しく聞いていたのは、もともとこういう目的だったんだっていうふうに認識しました。

——あなたとしては、大学に、あなたが厚労省に通報してるという事実は、あくまでも秘匿しておきたかったわけですね。

小川氏　おきたかったです。

——その事実が分かると、何らかの不利益が生ずるかもしれないという不安を、あなたは抱いてたわけですね。

小川氏　リスクは全然違いますから、内部だけの注意喚起とは。

――それが11月29日のやりとりで、Nさんによって漏えいされてたことが分かったということですね。

小川氏　そのとおりです。

――あなたはその漏えいの事実が分かった後、どのような対応されましたか。

小川氏　とにかくショックで、しばらく御飯食べれなかったんですけど、何日かして徐々にちょっと考える余力がやっと出てきて、それで、まず考えたのは、自分をまずディフェンスしないといけないということで、いろんなことを考え始めました。それだけ土屋さんは当時から宣伝効果の高い力を持った人でしたから。もう一つ、もうちょっとしばらくして考える力が戻ってくると、もとの死亡事案を何とかしなきゃ、死亡と同じことを続けてるっていうのを何とかしなきゃと、やっと思考がもとに戻ってきたわけです。

――そのためには、どういうふうなことをされましたか。

小川氏　しばらく後だったと思いますけど、新聞社に公益通報しました。

小川氏の代理人はここで甲第4号証（北陸中日新聞）を示した。

――今回、提出の中にいろいろ新聞記事あるんですけども、その中の甲4号証ですが、これがあなたが言われた新聞社に通報したということに関連するものですか。

小川氏　ええ、その結果を、恐らく自分が通報しなければ、この書類送検、教授ら書類送検の一面トップ記事は出なかったと思います。

――この記事は、平成26年（2014年）5月23日の日付なんですけど、あなたが中日新聞に通報したのは、いつごろのことなんでしょうか。

小川氏　これよりある程度前、漏らされたのを知ったのが、この前の年の11月29日で、それよりもしばらく後、その間です。

――そのような新聞通報、あなたの通報などにより新聞社、マスコミが取り上げるような形になりましたですね。

小川氏　はい。

――これを受けて金沢大学においては、カフェイン併用療法については、何らかの対応がとられたんでしょうか。

小川氏　時間順に言いますと、10月1日通報、2日漏えいで、11月29日に漏えいを私が知って、それで後からの発表とか、記事によると、12月に一旦中止したという説明が散見されて、その後、またやり出したということで、完全に停止したのが、翌年のこの記事の1か月ぐらい前の4月というような情報がぱらぱらと出ています。

――金沢大学は、患者の死亡事案について、何か調査報告書なり、何かそういったものをまとめたのでしょうか。

小川氏　死亡事案そのものについての調査報告書は出してなくて、倫理違反の報告書は、ある程度きっちりしたのを出してて、死亡事案の報告ではなく、純粋に化学的にカフェインとアドリアマイシンとの併用で毒性がどうなるかっていう、これはだから、この事案っていうことではなくて、一般論としての報告書は出してますけど、この事案、どうしてこんな投与をしたのかとか、そういったことは一切出してないと思います。

――あなたが知る限り、厚労省の側で、患者の死亡事案を含めたカフェイン併用療法について、何らかの対応をしたということを御存じでしょうか。

小川氏　倫理違反とか、手続違反については、金沢大の報告書を受けて先進医療会議で議論して、それと記事で見たのは、記事とあと議事録、厚労省の議事録で見たのは、治療成績の誇大報告をずっと続けてたと、それはもう最初から予想できたんですけど、なぜかというと、死亡事案を隠してるわけだから、死亡事案をないことにしたら、生存率100％になるのはこれ当たり前の話であって、そういうことをもともとやってたっていうことは予想できたわけですけど、実際、そういうことがあったっていう発表が、結構たった、これよりさらに、多分、1年先の6月4日ぐらいだったと思いますね。つまり通報から1年半以上たったときに、そういう先進医療会議、厚労省の先進医療会議で議論されて発表されたと、そういうことを知りました。

――あなたは、本件事案に関する厚労省の対応としては、今、おっしゃられた内容は適正なもので、それで十分だというふうにお考えですか。

小川氏　いや、とんでもない、適正じゃないものだと思います。

――もっとやるべきことがあるということですか。

小川氏　はい。

（略）

ここで小川氏の代理人はN氏の陳述書（乙A第11号証）を示した。

――この中で、本件に関していろいろ言っているんですけど、この中で、Nさんは、メールで、あなたとの話の中でメール送ったということを言ってたので、自分は話してもいいというふうに判断して、土屋さんに連絡したと言ってますが、これは先ほどもお尋ねしたけど、どういうことでしょうか。

小川氏　さっき申し上げたとおり、これは時間順からいってあり得ない話で、そもそも、まず、厚労省に私は連絡をして、出たのがNさんで、3つの録反で、録音と反訳で示してるとおりです。その直後にこれは放置される可能性が結構あるなと思って、さっきも言ったとおり、甲12でしたか、初めてメールを打ちました、学内メールを打ちました。

――N被告側の答弁書では、平成26年（2014年）10月3日の答弁書の第2ページの中ほどで、アドリアマイシンは、致死性の心毒性を持つのではなく、総投与量が500ミリグラム／㎡を超えると重篤な心筋障害を起こすことが多いとされる抗がん剤であるというふうに記述してるんですけど、この記述は正しいのでしょうか。

小川氏　いや、これは、もうほとんど隠蔽加担行為であって、致死性の心毒性を持つっていうのは、何十年も前からアドリアマイシンっていう、よく効くがんをやっつける薬なんですけど、心毒性が出て、かなりの方が多数の方が亡くなってしまって、どうやって副作用死を防ぐかっていう研究が活発にされて、一つは甲号証で出してますけれども、そういう致死性の心毒性さえないっていうことは、アドリアマイシンで死なないっていうことを言ってるのとほぼ同義ですから、これはもうこれで死んだんじゃないっていう隠蔽に加担する行為です。

――あなたからすると、土屋教授がやったことを加担するようなものであるということですね。

小川氏　というか、土屋教授がアドリアマイシンをこういう投与の仕方をしても、アドリアマイシンによって死なないと言ってるのとほぼ同じことですから、否認するっていうことは、副作用死自体を否定するという、そういう行為です。

――もう一度、最後に、あなたはこの訴訟を被告Ｎさんが情報漏えいを一方的にされたということで訴訟起こされたのですが、この訴訟を起こした気持ちと、今の気持ちを簡潔に証言していただけますか。

小川氏　まず、もともとの死亡事案がとんでもなくて、そういうことで通報したのに、なおかつ、守秘義務等監督権限を適正に行使してくれると期待して厚労省に通報したのに、全部裏切られたと。自分にはいろんなリスクとか、いろんなディフェンスをしなきゃいけないっていう負担が大変なことがずっと続いて、なおかつ、国家公務員法違反で戒告処分まで受けてるのに、まだ否認をして謝罪さえしないと、もう怒り爆発ですね。

小川氏が国とＮ氏を訴えた訴訟は二〇一七年六月五日、被告である国が小川氏に和解金を支払うことで和解が成立した。

不起訴処分

カフェイン併用化学療法を受けて死亡した女性の遺族が土屋教授らを業務上過失致死容疑で刑事告訴した問題はどのような結末を迎えたのだろうか。

小川氏が死亡事例について通報した北陸中日新聞が土屋教授らの書類送検の事実を報道したのは、二〇一四年五月二三日だった。それは、金沢大学がカフェイン併用化学療法の臨床試験における倫理指針違反や死亡事例について発表した一カ月後で、金沢大学のカフェイン併用化学療法調査委員会の第二回会合が開かれた翌日のことだった。

北陸中日新聞（中日新聞北陸本社発行）は、捜査関係者への取材、告訴状の内容などに基づき、前文で次のように報じた。

金沢大学病院（金沢市）で二〇一〇年に骨肉腫治療を受けた少女＝当時（一六）＝が死亡したのは、医療ミスによる抗がん剤の副作用の疑いがあるとして、金沢中署が一月、業務上過失致死の疑いで整形外科教授で主治医の男性医師（五六）ら三人を書類送検していたことが、捜査関係者への取材で分かった。少女の遺族が一二年七月、告訴状を提出していた。教授は本紙の取材に「抗がん剤使用の一般的な基準にのっとった正当な治療」と容疑を全面的に否定している。

この記事が出てから一〇日ほど経った六月四日、中日新聞と同じグループの東京新聞が亡くなった少女の母親（当時五五）のインタビューなどに基づく記事を掲載した。その記事によると、少女は二〇〇九年六月ごろ、右脚の痛みを訴え、検査を受けた結果、骨肉腫と診断された。抗がん剤による治療を受けたが、治癒する見通しが立たなかった。そんな時に母親は、書店で見つけた本で金沢大学病院のカフェイン併用化学療法を知り、二〇〇九年秋に同病院に転院させた。

記事によれば、少女の心機能低下を示す検査結果は母親に伝えられなかった。記事では「検査結果を知れば、投与をやめてと言えた。どうして検査結果を隠したのか。臨床試験の実験対象にされただけだ」「都合の悪い真実が隠されたと思っている。医師の説明に納得はできない。あまりにも理不尽。怒りが抑えられない」という母親の言葉が紹介された。

しかし、金沢地検は書類送検から約一年九カ月後の二〇一五年一〇月七日、送検されていた三人の医師を不起訴処分とした。一〇月一〇日付朝日新聞石川版の記事は「起訴するに足りるだけの証拠が集められなかった」という金沢地検の説明を伝えた。

遺族の代理人を務めた石川寛俊弁護士は筆者の取材に対し、「検事は告訴した遺族から話を聞いて供述調書を作った時から『（EF低下後のアドリアマイシン投与と死亡との）因果関係（の立証）が難しい』と言っていた」と振り返った。

不起訴処分に納得がいかなかった遺族は二〇一五年一二月、金沢検察審査会に審査を申し立てた。審査申立書では、第三クール終了後の二〇〇九年一二月四日にはEF値が七二％で正常であったものが、第五クール終了後の二〇一〇年一月二二日には三八％になり、第六クールでのアドリアマイシン投与中にその心毒性によって心不全に陥ったのであるから、土屋医師らがアドリアマイシンの投与を中止していればアドリアマイシン心筋症による心不全が生じなかったことは明らかであり、土屋医師らの注意義務違反と死亡との間には因果関係が認められる、と指摘した。さらに、死亡した女性が金沢大学病院で治療を受ける前の家族への説明で土屋医師が、カフェイン併用化学療法が未確立の治療方法であって臨床試験段階であることを告げず、患者からみて良い面だけを説明したことも問題点として挙げた。

しかし、金沢検察審査会は翌二〇一六年八月四日、「検察官がした不起訴処分の裁定を覆すに足りる証拠がない」ことを理由に、土屋医師らに対する不起訴処分が「相当」であるとの議決をした。

死亡事例の診療経過を検証しなかった調査委員会

金沢大学は二〇一四年四月二二日の記者会見でカフェイン併用化学療法の臨床試験が厚生労働省の「臨床研究に関する倫理指針」に違反していたことを発表した際、同療法を受けていた患者一人が死亡し、インシデントレポート以外に必要とされる報告がされていなかったことも併せて公表した。この死亡事例はまさに、遺族が土屋教授らを刑事告訴した患者死亡に当たるが、金沢大学は記者会見では抗がん剤治療と死亡の因果関係を否定したようだ。会見翌日の新聞は死亡事例に関する大学側の説明について、「この治療中に患者1人が亡くなっているが、因果関係はないとみられるという」（朝日新聞）、「病院側は『治療自体に問題はない』とし、死亡との因果関係は否定している」（日本経済新聞）、「当時、医療事故とは判断されなかったという」（読売新聞）などと伝えている。

すでに述べたように、二〇一四年一二月に最終報告書をまとめたカフェイン併用化学療法調査委員会はこの患者死亡を厚生労働大臣に届けるべきであった、と結論づけた。その一方で、この患者が死亡するに至る診療経過自体についてはまったく検証をしていない。

カフェイン併用化学療法調査委員会は中間報告を発表する記者会見を二〇一四年九月八日に開いているが、翌九日付読売新聞は「2010年3月にこの治療法を受けていた少女（当時16歳）が死亡したことについて、赤座英之委員長は『独立した第三者委員会を設け、治療との因果関係を再度調べるべき』と述べた」と報じた。

すでに述べたように、カフェイン併用化学療法調査委員会の委員長を務めた赤座氏は筆者の取材に応じていない。しかし、東海北陸厚生局が筆者の行政文書開示請求に対して二〇一九年四月に開示した、カフェイン併用化学療法の診療報酬の返還に関する文書の中には、カフェイン併用化学療法調査委員会の中間報告が公表される三日前の二〇一四年九月五日に金沢大学が東海北陸厚生局石川事務所にメール送信した、カフェイン併用化学療法調査委員会の報告書や、記者会見用と見られる「想定問答」などが含まれていた。二二項目に及ぶ想定問答には死亡事例に関するものが複数含まれており、カフェイン併用化学療法調査委員会が死亡事例の診療経過の検証を行わなかった理由も記されているので、詳しく紹介する。

まず、カフェイン併用化学療法と因果関係がある健康被害の有無を尋ねられた場合の回答では、死亡事例について「循環器内科の医師が作成した死亡診断書には、直接死因が急性心不全であり、その原因が『薬剤性の心筋症の疑い』であると記されている。心筋症は、当該患者に使用されていた抗がん剤アドリアマイシンの典型的な副作用であることから、アドリアマイシンによる心筋症によって死亡したことは間違いないと考えられる」としたうえで、「心筋症の発生にカフェインが影響した可能性については、現在までに、カフェインがアドリアマイシンの副作用を増強する作用機序が存在するとの研究結果は報告されていないが、報告書に記されているとおり、未知の作用機序が存在する可能性がないとは言えず、現時点でカフェインの影響がなかったと断定することはできない」から、金沢大学病院として速やかに科学的な検証を行うとしている。

この回答に関連して科学的検証をどのようなメンバーで行うか尋ねられた場合の回答としては、「具体的にどのように検証を行うかは未定であるが、検証のための何らかの実験を行うことが想定される」ので、「そのような実験を適切に計画・実施し、結果を評価するために必要な高度な専門知識を有し、かつ高度な第三者性を有する人材の参画を得て行うこととなると考えられる」と記されている。

また、死亡事例について「そもそも抗がん剤の影響は問題なかったのか」と質問された場合には次のように答えることになっていた（傍線は筆者による）。

「本件死亡事例の患者の死因が抗がん剤の副作用であったことは明らかであるが、抗がん剤による治療は、元来、常に重篤な副作用の発生のリスクを抱えており、治療を完遂するか、それとも中止するかについて、困難な判断を下すことが求められる。本件に関しても、主治医が抗がん剤の副作用である心筋症の発生を事前に予測し、適切な回避行動をとることが可能であったかが問題となるが、十分に予測可能であったということであれば、不適切な治療が行われたと評価されることになる。この問題については、死亡した患者の遺族から、主治医に対する刑事告訴が行われており、現在、検察官による終局処分が待たれる状況にある。その際、検察官によって、本件の治療に問題があったかなかったかの評価が行われるはずであり、現時点で金沢大学として評価は行わず、終局処分の結果を待つこととしたい」

想定問答の追加文書である「死亡事例は医療過誤によるものだったのか　そのことについて調査委員会で検証を行ったのか」という標題の文書には以下のように記されている（■部分は東海北陸厚生局が筆者に文書を開示する際に黒塗りにした部分。元号表記の後の西暦と傍線は筆者による）。

本件死亡事例については、（略）亡くなられた患者のご遺族から、当時の主治医に対する刑事告訴が行われており、現在、告訴を受けて起訴するのかどうか、検察官による終局処分が待たれる状況にある。

般に、抗がん剤の治療は、常に重篤な副作用が発生するリスクを抱えており、治療を継続してがんの克服を目指すか、副作用の発生を回避するために治療を中止するか、ギリギリの判断が求められる。

本件死亡事例についても、例えば患者の右と左とを取り違えて手術をしたというような、一見して明白な医療過誤が存在したわけではなく、重大なリスクを伴う抗がん剤治療についての判断が妥当だったのかどうかという点が、刑事上の争点となると考えられる。

本調査委員会では、本件死亡事例について重ねて議論をした。しかし、医療過誤が存在したかどうかという、刑事上の争いになっている問題については、結局のところ、金沢大学附属病院が設置した調査委員会は、外部委員が参画しているとは言え、純然たる第三者とは言えない。

検察官は、必要であれば任意に第三者の専門家の意見を聞くことができるのであり、本調査委員会としては、検察官による終局処分が下される前に、本件死亡事例が医療過誤であるかどうかという問題について何らかの見解を示すことを控えるべきであると判断した。

その一方で、本件に関しては、医療安全管理上のインシデントレポートは提出されたが、臨床試験の実施中に発生した重篤な有害事象としての報告はなされず、その観点からの検証が行われていない。

亡くなられた患者は、前治療歴のある方で、臨床試験の症例登録が行われていなかったので、法令上、報告義務があったとは言えない可能性がある。しかし、報告書にも記されている通り、カフェイン併用化学療法は、有効性と安全性に関する評価が確立されていない治療法であり、本来はすべて臨床試験として実施されなければならないものであった。

このため、本件死亡事例に関しても、臨床試験の実施中に発生した重篤な有害事象と同様に、科学的な検証を行うことが必要であると言うのが本調査委員会としての見解である。

（参考情報）

なお、関連する事実として、平成２１年（２００９年）に、協力医療機関である■■■■■でカフェイン併用化学療法が実施された患者が心停止するという事態が発生し、速やかに有害事象報告が提出されたが、その際は先進医療と副作用との因果関係は不明であると報告されていた。その後、患者は回復し、問題となったと考えられる抗がん剤（ドキソルビシン）の投与を中止して、カフェイン併用化学療法を5コース実施したが、心機能の異常が認められなかったことから、因果関係については無関係であると判断されるに至った。

しかし本件死亡事例については、問題となった抗がん剤の種類が、■■■■■の症例とは異なっており、患者も死亡してしまったことから、これと同様に因果関係が無いと断定することはできない。報告書に記している通り、カフェインが抗がん剤の副作用を増強する未知の作用機序が存在する可能性が無いとは言えないのであり、臨床試験において発生した重篤な有害事象と同様に、しかるべき科学的な検証を早急に行うべきである。

また、「死亡事例は医療安全管理上、きちんと手続きがなされたのか」と質問された場合の回答には次のように記されていた。

当該死亡事例に関して、臨床試験実施中の重篤な有害事象としての報告はなされなかったが、「インシデントレポート」は提出された。このレポートは、病院内で生起した医療安全管理上の問題となり得る事象（インシデント）について、事態の重大性や過誤の有無等を問わず、幅広くかつ速やかに現場の医療従事者に自主的に報告させることを目的としたものである。

当該死亡事例に関して提出されたレポートは、医療安全管理担当者の副病院長が主催する関係職員の打ち合わせでの判断により、医療安全管理委員会には報告されないこととされたが、抗がん剤の予期された副作用であり、医療安全管理上の問題ではないと評価されたものと推察される。

現在では、患者・家族が強い不満を訴えている場合は、広く医療安全管理委員会に報告する取扱いとしているが、当時においては上記のような取扱いは特に不自然・不適当なものではなく、医療過誤を隠ぺいするような意図はなかったものと考えられる。

この問答に関連して、医師法二一条に規定された「異状死」として警察への届け出をしなかった理由を尋ねられた場合には、「日本法医学会の異状死ガイドラインでは、『診療行為に関連した予期しない死亡、およびその疑いがあるもの』を異状死であるとしているが、本件死亡事例の患者の死因は、抗がん剤の予期された副作用であったため、異状死報告の対象としなかったと考えられる」と答えることになっていた。

想定問答によれば、カフェイン併用化学療法調査委員会の報告書は死亡事例の遺族を除き、一三一人の患者に対し記者発表の前に金沢大学病院長名で送付し、質問・相談を受け付けることになっていた。死亡事例の遺族に報告書を送らない理由について想定問答には、「報告書を送付することにより、遺族に亡くなられた患者のことを思い出させ、悲しみで心の平穏をかき乱させるおそれがある。『知らないでいる権利』にも配慮する必要があり、遺族の意思に関わらず一律に報告書を送付することは差し控えるべきであると考えた」と記されている。

このほか、「報告書の内容は身内に甘い内容となっていないか」と質問された場合の回答も用意されていた。そこには「事実の確認において、本件に関係した当事者や、組織としての金沢大学附属病院にとって不都合な事実を隠ぺいしたことはない。また、確認された事実の評価において、当事者や組織のために甘い評価を行ったこともない」と記されていた。だが、想定問題の記載内容からは、カフェイン併用化学療法調査委員会の対応や姿勢には次のような疑問が残る。

一．カフェイン併用化学療法に関係した医師が患者の遺族から刑事告訴されていることを理由に、死亡事例が医療過誤であったかどうかは検察官が判断することであるとして委員会としての評価をしていないが、医療過誤や刑事責任の有無とは別に、「抗がん剤アドリアマイシンによる心筋症の再発防止」という医療安全の観点から、死亡事例の診療経過を詳細に検証し、その結果を金沢大学病院にとどまらず広く医療現場に還元することは意義があると考えられるのに、その役割を放棄したのはなぜか？

二．死亡事例の報告を受けた医療安全管理担当者の副病院長が関係職員との打ち合わせで医療安全管理委員会には報告しないと判断したことについて、「抗がん剤の予期された副作用であり、医療安全管理上の問題ではないと評価されたもの」と推察したうえで、その判断を特に不自然・不適当なものではないと評価しているが、「予期された副作用」の発生はなぜ医療安全管理上の問題にならないと言えるのか？

三．金沢大学病院以外の協力医療機関でカフェイン併用化学療法を受けて一時心停止になった患者の有害事象は厚生労働省に報告されているのに、金沢大学病院で起きた死亡事例が厚生労働省に報告されなかったことについて、「届けるべきだった」という結論を出しながら、金沢大学病院が有害事象報告を怠った経緯を解明し、報告書に記載しなかったのはなぜなのか？

一般論に終始した科学的検証調査委員会報告書

カフェイン併用化学療法調査委員会の中間報告が発表された約二カ月後の二〇一四年一〇月二九日、金沢大学が設置した「カフェイン併用化学療法に係る科学的検証調査委員会」（以下、科学的検証調査委員会と言う）の第一回会合が開かれた。筆者の法人文書開示請求に対して金沢大学が二〇一八年三月に開示した委員名簿では、委員会は外部委員三人を含む次の七人で構成された（肩書はいずれも第一回委員会開催当時。二〇一六年三月にまとめられた調査結果報告書に添付された委員名簿によると、委員は山岸正和氏を除く六人）。

元雄良治・金沢医科大学教授（腫瘍内科）

西尾眞友・金沢医科大学教授（薬理学）
多田浩・福井大学医学部附属病院教授（循環器内科）
山岸正和・金沢大学附属病院副病院長（診療・臨床教育担当）
武田仁勇・金沢大学附属病院先端医療開発センター臨床研究推進部門長
吉村健一・金沢大学附属病院先端医療開発センター特任教授
長瀬克彦・金沢大学附属病院先端医療開発センター准教授

科学的検証調査委員会が「カフェイン併用化学療法の安全性に係る科学的検証の調査結果報告」（以下、科学的検証調査委員会報告書と言う）をまとめたのは、委員会の第一回会合から約一年五カ月後の二〇一六年三月二四日である。その約半年前には、業務上過失致死容疑で書類送検されていた土屋教授ら三人の医師を金沢地検が不起訴処分にしていた。

科学的検証調査委員会報告書は全文四ページで、委員会設置に至る経緯が記された「1．はじめに」の末尾に「カフェイン併用療法の安全性を科学的に検証するため」と、調査委員会の目的が記されている。検証の中心は、「カフェイン併用がアドリアマイシンの毒性（とくに心毒性）を増強させるのかという点」にあり、「金沢大学の研究者の臨床データおよび国内外の関連文献を調査し、カフェイン併用化学療法において、カフェインを併用することによりとくにアドリアマイシンの心毒性が増強する科学的な根拠があるかを実臨床におけるデータと照らし合わせる」という調査方法が採られた。

前述したように東海北陸厚生局が筆者に開示した文書の一つである、カフェイン併用化学療法調査委員会の中間報告発表（二〇一四年九月八日）に際して金沢大学が作成した想定問答には、「検証のための何らかの実験を行うことが想定される」と記されていたが、科学的検証調査委員会報告書からは、検証のための実験が行われたことはうかがえない。

調査委員会が下した結論は、「実際の臨床データにも、動物実験や臨床報告などの文献にもそのようなことを証明できる科学的根拠は見つからなかった」というものだった。

既に述べているように、金沢大学病院でのカフェイン併用化学療法の実施に際しては、カフェインの安全な投与を目的に薬剤部がカフェインの血中濃度測定を行っていた。科学的検証調査委員会報告書はこれについて、「カフェイン中毒と思われる有害事象が発生していないことから、有意義な検査であったと考えられる」と評価する一方で、「中枢神経興奮作用のあるカフェインによる副作用（不眠、痙攣等のカフェイン中毒）あるいは併用している抗癌剤で発現する急性・亜急性の副作用全般を指標にした対策であり、心毒性をモニターするものではなかったこと、また、個別の抗癌剤との組み合わせによるカフェインの用量設定が行われていたわけではない点が指摘される」と記している。

このように科学的検証調査委員会は、一般論としてカフェインがアドリアマイシンの心毒性を増強するか否かを調査しただけだった。既に紹介したように、カフェイン併用化学療法調査委員会は二〇一四年一二月にまとめた最終報告書で、カフェイン併用化学療法を受けて亡くなった患者について、「抗がん剤のアドリアマイシンの副作用である心筋症で死亡した」と明記している。この患者は二〇一〇年一月の検査で心機能低下が確認され、アドリアマイシン心筋症の疑いが指摘されていたにもかかわらず、その後さらにアドリアマイシンを含む抗がん剤が投与され、急激に容体が悪化し、同年三月初めに死亡した。

科学的検証調査委員会はその報告書に、「心筋障害、更に心不全が現れることがあるので、観察を十分に行い、異常が認められた場合には投与を中止する。また、総投与量が500mg/m²を超えると重篤な心筋障害を起こすことが多いので注意する。」という、アドリアマイシンの添付文書の記載を引用しているものの、カフェイン併用化学療法調査委員会の報告書と同じく、死亡した患者の診療内容が妥当であったか否かには一切触れていない。

取材拒否

金沢大学はカフェイン併用化学療法の臨床試験が厚生労働省の「臨床研究に関する倫理指針」に違反したことや先進医療のルールから逸脱していたことを二〇一四年四月に公表した。その直後に外部委員も含めて設置したカフェイン併用化学療法調査委員会は倫理指針違反の原因について詳細な報告書をまとめ、再発防止策も提言した。カフェイン併用化学療法は同年一〇月に先進医療から削除され、金沢大学病院は先進医療の実施に伴って受け取っていた保険外併用療養費の一部返還にも応じた。大学関係者は厚生労働省の先進医療会議などで「反省」の言葉を口にした。

しかし、カフェイン併用化学療法が実施されていた二〇一〇年三月に発生した抗がん剤の副作用死については、厚生労働省に報告しなかっただけでなく、死亡に至る診療経過を検証していない。公表された調査報告書や新聞報道からは、金沢大学とカフェイン併用化学療法調査委員会の対応に以下のように多くの疑問が浮かぶ。

（一）二〇一四年四月の記者会見で治療と死亡の因果関係を否定した根拠と理由は何か？

（二）カフェイン併用化学療法調査委員会はなぜ死亡事例を検証しなかったのか？

（三）カフェイン併用化学療法調査委員会の赤座英之委員長が中間報告発表の記者会見で、死亡事例について「独立した第三者委員会を設け、治療との因果関係を再度調べるべきと述べた」と報じられたにもかかわらず、その後設置された「カフェイン併用化学療法に係る科学的検証調査委員会」が、カフェインがアドリアマイシンの心毒性を増強させるか否かを一般論として調査するにとどまったのはなぜか？

すでに述べたように、筆者はこれらの疑問を解明するため、金沢大学のほか、患者が死亡した当時の整形外科学教授でカフェイン併用化学療法の臨床試験が倫理指針に違反していたことが判明した当時の病院長である富田勝郎氏、金沢大学が倫理指針違反を公表した当時の病院長である並木幹夫氏、カフェイン併用化学療法調査委員会委員長である赤座英之氏らに質問状を送って取材を申し入れたが、いずれも応じてもらえなかった。

さらに、当時の責任者だけでなく、厚生労働省の先進医療会議などで反省の念を表明し、再発防止を誓った金沢大学自体が筆者の取材に応じていない。再発防止策の実施状況の確認も含めて新聞記者の取材要請に一切応じようとしない金沢大学の対応は、はたして再発防止ができるのかという疑念を抱かせるものなので、筆者が同大学に取材を要請してからの経過を以下に記しておきたい。

筆者が最初に金沢大学総務部広報室に取材を申し込んだのは、二〇一七年一一月二八日のことだった。筆者はそれまでに、カフェイン併用化学療法調査委員会がまとめた報告書に基づき、先進医療などに関する法人文書の開示請求を金沢大学に対して行い、複数の文書の開示を受けていた。取材の申し込みは書面で行い、厚生労働省が高度先進医療での実施を承認したカフェイン併用化学療法が二〇一四年に先進医療から削除されるまでの経緯や、カフェイン併用化学療法調査委員会の活動、同調査委員会の提言を受けての大学の対応や再発防止策の実施状況、二〇一〇年三月に発生したカフェイン併用化学療法の死亡事例の原因調査などについて取材を希望している旨を伝えた。取材には金沢大学が開示した法人文書の記載内容の確認が含まれることも伝え、カフェイン併用化学療法を実施してきた土屋弘行教授や、臨床研究管理、医療安全管理の各部門の責任者、先進医療の実施要件を満たさなかったことに伴う診療報酬の返還を担当した事務部門の担当者に直接取材をしたいと依頼した。

書面送付から一カ月半が経過した二〇一八年一月一〇日、筆者は金沢大学病院部総務課の職員からメールを受け取った。そのメールには、「取材につきまして、お受けしないこととなりましたのでお知らせいたします」と記されているだけで、取材申し込みから回答までに一カ月半を要した理由や取材を拒否する理由は書かれていなかった。

メール受領後、「臨床研究に関する倫理指針」違反を自ら公表し、調査委員会も設置して指針違反の原因を調べ、厚生労働省の会議でも再発防止を誓った大学が取材を拒む理由を考えてみたが、思い当たることがなかった。メール連絡から六日後の一月一六日、改めて金沢大学総務部広報室に取材申込書を送り、再考を促した。ところが、それに対しても、一月一九日に再び同じ病院部総務課職員から取材を受けない旨のメールが送られてきた。そのメールにも、取材拒否の理由は記されていなかった。

そこで筆者は国立大学法人金沢大学のトップである山崎光悦学長宛てに直接書面を郵送することにした。二〇一八年一月二二日付の山崎学長宛ての書面では、取材申し込みに対する大学の対応に困惑していること、取材を希望する理由を大学運営の最高責任者である学長に理解してほしいことが書面を送った理由であることを記したうえで、取材を希望する理由、ならびに取材を拒否している金沢大学の対応への疑問点を具体的に記載した。その概略は以下の通りである。

一．公的な研究機関として社会から大きな期待を寄せられている国立大学法人の附属病院で国が定める倫理指針に違反した形で臨床試験が行われていたわけだから、再発防止策の実施状況やその成果について国民は大きな関心を抱いていると考えている。自らが公表し、原因調査を行ったうえで再発防止を図っている問題に関する報道機関からの取材申し込みに対し、関連する開示文書の記載内容の説明も含めて、一切応じないという対応を理解することはできない。

二．先進医療の対象となる臨床試験を実施するための費用は、国民が納める保険料と税金で運営される公的医療保険と、患者の負担で賄われている。このように公共性の高い制度を利用して行われる臨床試験において、厚生労働省の倫理指針に違反した金沢大学病院の責任は極めて重いものがある。臨床研究と、医療保険制度に対する信頼低下を招きかねない事案を引き起こした組織として、再発防止策の実施状況などについて社会に説明をする責任がある。

三．金沢大学はかつて、産婦人科の研究グループが患者の同意を得ずに抗がん剤の比較臨床試験を実施したことで、遺族から損害賠償請求訴訟を起こされ、賠償を命じる判決が二〇〇六年に確定した。患者の同意を取らずに臨床試験を行った大学病院が再び臨床試験で不祥事を起こし、とりわけインフォームド・コンセントに関する深刻な問題の存在が明らかになったことについては、カフェイン併用化学療法調査委員会もその最終報告書で「（比較臨床試験をめぐる訴訟の）判決が投げかけた問題の意味を適切に理解し、そのことを組織全体で共有するとともに、同様の問題の再発を防止するための取組を行うという姿勢が十分であったとは言い難い」と指摘した。公的な研究機関でなぜ過去の教訓が生かされなかったのか、今後再び臨床試験をめぐる不祥事が発生する恐れは本当にないのか、再発防止策の実施状況やその成果について、社会に対して説明をする責任がある。

四．カフェイン併用化学療法では、二〇一〇年三月に抗がん剤のアドリアマイシンの副作用で患者が死亡する事例が発生したのに、いまだに厚生労働省への報告を行っていない。これは、未承認・適応外の医薬品、医療機器を用いて行われる先進医療制度の根幹を揺るがす事態であると言っても過言ではない。この死亡事例を有害事象として報告しなかった理由について説明してほしい。

五．金沢大学が倫理指針違反を公表する前年の二〇一三年一一月二八日、土屋弘行教授は内閣府規制改革会議の公開ディスカッションに説明者の一人として招かれ、厚生労働省から先進医療の取り下げを求められていたカフェイン併用化学療法について、保険外併用療養費制度の利用継続を訴えた。土屋教授が規制改革会議に出席するに至った経緯と理由について説明してほしい。

この後、二月一六日になって、筆者は金沢大学総務部広報室から「附属病院担当理事、危機管理担当理事、顧問弁護士が、対面での取材に対応させていただくことを決定しましたのでお知らせいたします」とのメール連絡を受け取った。そのメール連絡を受けた日に、大学側から提示を受けた取材候補日の中から筆者の都合の良い日を伝えるとともに、取材時に尋ねたい質問をメールで送った。それに対して金沢大学広報室から取材日時を「3月9日14時~15時」とする旨のメール連絡があった。

筆者が具体的な質問項目を送ったのは、限られた取材時間の中ですべての質問に回答してもらうためだった。質問は大きく分けて、(一)抗がん剤臨床試験をめぐる裁判について、(二)カフェイン併用化学療法の倫理指針違反について、(三)カフェイン併用化学療法の死亡事例について、(四)規制改革会議公開ディスカッションについて、(五)再発防止策について——の五項目で、全部で約五〇問あった。

その中には、カフェイン併用化学療法の死亡事例について厚生労働省に通報した金沢大学の小川和宏准教授が通報の事実を漏洩されたことに対する損害賠償を国などに求めた訴訟で、小川氏が書証として提出した、金沢大学の医学系会議・医学類会議(二〇一四年四月二日開催)の議事内容を記録した文書に関する質問も含まれていた。この文書には、カフェイン併用化学療法の実施責任者だった土屋弘行教授を「臨床系教育・研究担当」の副系長に選びたい旨の医学系長の提案が承認されたことが記録されていた。この会議の二〇日後に金沢大学は記者会見を開き、カフェイン併用化学療法の臨床試験が厚生労働省の倫理指針に違反していたことを発表しているので、筆者は、「臨床系教育・研究担当」の医学系副系長の職務内容を確認するとともに、(一)土屋教授の副系長就任は取り消されたのか否か、(二)取り消されたとすれば、取り消しの日付と理由、(三)取り消されていないとすれば、その理由と、土屋教授がいつまで「臨床系教育・研究担当」副系長の職にあったか——を説明してくれるよう求めた。

また、筆者はそれまでの法人文書開示請求で、「カフェイン併用化学療法を受けた患者の窓口負担・先進医療費の患者への返還が行われたのであればその内容について記したすべての文書」の開示を求めてきたが、開示文書の中にはそれに該当する文書が見当たらなかった。そのため、送付した質問では、(一)診療報酬の返還対象となったカフェイン併用化学療法を受けていた患者の(保険適用部分の)窓口負担と先進医療費(保険適用外部分で、患者が全額負担)はいずれも患者に返還しなかったと理解してよいのか、(二)返還されたのであれば、その対象患者数と返還総額、(三)返還されていないのであれば、その理由——をそれぞれ説明してくれるよう求めた。

ところが、取材日時が決まってから一〇日後の二月二六日になって、金沢大学広報室からメールが送られてきた。そのメールには金沢大学の花島信総務部長名の文書が添付されていた。その文書は、一度約束した取材に応じないという金沢大学の決定を連絡するためのもので、取材を拒否する理由として、（一）筆者が二月一六日に送った「質問状」の内容が、一月二二日付で山崎光悦学長宛てに送った「取材のお願い」の内容と異なる項目が多い、（二）多くの項目については情報開示等により回答している——ことが挙げられていた。

国立大学法人が組織として一度約束したことを一方的に破るという、通常では考えられない対応だった。しかも、約束を破る理由が、事実に基づかず、正当性のないものとなっていた。そのように受け止めた筆者は翌二月二七日、再び山崎光悦学長に翻意を求める書面を、広報室を経由してファクスで送った。その概要は以下の通りである。

（一）一月二二日付文書はあくまで、取材を希望する理由、ならびに取材を拒否している大学の対応への疑問点を具体的に列記して学長に伝え、取材拒否の姿勢を翻意してもらうことを要望するためのものであり、二月一六日付の質問状は、多忙であると思われる大学理事に長時間の取材をお願いするのは難しいだろうから、あらかじめ尋ねたいことを具体的かつ明確に伝えておいたほうが双方にとって望ましいであろうという配慮から送ったものである。

（二）二月一六日付の質問状に記した質問は、カフェイン併用化学療法の臨床試験の倫理指針違反、カフェイン併用化学療法での死亡事例の有害事象報告、抗がん剤臨床試験の教訓、先進医療制度の逸脱、診療報酬の自主返還、規制改革会議での土屋弘行教授の意見表明、再発防止策に関する質問である。いずれも一月二二日付文書の内容に沿ったものである。

（三）法人文書開示請求は取材の一環として行ったものであり、一定数の文書を開示してもらったことは事実だが、取材活動は、取材相手による文書開示で完結するものではなく、その文書に記されている内容の正確な理解と疑問点の確認が欠かせない。

しかし、金沢大学が取材拒否の姿勢を改めることはなかった。

すでに紹介したように、金沢大学病院ではカフェイン併用化学療法の臨床試験が厚生労働省の「臨床研究に関する倫理指針」に違反して実施されていただけでなく、同じく厚生労働省が定めた「ヒト幹細胞を用いる臨床研究に関する指針」にも違反する臨床研究が行われていた。また、臨床研究（試験）とは直接関係ないが、臓器移植法で保存が義務づけられている脳死判定患者の脳波記録を紛失するという不祥事も起こし、二〇〇七年に厚生労働省から指導を受けている。このようにコンプライアンス上の問題をいくつも引き起こしてきた金沢大学病院が果たして臨床研究（試験）の適正化を実現できるのか否か、取材を通して再発防止の取り組みを確認したいと筆者は考えたが、金沢大学の取材拒否によって果たすことはできなかった。

最後に、「臨床研究に関する倫理指針」違反を指摘し、カフェイン併用化学療法を先進医療から削除した厚生労働省が先進医療制度の所管官庁として金沢大学病院に死亡事例の有害事象報告を提出させられなかったのはなぜか、という疑問が残る。筆者はその理由と金沢大学病院が有害事象報告をしなかったことをどのように受け止めているかを確認したいと考え、二〇一八年一〇月に厚生労働省に取材を申し入れた。取材に応じた医政局研究開発振興課の伯野春彦課長は「金沢大学病院から有害事象報告がなかったことは遺憾であり、このようなことが繰り返されるべきではないと考えている」と答えた。

注

（1）混合診療をめぐる訴訟については拙著『混合診療―市場原理が医療を破壊する』（二〇一五年、医薬経済社）を参照。

（2）筆者の取材依頼に対する、二〇一八年七月の扶桑薬品工業株式会社の文書回答の内容は以下のとおりである（傍線は筆者による）。

２００６年5月、土屋先生からアンナカ注の効能追加（適応拡大）等の薬事申請について面会の要望があり、２００６年6月に土屋先生と弊社担当者が面談しました。その際に土屋先生から「高度先進医療」の申請をする際に、規制当局の担当官から「『医師主導治験』で簡単に実施できると聞いたが、どうなのか」との質問があり、弊社は「『医師主導治験』も『企業主導治験』も基本的には変わらない」ことを説明し、土屋先生にご理解頂きました。

また、当該治療は抗がん剤との併用療法であり、併用する抗がん剤が多岐に亘るため、アンナカ注の追加承認（適応拡大）を取得するためには種々の資料を揃える必要があります。そのため、弊社としてはアンナカ注の薬価を考慮した場合、治験を伴う開発は負担が大きく、開発費用の回収が見込めないことから会社として進める余地がないとの結論を出したうえで、土屋先生と面談に臨み、その旨回答し、先生の了解を得ました。

２０１０年2月、厚労省医政局研究開発振興課（高度医療専門官＝原文ママ）と土屋先生の面談の際に弊社も同席しました。

弊社としては、当該領域の申請・治験経験がないこと、現行の組織・体制を勘案しても一変申請の対応（必要な試験等）、承認後の対応（GVP、GPSP、製品情報等）は極めて困難であると考えている旨を返答しました。

２０１３年5月、土屋先生よりアンナカ注の効能拡大に対する薬事申請の再度の要望があり面会しました。弊社は申請の諾否を判断するためには当局への相談が必要であること、申請の諾否については、弊社内で検討の上、返答させて頂くことを伝え、先生の了解を頂きました。

２０１３年7月に土屋先生がＰＭＤＡと薬事戦略相談事前面談を実施することになり、弊社担当者も同席し、ＰＭＤＡに以下の2点を確認しています。

1）　公知申請の対象外であること。

2）　通常の医薬品の申請時と同様に臨床試験、非臨床試験等に関する資料（申請資料データパッケージ）の提出が必要であること。

その後、２０１３年8月に土屋先生と面会し、ＰＭＤＡとの薬事戦略相談事前面談結果を踏まえて、医師主導治験であっても、想定される臨床試験プロトコールや申請時に必要となる申請資料データパッケージ及びその作成に要する費用は弊社に大きな負担がかかることを説明し、ご理解いただいた上、アンナカ注の薬事申請に対し弊社としては対応できないとの意向をお伝えし、了承して頂きました。

傍線部などについて筆者が重ねて二〇一八年八月に扶桑薬品に確認の質問を送ったところ、同年九月に同社から回答があった。その概要は以下のとおりである。

一．多種類の抗がん剤を使用する治療を標準として、治療の効果を確認する治験が必要で、多額の治験費用が発生する。その他に、原薬・製剤の化学・製造およびその品質管理情報、非臨床試験、毒性試験の費用が発生するので、大きな負担がかかる。

二．承認申請に必要な非臨床試験（毒性、薬理作用等に関する試験）に関する資料は、既に臨床研究（先進医療）が行われていることをもって全て省略することはできないので、申請を行う際には不足する非臨床試験を実施する必要がある。臨床試験においても同様で、臨床研究（先進医療）での有効性、安全性に関する試験成績は参考資料とはなるが、ＧＣＰ（医薬品の臨床試験の実施の基準に関する省令）を遵守し、科学的な評価がなされた臨床試験が承認申請の際に要求される。

三．悪性腫瘍に対する抗がん剤の併用療法の開発経験がなく、抗悪性腫瘍剤の製造販売元企業各社との「併用効果の有効性及び安全性の評価等」についての事前協議の必要性があると考えられることから、申請に必要な確認事項がどの程度あるのか不明で、その点も大きな負担となる。

四．臨床研究（先進医療）におけるアンナカ注の投与量が承認を取得している用量の１０倍程度高く、用法も承認を取得していない投与経路（動注）であることから、安全性や薬理作用等に関する追加試験が必要になるものと想定される。さらに、カフェインそのものが抗がん作用を有するのか、併用する抗がん剤の効果を増強するのかを検証した資料も求められるものと思われる。

五．「一変申請」に必要な「試験等」は、「新投与経路医薬品」の申請における資料が必要になる。「試験等」の資料の充足性についてＰＭＤＡに事前に確認する必要があり、資料が不足している場合は追加資料を要求される。

六．「ＧＶＰ」は「医薬品製造販売後安全管理の基準」、「ＧＰＳＰ」は「医薬品製造販売後調査・試験の実施の基準」のことであり、ともに医薬品の市販後調査の業務。ＧＶＰは医薬品の製造販売業の許可要件で、ＧＰＳＰは製造販売後の調査や試験を実施する際に遵守が求められる。「製品情報」は日本製薬工業協会が発出している「医療用医薬品製品情報概要等に関する作成要領」の自主基準に基づき、医療関係者に必要な情報資材を提供すること。これらの業務を、抗がん剤の製造販売元企業各社と協議し、実施する必要があるが、薬価が低いカフェインに対し、これらの承認後業務に要する費用は大きな負担となるため、「開発は極めて困難」と判断した。

扶桑薬品の回答から見えてくるのは、薬事承認を取得するまでのハードルの高さである。土屋教授がカフェイン製剤と複数の抗がん剤を併用する治療法の開発を手がけようとした当初の段階で、薬事承認、保険適用への道筋をどのように描いていたかは土屋教授への直接取材ができていないので不明だが、倫理審査委員会の承認を得ることなく、自分たちの判断で臨床試験の実施計画を変更するなど、臨床試験の基本原則に対する認識不足があったことから見て、薬事制度や保険制度に関する十分な理解を欠いたまま、場当たり的に治療法の開発を進めていた可能性があると考えられる。

第四章

「補助人工心臓治験訴訟」

東京女子医科大学病院

初の国産体内埋め込み型補助人工心臓

二〇〇五年五月二五日、東京女子医科大学は新たに開発した補助人工心臓について記者会見を開き、臨床試験（治験）の第一例目となった患者の体内への植え込み手術とその後の経過を説明した。その発表を伝える朝日新聞の記事は翌二六日付朝刊の一面に「国産人工心臓　初の手術　こぶし大・４２０グラム・体内装着　子供への応用も視野　東京女子医大」という見出しで掲載された。その内容は次のとおりである。

東京女子医大心臓血管外科（黒澤博身教授）は25日、「新たに開発した小型の補助人工心臓エバハートを、重い心不全の男性患者（４６）の胸部に今月7日に埋め込み、順調に経過している」と発表した。海外製の従来品に比べポンプ部分の容積が約４分の１（こぶし大）、重さは半分の４２０グラムと、子どもへの応用も期待できる小ささで、在宅で日常生活を送ることを視野に置く。長期に使えれば、心臓移植とは別の選択肢に育つ可能性もある。

この次世代型人工心臓は、東京女子医大と早稲田大理工学部、米ピッツバーグ大、サンメディカル技術研究所（長野県諏訪市）が共同開発した。国産でポンプを体内に埋め込む型の補助人工心臓の臨床試験（治験）は、国内初。連続2年の使用が当面の目標だ。

手術前はベッドで絶対安静だった男性は、歩行訓練を始められるまで回復している。順調なら半年後には退院し、さらに半年間在宅で経過をみながら日常生活復帰を目指すという。

次世代型は、男性の残された心臓から大動脈に血液を送り出す働きの大部分を、ロータリーポンプで肩代わりする。制御部やバッテリーなどはA４判程度で重さ約4キロの体外装置に収められ、ポンプと冷却用純水の管や回線などで結ばれている。

従来型の埋め込み型人工心臓は体重が70キロ程度はないと使えず、小柄な人や子どもは使えなかった。次世代型は体重40キロほどでも使える見通しで、子どもへの応用も視野にあるという。

人工心臓では、手術後の感染症や、血液の塊（血栓）ができて血管をふさぐなどの合併症が問題になる。エバハートは脈を打たない無拍動型で人工弁がないため、血栓を生じにくいことが実験で確認されており、材料もチタンなど、より耐久性の高いものを採用しているという。

東京女子医大と国立循環器病センター（大阪府吹田市）で計4人に装着し、それぞれ3カ月目に外部の専門家も加えた評価委員会で効果や安全性を検討。その後、大阪大と埼玉医大も加えた4施設で、20例の治験データを集める。

開発者の山崎健二・東京女子医大講師は「5年、10年の使用に耐えることを目標に設計しており、まずは2年の連続使用を目指したい」という。

この記事につけられた解説記事は「一時的な心不全からの回復や心臓移植までの『つなぎ』として開発されてきた補助人工心臓だが、信頼性や耐久性の向上で、将来的には移植に代わる選択肢に育つ期待もある。何よりも装着した患者の回復がどれだけ長く続くかで、真価が問われる」と課題を指摘したうえで、大阪大学医学部附属病院の福嶌教偉（のりひで）移植医療部副部長（現・国立循環器病研究センター移植医療部長）の次のようなコメントを紹介した。

「これまでの補助人工心臓は、小柄な日本人女性には使えなかった。新型が使えるようになり、自宅に帰れたり、運動ができたりするようになれば、移植手術までに体力が回復し、移植の成功率も高くなる可能性がある」

この補助人工心臓エバハート（※筆者注＝本書では製品名として基本的に「エバハート」を用いるが、文献や資料などを引用する場合には「エヴァハート」「ＥＶＡＨＥＡＲＴ」を用いることもある）の開発者である山崎健二医師（※筆者注＝本書では基本的に「山崎」と表記するが、文献や資料などを引用する場合には「山嵜」を用いることもある）がのちに二〇〇八年発行の「循環制御」（第二九巻第一号）に掲載した総説「本邦発の次世代型補助人工心臓ＥＶＡＨＥＡＲＴ」によると、エバハートの治験は「パイロット・スタディとピボタル・スタディ（※筆者注＝有効性、安全性を評価するための臨床試験）の2相に分けて実施」され、「不可逆性の末期重症心不全患者で、心臓移植の適応がある」「年齢は18歳以上65歳未満（パイロットでは20歳以上60歳未満）」「血管拡張薬・利尿薬・β遮断薬等の内科的治療を試みたにも拘わらず回復しない心不全で、現在強心薬の持続点滴を受けている」などの条件を満たす患者が対象とされた。

この総説で山崎医師はエバハートについて、「直径40ｍｍの羽根車をモータにより毎分約2000回転で駆動し、発生する遠心力により、血液を左心室より吸引し人工血管を介して上行大動脈へ駆出する。ＥＶＡＨＥＡＲＴは、（1）小型・高効率、（2）高流量・拍動流補助が可能、（3）低騒音・低振動・低発熱、（4）人工弁が不要、（5）長寿命、（6）退院、外来管理が可能、等多くの利点を持っている」と書いている。

胃に開いた穴

のちにエバハートの治験の被験者となり、二〇〇七年に東京女子医大病院で補助人工心臓の植え込み手術（※筆者注＝本書では基本的に「植え込み」を用いるが、文献・資料を引用する際には「植込み」「埋め込み」を用いる場合もある）を受けることになる女性（以下、Ｔ子さんと言う）は一九六七年生まれで、二〇代後半だった一九九五年ころから歩行時に息切れを感じることがあった。二〇〇三年の暮れころには息切れを感じる頻度が週一～二回に増え、二〇〇五年九月に背中の痛みを訴えて受診した帝京大学医学部附属病院で心電図異常を指摘され、画像検査で狭心症を疑わせる所見が認められた。その後、東京女子医大病院を受診し、詳しい検査を受けるため二〇〇六年二月から三月にかけて入院した。これは、東京女子医大が補助人工心臓の治験について発表した翌年のことだった。

T子さんは二〇〇六年五月二一日に急性心筋梗塞を発症し、別の病院で救急処置を受けた後、東京女子医大病院に搬送された。循環器内科での心臓カテーテル検査で左冠動脈主幹部がほぼ完全に閉塞していることがわかり、冠動脈をカテーテルで拡張する治療を受けた。T子さんは入院後、心不全の症状が増悪した。薬物による内科的治療では限界があり、ADL（日常生活動作）を改善するためには心臓移植が望ましく、移植実施までの待機中における補助人工心臓の導入が必要、と判断された。

T子さんが補助人工心臓の植え込み手術を受けるのは、二〇〇七年三月二九日。東京女子医大が治験についての記者会見を行ってから一年一〇カ月後のことだった。

前述した山崎医師の総説によれば、治験のパイロット・スタディでエバハートの植え込み手術を受けた二人の患者は術後半年が経過した時点から自宅療養トレーニングを開始し、外来への通院管理に移行した。総説には二〇〇八年四月二日時点でエバハートを装着した一八人の患者の年齢、性別、疾患名、施設名、装着期間、生死が一覧表で掲載されており、山崎医師は「既に10名は退院・自宅療養へ移行した。さらに2名は装置装着状態で一般企業に就労復帰を果たした。また1名は装置装着状態で結婚されるなど、高いQOLが実現されている」と書いていた。

だが、T子さんの術後の経過は必ずしも順調とは言えなかった。

のちにT子さんの遺族が東京女子医大を相手取って起こした損害賠償請求訴訟の訴状によると、植え込み手術からほどなく、T子さんは頻繁に腰痛を訴えるようになり、東京女子医大病院のペインクリニック科や整形外科を受診したが、症状は改善しなかった。手術から約六カ月が経過した一〇月四日、担当医から在宅療法への移行プログラムが進行中であるとの説明を受けた。

翌二〇〇八年二月二四日、入浴中にふらつきなどの異常があり、頭部CT検査の結果、一過性脳虚血発作が疑われた。同年五月二日に自宅に戻ったものの、五日後の五月七日に三八度台の発熱があり、再び東京女子医大病院に入院した。その後も発熱や白血球上昇などの炎症反応が続いたため、抗生剤治療などを受けた。七月二日に腹部のＣＴ検査が行われ、エバハートのポケット部分に多量の膿瘍があることがわかり、翌七月三日に膿を取り除くための切開排膿ドレナージ術が実施された。その一週間後、創部を洗浄する際に食べ物の残渣のような物が貯まっていることがわかり、胃の内視鏡検査の実施が決定された。胃内視鏡検査は七月一一日に行われ、体内に植え込まれたエバハートが胃を穿孔していることがわかった。翌七月一二日、T子さんは穿孔部を縫合し、胃ろうなどを設けるための開腹手術を受けた。

一カ月後の八月一〇日、T子さんは呂律の回りにくさを感じた。緊急に頭部ＣＴ検査が行われた。明らかな異常所見はなかったが、脳梗塞が疑われ、薬による治療が開始された。八月一七日、頭痛と嘔吐があり、頭部ＣＴ検査で脳内出血がわかった。T子さんはただちに脳内の血腫を取り除く手術を受けたが、状況は好転せず、一〇月一〇日に死亡した。病理解剖が実施され、死亡診断書には直接死因は脳出血、その原因は敗血症、敗血症の原因は虚血性心筋症と記載された。

筆者の取材依頼に対し、二〇一九年二月に文書で応じたT子さんの姉のU子さんは、病理解剖を承諾した理由や、T子さんが亡くなった日のことを次のように回想した。

妹を看取った日はあまりにも混乱していたため、先生から解剖のお話があったかどうか覚えていませんが、治験に参加した以上、死亡した場合には原因を追究するための解剖は避けて通れないものだと思い込んでいました。妹は、胃穿孔がわかって手術を受けた後の内視鏡検査で食べ物が胃から漏れていることがわかり、おなかの中を洗浄する必要がありました。亡くなるまで、おなかの傷口が大きく開いたままの状態で毎日洗浄されていましたので、「早くその重い人工心臓を取り除いて欲しい」「大きな傷口を塞いで欲しい」という思いが強く、それが結果的に解剖の承諾につながったのかもしれません。

霊安室には大勢の方がずらりと並んで見送ってくださいました。山崎先生は「お姉さまたちもどうかお体を大切に。妹さんの死を無駄にしないようより良いものを作っていきます」と最後まで穏やかな口調でした。諦めきれないものはありましたが、お礼を言って皆さんと別れました。

治験の被験者になるに当たってT子さんと家族が示された「同意説明文書」には、治験に関するさまざまなリスクや不快症状が約五〇項目記されていた。その中には、「一過性脳虚血発作・脳梗塞・脳出血」や「消化管等の穿孔」も含まれていた。また、先に紹介した山崎医師の総説で紹介されていたエバハートの被験者一八人（二〇〇八年四月二日時点）のうち三人が死亡していた。

ただ、U子さんはT子さんの死後、補助人工心臓に関する説明を受けてから手術の事前準備、植え込み手術の実施まで、病院側から急かされるように日程が決められていったことを思い出し、「もっと時間をかけて考えてあげるべきだった」という後悔が残った。手術後、辛さを訴えるT子さんの気持ちを受け止めてくれなかった医師や一部の看護師に対する憤りもあった。

週刊誌取材を機に芽生えた病院への不信感

それが東京女子医大病院に対する不信感へと転じたのは、T子さんの死から約三カ月後の二〇〇九年一月に週刊文春の取材を受け、T子さんの体表面積が治験の除外基準に該当していた可能性などを聞かされたことがきっかけだった。体表面積の問題以外にも、U子さんが初めて聞く話がいくつかあったが、とりわけ、補助人工心臓を考案した山崎医師が装置を開発したサンメディカル技術研究所の役員と血縁関係にあることに強い印象を受けた。

週刊文春はT子さんの遺族に取材をする直前の二〇〇八年一二月二五日号で、T子さんと同じくエバハートの治験の被験者となり、二〇〇八年春に亡くなった一〇代の男性について記事にしていた。「国立病院のおぞましい『人体実験』」という見出しがつけられた記事は、拡張型心筋症の治療のため国立循環器病センター（大阪府吹田市、現・国立循環器病研究センター）に入院していた男性が二〇〇七年春にエバハートの植え込み手術を受けてから亡くなるまでの経過を詳しく伝えていた。

記事によれば、男性は植え込み手術から二週間後に容体が急変し、付き添っていた家族が医師を呼んでくれるよう看護師に訴えたものの、エバハートの治験の責任者や主治医はその日の夜まで姿を見せず、医師の到着から間もなく心停止状態となった、翌日未明から緊急手術が行われ、男性は一命を取り留めたものの、心停止による低酸素脳症で脳に障害が残り、植物状態に陥った。それから半年が経過した二〇〇七年九月、治験の責任者である臓器移植部長が男性の母親に対し、治験継続の同意書への署名を求めた。記事によれば、同意書には「本人署名欄」と「家族署名欄」があり、部長は「（本人の署名欄には）お母さんが代筆ということで書いてください」と言った。さらに二〇〇八年二月にも治験継続の同意書への署名を求められた母親はデータ収集を目的とする治験の継続に納得できず、その思いを同意書に書き込んだ。週刊文春の取材に対し、母親はその時の気持ちを「あの子の命を諦めることはできません。でも、私は治験に同意はできないという意志を伝えたいから（一文を）書きました」と語った。記事には、母親が書き込みをした同意書の写真が添付され、「すべての治験は患者の自発的な同意が求められる。治験実施者は、ルールを逸脱した問題が起きたときは治験の中止や除外症例とすることは常識です」という、「移植手術に詳しい心臓外科医」の匿名のコメントが載った。また、エバハートの治験の実施計画書が規定する被験者の「選択基準」の中に「インフォームド・コンセントで、同意書に本人及びその家族の署名が可能な患者」という項目があることも紹介されていた。

この報道を受けて国立循環器病センターは記者会見を開くとともに、病院長名の見解「メディアに報道があった補助人工心臓に関する記事について」（二〇〇八年一二月一七日付）を公表した。その見解の中で国立循環器病センターは、「記事の内容は事実と異なる所が幾箇所にもあると認識しています」としたうえで、次のような主張を展開した。

一．薬事法で定められた方法に則って治験を実施した。

二．治験の適応と開始については、患者さんと御家族に主治医が詳細に説明するが、それとは独立に治験担当医や治験コーディネーター（ＣＲＣ）が、病院とは独立した委員会で審議・承認された説明文書を基に長い時間をかけて説明し、十分に納得いただいたうえで施行した。

三．記事にある有害事象は、医療安全推進委員会事例検討会で医療事故ではないと判断した。外部委員が参加した治験審査委員会で検討・検証し、機器の不具合ではないという結論と臨床経過の詳細を治験依頼者と規制当局に報告した。

四．記事写真にある治験同意文書の手書き書き込みは、継続実施の同意がご家族からあった時に、気持ちを書きたいと言ってＣＲＣの目の前で書かれたものである。

男性の遺族の代理人弁護士は翌一二月一八日、男性に対する診療の経過や治験の適正性に関する調査を国として行うよう、舛添要一厚生労働大臣に申し入れた。情報公開法に基づく筆者の行政文書開示請求に対して厚生労働省が開示した申入書には、男性の容体が急変した際の対応についての四つの疑問点と、治験継続の同意についての六つの疑問点が記されていた。また、調査組織については「十分な外部委員と、幅広い領域の専門家によって構成される公正性・透明性・中立性の担保された調査委員会」の設置を求めた。

申入書には、週刊文春の記事で紹介されていた同意書が添付されていた。その同意書（二〇〇八年二月六日付）には、次のような内容の母親の書き込みがあった。

手術する前に説明された内容と大きく異なります。今回のこの文書に記された内容を理解（納得）する事は出来ません。ですが、生命維持する為には治験に参加するほかないでしょ?

国立循環器病センターは調査委員会の設置を決め、二〇〇九年一月一六日に第一回の調査委員会が開催された。委員会は、上田裕一・名古屋大学大学院医学系研究科心臓外科学教授（現・地方独立行政法人奈良県立病院機構理事長）、是恒之宏・大阪医療センター臨床研究センター長、鳥越健治・関西大学大学院法務研究科教授、中島和江・大阪大学医学部附属病院中央クオリティマネジメント部長ら六人の外部委員と国立循環器病センターの臨床検査部長、看護部長の二人の内部委員で構成され、上田氏が委員長に就任した。

病院に調査を申し入れ

ここで話を東京女子医大病院の治験に戻す。

週刊文春の取材を受けたT子さんの姉のU子さんら遺族は、T子さんが治験の被験者になり、亡くなるまでの経過を記者に話した。「妹の言葉で伝えたい」と思ったU子さんは、入院中のT子さんが病院から送ってきたメールも記者に見せた。

T子さんの体に植え込まれたエバハートが胃に穴を開けていたことが判明したのは、植え込み手術から約一年四カ月後の二〇〇八年七月一一日。その二週間ほど前の六月二九日、T子さんはU子さんへのメールで「先生は冷たい。痛いっていくら訴えてもロキソニン（※筆者注＝解熱鎮痛剤の名称）飲んでって言うだけでシラッとしてるし起き上がれなくてトイレも行けないといえば歩いて下さいよーとケロッとしているし、誰も痛い所見たりしてくれないよ～」とU子さんに訴えていた。

T子さんの遺族は週刊文春の記者からT子さんの体表面積がエバハートの治験の実施計画書の「除外基準」に該当しており、被験者として不適格だった可能性があることを教えられた。身長と体重から計算される体表面積は、エバハートの治験実施計画書では「1・4㎡以上」であることが必要とされていたが、植え込み手術前の計測でT子さんの体表面積はその基準に達していなかったというのだ。

エバハートの被験者となったT子さんが亡くなるまでの経緯をつづった記事は二〇〇九年一月二九日号の週刊文春に掲載された。「遺族が怒りの告発　東京女子医大『補助人工心臓が娘の胃を突き破った』」というタイトルの記事にはU子さんの次のような言葉が載った。

「胃に穴が開いているのがわかってから三カ月間、彼女は水一滴も口にすることなく逝ってしまいました………」

この記事では、「絶対匿名」を条件に取材に応じたという「治験関係者」の言葉も紹介された。この関係者によれば、植え込み手術前に治験看護師がT子さんの体表面積が少ないことを理由に、「治験患者さんにすることはまずい」と反対していたという。記事では、臨床試験に詳しい光石忠敬弁護士のコメントも紹介された。光石弁護士は「治験実施計画書で定められている除外基準は、人権にも配慮した上で参加者を定めるもの。患者はその基準を見ることはできない。故に治験担当者はそれを厳格に守らなければいけません。もし逸脱していたなら、場合によっては不法行為を問われることもあります」と指摘していた。

週刊文春の記事が出た後の一月二二日、T子さんの遺族から委任を受けた代理人の安東宏三弁護士らが東京女子医大病院の永井厚志病院長に対し、補助人工心臓の治験に関する調査委員会を設置して治験の経過について詳しく調査・検証を行うことや、T子さんの診療記録とエバハートの治験実施計画に関わる文書一式の遺族への開示を文書で求めた。調査委員会には十分な数の院外の公正中立な第三者の専門家を委員として選ぶことや、治験の倫理的側面に精通した生命倫理の専門家や法律家を加えることを求めた。申入書には遺族が疑問に感じていることとして次の六点が列挙された。

一．T子さんはそもそも治験の選択基準を満たしていたのか。

二．治験に関するインフォームド・コンセントは適切だったか。

三．T子さんに起こった胃穿孔は有害事象として報告され、情報が共有されているのか。

四．治験とT子さんの死亡との間には因果関係があるのか。

五．エバハートはもともと構造上の問題点があるのか。

六．治験に対する山崎医師の関与は適切だったのか。


安東弁護士らが東京女子医大に調査を申し入れてから五日後の一月二七日、舛添要一厚生労働大臣の閣議後記者会見でこの問題が取り上げられた。筆者の行政文書開示請求に対して厚生労働省が開示した当日の記者会見概要によれば、「東京女子医大で亡くなった方のご遺族が治験が適切に行われていたかどうか、真相究明を求める要望を現場にしたことについて大臣はどのようにお考えでしょうか」との記者の質問に対して舛添大臣は次のように答えた（傍線部は開示資料に下線が引かれていた箇所）。

国立循環器病センターの話も、エバハートについてありましたし、今回そういう記事も出ておりましたので、基本的にはまず現場でしっかりと調査をしていただいて、その報告をいただいた上できちんと対応したいと思います。（略）死亡事例があったということはサンメディカル技術研究所、治験の依頼者からの報告は受けております。いずれにしても、薬事法上きちんと基準を守って行わなければならないので、そういうことに背反しているかどうか、きちんと調査をしてその上で対応したいと思っております。

「治験の基準は満たしていた」との主治医の文書回答

遺族の代理人からの申し入れに対し、東京女子医大はただちに調査委員会を設置することはせず、自らの代理人である弁護士を通じて遺族の疑問に答えようとした。双方の弁護士による面談は二〇〇九年三月から一〇月まで計八回行われることになる。

東京女子医大側はまず、T子さんの治験を担当した心臓血管外科のS医師作成の「遺族の感じている疑問点に対するご回答」（二〇〇九年三月一二日付）という文書を遺族側に手渡した。遺族の代理人弁護士が申入書に記した六つの疑問点に答えたこの回答書には、その後東京女子医大側が調停や訴訟の場を通して主張する内容がほぼ盛り込まれているので、概要を以下に紹介する。

申入書は最初に、治験実施計画では体表面積一・四平方メートル未満の患者の場合は「除外基準」にあたるものとされており、身長一五七センチ、体重四〇キロであったT子さんが除外基準に該当し、「不適格だった可能性が高い」との「週刊文春」の報道を引用するとともに、補助人工心臓が横隔膜を突き破って胃穿孔を起こしていることが判明した後に家族が担当医から「身体が細すぎた」「小さすぎた」との説明を受けたことを指摘しながら、「治験の選択基準を満たしていたか」との疑問を投げかけていた。

その疑問に対し、S医師の回答書には以下のように記されていた。

当該症例では入院時（2006.5.21）の身長157cm、体重50.0kg、体表面積は1.48m²、直近（2007.3.28）では体重42.7kg、1.38m²でした。適応基準における体表面積に関しては、装置装着後に症状が改善して体重増加が見込まれる場合があることなどから、「身長・体重の測定は、直近、または、入院時のデータで可とする」とプロトコールに記載してあります。心不全が改善されれば体重が元に戻る可能性が高いと見込まれることに加え、他に退院可能な治療上の選択肢がないことも鑑みて、入院時の値1.48m²をもって適応と致しました。従って治験のプロトコールにもとづいた適切な適応判定が行われたものと考えています。

申入書は二つ目に、治験に関するインフォームド・コンセントは適切であったのか、との疑問を投げかけていた。具体的には、「薬では限界がある。このままでは植物人間です」と人工心臓を勧められ、人工心臓の選択肢としては「冷蔵庫ぐらいの大きさの大型で退院不可能な人工心臓」にするか、「退院できて人生がばら色になる小型のエバハート」にするかという趣旨の二者択一の選択肢を提示されてエバハートの治験に同意したが、一連の説明が治験に関するインフォームド・コンセントとして本当に適切なものであったかどうかは疑問、として検証を求めていた。

これに対してS医師は次のように答え、遺族が記憶している説明内容の一部を否定した。

治験への参加のご説明では、手術の前の心臓の機能では、余命が少なく、回復の見込みはないこと、薬物治療の限界であること、その上で何らかの器械的補助が必要であることを文書及び口頭でご説明しました。その上で、当時の時点で使用することのできる体外設置型の人工心臓と本治験装置の2つの選択肢を提示し、体外式及び本治験機器双方の長所、短所、特に、体外式の豊富な臨床経験、治験機器の退院加療の可能性等を公平に文書及び口頭にてご説明し、最終的に患者さんとご家族の自由意思に基づきご同意を頂いたものであります。〝退院できて人生がばら色になる小型のエバハート〟等の大げさな表現は用いておりません。インフォームドコンセントとして適切なものであったと考えております。

三つ目の疑問として申入書に記載されている、エバハートが横隔膜を突き破って胃穿孔を起こしたことが有害事象として報告され、他の治験施設も含めて情報が共有されていたのか、という疑問に対してS医師は、具体的な報告先と報告日を示しながら回答した。それによると、胃穿孔と診断された翌日の二〇〇八年七月一二日に病院長と治験依頼者に有害事象報告がなされた。七月二五日には各治験実施施設の治験責任医師と外部評価委員で構成された効果安全性評価委員会、七月二八日には医薬品、医療機器の承認申請データの審査を担当する独立行政法人医薬品医療機器総合機構（ＰＭＤＡ）に報告され、九月に開かれた院内の治験審査委員会で審議された。すでにエバハートの植え込みが行われていた患者には口頭及び文書で説明し、継続治験の同意の際には、胃穿孔という有害事象が発生したことを確認のうえ、書面で同意を取得したという。また、同じような被害の発生を予防する対策の一案として、有害事象発現兆候の有無の確認と、術中の機器の固定法について追加的処置を提案し、各治験実施施設の治験責任医師と効果安全性評価委員会にも報告されている、と回答書には記されていた。

四つ目の疑問である、治験とT子さんの死亡との因果関係についてS医師は、「当該患者さんは術後560日目に発症した脳出血で翌日死亡されました。直接の死亡原因は病理解剖において脳出血であると確定されています。敗血症、脳出血が本治験の結果によるものとは考えていません。なお念のため、脳出血、敗血症は、手術前に想定される合併症の一つであることも文書、口頭にて説明されています」と回答した。

週刊文春の記事に記載されていた「エバハートには構造的に臓器を傷つける恐れがあった」という指摘などを引用した五つ目の質問に対してS医師は次のように答えた。

全治験を通じて治験機器の構造上の欠陥の指摘をなされたことは一度もなく、臨床前試験等を通して構造、形状的な考察は繰り返し施行し、問題点を指摘されたことは、国内外のすべての学会、研究会等でもなく、設計上の欠陥は考えにくいと考えます。またCT検査等で周囲臓器との関係は診断可能で、診断不能ではありません。ただ術前にどの程度圧迫するかどうかについては、本治験機器を含めすべての人工心臓で正確に診断することは困難だと思います。

申入書の最後の質問はエバハートの開発にかかわった山崎健二医師の治験への関与についてだった。週刊文春の記事を引用しながら、「山嵜医師はエバハートの開発、製造に深い利害関係があるように報じられています。このような立場の山嵜医師が自ら治験に深く関与し実際に自ら患者にエバハートを勧めているのは（本件患者は正に山嵜医師に勧められています）、果たして適切なことでしょうか？」と疑問を投げかけた。

これに対するS医師の回答は以下のとおりである。

山嵜医師は当該治験機器の考案者であるため、【利益相反】を鑑みてあらかじめ、「治験機器の安全性と有効性の判定」には山嵜医師は一切関われない取り決めが治験プロトコールに記載してあり、実際に「同意取得」と「効果判定」に関わらないことで治験を運用しています。一方、本治験機器に関する知識・使用経験の豊富な山嵜医師は、被験者の安全性確保の点で望ましいため、「治験の実施」に関しては関与することで治験を運用しています。当該症例にても、山嵜医師は2007.3.10の当該治験の詳細な説明および、2007.3.28の治験参加の同意説明・同意取得には一切関わっておらず、「治験機器の安全性と有効性の判定」にも一切関わっておりせん。

S医師の回答には術前の説明と同意取得の経緯も記されていた。それによると、T子さんは二〇〇六年五月一日に左主幹部動脈閉塞による広範な心筋梗塞を発症して以来、長期にわたって内科的治療を受けたものの心機能の改善は得られず、重症心不全状態が持続していた。内科的治療では限界があり、回復・退院の見込みがないため、補助人工心臓治療についてT子さんと家族に複数回にわたって打診・情報提供・同意説明が行われた。まず、二〇〇七年一月三〇日に内科担当医が「補助人工心臓治験の存在を当該患者さん及び家族に示唆」した。その後、内科担当医から山崎医師に治験機器に関する情報提供の要請があり、山崎医師が二月七日と同月二六日に機器や治験の概要の情報提供を行った。治験の詳細な説明は三月一〇日に治験担当医師のS医師が行った。さらに、三月二八日に「治験参加の詳細な同意説明」をS医師が行い、T子さんと家族の署名による最終的な同意を得た。

身長・体重の測定はいつ、だれが?

この回答を受けて、T子さんの遺族の代理人である安東弁護士らは二〇〇九年三月三一日、回答内容の疑問点をただす申入書を東京女子医大の代理人弁護士宛てに送った。

その中で、二〇〇六年五月二一日の循環器内科入院時の身長、体重から算出される体表面積は治験のプロトコールに反しないという東京女子医大の主張に対し、急性心筋梗塞で緊急入院したT子さんの身長、体重を、いつ、だれが、どのように測定したのか説明するよう求めた。遺族に対して開示されたプロトコール(抜粋)には「ベースライン検査は、本件治験機器の埋込み手術開始前24時間以内に実施するものとする。」と記載されており、植え込み手術の実施直前の身長、体重から算出される体表面積は一・三九㎡と、プロトコールの除外基準に当てはまる数値であったことも指摘した。

また、安東弁護士らは診療録の記載に基づき、「山嵜医師はT子さんの同意取得に関わっていない」という東京女子医大の説明に疑問を投げかけ、「治験参加の同意を取得するに当たり、山嵜医師が実質的に大きく関与し、治験の実施を勧めていることは明らか」と指摘した。安東弁護士らが根拠として挙げた診療録には「Dr. 山嵜より本人、母、姉へIC」(二〇〇七年二月七日)、「心外 Dr. 山嵜より御本人、御家族に説明」(同年二月二六日)と記され、山嵜医師の二度目の説明があった翌日の二月二七日の診療録には「3月下旬 EVAHEART 導入予定。ope 前精査をすすめてゆく。」と記載されていた。

このほか申入書では、T子さんが二〇〇七年三月二九日に補助人工心臓を体内に植え込まれた約三週間後の四月一九日から腰痛を訴え始めたという診療録の記載に基づき、「エバハートにより痛みが発生している可能性をより早期に疑い、詳細な原因検索を行って、胃穿孔を起こす前に、適切な診断・治療を行うべきだったのではないでしょうか」と疑問を呈した。

これに対し、東京女子医大は二〇〇九年五月一四日付の回答書を遺族側に示した。

その回答書には、T子さんが緊急入院した二〇〇六年五月二一日の身長、体重については、「通常の測定は難しかった」ため、T子さんから聞き取った数字であることがわかった、と記されていた。「埋め込み手術の実施直前の身長、体重から算出される体表面積は1.39m²と、プロトコールの除外基準に当てはまる数値であった」という遺族側の指摘に対しては、身長・体重は「入院時のデータで可とする」としたプロトコールに反するものではなく、プロトコールがこのように定めているのは、補助人工心臓の装着後に症状が改善して体重増加が見込まれる場合があることなどを考慮したことによるものだ、と反論した。

また、山崎医師からT子さんへの説明に関しては、「エバハートや治験に関する情報を理解してもらう」ために過ぎず、山崎医師が「治験参加を強く勧めた事実もありません」と、治験に関する説明と同意取得を行ったのはあくまでS医師である、との説明を繰り返した。プロトコール上、治験参加のための説明と同意取得を禁止する規定はなく、バイアスがかかることがないようにするため、山崎医師が治験参加のための説明と同意取得には関与しないという運用をしている、とも述べた。

補助人工心臓の植え込み手術から間もなく始まったT子さんの腰痛については、「複数の各科と連携してその原因精査、治療に努めてきました。しかし、エバハートとの関連性は見出すことはできませんでした」としたうえで、「腹部CTにおいて、補助人工心臓と周囲臓器の解剖学的関係は基本的には診断可能で、補助人工心臓の位置、移動も診断でき、胃穿孔が生じればそれも診断できます。本件患者についても、胃穿孔の有無は確認していました。ただ、補助人工心臓との関係がどのような状態であれば、胃の穿孔を起こすかについて、事前に明確に予見、診断することまでは困難であり、仮に予見できたとしてもどのように治療を行うかは難しい判断になると考えられます」と答えた。

この回答書が渡された際の双方の代理人弁護士の面談において、東京女子医大の代理人弁護士は、遺族が当初から求めている調査委員会については設置しない方針であることを表明した。これに対しT子さんの遺族の代理人は、調査委を設置しない理由が不明である、と指摘した。

厚生労働大臣に指導を申し入れ

T子さんの遺族は二〇〇九年一月二二日、三月三一日と二度にわたって、外部委員を含めた調査委員会の設置を求めたものの、東京女子医大に拒否された。遺族は同年七月一七日、外添要一厚生労働大臣に対し、東京女子医大が詳しい調査・検証をするよう指導してほしいと代理人弁護士を通じて申し入れた。東京女子医大が指導に従わない場合、国自身が調査委員会を設置し、調査・検証を実施するよう求めた。

申入書では、(一) エバハートの治験のプロトコールですべての症例について手術過程をビデオカメラで撮影することが定められていたにもかかわらず、T子さんの手術で撮影されていなかったことは明白なプロトコール違反である、(二) T子さんの体表面積がプロトコールの除外基準に該当していたのに被験者として適格とした判断が適正だったか調査・検証が必要である、(三) エバハートの開発者である山崎健二医師が主導してT子さんの同意を取得し、治験参加に誘導したものと言えるので、インフォームド・コンセント取得に関する経過についても適正性を検証する必要がある——と指摘した。そして、「明白なプロトコール違反の事実があり、またプロトコール違反が濃厚に疑われる事実もありながら、外部の客観的検証を拒絶し続ける東京女子医大の姿勢は、治験実施医療機関として極めて問題であり、治験の透明性と適正性という観点から看過できない」と、調査の必要性を訴えた。

エバハートの治験をめぐっては、すでに述べたように、国立循環器病センターが男性患者の事例に関して「植込み型補助人工心臓治験症例に関する事例調査委員会」を設けて調査を行い、この年の六月二六日に報告書を公表していた。のちに筆者の行政文書開示請求に対して厚生労働省が開示した報告書は本文八二ページで、同意説明文書などの資料も添付されている。

治験継続について男性の母親が「納得できない」旨の文章を同意書に書き込むなど、治験についてのインフォームド・コンセント取得について遺族側から疑義が提起されたことについて、報告書には「同意書に本件のような付記がなされる等ということは、異常なことであって、決して望ましいことではなく、将来的には再発が防止されるべきである」と記された。報告書は、エバハートの治験の実施計画書に「被験者が治験の中止を希望したときには中止例とし、その場合、治験責任医師は当該症例に対する適切な治療及び事後処置を保証しなければならない。この場合の適切な治療と事後処置の保証とは、被験者にとって最善の方法を選択して治療を行うことを保証するほか、植込まれている治験機器を体内から取り出すことが生命にとって危険な状態を招くおそれが高いことを踏まえ、本治験機器が埋め込まれたままで治療が継続できるように、治験機器を装着使用し続けるために必要となるすべての治験機器が治験依頼者から無償で提供されることを意味する」と記されていたにもかかわらず、治験に関わった医師たちが明確な認識を持っていなかったために、母親からの「治験の継続に同意しないと患者がどうなるのか」という質問に明確に答えられず、的確な対応ができなかった可能性を指摘した。

そして調査委員会は、治験は本来、自由意思による参加を前提とした制度であり、厚生労働省令で定められた治験の実施基準（ＧＣＰ）で「治験の参加を何時でも取りやめることができる旨を説明文書に記載すべき」と規定されていることにも言及しながら、「センターの対応は、不十分であったといわざるを得ず、今後に向けた改善策が求められる」「本来のインフォームド・コンセントの趣旨からすると、自由意思による自己決定（選択）を促すに足りるだけの十分な説明がなされていないことを指摘せざるを得ない」と報告書に記した。

のちにエバハートの承認審査を行った独立行政法人医薬品医療機器総合機構（ＰＭＤＡ）の審査報告書（二〇一〇年一〇月二九日付）によれば、ＧＣＰ実地調査の結果、ＰＭＤＡは「代諾者が説明文書の内容を十分に理解した上で治験に継続して参加することに同意する旨の文書に署名したと解することには疑問があり、同意の効力を生じているとは認められない」と判断し、継続治験のデータの一部を「ＧＣＰ不適合」とした。

Ｔ子さんの遺族は、外部委員を入れた調査委員会を組織して報告書を公表した国立循環器病センターの対応と比べながら、調査要求を頑なに拒む東京女子医大の姿勢を問題視した。

Ｔ子さんが亡くなった事例の調査については国会でも取り上げられた。遺族側の申し入れに先立つ二〇〇九年七月八日の衆議院厚生労働委員会で阿部知子議員（当時・社民党）が「女子医大も外部調査的な委員会を持っていただきたい」と指摘しながら、舛添厚生労働大臣の見解を求めた。それに対し舛添大臣は「今、治験自体について、ＧＣＰの遵守ということでこれは調査させておりますけれども、とにかく、現場できちんと精査をして、その報告を上げていただいた上で対応していきたいというふうに思っております」と答えた。

「真摯な原因究明は非常に有意義」と表明していた病院

東京女子医大病院は二〇〇一年に心臓手術で死亡事故を起こし、医療事故の院内報告制度が機能していなかったことや隠蔽を目的にカルテが改ざんされたことなどを理由に、高度の医療技術の開発・評価、高度の医療の提供、研修を行う病院として厚生労働大臣が承認する特定機能病院を二〇〇二年から五年間取り消された。東京女子医大病院が特定機能病院に返り咲いたのは、T子さんがエバハートの植え込み手術を受けた約五カ月後の二〇〇七年九月一日だった。その間は心臓移植手術も自粛しており、T子さんが被験者となった治験の同意説明文書(二〇〇七年一月一六日作成の第三版)には、被験者が心臓移植を希望した場合について「当院は心臓移植認定施設ではありますが、現在移植を自粛しているという事情があるため、この自粛が解かれない間は、提携先の埼玉医科大学病院を移植実施施設として心臓移植待機登録していただきます」と記されていた。

前述した二〇〇一年の心臓手術の死亡事故で、東京女子医大は二〇〇三年二月一五日、亡くなった平柳明香さん(当時、一二歳)の両親である平柳利明さん・むつ美さん夫妻に解決金を支払って和解した。その際に締結した覚書には、「今後とも、高度の医療水準を期待される大学病院としての使命を深く自覚し、医療事故の再発防止について真摯な努力を傾注するとともに、万一の事故発生時においては事故原因の調査を適切に行い、患者及びその家族・遺族に対して調査結果についての誠実な説明・報告を行うものとする」と記された。

その後、二〇〇三年七月一九日に「東京女子医大病院被害者連絡会」(のちに被害者連絡会を患者連絡会に改称。以下、連絡会と言う)が発足し、病院側と交渉を重ねた結果、東京女子医大病院は「医療事故調査検討委員会」を設置することを決め、二〇〇四年三月一八日に記者会見を開いて発表した。これは、医療事故の疑いのある症例について、病院側と患者側の話し合いにより「訴訟によらない解決」を目指す新しい取り組みだった。病院長、安全管理担当副院長、関連病院病院長、院内の関連診療科、連絡会立会人、患者家族で構成される内部調査委員会で事実確認と原因究明を行い、その後、弁護士、学会推薦の医師、連絡会立会人から構成される医療事故調査検討委員会で外部評価を行うという、二段階の仕組みだった。

当時の病院長が連絡会に宛てた手紙には「これまでにも医療事故ないしその疑いが発生した場合に、病院側と患者側との両者の信頼関係を維持し、中立・公正な立場から問題の解決を図る第三者機関の設立を求める意見が各方面から出されていますが、未だ実現するには至っていません。私たちは、中立・公正な立場で事実関係を明らかにし、原因を調査する第三者機関を１日も早く設立し、失われた信頼関係を修復するとともに紛争を処理し、再発防止に役立てることができたら、と切に願う次第です」と記されていた。

連絡会から調査の申し込みがあった八事例についてこの仕組みを使った調査が行われ、二〇〇七年三月までにすべての事例で和解が成立した。この間の内部調査委員会の開催回数は計三三回、医療事故調査検討委員会の開催回数は計二四回に及んだ。東京女子医大病院は同年四月一八日、すべての事例での和解成立を発表した。その際、病院と連絡会による以下のような共同コメントが発表された（元号表記の後の西暦は筆者による）。

医療事故究明を実施してまいりましたが、今般、紛争解決に至りましたのでご報告いたします。

平成１３年（２００１年）の医療事故を契機に東京女子医科大学に対し患者側から様々な問題の指摘がありました。医療事故の疑いがある事例及び、調査依頼のありました事例につきまして、患者連絡会と病院との間で「訴訟によらない解決」を目指し、新しい解決手法を試み、事故原因の調査・究明を実施してまいりました。今般、全調査対象案件におきまして紛争解決に至ることが出来ました。

今回の試みは、病院の内部調査委員会に患者家族並びに患者連絡会の立会人が傍聴人として同席するという今までの医療界では考えられない画期的な調査手法であったと考えております。その調査報告書を外部の医療関係者、弁護士などの第三者で構成する「医療事故調査検討委員会」で評価と医学的検証を行うもので、中立性・公開性・迅速性を原則とします。その調査結果では、医療過誤を指摘する事象は認められないとの結論となりましたが、医療者側から患者さんやご家族への説明が必ずしも十分でなかったり、診療体制の不備や記録管理の問題等の指摘がありました。

今回８事例において、内部調査委員会を延３３回、外部調査委員会を延２４回実施しましたが、多大な調整と費用・労力を要し、当初の予想より時間がかかりました。医療面において過誤がないとの結論でも患者家族にとって必ずしも全て納得できる結論とはなりません。併しながら、患者側と病院側がこのような形で向き合い、信頼関係を取り戻しつつ、真摯に原因究明と話し合いができたことは双方にとって非常に有意義なものでした。病院側にとっても、患者の立場に立っての医療を更に実践する上で非常に意義ある解決方法でありました。

「医療事故調査検討委員会」の委員の皆様方、関係頂いた皆様方には、多大なご協力に厚く感謝申し上げます。

今回の試みが医療界全体に浸透し、今後の事故再発防止、並びにインフォームドコンセント（説明と同意）の更なる改善により、医療の信頼を回復し、「安心と安全の医療」につながることを期待します。

又、他の医療機関において、この方法が医療紛争処理に役立つものであれば、今回の関係者の努力が報われるものと両者ともに思っております。

一連の調査の過程で、診療記録の不備によって原因究明に至らなかった事例があったことから、東京女子医大病院は二〇〇五年二月に「医療記録記載ガイドライン」を作成した。当時、朝日新聞記者だった筆者はガイドラインが順守されているかどうかをチェックリストに基づいて確かめる病院の内部監査の様子を取材し、同年九月に朝日新聞夕刊に連載した「死因を調べる」で紹介した。東京女子医大病院は治療、手術、検査、患者への説明など、あらゆる場面を想定して、診療録に書くべき内容や方法をガイドラインに盛り込み、患者にも理解できる「標準的な日本語」で記載することや、「記載のつど署名」することなどをルール化した。

調査要求を頑なに拒否

病院と連絡会が共同コメントを発表した二〇〇七年四月一八日は、T子さんが補助人工心臓の治験の被験者となってエバハートの植え込み手術を受けた二〇日後のことだった。患者と向き合い、新たな事故調査の仕組みを導入した東京女子医大病院は、前述したように、この年の九月一日に特定機能病院に復帰することができた。それからさほど時間が経過していない時期であったにもかかわらず、東京女子医大病院はT子さんの遺族の調査要求を頑なとも言える姿勢で拒み続けた。

遺族側が厚生労働大臣に申入書を提出した後も遺族と東京女子医大の双方の代理人の間で何度か文書のやり取りがあり、両者の面談は二〇〇九年一〇月二二日までに計八回に及んだ。遺族側が東京女子医大病院に調査を求めてからちょうど一年後の二〇一〇年一月一八日、東京女子医大は東京簡易裁判所に調停を申し立てた。のちに遺族が東京女子医大を相手取って起こした損害賠償請求訴訟の訴状によれば、調停申立書において東京女子医大側は遺族側が求めた外部委員を入れての院内事故調査委員会の設置による調査・検証について「必要ない」としたうえで、引き続き説明や話し合いを行っていきたいと考えている、と述べた。

二〇一〇年三月に始まった調停でＴ子さんの遺族の代理人は引き続き、調査委員会設置による調査・検証の必要性を訴えるとともに、四月二三日付の準備書面で、調停を進める意味があるかどうか検討する前提として東京女子医大側にＴ子さんに対する治験の実施に関する資料の開示を求めた。それは、エバハートの治験のプロトコールの全文、Ｔ子さんに生じた胃穿孔についての有害事象報告書、胃穿孔についての院内治験審査委員会などにおける審議の議事録、Ｔ子さんの死亡に関する有害事象報告書、死亡についての院内治験審査委員会などへの報告書、プロトコールの規定で義務付けられていたＴ子さんの手術中のビデオ撮影がなされなかったことについての報告書、手術ビデオが撮影されなかったことについての院内治験審査委員会などにおける審議の議事録であった。

これに対し、東京女子医大は手術ビデオ撮影を行わなかったことに関する報告書以外の資料の開示を拒否した。

遺族の代理人だった安東宏三弁護士によると、二〇一〇年一〇月七日に実施された第四回調停期日で「合意成立の可能性はない」と考えた遺族側は調停の終了を希望した。これに対し東京女子医大側は、次回調停期日までに具体的な解決案を提示すると述べるとともに、調停委員及び遺族側の意向に従って、Ｔ子さんに生じた胃穿孔の発症機序についてさらなる説明を記載した書面を提出することを約束した。ところが、東京女子医大側は同年一一月九日付の準備書面において、前回約束したはずの解決案や胃穿孔発生の医学的機序について何ら言及しなかったばかりか、「相手方から特に新たな具体的な疑義等の提示はほとんどありませんでした……」「相手方において、具体的な疑義があれば、回答・説明したいと考えております」などと、調停におけるそれまでのやり取りを無視した主張を行った。この回答を受けて、東京女子医大には円満に解決する意思が存在しない判断した遺族は一一月二四日の第五回調停期日において調停の終了を求め、調停は不調に終わったという。

調停が始まって間もない二〇一〇年五月七日、T子さんの遺族は医薬品や医療機器の承認審査を担当するPMDAの近藤達也理事長に文書で申し入れを行った。申入書では、T子さんがエバハートの治験の被験者となり、死亡するまでの経過を記し、東京女子医大病院における治験の問題点（T子さんが治験の除外基準に該当していたことや手術のビデオ撮影の不実施など）を挙げたうえで、PMDAが問題点に関する十分な調査・検証を行い、それを審査結果に反映させることが「必要不可欠」と指摘した。

それから半年後の一一月二日、T子さんの遺族の代理人である安東弁護士らはPMDAを訪問し、担当者から承認審査に関する一般的な説明を受けた。遺族代理人が当時作成した記録によれば、PMDA側は一般論として、治験のプロトコール違反などはPMDAにおける審査の対象になるが、ある症例につきプロトコール違反やGCP（※筆者注＝厚生労働省令で定められた治験の実施基準）違反があったとしても、違反が軽微な場合などでは、必ずしもその症例を評価資料から除外するわけではない、と説明した。また、仮に、一部の症例でプロトコール違反やGCP違反があったとしても、治験自体の適正性が揺らぐことはなく、違反症例を除いて評価をすることになり、違反症例が除外された残りのデータで有効性等が認められるかという科学的な問題になる、と述べた。

PMDA側はエバハートの承認時期については「回答できない」としたうえで、承認される場合は厚生労働省の薬事・食品衛生審議会の部会での審査を経て、厚生労働省大臣への答申、大臣の承認という手続きを踏む、という一般的なプロセスを説明した。エバハートの承認後に公開されたPMDAの審査報告書の日付は「平成22年（2010年）10月29日」となっていることから、安東弁護士らがPMDAを訪問した時点ではPMDAの審査は終了していたことになる。

筆者は二〇一一年六月、情報公開法に基づき、承認審査関係資料を含むエバハートに関する保管資料の開示を厚生労働省に請求し、同年九月に一部黒塗りで開示を受けた。それらの文書によると、厚生労働大臣がエバハートの薬事承認の可否について薬事・食品衛生審議会長に諮問したのは、PMDAの審査報告書の日付と同じ二〇一〇年一〇月二九日だった。それから約二〇日後の一一月一九日に開かれた薬事・食品衛生審議会の医療機器・体外診断薬部会で審議が行われ、「承認が適当」との結果が出た。エバハートの製造販売が厚生労働大臣に承認されたのは同年一二月八日のことである。

前述したように、もともと調停を申し立てた東京女子医大がそれまでのやり取りを無視するような主張を準備書面（二〇一〇年一一月九日付）で行ったのは、ＰＭＤＡの審査報告書がまとまり、厚生労働大臣がエバハートの薬事承認の可否について薬事・食品衛生審議会長に諮問した一〇月二九日の約一〇日後のことだった。調査委員会の設置要求を頑なに拒絶し続けたうえに、自ら申し立てた調停においても姿勢を変化させた東京女子医大の対応と、エバハートの承認までの経過とを照らし合わせたT子さんの遺族は、「東京女子医大はエバハートが承認されるまでの時間稼ぎに調停を利用したのではないか」との疑念を抱き、損害賠償請求訴訟を決意することになる。

「プロトコール違反」を理由に遺族が提訴

T子さんの遺族（T子さんの母親と二人の姉）は二〇一一年六月三〇日、東京女子医大を相手取り、約三一〇〇万円の損害賠償の支払いを求める訴えを東京地方裁判所に起こした。治験の実施計画書であるプロトコールの規定に照らしてT子さんを被験者とすることが適正であったのか否かを、外部委員を含めた調査委員会で調べてほしいという求めを東京女子医大側から拒絶され続けたことが、遺族を提訴に踏み切らせた。

原告側は訴状で、薬事法に基づく厚生労働省令（医療機器GCP省令）で治験実施機関は治験依頼者（開発企業など）が作成したプロトコールの内容を遵守しなければならないことが定められていると指摘したうえで、東京女子医大病院がT子さんを被験者として行った治験には三つの点でプロトコール違反があると主張した。その概要は以下のとおりである（訴状で用いられている「エヴァハート」は「エバハート」に、「植込み手術」は「植え込み手術」に、「プロトコル」は「プロトコール」とした。また、元号表記は西暦表記とし、心臓血管外科におけるT子さんの主治医の名前はS医師とした）。

一．除外基準に該当

いずれか一つに該当すると判断された患者は治験に参加することができない「除外基準」がプロトコールで定められており、その一つとして「体表面積1．4㎡未満」という規定がある。この除外基準が設けられた趣旨は、体格の小柄な患者に対しエバハートの植え込み手術をすることにより生じる危険を避けることにある。本件植え込み手術（2007年3月29日）

の直前における測定では、T子の身長は157cm、体重は43.1kgであり、国際的に用いられている「デュボアの式」により体表面積を算出すると、1.39㎡となって、除外基準に該当する。

提訴前の交渉段階で被告側は、プロトコールでは「身長・体重の測定は、直近、または、入院時のデータで可とする」とされており、T子の入院時（2006年5月21日の循環器内科入院時）のデータでは、身長157cm、体重50.0kg（ただし、急性心筋梗塞を発症して搬送されたため身長・体重の測定ができず、本人からの聞き取りに基づく数値）であり、この数値を基にすると、体表面積は1.48㎡と算出されることから、プロトコールの除外基準に該当しないと主張する。被告側は、除外基準の判定に際し、植え込み手術直近の実測値でなく、入院時のデータを用いることが許される実質的根拠として、①植え込み手術により心不全が改善されれば体重が元に戻る（増加する）可能性が高いと見込まれること、②他に退院可能な治療上の選択肢がなかったこと、を挙げている。しかし、手術直前における実測値が現に存在する以上、手術から約10カ月も前の循環器内科入院時における、しかも単なる申告値に基づいて、治験の除外基準該当性を判定することの合理性は何ら存在しない。

被告側は、エバハートの植え込みによって体重が元に戻る「可能性が高い」ことを指摘するが、逆に手術による侵襲や合併症による全身状態悪化のために、体重が増加せず、かえって減少する可能性も十分に存する。現に、T子の死亡時の体重は43kgと手術直前の体重とほぼ同じで、剖検診断においては「貧血性でやせの目立つ女性遺体」と記載されている。単なる可能性に基づいて、治験の除外基準該当性を判断することは許されない。

二　ビデオ撮影の不実施

プロトコールで「本治験において、すべての実施症例につき、植え込み手術の開胸から閉胸までの全手術経過につき、当該実施医療機関にてビデオカメラで撮影する」とされている。撮影されたビデオ映像は、治験依頼者が手術手技に関する取扱説明書の見直しや、治験開始後におけるさらなるトレーニングの要否の検証、治験依頼者による海外での臨床試験や市販後のトレーニング用ビデオへの採用の目的で使用されるほか、治験依頼者が設置する治験推進委員会及び効果安全性評価委員会においても、評価等のために使用されることが予定されている。ところが、本件植え込み手術ではプロトコールの規定に反し、手術ビデオの撮影は実施されなかった。提訴前の被告側の説明によると、ビデオ撮影が実施されなかった理由は、病院写真部に対する指示の不徹底ということである。手術ビデオが撮影されなかったことにより、原告らは、T子の死亡原因を解明するための一手段として、本件植え込み手術の内容や手技の適切性をビデオにより検証する途を閉ざされることとなった。

三．エバハートの考案者である山崎健二医師の同意取得への関与

プロトコールにおいては、東京女子医大心臓血管外科の山崎健二医師（※筆者注＝エバハートの治験が始まった当時は講師、T子さんの遺族が東京女子医大を相手取って提訴した当時は主任教授）がエバハートの考案者であり、その開発者である株式会社サンメディカル技術研究所（以下、サンメディカル社と言う）の役員と血縁関係を有することに鑑み、山崎医師の本件治験への関与を厳しく限定する規定が置かれている。「判定・評価のバイアスを避けるため、山崎医師が治験実施医療機関の治験分担医師に加わっていても、治験責任医師ないしその他の治験分担医師が作成する症例報告書の作成記入等、判定評価には一切関与しないこととする」と規定されていた。考案者である山崎医師は技術指導医に選任されており、その山崎医師の同意取得への関与を明示的に直接禁止した規定はプロトコールに存在しないものの、プロトコールにおける技術指導医の役割は、①治験機器の植え込み手術手技及び術後管理に関する治験を担当する医療従事者のトレーナー、②東京女子医大病院以外の治験実施医療機関における植え込み手術の立会い・確認・指導、③治験推進委員会への出席、に限定されている。山崎医師は本件治験の結果に重大な利害関係を有していることから、被験者に対し、エバハート及び他の治療法それぞれの利害得失等について、客観的に中立の立場から適切な説明を行うことは到底期待できない。したがって、本件プロトコールは、利害衝突回避の観点から、技術指導医である山崎医師が治験の判定評価のみならず、被験者からの同意取得に関与することをも禁止していると解することが相当である。

ところが、山崎医師は、T子が循環器内科入院中の２００７年2月7日（原告らの記録では2月8日）と同月２６日の２度にわたり、自らT子と家族に対し、エバハートに関する説明を行った。2月7日には山崎医師から、「現在承認されている補助人工心臓は、冷蔵庫のように大型の体外設置型のものしかなく、手術後も退院はできない」が、「現在治験中のエバハートなら、小型で半年で退院できて、普通の人と同じように働くことができる。人生がバラ色になる。血栓症や敗血症、脳出血な

どの合併症のリスクも今までの補助人工心臓より少ない」といった説明がなされた。2月26日に山崎医師はT子らの顔を見るなり、「検討の結果はいかがでしたか」と治験参加の意思を確認し、次に手帳を取り出して「手術はいつにしましょうか」と尋ねてきた。T子らがまだ決心がついていない旨回答すると、山崎医師は、「治験に参加できる人数は決まっていて、希望者が全員エバハートの植え込み手術を受けられるわけではない。早く決めないと治験に参加できなくなる」などと述べて、早期の決断を迫ってきた。こうした山崎医師の説明を受け、T子らはこの日にエバハートの治験に参加することを決心した。

被告側は、提訴前の交渉段階において、T子に対し治験参加のための説明を行い、同意を取得したのは、T子の主治医である心臓血管外科のS医師であって、山崎医師は一切関与していないなどと主張した。確かに、治験同意書に署名・押印がなされた2007年3月28日においてT子らに対する説明を担当したのは山崎医師ではなく、S医師である。しかし、T子らの治験参加に関する意思は、山崎医師から説明を受けた時点ですでに固まっていたのであり、S医師による説明は、T子らの意思決定に何ら実質的な影響を与えたわけではない。

裁判所の説得で文書を提出した大学

提訴から約二カ月後、原告側は東京地裁に提出した準備書面（二〇一一年九月七日付）において、東京簡裁で行われた調停手続きの中で提出を求めながら東京女子医大側に拒否された関係資料の提出を改めて求めた。その中には、T子さんに発生した「胃穿孔」の有害事象報告書とそれについて審議した院内治験審査委員会などの議事録、T子さんの「死亡」についての有害事象報告書とそれについて審議した院内治験審査委員会などの議事録、T子さんの手術の「術中ビデオの撮影がなされなかったこと」についての報告書とそれについて審議した院内治験審査委員会などの議事録——が含まれていた。

原告側の主張に対し、被告の東京女子医大は二〇一一年一〇月一一日付の準備書面において、従来とほぼ同じ主張を繰り返した。それは、（一）プロトコールでは体表面積を算出するための「身長・体重の測定は、直近、または、入院時のデータで可とする」とされており、T子については入院時の身長・体重を使用して除外基準に該当するかどうか判断しているのでプロトコールには違反していない、（二）山崎医師の同意取得への関与を禁止した規定はプロトコールにはなく、プロトコール上、山崎医師に禁止されているのは判定評価に関与することである、(三)T子の術中ビデオを撮影しなかったことは確かだが、そのこととT子の死亡、それにより生じた損害とは、まったく関係がない——というものだった。

東京女子医大は、原告側が開示を求めた胃穿孔に関する有害事象報告書、院内治験審査委員会の議事録などの文書の提出についても、この準備書面において改めて拒否した。三点のプロトコール違反と山崎医師の説明義務違反という原告の損害賠償請求の責任根拠はすでに原告に交付しているプロトコールの該当部分と同意説明文書があれば足りるはずである、というのが拒否の理由だった。

被告側が頑なに文書の提出を拒んだことから、原告側は二〇一一年一二月九日、文書提出命令を出すよう東京地裁に申し立てた。対象文書は、T子さんの胃穿孔に関する有害事象報告書、T子さんの死亡に関する報告書、T子さんに対して行われた治験に関して開催されたすべての院内治験審査委員会の議事録である。

この申し立てに対し、被告側はなおも抵抗を続けた。「文書提出は不要」とする意見書を二回裁判所に提出し、原告側がそのつど反論文を出すというつば競り合いが半年以上にわたって続いた。二〇一二年二月一三日付の「文書提出命令の申立てに対する意見書」で、被告側は、「外部への開示を想定しない内部文書に当たる」ことなどを理由に、申し立ての却下を求めた。

原告代理人の安東宏三弁護士によると、二〇一二年五月二九日の弁論準備期日において、裁判所が「原告の求める文書が文書提出命令の対象となりうる」との認識を示したうえで、文書を提出するよう強く説得したため、最終的に被告側が任意提出に応じることになったという。

被告側はT子さんの胃穿孔、死亡に関する有害事象報告書や治験審査委員会の記録要旨を開示し、二〇一二年一〇月二三日、原告側がそれらの文書を証拠として裁判所に提出した。

原告側は二〇一二年一〇月二三日付の準備書面で、開示された文書を基に補充の主張を行った。その一つが、T子さんに関する報道を受けて二〇〇九年三月一三日に開かれた東京女子医大病院の治験審査委員会の記録要旨に基づくものだった。この日の治験審査委員会には治験責任医師と治験分担医師が出席し、説明をした。この日の治験審査委員会の記録要旨によれば、治験審査委員長からの「マスコミ報道によれば、除外基準に相当するのではないかとの指摘があるが、事実に相違するのか」という質問に対し、治験責任医師らが「体表面積BSA<1.4m^{2}については、重症心不全時には50kgであった体重が心不全によるるいそう（※筆者注＝やせること）等で42・3kgに減少しており、BSAは入院時は1・48㎡であったが、直近では1・38㎡であった。他に退院可能な治療上の選択肢がないことも鑑み、プロトコールは『身長・体重の測定は直近または入院時のデータで可とする』との記載であり、入院時の1・48㎡をもって適応とした」と説明していた。この治験責任医師らの認識について原告側は「治験の本質は人体実験であり、その適法化のためにはプロトコル（治験実施計画書）の厳格な遵守が求められる。『他に退院可能な治療上の選択肢がないこと』は、何らプロトコルの『柔軟な』解釈を許容する理由とはなり得ない」と主張した。

すでに述べたように、T子さんの入院時の体表面積は、T子さんの自己申告による身長・体重に基づいて算出された値だった。二〇〇九年三月一三日の治験審査委員会の記録要旨には、治験責任医師らが「入院時は急性心筋梗塞発症時で測定できる状態ではなかったため、自己申告の値を用いた」と説明したことが記録されていた。これについて原告側は「プロトコルにおいては、『身長・体重の測定は、直近、または、入院時のデータで可とする』とされているのであり、身長・体重について、測定値ではなく『自己申告値』を用いることを許容する規定は存在しない。また、本件植込み手術の直前には、T子は身長・体重の実測が可能な程度に体調が回復していたのであり、現に手術直前に体重等の測定が行われているのであるから、あえて10か月も前の申告値に基づき、除外基準該当性を判断する必要性は何ら存在しない」（※筆者注＝傍線部は準備書面に下線が引かれていた箇所）と指摘した。

エバハートの植え込み手術を受けたT子さんに発生した胃穿孔については、治験依頼者であるサンメディカル社が独立行政法人医薬品医療機器総合機構（PMDA）に「治験機器不具合・感染症症例報告書」（二〇〇八年七月二八日付）を提出していた。原告側はサンメディカル社が任意提出に応じたこの報告書を証拠として提出した。報告書には「本有害事象は血液ポンプにより胃が圧迫され、血流障害により穿孔を起こしたと考えられる」「当該被験者は皮膚貫通部感染により入院加療中であり仰臥位をとる時間が長く、また、小柄でかつ腹膜及び横隔膜が薄い等、血液ポンプによる胃の圧迫を生じやすい条件が重なっていた」と記されていた。

ちなみに、サンメディカル社がPMDAへの報告書を任意提出するまでにも曲折があった。原告代理人の安東弁護士によると、二〇一二年三月、PMDAに対して、独立行政法人等の保有する情報の公開に関する法律に基づき、法人文書の開示を請求し、同年六月にＰＭＤＡから開示を受けたものの、開示文書は黒塗り部分が多かったため、同年七月、東京地裁にＰＭＤＡに対する文書送付嘱託を申し立てた。被告は「サンメディカル社の意見も聞くべきだ」などと主張したが、裁判所が「サンメディカル社が任意の提出に応じないのであれば文書送付嘱託を採用するつもりである」との考えを示したことを受け、同年八月、同社の報告書が被告代理人から原告代理人のもとに送られてきたという。

また、前述した二〇〇九年三月一三日開催の東京女子医大病院治験審査委員会では、「除外基準にあたらない場合でも、実際には機器のサイズと被験者の体格にミスマッチがあったことが有害事象（胃穿孔）発生の主要な要因と考えるか。現時点でこの治験が進行中だとしたら、プロトコール変更（除外基準の見直し）の必要性はあると考えるか」いう委員長の質問に対し、治験責任医師らが「本治験に参加した当該症例と同程度のＢＳＡを持つ他の患者さんでは、既に2年以上経過しているが胃穿孔は発生していない。単に体格だけでなく、腹膜及び横隔膜組織の脆弱性等の複合条件により発症すると考えられることと、除外基準を変更すれば他に有効な選択肢がない場合、貴重な選択肢を奪うことになり、慎重に検討すべきと考える。現実的には、『BSA1.4m²付近の患者さんへの適応は慎重に判断する』と柔軟性を持たせた運用が望ましいと考える」と答えたことが、記録要旨に記されていた。

この日の治験審査委員会の記録要旨によれば、審査委員（筆者が東京地裁で閲覧した訴訟記録では委員名は黒塗りにされているため、名前は不明）の一人から「プロトコールは身長・体重の測定は直近または入院時のデータで可とするとの記載であるが、直近のデータのみに変更すべきではないか？」との質問が出されたものの、治験管理室の担当者から「既に新規エントリーは終了しており、現在製造承認申請中である」との返答があり、プロトコール変更の必要性がないことが了承された。

原告側はサンメディカル社がＰＭＤＡに提出した報告書や治験審査委員会記録要旨の記載内容を引用しながら、（一）Ｔ子が小柄であったこと（＝体表面積が小さかったこと）が、胃穿孔の原因（の一つ）であったことは、当初、治験依頼者も認めていた、（二）Ｔ子の腹膜・横隔膜が通常の患者に比べて脆弱であったことの根拠は何ら示されていない——と指摘した。さらに原告側は、胃穿孔発生後の縫合手術の際に肋骨を用いた人工心臓固定術が行われ、その目的が、胃などの腹部臓器を圧迫しないように固定位置を当初の横隔膜から肋骨へと変更するものであることがサンメディカル社からＰＭＤＡに提出された報告書に記されており、胃の圧迫を避けるために体位交換も継続的に行われていたにもかかわらず、胃穿孔の発生確認から約三カ月後の二〇〇八年一〇月一日に行われた内視鏡検査で胃の再穿孔が発見されたことを取り上げ、「T子の体格が小さかったこと＝胸腔スペースが小さかったことが、胃穿孔の主たる原因であることを裏付けている。なぜなら、胸腔スペースが十分にあれば、たとえ腹膜や横隔膜が薄かったとしても、ポンプがこれらの膜に接しないように（さらにはポンプが胃を圧迫しないように）固定することが可能であるからである」と主張した。

このほか原告側は、山崎医師の同意取得への関与について、前述の二〇〇九年三月一三日開催の東京女子医大病院治験審査委員会で治験責任医師らが「内科担当医より、山崎医師へ治験機器に関する情報提供の要請があり、2回にわたり機器と治験の概要説明を行ったが、治験の参加同意説明には関与していない」と説明していることについて、『治験機器と治験の概要説明』と『治験の参加同意説明』を明確に区分することができるのかは極めて疑問である」としたうえで、T子さんが山崎医師の説明を聞いて治験参加を決意したとする原告の主張にも触れながら、「プロトコルの趣旨に反し、山崎医師がT子からの同意取得に実質的に関与したことが裏付けられる」と述べた。

これに対し被告側は、二〇一二年一二月一九日付の準備書面で反論した。

T子さんの身長・体重の測定については、「直近または入院時のデータで可とする」というプロトコールの規定に従って、除外基準に該当しないと判断した、との主張を繰り返した。T子さんの入院時に身長・体重の測定ができず、その際のT子さんの自己申告値を用いたことについては、「体表面積が除外基準とされているのは、極端に体格の小さな人を除外する趣旨なのであるから、重要なのは患者の身長と体重の把握であって、治験実施医療機関自らが測定することでないので、本件プロトコルにおいても、必ずしも、被告自らが形式的に、直接、身長と体重を測定することまで求められているわけではないと解される」と述べた。

T子さんに起きた胃穿孔については、（一）エバハートに限らず、本来体内にない補助人工心臓を心臓近くに植え込む以上、必然的に胃に近接することになるので、胃穿孔が生じるリスクを孕んでおり、従来の他の植え込み型補助人工心臓においても胃穿孔の発生が報告され、胃穿孔は植え込み型補助人工心臓の合併症とされている、（二）植え込み型補助人工心臓と胃が近接していれば、必然的に胃穿孔が生じるものでもなく、このことは、植え込み型補助人工心臓を植え込んだ患者全員に胃穿孔が生じるわけではないことから明らかである、（三）胃穿孔は、体表面積と直接結び付くものでもなく、現に、本件植え込み手術以降、T子と同程度以下の体表面積の患者にもエバハートが植え込まれたが、胃穿孔は生じていない――と述べた。

山崎医師からT子さんと家族への説明と同意取得については、プロトコール上、山崎医師が被験者候補に対し、治験参加のための同意取得への関与を禁止した規定や、エバハートに関する情報提供・説明を禁止した規定もないことを理由に、「山崎医師が、T子らにエヴァハートに関する情報提供・説明を行ったことは、プロトコルに反するものではない」との主張を繰り返した。

「プロトコールの厳格な遵守が必要」とする意見書

提訴から約二年後の二〇一三年五月、原告側は臨床試験に詳しい専門家二人の意見書を東京地裁に提出する。その専門家は東京学芸大学教育学部の佐藤雄一郎准教授（専門は医事法学）と昭和大学研究推進室長の内田英二教授（専門は臨床薬理・医療安全・危機管理）である（肩書はいずれも当時）。二人の専門家の意見は、医療と研究をなぜ峻別する必要があるのかという、本書の主要テーマに関連する内容を含んでいるので詳しく紹介してみたい。

意見書添付の経歴によれば、佐藤氏は厚生労働省の薬事・食品衛生審議会薬事分科会医薬品第一部会の臨時委員や先進医療技術審査部会の構成員、医薬基盤研究所の基礎的研究評価委員会委員や臨床研究評価会議委員などを務め、医薬品の製造販売承認や先進医療技術の評価に関わってきた。また、内田氏は数多くの医薬品の治験に関わり、プロトコールの作成や安全性情報の評価、症例検討、総括報告書の作成を行ってきた。オランダのライデン大学病院ヒューマンドラッグ・リサーチセンターで臨床試験を実施し、ヨーロッパでの臨床試験の方法論を学んだ経験もある。日米欧医薬品規制調和国際会議（ＩＣＨ）でガイドラインの作成にも関与した。

佐藤氏はまず「総論」で、厚生労働省の「医療機器の臨床試験の実施の基準に関する省令（医療機器ＧＣＰ省令）」の目的について記した第一条を引用しながら、治験においては「被験者の人権の保護、安全の保持等」と「科学的な質及び成績の信頼性」の二つを確保するという要請があり、それを達成するために「プロトコルが定められ、個々の治験実施医師によって判断が左右されない仕組み作りが必要とされる」と述べた。特に、「被験者の人権保護」に関する規定については、「その厳格な遵守が治験実施の大前提とされ、その遵守により初めて治験の実施が許容されることとなるのであり、個々の医師が、当該規定から離れて、自由に研究を行うことは当然許されない」「少なくともプロトコル中の『被験者の人権保護』に関する規定に逸脱する行為は、法的には違法なものとして民事における不法行為として評価され、この意味において、プロトコルの規定も部分的に医療機器GCP省令と並び、法規範性を有するというべきである」と指摘した。

佐藤氏は、治験実施医療機関と被験者の間に成立すると考えられる「治験契約」が一般の医療契約と異なるものであると考えるべき理由として、「治験には、未確立の治療方法を実験的に行うものであるとの性質上、薬事法という法的枠組みの下、治験審査委員会による審査やプロトコルの作成を条件に社会的に許容されるものであるとの特殊性がある」ことを挙げた。

こうした前提に基づき、佐藤氏は、原告側と被告側の主張が真っ向から対立していた、被験者のT子さんがエバハートの治験プロトコールに規定された「除外基準」に該当していたかどうかを検討した。

佐藤氏はまず、「この除外基準は、本件人工心臓の埋め込みにより健康被害が起こらないためのものであるから、被験者保護を目的とするものと評せざるを得ない」としたうえで、被験者保護に関する規定として法規範性を有し、治験実施医療機関と被験者との間の治験契約の内容に含まれるから、「その解釈は厳格になされなければならない」と述べた。

訴訟の争点となっていた「身長・体重の測定は、直近、または、入院時のデータで可とする」というプロトコールの規定については、「本件のような治験を行う医師における通常の合理的なプロトコルの読み方としては、『入院時の値』とは、手術日からそれほど遡らない範囲に限定された入院時の値を指すと解釈するべきことになろう」としたうえで、東京女子医大病院がT子さんの入院からエバハートの植え込み手術実施までの約一〇カ月の間、継続的に体重測定を実施したことによって長期にわたりT子さんの体重が減少し、プロトコールの除外基準に該当する結果となっていたことを把握していたことに着目し、次のように指摘した。

「このような除外基準に該当する状態が長期間続いていたのに、あえて10ヶ月前の除外基準に該当しない入院時の自己申告数値を用いるとしたことは大いに問題であり、無理に治験にエンロールしたとの評価を受けてもやむを得ないように思われる（この場合、「プロトコル違反」という権利侵害ないし債務不履行が故意に行われたと評されることになる）」

佐藤氏は、「体表面積はあくまで胸腔の体積の代償であるから厳密な遵守は不要である」という被告側の主張も取り上げ、次のような批判を加えた。

「プロトコルの規定方法に合理性がないとするのであればプロトコルの規定の練り直しをこそすべきであり（例えば、本件で人工心臓と胃が接触して圧迫を生じていたことから考えれば、より厳しい基準を設ける、あるいは３ＤＣＴで胸腔の体積を測定するなど、より実質的な被験者保護を図るための規定方法が検討されるべきだった可能性も否定できない。）、それをしないまま放置し、現場の判断でその基準を緩めることを認めるとする考え方自体が、被験者保護の観点から非常に問題である（そもそも、１人の医師の判断で治験や臨床研究をさせることが危険であるから、治験審査委員会や倫理審査委員会による審査という制度があるのであり、その制度趣旨を無視する主張といわざるを得ない。）」

佐藤氏は東京女子医大病院の説明と同意取得にも問題があった、という意見を述べた。

「治験参加者の体表面積の数値と除外基準の関係、体格と補助人工心臓との関係、体外設置型補助人工心臓の適応基準や埋め込み型との使い分け方法について具体的な説明がなかった」という原告側の主張に対し、被告側が「これらの事項について治験参加者から質問がなかった以上、説明する義務はない」と反論していることについて、治験では一般の医療行為以上に高度な説明義務が求められるとしたうえで、（一）手術に付随する危険性として体表面積という除外基準があること、（二）手術直近の測定方法に基づけば除外基準に該当していたこと、（三）体外式人工心臓と本件機器とのメリット、デメリットを具体的に被験者が判断できるよう、その使い分け方法や適応基準等——についての具体的な説明が必要であった、と指摘した。「質問がなかったから説明義務はない」という被告側の主張については、医師と患者の知識面の格差に触れながら、「患者が適切な質問をするには医師から情報が提供されなければならない」と述べた。

佐藤氏は、エバハートの開発企業の役員と親族関係にあった山崎健二医師からＴ子さんとその家族に対してエバハートに関する説明が行われたことについて「利益相反（ＣＯＩ）」の問題として論じた。二〇〇三年に厚生労働省が策定した「臨床研究に関する倫理指針」においても、当初から「当該臨床研究に係る資金源、起こり得る利害の衝突及び研究者等の関連組織との関わり」が一般的説明事項とされていることに触れ、次のように、Ｔ子さんからの同意取得に問題があったとの意見を述べた。

「ＣＯＩに該当する事情が存在する立場にある人物（山崎医師）が被験者に対する説明に自ら関与していながら、ＣＯＩに該当する事情についての被験者に対する情報提供が行われなかったようであり、本件患者のＣＯＩの状態が存在することを知った上での適切な自己決定を行う機会が奪われたと評価されると考える」

内田氏もその意見書の冒頭で、「日常診療」と「研究（試験）」の違い、研究におけるプロトコールの位置づけについて取り上げている。

「〝診療〟および〝研究（試験）〟が同じ医療現場で実施されるとき、医師―患者関係と研究者―被験者関係が混在することになる、としたうえで、「この2つの関係は性格的に異なるものであり、明確に区別されることが望ましい。グレーゾーンの存在は認めても、少なくとも、2つの関係を混同すべきではないし、両者の相違を理解するように務める（原文ママ）べきである」

「具体的に診療と研究（試験）の最も大きな違いは、後者は計画書（プロトコル）に従って実施されることにある。特に、まだ有効性や安全性の確立していない医薬品や医療機器を用いて行われる治験においては、プロトコルの遵守はより重要となる」と指摘した。

プロトコールの遵守が必要な理由として、内田氏は被験者の安全の保護と試験結果の科学的な評価を挙げた。

訴訟の争点になっていた「除外基準」について内田氏は、「選択基準および除外基準は試験参加の対象集団の設定を規定しているものであるので、理由の如何を問わず、除外基準に抵触する被験者を参加させることはできないというのが、洋の東西を問わず一致した見解である。ごく稀ではあるが、被験者が治験に参加（同意書を提出）してから除外基準に抵触していたことが判明する場合がある。このような場合には、その時点で当該被験者の治験を中止することが一般的である」と一般論を述べた。そのうえで、「植え込み手術の10カ月前の入院時の体重を体表面積の算出に用いたことはプロトコールに違反しない」とする被告側の主張を、次のように批判した。

「体表面積の算出は、身長と体重のデータがあれば容易に算出できるものであり、植え込み手術という侵襲を伴う手技を含むものであれば、患者の現在の状態を反映している直近のデータに基づくことがベストであることは言うまでもない。なお、『または、入院時』という注釈については、〝入院してから手術までにそれほどの日時を要しない場合（体重の変動に影響がある変化が起こらない期間、また、海外での試験を同じ条件で実施することを考えた場合に、米国では入院費用は高額になるため短期と考えるのが妥当）〟と捉えるのが普通であり、10ヶ月前のデータをもって、『除外基準に抵触しない』との解釈は許されない」

内田氏は、プロトコールの除外基準の一つである「体表面積1・4㎡未満の患者」について被告側が「1・39㎡も、1・38㎡も有効数字2桁で見た場合には、いずれも1・4㎡になる」と準備書面で主張していることを取り上げ、「除外基準の数値は1点の線引きであって、幅を持つものではない。この場合『1・4』が臨界点（critical point）であり、計算値のそのままの値を臨界点（1・4）と比較して評価するもので、四捨五入、切り捨て等の人為的操作を行った後の数値で評価するものではない。（略）もし、準備書面の主張を受け入れるとするなら、『1・4㎡（四捨五入）』との記載がプロトコルになければならない。しかしながら、除外基準の数値の読みに幅を持たせるようなことは、試験の対象集団を不明確にすることに繋がり、試験結果の科学性に疑問を生じさせることになりかねないので、通常そのような取り決めはなされない」と指摘した。

開発中の医薬品や医療機器の利害関係者による説明や同意取得への関与について内田氏は、米国のペンシルバニア大学で一九九九年、遺伝子治療薬を開発した医師がベンチャー企業を設立して未公開株を保有したうえで、担当医師として臨床研究を行い、被験者が死亡した「ゲルシンガー事件」をきっかけに世界中でCOIポリシーが見直されたことに触れながら、次のように指摘した。

「治験においては、医薬品や医療機器の承認・販売によって経済的利益を得る立場にある人間がインフォームドコンセントの取得に関与しない方が良いことはいうまでもない。疾患と戦う患者（および家族）は弱い立場にあり、希望が持てる方向性を模索している。そういう状況下での説明は、まず治験審査委員会により承認を受けた説明文書を基に、担当医師からなされることが、被験者の保護を考えるうえで第一である。当該治験の利害関係者は、どのように努力しても説明にバイアスや誘導が入り込む余地を排除できない。こうした状況は、適切なインフォームドコンセントにとって不可欠の要素である、『自発性』を脅かしかねない。本治験に即して言えば、当該患者の担当医師は治験分担医師のS医師であったのだから、まずはS医師が患者（および家族）に説明文書を手渡し、説明を行うべきであった。その後に、患者あるいは家族が希望するなら、機器の詳しい説明を利害関係者に依頼することは可能であろう。ただしその場合にも、利害関係を明示したうえで説明を行うべきである」

「体表面積のわずかの違いに意味はない」とする意見書

原告側の意見書提出と時を同じくして被告側も二人の医師の意見書を東京地裁に提出した。いずれも心臓血管外科が専門の医師である。一人は小柳仁東京女子医大名誉教授、もう一人は許俊鋭東京都健康長寿医療センター副院長だった。小柳氏は一九八〇年から二一年間、東京女子医大循環器外科学教室の主任教授を務め、二〇〇一年から四年間、聖路加国際病院ハートセンター長を務めた。許氏は埼玉医大第一外科教授や東大医学部重症心不全治療開発講座の特任教授などを歴任した。

小柳氏は意見書で、エバハートの植え込み手術を受ける患者の体表面積が一・三八平方メートルの場合と一・四平方メートルの場合の「リスクの違いを議論する医学的意味はない」と結論づけた。その理由として以下のような意見を述べた。

一．どの程度の体格があれば合併症が生じにくいのか、という点について明確なデータは存在しない。胃穿孔等の合併症も、複合的な要因で起こると考えられている。

二．体内のスペースを定量的に測定し、植え込みの可否を判断する方法は確立しておらず、現状においては、体表面積という大まかな指標を使用している。同じ体表面積でも、背が高く痩せた人と、背の低い人では、体内のスペースのサイズが違うなど、体表面積基準は、一応の目安にとどまる。身長と体重から近似値を計算する体表面積の数字のわずかな違いに、あまり意味はない。

三．エバハートは、治験段階では体表面積基準があったが、認可の段階ではなくなっている。体表面積1・4㎡以上に限定する必要がなく、より多くの患者に適応が可能と判断されたからである。

四．エバハートの体表面積1・4㎡以上との、治験段階での基準は、非常に余裕をもって設けられた基準であり、植え込む患者の体表面積が1・38㎡や1・39㎡である場合に何か危険が生じるというわけではない。体表面積の基準は一応の目安にとどまるもので、その数値のわずかな増減に意味があるわけではない。

小柳氏は、T子さんが重篤な心不全で余命三～四カ月と想定され、心臓移植における平均待機期間が二年以上であることも考えると、「補助人工心臓治療は当時取り得る唯一の治療法であった」との意見を述べた。

許氏は長年、重症心不全患者に対する補助人工心臓治療に携わった経験があり、エバハートの治験実施施設の代表として治験推進委員会に参画し、プロトコールの検討にも加わった。

許氏の意見書は被告代理人弁護士の質問に答える形で記されている。

「BSA1・38㎡～1・39㎡の症例にエバハートを植え込むことに、何らかの具体的危険が想定され、或いは危険性が増大するか？」という質問に対し、許氏は「リスクは増大しない」としたうえで、その理由を以下のように述べた。

BSAはあくまで体格の目安で、BSA1・40㎡以上をエバハート植込みの体格の目安とするという以上の意味はありません。当該症例は入院時身長157㎝、体重50㎏でBSA1・48㎡あり、体格としてはBSA1・40㎡以上をエバハート植込み対象とするプロトコル上の体格の目安を十分満たしています。その後、高度心不全のために体重が減少していますが体格そのものが小さくなったわけではなく、エバハート植込みは問題なく行えると考えられます。すなわち、体重減少により計算上はBSAが1・40㎡以下になっていますが、体重減少は皮下脂肪・筋肉量などが減少したためで、体格そのものは大きくは変化していないと考えます。また、BSA1・40㎡以上という基準はあくまでエバハート植込みのための体格の目安であって、BSAは日々の食事摂取状況や利尿によって1㎏程度は容易に変化します。BSAは体格の変化を伴わずとも体重の変化によって容易に左右される因子であることは自明であり、植込み手術時にBSAが1・40㎡をわずかに下回ったとしても手術リスクの増大にはならないと思います。2004年に日本で製造販売承認されたノバコアは、容積700㎖でBSA1・5㎡以上を体格の目安としています。容積がノバコアの5分の1以下であるエバハート（容積132㎖）が植込みの体格の目安としたBSA1・40㎡は相当余裕をもって定められた数値と考えます。それ故、植込み手術時にBSAが1・40㎡をわずかに下回ったとしても手術リスクの増大にはならないと思います。承認時にはこのBSA基準もなくなっています。

一方、補助人工心臓装着に関連した胃穿孔の報告はこれまでにも文献に散見されますが、その原因を補助人工心臓のポンプサイズが大きいためとする報告は私たちが調べた限りないと思います。私ども東京大学病院で経験した東洋紡補助人工心臓離脱後の胃穿孔症例も学会誌に報告（文献参照）していますが、離脱手術時に残した補助人工心臓の一パーツである1・5㎝×3・0㎝程度のサイズの心尖部カフの感染が原因で16ヶ月後に胃穿孔が生じた症例です。このように小さなサイズの異物でも胃壁の近傍に位置していて感染があれば胃穿孔を生じる原因になります。

以上より、本症例の胃穿孔の原因を「患者さんのエバハート装着手術時のBSAが1・38㎡～1・39㎡でプロトコール上の目安である1・40㎡以下であったことが原因」とするのは妥当ではないと思います。

このように原告、被告双方が自らの主張を補強するための意見書を東京地裁に提出した後の二〇一三年一〇月二四日、原告であるU子さんと山崎健二医師、T子さんの主治医だったS医師に対する尋問が法廷で行われた。原告側はその前年の二〇一二年一〇月三一日付で裁判所に提出した証拠申出書でこの三人に対する尋問の実施を申請していた。それに対し被告側は、二〇一三年五月二八日付の「証拠申出に対する意見」において、山崎医師に対する尋問は「不必要」であり、原告側が求めた尋問事項は「不適切」である、と主張した。

山崎医師の尋問が不必要である理由として被告側が挙げたのは、次の二点だった。

一．原告らは、本件訴訟で主にプロトコールの形式的違反を争点としており、この主張は、形式的にプロトコールに違反すれば、その行為は民事上即座に違法となるというものである。プロトコールに違反するか否かは、プロトコールの解釈によって判断が可能で、この点に関して尋問を行う必要はないと考えられる。

二．説明義務の点については、治験分担医師であるS医師が、医療機器GCP省令に基づき、説明文書を交付して、二度にわたって説明をした。山崎医師は、これに先立ち2回情報提供をしたに過ぎず、本人・家族の同意も、S医師の説明ののちに行われている。原告らから、山崎医師の情報提供の内容が偏ったものであったことについて、何ら証拠は出されていないから、説明義務違反の有無を判断するに際しては、S医師及び原告らが申し出た原告U子の尋問を行えば、十分であると考えられる。

また、被告側が問題視した山崎医師への尋問事項は、「治験におけるプロトコル遵守の意義をどのように考えるか」「治験におけるインフォームド・コンセントの意義をどのように考えるか」「治験における利益相反回避の意義をどのように考えるか」「証人がT子に対して行った説明は、本件プロトコル及びインフォームド・コンセントの理念、利益相反回避の要請に反するものではなかったか」の四つだった。被告側はこれらの尋問事項について、いずれも「議論を求めるもので、不適切」と主張した。

これに対し原告側は二〇一三年七月一一日付の「証拠申出書の補充書」でおおむね次のように反論した。

一．除外基準の判定に当たっては、直近のデータではなく、植え込み手術から１０カ月以上前の循環器内科入院時のデータを用い、しかも測定値ではなく自己申告値を用いることが許されるといった被告の主張の妥当性を判断するに当たっては、プロトコールの表面的・形式的解釈を行うだけでは必ずしも十分ではなく、プロトコールの趣旨を踏まえた実質的な考察を行うことが必要である。

二．同意取得に山崎医師が関与することがどの程度許されるかを判断するに当たっては、やはりプロトコールの趣旨を踏まえた実質的な考察が必要である。

三．本件治験の技術指導医の立場にある山崎医師に対し、専門的な観点からの意見を証言させることは、たとえ民事訴訟規則第１１５条第２項にいう「意見の陳述を求める質問」に該当するとしても、同項の「正当な理由がある場合」に該当し、許されるというべきである。

四．被告は、山崎医師が説明に先立つ情報提供を行ったにすぎないと指摘するが、治験に参加するというT子の意思決定に決定的に影響したのは、山崎医師が行ったエバハートに関する説明（情報提供）である。

五．被告は、カルテ記載を根拠に、山崎医師が不適切な説明を行った事実はないと述べるが、カルテはあくまで本訴の一方当事者である被告（の医療従事者）によって作成されたものであり、そこに記載された事実が常に真実に合致するわけではないことは論を待たない。

このような応酬を経て、最終的には、被告側も山崎医師とS医師の尋問を裁判所に申し立てることになる。

遺族が医師による説明経過を詳述

東京女子医大病院で植え込み型補助人工心臓エバハートの治験の被験者となったT子さんの遺族の一人として東京女子医大に損害賠償を求める訴訟を起こしたT子さんの姉U子さん、エバハートを考案した山崎健二医師、T子さんの主治医だったS医師の三人に対する尋問は二〇一三年一〇月二四日に東京地裁で行われた。

尋問に先立ち、U子さんは東京地裁に陳述書（二〇一三年九月四日付）を提出した。その中で、T子さんが治験に参加することについて「最後の最後まで消極的」であり、「もし、体表面積の基準の存在やT子が基準を下回ることについて、きちんとした説明を受けていれば、T子がエヴァハートの治験に参加することはなかったと思います。そうすれば、T子があのような形で苦しみながら死んでいくこともなかったと思います」と述べた。そのうえで、提訴に至った理由について、次のように記した。

私たちは、T子のような悲劇が2度と繰り返されないことを強く願っています。女子医大病院がT子をエヴァハートの治験に参加させたことは正しかったのでしょうか。山崎医師の説明には何も問題はなかったのでしょうか。私たちは本当のことが知りたくて、この裁判を起こすことを決意しました。

以下、三人の尋問の一部を尋問調書から引用して紹介する（元号表記の後の西暦は筆者による）。

U子さんへの尋問ではまず原告の代理人の三浦大輔弁護士が、T子さんがエバハートの被験者になるまでの経緯と、二〇〇七年二月に二回にわたって行われた山崎健二医師による説明のうち一回目の説明内容について尋ねた。

――今回問題となっているエヴァハートなんですけれども、その性能等、特徴等についても説明を受けましたか。

U子　はい。

――その説明を受けたときなんですけれども、何か山崎先生から見せられながら説明を受けましたか。

U子　表のようなものを見せられました。そこには、３種類の補助人工心臓の表がございました。

ここで三浦弁護士は、被告側が証拠として提出した、治験に関する患者向け同意説明文書（乙Ａ１号証）を示した。

――乙Ａ１号証は、このエヴァハートの治験に関する患者さん向けの同意説明文書ですけれども、この乙Ａ１号証の５ページを見ていただくと、下の方に表が出ていますよね。今あなたが見せられたとおっしゃった表というのは、この表と同じものでしたか。

U子　はい、そうです。

――この表には、補助人工心臓三つ、今おっしゃったように併記されていて、一番左が本装置すなわちエヴァハートのことですよね。真ん中がノバコアと呼ばれている製品、そして、一番右が東洋紡製の製品なわけですけれども、この中で、まず真ん中のノバコアと呼ばれている製品、これについては、どのような製品であるという説明がありましたか。

U子　今は使われてないというふうに説明されました。

――もう国内では供給が止まっているとそういう説明だったわけですね。

U子　はい。

――一番右の東洋紡と書かれている製品、これについては、どのような説明がありましたか。

U子　これは従来型のもので、大きさがとても大きくて冷蔵庫型のようなものです。手術してもこれですと家に戻れません。本装置、こちらの方は、小型ですので手術後半年で家に戻れます。また、リスクも少ないというようなお話をされた記憶がございます。

――今、東洋紡製についての御説明と、それから、エヴァハートについての御説明を続けて述べていただいたんですけれども、まず、東洋紡製については再度確認ですが、大きくて冷蔵庫型で、そして手術をしても家に帰ることができないと、そのような説明があったわけですね。

U子　そうです。

（略）

——逆に、エヴァハートよりもこの一番右の東洋紡、こちらの方が優れている点、あるいは有利な点については何か説明がありましたか。

U子　伺った記憶はありません。

——例えば、一番右の東洋紡製のものは、既に承認されていて実用化されていて、臨床データも豊富にあるとかですね。あるいは体の小さい人にはむしろ体外設置型の方が向いているという見解もあると。そのような説明は山崎先生からありましたか。

U子　ありませんでした。

——山崎医師から、この第1回目の説明を受けて、あなた自身は、T子さんがエヴァハートの治験に参加することについて、どのような意見を持ちましたか。

U子　そうですね。やはり治験ということでしたので、もう少し考えたいと思いました。

——もう少し考えたいけれども、具体的な中身としていい印象を持ったか、悪い印象を持ったか、それはどちらでしたか。

U子　家に帰れるという意味で、いい印象は持ちました。

——逆に、T子さん本人は山崎先生から説明を聞いて、どのような様子でしたか。

U子　T子も母もですけども、もっと他に方法はないのだろうかという、とてもとまどっているような印象を受けました。

——そうすると、あなたがたは山崎医師から第1回目の説明を受けても、まだ、エヴァハートの治験に参加するか否か、これについては決断ができなかったと、そういうことですよね。

U子　はい。

「治験は参加人数が決まっている」と言われ焦り

次に二浦弁護士は山崎医師の二回目の説明についてＵ子さんに尋ねた。

――その後、平成19年（2007年）2月26日にも、再度、山崎先生とお会いして説明を受ける機会がありましたよね。

Ｕ子　はい。

――このときも、Ｔ子さんとお母様とあなたの３人でお話を聞いたんですね。

Ｕ子　はい。

――この第2回目の説明のときですけれども、最初に山崎先生からどのようなことを尋ねられたか覚えていらっしゃいますか。

Ｕ子　はい。補助人工心臓を検討されましたかというようなことを聞かれたような記憶がございます。

――それに対して、あなたがたはどのようにお答えになりましたか。

Ｕ子　私たちは、やはり、まだ他に方法はないのだろうかという思いがありましたので、まだ検討中ですと答えたような記憶があります。

――まだ検討中ですと答えた。それに対して、山崎先生からどのようなことを言われましたか。

Ｕ子　とても重篤な状態なので、もう心移植しか他に方法はありません。そのブリッジとして、補助人工心臓しかないというようなことをおっしゃられた記憶がございます。

――山崎先生から今のような説明を聞いて、あなたがたは補助人工心臓を導入することを決意できましたか。

Ｕ子　正直、まだ迷っておりました。

――決断ができなかったわけですよね。

Ｕ子　はい。

――すると、山崎先生からどのようなことを言われたか覚えていますか。

U子　この機械は治験中なので人数が決まっております。この女子医大の他の病院でも治験をしておりますので、もし、後になって参加したいと言っても、参加できない可能性もありますということをおっしゃいました。

――人数が決まってるからそれに達してしまえばもう使えなくなりますよと、そういう説明を受けたわけですね。

U子　はい。

――それを聞いて、あなたはどのように思いましたか。

U子　すごく焦りました。でも、私は枠を確保しなければいけないと思いました。

――そう思った結果、あなたはT子さんに対して、どのようなことを言ったか覚えていますか。

U子　T子はやはりまだ下を向いておりましたので、T子の肩を抱いて、私たちが全力でサポートするから治験に参加しようって言いました。

――その言葉に対して、T子さんはどのような反応を示しましたか。

U子　本当は、もっとよく考えたいけども、もうみんなに迷惑を掛けたくないから、治験にここで参加することに決めますと申しました。

――そのみんなに迷惑を掛けたくないということは、T子さんは言葉に出しておっしゃったんですか。

U子　はい。

――あなたの目から見て、T子さんは自分自身、積極的にこの治験に参加する。要するに、エヴァハートという機械を植え込むということを希望しているように見えましたか。

U子　やはり、私たちが非常に長い時間を掛けて見舞いにきておりましたので、その疲労度というのをT子が一番よく知っていたと思います。T子としては、半分仕方がないというような状態で今回承諾したように感じました。

――結論として、あなたがたは治験に参加しますという答えを山崎先生に伝えたわけですよね。

U子　はい。

――すると、山崎先生からどのようなことを言われたか覚えていますか。

U子 治験に参加しますと申しましたら、こういう表現の仕方はどうかと思います、私としてはあれなんですが、とてもうれしそうな顔をされたんですね。そして、手帳を取り出しまして、それでは3月中旬はいかがですかと尋ねられました。

――3月中旬というのは、手術の時期のことですか。

U子 次の月のですね、はい。

――手術を受けるのを3月中旬にしましょうかと、山崎先生から言われたわけですね。

U子 そうです。

――それに対して、あなたがたはどう答えたんですか。

U子 私たちは、三、四か月は心の準備が欲しいと思ったので、もう少し時間をくださいと言いました。

――結局、手術はいつ実施されることになりましたか。

U子 それでは、3月下旬はいかがですかと尋ねられました。

――それに対して、あなたがたはどう答えたんですか。

U子 3月中旬から下旬というふうに心の中では思いましたが、それ以上のことは申し上げられなく、お願いしますと申しました。

――そうすると、3月下旬に手術をすることがその場で決まった。あなたはそういう認識なわけですね。

U子 はい。

――山崎医師から今言っていただいたとおり、2回の説明を受けたわけですけれども、この説明の中で、山崎医師自身が、実はエヴァハートの考案者である、開発者であると、そのような説明を受けたことはありましたか。

U子 ありません。

――あなたが山崎医師がこのエヴァハートの開発者であるということを知ったのは、いつのことでしたか。

U子 T子が植え込みの手術をして、二、三か月後だったと思います。

――どのようにして、あなたはそのことを知りましたか。

U子　普通の会話でしたけども、ベッドサイドで妹が、山崎先生がこのエヴァハートを開発したかただったそうよというようなことを私に言ってきました。

——それから、山崎先生が、エヴァハートの開発会社であるサンメディカル社の役員と親戚であると。このことについての説明というのはあったんでしょうか。

U子　ありません。

——あなたがそのことを知ったのは、いつでしたか。

U子　T子が亡くなってからです。21年（2009年）の1月末だったと思います。

——どうしてあなたはそのことを知ったんですか。

U子　週刊誌のかたからお電話を頂きました。

細川弁護士は続いて、T子さんの主治医だったS医師による治験の説明について尋ねた。

——その後、心臓血管外科のS先生からも、あなたがたは説明を受ける機会がありましたよね。

U子　はい。

——なぜ、あなたがたは既に山崎先生から2回も説明を受けているのに、改めてS先生からも説明を受けることになるんだと思いましたか。

U子　正直、もう3月の下旬に決まったという翌日から、手術に向けての準備も始まっておりましたので、その2回の説明の意味が分かりませんでした。

——今、2回とおっしゃりましたけれども、1回目の説明は3月10日にあったと思いますけれども、そのときは、概要で結構ですがS先生からどのような説明がありましたか。

U子　山崎先生から受けた説明とほとんど同じでした。

——何か新しい情報というのは、含まれていましたか。

U子　治験の場合は、患者の費用負担はありませんということだけだったと思います。

——他に何か新しい情報はなかったんですか。

U子　特に覚えておりません。

（略）

——S先生からの2回目の説明ですけれども、これはT子さんが心臓血管外科に転科した翌日の3月27日に行われましたよね。

U子　はい。

——この2回目の説明では、何か目新しいお話というのはありましたか。

U子　このときに、大阪の国循でトラブルがありましたので、機械のトラブルかどうかという調査をしておりますという説明も付け加えられました。

——国循というのは、国立循環器病センターのことですね。

U子　はい。

——そこで、トラブルがあったと。それ以外に、何か目新しい情報というのはありましたか。

U子　特になかったと記憶しております。

細川弁護士は最後に、訴訟の争点になっている体表基準について尋ねた。

——最後に、この裁判のことについて少しお伺いしたいんですけれども、この裁判ではT子さんがエヴァハートの治験プロトコルに定められた、いわゆる、除外基準、体表面積の基準に当てはまっていた。治験を受けることができる患者ではなかったのではないかということが問題とされているんですけれども、T子さんが手術を受ける前に、山崎先生あるいはS先生から、この体表面積の除外基準の存在、つまり、体表面積が一定の数値を下回る患者さんは治験を受けることができないんだよと、そのような説明っていうのはあったのでしょうか。

U子　全くございませんでした。

――あなたがT子さんの手術直前のこの体表面積の数値がプロトコルに定められた基準を下回っていると、そういう疑いがあるということを知ったのは、いつのことでしたか。

U子　21年（2009年）の1月の末頃だったと思います。

――どのようにして、あなたはその体表面積の除外基準の問題のことを知りましたか。

U子　週刊誌のかたからのお電話です。

――その後、あなたの御自宅に、山崎先生から直接お電話が掛かってきたということがありましたか。

U子　はい。

――山崎先生は、お電話であなたに対して、どのようなことをおっしゃっていたか覚えていらっしゃいますか。

U子　はい、週刊誌の言うことは、全部でたらめをいつも書いているから、絶対会わないようにとおっしゃいました。

――今申し上げた体表面積の除外基準のこと、これについては何か山崎先生はおっしゃっていましたか。

U子　はい。そのときは、体表面積という言葉とかそういうことは知りませんでしたが、体重は十分上回っていたからというようなことをおっしゃったような記憶がございます。

――問題はないと。

U子　問題はなかったとおっしゃったような記憶がございます。

――そのお電話でお話をしたときの山崎先生の御様子というか、お話ぶりですけれども、何か印象に残っていることはございますか。

U子　山崎先生はいつも冷静に穏やかにお話ししてくださるかたでした。しかし、お電話口では、人が変わったような少し声が高く慌てているような感じを受けました。

（略）

――先ほどお聞きしたとおり、T子さん自身はエヴァハートの治験に参加することについては、本人は余り乗り気でないように見えたとあなたおっしゃりましたよね。

U子　はい。

――もし、T子さんがこの体表面積の基準の存在、あるいは手術直前の数値ではこの体表面積の数値を下回っていると、そのような説明を受けていたとしたら、T子さんは治験に参加することについて、どのような意見を持ったとあなたは思いますか。

U子　家族もよく考えて、多分、お断りしていたと思います。

「治験参加を急かしていない」

この後、山崎医師に対する尋問が行われた。二〇〇七年二月に行われた山崎医師からの二回の説明を聞いて治験参加を決めたというU子さんの証言に対し、山崎医師は「あくまで治験についての情報提供を行ったものであり、治験に関する詳しい説明や同意取得は別な医師が行った」との主張を展開した。尋問調書を引用しながら、その主張を見ていくことにする。山崎医師への尋問は最初に被告である東京女子医大の代理人弁護士が行った。その一部を尋問調書から引用する。

――補助人工心臓については、具体的にどういう説明をされましたか。

山崎医師　体外式の補助人工心臓と治験中であるエヴァハートについて、お話をいたしました。

――それぞれ、どういった内容を説明をされたんでしょうか。

山崎医師　体外式の補助人工心臓については、承認されている装置であって駆動装置は比較的大型であること。この治療の場合には、退院することはできないこと等についてお話しいたしましたが、格段、デメリットを強調するようなことはお話ししてございません。

――それぞれの治療法について、メリットとデメリットを説明されたということですか。

山崎医師　そういうことになります。

——情報提供の具体的な方法は、どういう形でされましたか。

山崎医師　私のパソコンでスライドをお見せしながら、口頭でお話をしてございます。

——この情報提供に関して、何らか、山崎先生の方から決心を求めるものであるとか、そういう説明はありましたか。

山崎医師　私、まず冒頭に、植え込み型の人工心臓エヴァハートの治験につきましては私が装置の考案開発者であることをお話しし、そのために情報提供はできますが、治験についての詳細な説明や同意取得につきましては、第三者的な別な医師が行うことになりますということをお話ししてございます。

——続きまして、2回目の情報提供2月26日について伺います。2回目の情報提供は、どうして行われたんでしょうか。

山崎医師　通常、私からの情報提供というのは、この初回1回で終わりでございますが、第1回目のお話のあった後、内科主治医からT子さんの御家族も含めて、初回のお話で十分理解ができなかったということで、もう一度同様、同じ内容でいいので、もう一度お話をしてくださいとそういう要請を受けて、2回目のお話をいたしました。

——では、2回目の情報提供の内容は、どういうものだったでしょうか。

山崎医師　1回目のお話と同じ内容でございます。

——2回目の情報提供が済んだ段階で、T子さんらの様子はどういう状況でしたか。

山崎医師　やはり、まだいろいろ考えられている御様子で、特に何か決心をされたということではなかったかと思います。

ここで被告の代理人弁護士は、被告側が書証（乙A第5号証）として裁判所に提出したT子さんの入院診療録を示した。

——182ページ、枠の下から7行目ぐらいのところに、「御家族「その方向でスタートしたい」」というようなことが書いてますが、これは、どういった趣旨なんでしょうか。

山崎医師　治験というものを一つの選択肢として考慮したいといった趣旨だったと思います。

——183ページの第1行目に、「手術の予定としては、3月の下旬を目安に。」ということが書いていますけれども、これは、どういう趣旨でしょうか。

山崎医師 その際、手術を仮に受けるとすれば、いつ頃になる見通しでしょうかという質問があったかと思いますが、手術というのは、すぐ行うことはできませんと。治験ということであれば様々な事前検査や準備というものがありますので、一月目ぐらいになるかと。そうなりますと、３月の下旬頃が一つの目安ではないでしょうかといったことでお話をしたと思います。

――実際に、手術の日程枠といいますか、受ける場合にはこの日というような具体的な枠が取られたのは、いつ頃か分かりますか。

山崎医師 はい。それは、３月１０日にＳ医師から治験の詳述な説明がありまして、治験の方向で考えたいという話の中から、３月１４日に内科・外科合同カンファレンス、重症心不全カンファレンスというのがありまして、そこで、適用はどうかといったことを全会一致というか、それで検討いたしまして、その結果、３月１５日の時点で実際の手術枠は３月の２９日に仮押さえをいたしましょうと。それに向けて、最終的な同意が得られれば、その日を実施の予定としましょうという運びだったかと思います。

――続きまして、原告の方から主張されている説明内容というか、先生がこういうことを言ったよということに対して確認していきます。一つ目、２回目の情報提供の際に、山崎先生から検討の結果はいかがでしたかというようなことを言われたことはありますか。

山崎医師 そのようなことは話してないと思います。

――現在、承認されてる補助人工心臓は、冷蔵庫のように大型の体外設置型のものしかなく、手術後も退院はできないということは言われましたか。

山崎医師 駆動装置が比較的大型であること。また、治療を受けたかたが退院できないということは事実としてお話しいたしましたが、殊更、デメリットを強調したことはございません。

――エヴァハートに関して、小型で半年で退院できて、普通の人と同じように働くことができるというふうに言われましたか。

山崎医師 エヴァハートが駆動装置が比較的小型であることは事実としてお話ししましたが、退院につきましては、経過が順調で退院に向けてのやはり様々なステップがありますので、退院プログラム等を順調にこなすことができれば、半年で退院可能になりますと。その可能性についてはお話しいたしました。

――補足ですが、エヴァハートのデメリットについては、どういう説明をされましたか。

山崎医師　当時、まだ臨床例というのが非常に限定されておりました。パイロットスタディでは3名の患者さんしかないと。その3名の患者さんの経過について御説明申し上げましたことと。あとは、補助人工心臓を一般に見られる合併症、感染症、装置故障、それから、脳血管障害等のリスクについては、可能性としてはあり得るし。あと、未知の有害事象もあり得るかもしれないといった程度のことはお話ししたと思います。

――続いて、人生がバラ色になるとかそういう趣旨の発言はされましたか。

山崎医師　言っておりません。

――治験に参加できる人数は決まっていて、希望者が全員エヴァハートの植え込み手術を受けられるわけではない。早く決めないと治験に参加できなくなるというような説明をされましたか。

山崎医師　私がスライドでお示ししました治験全体の概要というのは、第1層（原文ママ）目のパイロット治験と第2層（同）の本治験というスライドが1枚中にあったと思いますが、その中ではパイロット治験が3名、本治験が15名という記載があったかと思います。しかしながら、まだT子さんの段階におきましては、十分猶予もございましたし、殊更、治験参加をせかすようなことは一切述べておりません。

開発企業の役員が親族とは告げず

被告代理人に続いて、原告代理人の安東宏三弁護士が尋問を行った。安東弁護士は、エバハートを開発したサンメディカル技術研究所の役員に山崎医師の父親や兄、親族が名を連ねており、同社が山崎医師考案の補助人工心臓を製品化するための事業会社であったことなどを確認したうえで、T子さんの入院診療録（乙A第5号証）を示しながら、山崎医師による一回目の説明内容について尋ねた。

――（略）エヴァハートについて仕組み等を説明された上で、下から5行目「色々考えた上で治療法の一つとして考えてほしい。」

ということをおっしゃったわけですね。これは、間違いないですね。

山崎医師　いろいろなことを考えた上で、治療法の一つとして考慮すればよろしいかと思いますということだったと思います。

——他方、除外基準についての説明は、このときしておられませんね。

山崎医師　治験についての詳しい記述については、後日、第三者の医師から行うことになっていますと。

——ですから、この日はしてないですね。

山崎医師　してません。

——特に本件で問題になっている体表面積基準等についても、もちろん、言及はしておられませんね。

山崎医師　ええ、それは治験に参加する意思のないかたに説明する必要、段階ではないと。

——ですから、しておられないんですね。

山崎医師　そうです。

——そうすると、患者さんや御家族としては、今伺ったようなお話を伺いますと、治療方法としては、ＬＶＡＳ（※筆者注＝補助人工心臓）以外に有効な選択肢は現実にはないんだろうなと。そして、ＬＶＡＳについてもだんだん進歩してきていて、現時点では、エヴァハートが一番進んだデバイスなんだなという理解をまずされるのだろうと思うのですが、どうですか。

山崎医師　その時点におきましては、補助人工心臓の治療の選択肢は、体外式の東洋紡か、この治験のどちらかしかなかったという状況下でありました。それぞれの装置についてのお話をした上で、どちらを希望されるかは、その実際のＳ医師からの説明と詳しい文書による同意によって決定していただければよいと。そういうプロセスで、プロトコルに従ってのステップを踏んでいったわけであります。

——ただ、このお話の内容を見ますと、例えば、除外基準の話とかは見送っておられるようになって、だんだん、デバイスとしてはこういうふうに進歩してきて、今、エヴァハートはこういう状況なんだよという御説明をなさってるわけですから、受け取る方としては、それが治療方法としては一番いいのだろうというふうに受け取るのが自然なことではないかと思うんですが、どうですか。

山崎医師　私は、その当時の状況について、分かってる事実について、ニュートラルにお話をしたつもりでございます。

――ところで、あなたの陳述書によれば、あるいは先ほどの主尋問に対するお答えによれば、このとき、あなたはこの情報提供の際に、私自身がエヴァハートの考案者、開発者であるため、治験についての詳細な説明はできないことをお伝えしましたというふうにおっしゃっていますね。

山崎医師　はい、言いました。

――しかし、今お示ししましたこの乙A5号証の176ページの記載を見ますと、この中には、今の点についての該当する記載はないですね。

山崎医師　いえ、ここを見てください。エヴァハートの開発経緯についてということをお話ししていますが、開発経緯というのは、私が開発したものであるということから詳しく述べさしていただいております。

（略）

――あえて、利益相反と申しますけれども、利益相反について、本当にあなたが説明されたのであれば、その種の記載が残るのではないかと思うんですが、どうですか。

山崎医師　それが、ここに書いてある開発経緯という言葉で済まされてしまっていますが、実際は、ちゃんと私はお話ししています。

――U子さんの陳述書、あるいは先ほどのU子さんの尋問に対するお答えによれば、あなたがエヴァハートの考案者であることをU子さんが知ったのは、T子さんの手術後であると。あるいはサンメディカル社の代表者があなたの親族であることを知ったのは、T子さんが亡くなられた後であるということですが、実際にはそうだったのではないですか。

山崎医師　私が装置の考案開発者であるということは、第1回目、第2回目でも冒頭でお話ししています。ただ、開発の会社が親族であるということについては触れておりません。

安東弁護士は続いて、T子さんの入院診療録を示しながら、二〇〇七年二月二六日の二回目の説明について山崎医師に尋ねた。

――182ページ、これは、先ほどの主尋問でも触れられた点ですけれども、下から7行目ぐらい、御家族が御説明を受けた上で、「その方向でスタートしたい。」という発言をされていますね。

山崎医師　それは、治験についてのお話を正式に聞きたいとそういうことからだったと思います。ですから、先ほど、後日S医師からの説明が治験の第一歩であるといった話であったかと思います。

――次の183ページ、これも先ほどの主尋問でも触れられた点ですけれども、手術の予定としては3月の下旬、これ、中旬と書いてあるのは一日消して下旬と書かれているわけですが、という記載がありますね。

山崎医師　ありますね。

――これも先ほどの主尋問に対するお答えがよく分からなかったので確認するんですが、一般にその手術をするに当たって、同意がないのに手術の予定を組むことはできませんね。

山崎医師　それは、予定自体は、心臓外科の手術あらゆる手術もそうですが、実際の手術自体は、多くは外科転科は、手術の二、三日前というのが通例です。しかしながら、手術の予定といいますのは、事前に様々な準備があったり、麻酔科やら周到な準備がございますので、枠自体は常に2週間ぐらい前には枠は入れてあると。しかしながら、実際の最終同意は直前に最終同意を取るという、そういう運営でございます。

（略）

――同じ書証の184ページ、2月27日の欄ですけれども、「3月下旬 EVAHEART 導入予定　ope 前精査すすめてゆく」という記載がございますね。記載があるかどうか、まず御確認ください。

山崎医師　ありますね。

――これも3月下旬のオペに向けて、オペ前の精査を進めていくということを、このときに既に決まっていたということを示すものではありませんか。

山崎医師　決定事項ではございません。飽くまで、予定ということです。

——185ページ、3月6日の欄一番下の行「ope前2w前～パナルジンoff　1w前～バイアスピリンoffの予定」というふうな予定も、このとき既に決まっていますね。

山崎医師　それは、3月29日に手術を最終的に行うということが決定されれば、その2週間前に遡って、その抗凝固薬をやめていく必要があるということであります。

——186ページ、3月8日の欄中ほどですが、「3/10　心外Dr.S（※筆者注＝実際のカルテにはS医師の名字が記載）より治験（EVAHEART）の説明」と書いてありますが、「カテコラミン（DOB）をつないだら、具体的なope日程調整を、その前に残りのope前精査（胸部CT　培養）を行う」という趣旨の記載もありますね。

山崎医師　あります。

（略）

——3月10日のS医師の説明の前に、既に手術を行うことが既定の方針になっていたということの現れではないんでしょうか。

山崎医師　既定の決定方針ではなく、事前に適応のある、なしも含めての事前精査の一環の一つであると思います。

（前記の最後のやりとりで「既定」とある部分について、尋問調書では「規定」となっていたが、誤りであることが明らかなので修正し、同様に「一環」とあるところも調書では「一貫」となっていたが、修正した）

「入院時のデータでプロトコールに違反しないと判断」

もう一人の証人は、T子さんの主治医で治験の担当医でもあったS医師である。最初に尋問した被告代理人の弁護士はT子さんの状態について尋ねた。

——T子さんの場合、先ほどもちょっと見ていただきましたけども、病理解剖が行われてましたけども、その病理解剖で何か原因となると考えられるものは見つかったんですか。

S医師　はい。

――それは何ですか。

S医師　繊維筋性異形成、ファイブロマスキュラ　ディスプラジアという血管病変が発見されました。

（略）

――この今おっしゃった繊維筋性異形成というのは、簡単にいうとどういう病気なんですか。

S医師　非動脈硬化性、非炎症性の動脈狭窄病変です。

――非というのは、違うという意味ですか。

S医師　はい、そうです。

――動脈硬化でもないし、炎症でもないけども血管の病変があるということですか。

S医師　はい。

――この繊維筋性異形成っていうのは、病理解剖して初めて分かったことなんですか。

S医師　そのとおりです。

――ちょっとＴ子さんのその後の入院後についてお聞きしますけども、Ｔ子さんは入院後に循環器内科で急性心筋梗塞とそれに伴う心不全の治療を受けましたけども、翌年１９年（２００７年）３月に心臓血管外科の方に転科しましたよね。その転科する前のＴ子さんの心臓の状態というのは、どういう状態でしたか。

S医師　心機能が低下しており、救命のために補助人工心臓や心臓移植が必要な状況だったと思います。

――内科的には治療できる状態だったんですか。

S医師　内科的な治療は、もう限界に達していたと考えられました。

――そのような心機能が衰えてるっていうのは、何を見れば分かるんですか。

S医師　左室駆出率は、よい指標になると思います。

――その駆出率というのは、通常はどの程度あるものなんですか。

S医師　正常値は５５パーセント以上と考えられています。

――T子さんの場合は、どの程度でしたか。

S医師　10パーセントから20パーセント程度でございました。

被告代理人の弁護士は訴訟の争点になっている、T子さんの体表面積についても尋ねた。

――次に、体表面積についてお聞きしますけども、エヴァハートの治験では、最初に話したとおり、除外基準の一つとして体表面積が1．4㎡未満っていう基準がありますよね。

S医師　はい。

――T子さんの場合、この植え込み手術の直前には、1．38とか1．39とか1．40を切ってたわけですけども、そのことはあなた知ってましたか。

S医師　はい。

――ただ、最初に伺った話によると、入院時の体重と身長のデータからは、1．4を超えてたので違反しないと判断したわけですよね。

S医師　はい。

――その入院時の体重と身長っていうのは、どこで記録を見て確認したか覚えてますか。

S医師　入院時のカルテ、循環器内科のカルテ、それからCCUのチャート、それから入院時緊急カテーテル検査を行った際の報告書を確認したと思います。

（略）

――入院時でいいとしても、T子さんの場合、入院してから治験に参加するまで、10か月ぐらい掛かってますよね。10か月経過してるけども、入院時のデータでいいと思いましたか。

S医師　思いました。

――それはなぜですか。

S医師 治験のプロトコルには、入院時又は直近のデータで可とすると書いてありましたので、それを確認したという次第です。

――重症心不全の患者さんの場合は、体重は減少するということはあり得ることなんですか。

S医師 極めて大変よく起こることであります。水分管理や食欲の低下等で、体重は大きく変化いたしますので、そのようなことはよくあることだと思います。

――この体表面積なんですけども、これ何で基準になってるんですか。

S医師 体表面積は、一般に体格の目安でありまして、それによって０．０１、０．０２が異なっているからといって、医学的には大きな体格の変化には相当しないと私は考えましたし、当時、エヴァハートの死体を用いた解剖学的フッティングテストの結果では、１．３程度の人でも植え込みは可能で、１．４という数値は余裕を持った設定であったということを知っていたからです。

――知ってたから、T子さんの場合、直前にそういう体表面積１．４０切っても大丈夫だと思ったわけですね。

S医師 はい。

――この体表面積、今、体格を見る目安ってお話しされましたけども、体格を見る目安っていうのは、何で体格を見るんですか。

S医師 結局、補助人工心臓っていうのは、ある一定の容積を植え込むことになりますから、その植え込むことが可能かどうかということを判断するためです。

――一つの指標として見るということですか。

S医師 はい。

――そうすると、植え込むスペースを見るのは、体表面積だけなんですか。

S医師 体表面積は一つの目安にすぎません。その他、術前のCT検査等を鑑みて判断することになります。

――術前の胸腹部のCT検査ということですか。

S医師 はい。

――T子さんの場合は、そのCT検査をしてみたんですか。

S医師　３月術前にＣＴ検査を施行されておりましたので、そのＣＴの画像を検討いたしましたところ、恐らく、問題なく植え込むことが可能であろうというふうに判断しました。

――実際に手術をして植え込んでみてどうでしたか。植え込みが大変だったとかそういうことはありましたか。

S医師　植え込みに難渋することはなく、十分なスペースが確保できたというふうに考えておりました。

――ただ、一応体表面積１．４㎡というのがありまして、Ｔ子さんの場合、術前にはそれを切っていたということで、そのことについて、体表面積基準があるとかですね、１．４㎡ちょっと切ってるんですよっていうことについて、Ｔ子さんには説明はされましたか。

S医師　しませんでした。

――それは、なぜ説明しなかったんですか。

S医師　まず、プロトコル上は、それは要求されていなかったこと。それから、医学的に０．０１、０．０２の差は、大きな問題ではないだろうというふうに判断いたしましたし、そのようなことで説明しませんでした。

――エヴァハートは、平成２０年（原文ママ。実際は２２年）１２月に、製造販売の承認を得てますよね。

S医師　はい。

――現在は、体表面積というのは、独立の一つの除外基準としてはなってるんですか。

S医師　１．４以下というような体表面積の基準は削除されております。現在、１．４以下のかたでも植え込みが行われております。

――そうすると、どれぐらいのかたまで今まで経験した中で、植え込みましたか。

S医師　１．３前半のかたでもエヴァハートは植え込まれ、その後、胃穿孔等の合併症がなく、約１００例のかたに、もう既に臨床経験がございます。

――そうすると、１．３前半でも植えてるかたもいらっしゃると。胃穿孔が生じたのは、Ｔ子さんだけなんですかね、今のところ。

S医師　治験から数えて１００例以上経過しましたが、Ｔ子さんのみです。

「体表面積基準は患者の安全確保のため」

被告代理人の尋問の後、原告代理人の細川大輔弁護士が尋問を行った。細川弁護士は最初に、治験においては実施計画書の遵守が最重要で、それからの逸脱は原則として認められない、などと記された複数の文献を示しながら、治験実施計画書における除外基準に関するＳ医師の認識を尋ねた。

――今、読み上げたように、プロトコルからの逸脱の中でも、特に選択除外基準からの逸脱が重要であるとされている理由というのは、何であると証人は考えますか。

Ｓ医師　患者さんの安全性を確保するためです。

（略）

――証人の陳述書あるいは先ほどの証言の中でも出てきていたんですけれども、体表面積の基準は目安にすぎないとか、あるいは体表面積が１．４㎡を下回る患者にエヴァハートを植え込んでも、具体的なリスクが増大するわけではないと、そのような記述が陳述書にありますよね。

Ｓ医師　はい。

――この記述の趣旨を少し確認させていただきたいんですけれども、証人は、プロトコルに定めされた（原文ママ）被験者の選定基準から僅かに外れる患者であっても、治験責任医師あるいは治験分担医師の判断あるいは裁量によって、治験に参加させることが許されるんだと、そのような見解をお持ちなんでしょうか。

Ｓ医師　質問の意味がよく分からないんですけども、Ｔ子さんは。

（略）

――じゃあ、体格の目安にすぎないとか、１．４㎡を下回る患者にエヴァハートを植え込んでも具体的なリスクが増大するわけじゃないと、そういったことをおっしゃってるかと思うんですけれども、それは、プロトコルに定められた基準に少々達しなくても、あるいはそれを超えていても、治験責任医師の裁量で治験に参加させることも許されると、そのような見解を証人はお持ちですか。

S医師　持っていません。守られるべきです。

――本件の具体的な内容についてお聞きしたいんですけれども、本件で問題となっている先ほども見ていただいたエヴァハートの治験プロトコルですけれども、これにおいてはＢＳＡ、つまり体表面積が1．4㎡を下回る患者は治験に参加できないと、そういう除外基準が設けられてるわけですが、この除外基準の存在自体は、証人は平成１９年（２００７年）3月当時、当然御存じでしたよね。

S医師　はい。

――このようにエヴァハートの治験プロトコルにおいて、体表面積が基準値を下回る患者を治験から除外している趣旨というのは、どういった点にあると証人はお考えですか。

S医師　治験の1．4というものが定められた趣旨は、体格の極めて少ない（原文ママ）人には入れることができないという意味と理解していました。

（略）

――なぜ、入れるべきではないんでしょうか。

S医師　患者様の安全性を確保するためです。

――そのための基準値として、1．4㎡という数字がプロトコルに設けられているわけですね。

S医師　1．4は、治験プロトコルに定められていますが、ＢＳＡは飽くまでも体格の基準でしかないので、その他にもたくさんあります。総合的な判断の上に患者さんの救命を第一に判断するべきですが、一般論としては、先生がおっしゃるように1．4を守るべきだと思います。しかしながら、個別のことはこれから移るかもしれませんが、T子さんは、その基準を逸脱していなかったと私は考えています。

――そのことについてお聞きをしていきますけれども、証人の陳述書あるいは先ほどの証言によると、あなたがたは、平成１８

年（２００６年）５月２１日の循環器内科入院時の体重５０キロというデータに基づいて、Ｔ子さんが除外基準に当てはまらないと、このように判断したということでしたよね。

Ｓ医師　はい。

――証人らがＴ子さんからエヴァハートの植え込み手術について同意を得たのは、手術の前の日、前日の平成１９年（２００７年）３月２８日のことでしたね。

Ｓ医師　はい。

――この３月２８日にも、心臓血管外科でＴ子さんの体重が測定されていますね。

Ｓ医師　はい。

――この日のＴ子さんの体重は何キログラムであったか、証人は御記憶ですか。

Ｓ医師　３０、ちょっと分かりません、記憶しておりません。

ここで細川弁護士は被告側が証拠として提出した温度板（乙Ａ第１３号証）を示して、三月二八日のＴ子さんの体重が四二・八キロであったこと、それを前提に体表面積を計算すると一・四平方メートルに届かないことをＳ医師に確認してもらったうえで、尋問を続けた。

――先ほども見ていただいたエヴァハートの治験実施計画書、プロトコルですけれども、ここには、手術を行う前２４時間以内に、被験者が除外基準に当てはまるか否かを再度評価しなければならない。確認しなければならないというような規定があるんですけれども、証人はこのような規定があることは御承知ですか。

Ｓ医師　実際行いました。

――実際行った結果、証人は除外基準に抵触しないと判断したわけでしょうか。

Ｓ医師　そのとおりです。

——もう一度確認しますけれども、手術前日の体重42．8キロ、これを前提にすると、体表面積は1．4には届かないわけですよね。

S医師　はい。

——にもかかわらず、なぜ、この患者T子さんは、プロトコルの除外基準に抵触しないという判断をなさったんですか。

S医師　最初にチェックいたしますと、1．4に届いていないことは確認いたしましたので、プロトコルを見ますと、直近又は入院時のデータで可とするという旨の記載がありましたので、入院時を確認し、入院時は1．4を超えておりましたので問題なしと判断しました。

——そうすると、その時点においても飽くまで入院時のデータを採用したと。

S医師　そのとおりです。

——このように、先ほど来、証人が根拠とされている入院時の体重50キロという数値なんですけれども、これは証人もお認めになっているとおり、実際の測定値ではなく、患者本人の自己申告値でしたよね。

S医師　はい。

ここで細川弁護士は被告側提出のエヴァハートの治験実施計画書（乙A第2号証）を示して、除外基準である体表面積の計算方法が「身長及び体重を測定し DuBois 式にて計算する。」「身長・体重の測定は、直近、または入院時のデータで可とする。」と記載されていることをS医師に確認してもらったうえで、尋問を続けた。

——このエヴァハートの治験プロトコルに、身長、体重のデータは実際の測定値でなくてもいいんだと、患者さんの申告値でも構わないんだとそのように読める一文というのはございますか。

S医師　分かりません。

——あるという認識はないんですか。

S医師　当時は測定したと思っていましたので、測定してあったんだと考えました。

（略）

――除外基準に当てはまるか否かを正確に判定するためには、その基礎となる身長、体重のデータを正確に把握する必要がありますよね。

S医師　はい。

――そのような観点からも、このプロトコルの除外基準の判定に当たっては、身長や体重は実際に病院で測定された実測値でなければならないと、そのように解釈されるべきではないでしょうか。

S医師　実測値でなければならないと解釈されるべきかどうか、私はちょっと分かりません。

――先ほど見ていただきましたとおり、本件では、T子さんの体重が3月26日に心臓血管外科に転科してからも手術が実施されるまで、毎日体重の測定が行われていますね。つまり、手術の直前に何らかの理由で体重が測定できないと、そのような事情はありませんでしたね。

S医師　ありませんでした。

――今、少し証人がおっしゃったと思うんですけれども、５０キロという体重が自己申告値であるということを知ったのは、T子さんが亡くなった後、要するに、週刊誌の記者から取材があって記録を精査して、初めてそのようなことが分かったと、そのようにおっしゃっていましたね。

S医師　はい。

――ということは、逆に、この手術の前の時点で、実は入院時の体重５０キロという数値が自己申告値であるということが証人が認識できていれば、T子さんに対するこの治験の適応、実施について、もう少し慎重に検討することができたのではないんでしょうか。

S医師　結果論で、今から思えばそうなのかという次元の質問かと思うんですが、当時はそのようには考えていませんでした。

治験参加は「患者にとって一番いい選択肢だった」と語った主治医

細川弁護士は、手術直前の体重測定によって体表面積の基準を下回ったT子さんを治験に参加させた理由と、基準を下回ったことをT子さんに説明してその選択に委ねなかった理由を尋ねた。

——率直に申し上げて、先ほど証人もおっしゃったけれども、手術直前に体表面積が1．4を下回っている。これは、心臓血管外科の中でも共通の認識というか、山崎先生も認識されていたし、証人自身も認識していたわけですよね。それにもかかわらず、なおT子さんを治験にエンロールした参加させようとした、その実質的な理由というのは何なんでしょうか。

S医師　その実質的な理由は、この人にはそれ以外に余り選択肢がなかったからです。東洋紡の体外式のことも、私、御説明しましたし、当時の心臓移植の待機期間は3年を超えておりました。3年間東洋紡の体外式で心臓移植に達する可能性は極めて低いです。

——冒頭に確認していただきましたとおり、当時は、女子医大病院のようにエヴァハートの治験を実施している医療機関は別ですけれども、そうでない医療機関においては、東洋紡製のものを選択するしかなかったわけですよね。よろしいですか。

S医師　はい。

ここで細川弁護士は、原告側が書証として提出した厚生労働省「有効で安全な医薬品を迅速に提供するための検討会」第六回速記録の抜粋（甲B第18号証）を示した。この検討会は、T子さんが補助人工心臓の治験の被験者となって植え込み手術を受けた翌月の二〇〇七年四月一九日に開催された。

——これは、平成19年（2007年）4月に実施された厚生労働省における検討会の速記録を一部省略していますけれども証拠として出しているものですが、この証拠として引用しているものの3枚目、このページは、前のページからの続きで厚生労働省の事務かたの説明が、ずっと速記録として記録されているんですが、真ん中のところにマーカーを引いてる箇所がありますので、そこを読ませていただきますが、「治験というのは承認申請資料の収集をも目的としているということでございますので、科学的な評価ということでプロトコルも厳密に設定しているということでございます。個別の患者の状態、重篤で代替治療法がない方であっても治験に参加できないという場合があるということでございます。」と。このように書かれていますね。

S医師　書かれています。

――つまり、証人が今おっしゃったように、重篤で他に治療法がないということは、プロトコルからの逸脱を正当化する理由にはならない。このように考えてよろしいですか。

S医師　当時この治験は、私の個人的な考えで申し訳ないんですけども、本邦における生命維持装置を用いた治験の初めての治験でした。そういう意味では、運用にいろいろ解釈もあったかと思います。私ども臨床の立場で患者さんを見ている中では、患者様にとって一番いい選択肢は何かという視点に立って、当時に選択し得る選択肢の中で、T子さんにはどういう治療法がいいか、専門家として熟慮した結果として適用したという経緯があると思います。

――つまり、T子さんの置かれた状態とか、その当時の補助人工心臓の状況、そういったものを判断して、患者さんのためにエヴァハートを適用するということを証人は判断された、決意されたと、そういうことでよろしいですか。

S医師　しかも、私どもの考えとしては、T子さんの場合は、治験のプロトコルは逸脱していないと考えました。

――今、前段の話で患者さんのために、つまり、他に治療法がないからこのエヴァハートを選択したと、せざるを得なかったというようなニュアンスだったかと思うんですけれども、そうであれば、なぜT子さんにそのようなことを率直に説明した上で、プロトコルには実は体表面積の基準があります。T子さんは、直前の測定値では体表面積が1．4を下回っています。でも、あなたはエヴァハートを受けた方がいいかもしれないということをきちんと説明して、患者さんの自己決定に委ねなかったその理由というのは、何なんでしょうか。

S医師　先ほどから、私最初にお話ししたように、1．4を直近のデータで切ってたこと。しかしながら、入院時は超えていた。それが、プロトコルには触れていませんし、先ほどからプロトコルに沿ってお話をするべきだと先生もおっしゃっていましたけども、プロトコルには逸脱したというようなことを説明すべしというような規定はございませんでした。

――当時の認識としてはそうなのかもしれないけれども、今から振り返って、先ほど来申しているように、この50キロという数値が実は自己申告値であったと。そのことを前提に、このT子さんをエヴァハートの治験に参加させたことは、それでもなお適切であったと証人は考えていますか。

S医師　考えています。

「除外基準に該当」と認定し、大学に賠償を命じた裁判所

東京女子医大病院で補助人工心臓の治験の被験者となって植え込み手術を受け、二〇〇八年一〇月に死亡したT子さんの遺族（T子さんの母親と二人の姉）が東京女子医大を相手取り、約三一〇〇万円の損害賠償の支払いを求めた訴訟は、提訴から二年八カ月後の二〇一四年二月二〇日に東京地裁で判決が言い渡された。菅野雅之裁判長は約八六〇万円をT子さんの母親に支払うよう東京女子医大に命じた。

この訴訟では、T子さんが治験の実施計画書（＝プロトコール。東京地裁判決は「プロトコル」と表記しているので、判決内容を紹介する際はプロトコルを用いる）が定めていた除外基準（体表面積が一・四平方メートル未満の患者は治験の被験者から除く）に該当するか否かが最大の争点であった。この点について東京地裁は「除外基準に該当していたと認められる」と、原告側の主張を認めた。

判決は、厚生労働省が医療機器の治験の実施方法を定めた医療機器GCP省令に「プロトコルの遵守を求める各種規定が存在する」としたうえで、原告側が提出した内田英二氏（原告代理人弁護士の依頼で意見書を作成。意見書作成当時、昭和大学研究推進室長）の論文「プロトコルの読み方」（『臨床薬理』三四巻六号、二〇〇三年一一月）を引用し、「プロトコルが遵守されないと、治験によって得られたデータの信頼性に問題が生じ、被験者を不必要な危険にさらすことになるとして、治験においてはプロトコルの遵守が最も重要であると指摘されている」と述べた。さらに判決は、内田氏の同じ論文を引用して、「除外基準の設定についても、『基準にあてはまるか否かを正確に判定できるよう、臨床検査値や期間に関する事項を可能な限り数値で表現する。除外基準の設定根拠

を明記する』べきであるとの指摘が記載されているところでもある」としたうえで、「プロトコル中の除外基準については、基準にあてはまるか否かを正確に判定できるよう明確かつ具体的に設定されており、また、治験責任医師としてはこれを遵守することが求められているということができる」と述べた。

すでに繰り返し述べてきたように、この訴訟では、手術直前の測定値に基づき、体表面積は除外基準に該当する一・四平方メートル未満であったとする原告側と、入院時の体表面積が一・四八平方メートルであることを根拠に「除外基準に該当していなかった」とする被告側の主張が真っ向から対立した。

この点について判決は、「治験が、未だ人体に対する安全性が確認されておらず、医療行為として認可を受けていない段階において、人体に対する侵襲を伴う行為を実施する性格を有するものであることを勘案すれば、プロトコルは、その治験の内容、方法を画するものとして、治験実施の正当性を基礎付ける意味合いを持つものというべきである。そうすると、少なくとも人体に対する安全性に関わる事項については、データの正確性の担保のために止まらず、被験者保護の観点からも、医療行為の場合と比べてより慎重な対応が図られ、厳格な解釈がされるべきであり、安易に治験実施者の裁量を認めることは相当といえない」と指摘した。そのうえで、T子さんが被験者となった補助人工心臓の治験の除外基準が定められた趣旨は「エヴァハートを植え込む胸腔・腹腔スペースが十分でない体格の小さな患者を除外し、エヴァハートによる周辺臓器等への圧迫によって合併症が生ずる危険性を避けることにあるのであるから、本件除外基準が人体に対する安全性に関わる事項を定めるものであることは明らかである」から、「その解釈に当たっては、データの正確性の担保及び被験者保護の観点の両面から厳格性が求められるというべきである」との見解を示した。

東京地裁は治験実施計画書の記載内容を具体的に検討したうえで、T子さんが除外基準に該当していたと判断した。その理由を判決文から以下に引用する（元号表記の後の西暦は筆者による）。

「患者の体格」については、「身長・体重の測定は、直近、または、入院時のデータで可とする」と要件が緩和されているが、本来、ベースライン検査は、「本治験機器の植込み手術開始前２４時間以内に実施するものとする」とされているものであり、「データで可とする」という記載ぶりからしても、何らかの事情により手術開始前24時間以内ないし直近での測定に支障がある場合等には入院時のデータで許容されるものの、本来は、手術に近接した時点のデータを用いることが予定されているものであると解される。また、治験によって得られるデータの信頼性という観点から見ても、入院から手術の実施までに患者の体重に大きな変動が生じ得るほどの長期間を遡って入院時のデータを用いるのでは、除外基準等を判定する際のデータとして問題があるといわざるを得ず（略）、直近のデータが存在するのに敢えて長期間遡って入院時のデータを用いることが予定されていたとは解し難い。

しかも、本件プロトコルがエヴァハート植込み手術のための治験実施計画書である以上、当然に、除外事由該当性の判断も同手術の実施を行うことが可能であるか否かを判断する際に必要になるものであり、そもそも治験への参加や同手術の実施が何ら取りざたされていない時点で、除外事由該当性が議論される余地はないはずである。例えば、本件においては、別紙事実経過表のとおり、亡T子に対して、補助人工心臓の必要性（内科的治療の限界）やエヴァハートについて初めて説明があったのは、平成19年（2007年）2月8日のことであり、この時点以降、具体的に、本件治験への参加やエヴァハート植込み手術の実施が問題となったわけであるから、まずは、この時点において、除外事由該当性に関する最初の判断をすべきことになるはずであり、この時点で、8か月以上も過去に遡り、急性心筋梗塞を発症して入院した際の数値を前提に除外事由該当性を判断するということは考え難いというほかない。以上のような考察を前提にすると、文言を形式的に解釈するとしても、事柄の性質上、本件除外基準における「入院時のデータで可とする」とされている「入院時」とは、エヴァハート植込み手術を目的として入院した（または、本件のように入院が継続している場合には、その入院がエヴァハート植込み手術を目的とすることになった）時点を想定したものであり、それ以前に何らかの目的で入院した時点を指すものではないと解するべきであり、ましてや、入院から手術の実施までに患者の体重に大きな変動が生じ得るほどの長期間を遡って入院時のデータを用いることは想定していなかったといい得るものである。被告は、BSAに基づく除外基準が設けられているのは、極端に体格が小さい人を除外する趣旨であり、被験者の体格は体重が変化しても大きく変化するものではないから、長期間を遡った数値であっても、1．4㎡に達していれば問題ない旨主張するが、このような解釈は、プロトコルにおける人体に対する安全性に関わる事項についてこれまで判示したところに照らせば、採り得ないものであるし、被告主張のとおりであれば、体格が一旦固まった時点以降であれば、どの時点の数値を取り上げてもよいことにつながるが、本件除外基準がこのような考え方に立っていないことは明らかである。

また、実質的に見ても、本件においては、（略）入院して３か月後に体重の測定が開始された後、一度も１．４０㎡を超えないまま、本件植込み手術の実施が決まり、手術が実施されたという事情が認められるのであって、このような事情があるのに、敢えて入院時のデータを用いて医師が除外基準に該当していないと判断することは不合理であるから、形式面、実質面、どちらの側面から見ても、亡Ｔ子は、本件除外基準に該当していたといわざるを得ない。

このように東京地裁判決はＴ子さんに対する補助人工心臓の植え込み手術が治験実施計画書に違反して行われていたことを明確に認めた。被告の東京女子医大は訴訟の中で、「プロトコルからの逸脱があった場合にも、直ちに治験の違法性に影響を及ぼすものではなく、民事法上の責任が問題になるとしても、責任の有無については、当該プロトコルの目的・趣旨、逸脱の態様・程度等も考慮して判断すべきである」旨の主張をしてきた。判決はこの点について、「プロトコルの内容は、現実には、被験者において治験に参加するか否かを判断するに際して、唯一の客観的な資料になるものと考えられ、被験者は、治験に参加するに当たって、当然にプロトコルの内容が遵守されることを前提にしているものと考えられる。したがって、両当事者の合意内容という意味合いにおいても、プロトコルの内容は、合意の一部を形成するものというべきであるから、その違反は、民事法上の違法性を有するものと認められるべきである」との判断を示した。

判決は、（一）直接死因は脳出血で、その原因は敗血症である、（二）感染性脳動脈瘤の存在は認められず、胃の穿孔部周囲、術創いずれにおいても活動性の感染は認められなかった――という病理解剖結果に基づき、「胃穿孔から敗血症を発症して死亡につながったといった機序は認めることができない」とした。その一方で、脳血管障害が補助人工心臓による治療に伴う合併症として最も多く認められるものの一つであることを指摘し、「エヴァハートの植込みによる何らかの悪影響が引き金となって、亡Ｔ子が脳出血を起こし死亡したと考えることは十分な合理性を有するものであるというべきである。そうすると、エヴァハートの植込みの影響と亡T子の死亡との間には、因果関係の存在を認めることが相当である」との判断を示した。

被告の東京女子医大は、T子さんの術前体表面積が一・四平方メートルを下回っていたことと死亡との間の因果関係の必要性を指摘したり、T子さんの原疾患による予後不良などを理由に補助人工心臓の植え込み手術を受けなかった場合においても実際の死亡時点で生存していた高度の蓋然性はないから義務違反と死亡との因果関係はないと主張したりしてきた。しかし判決は、除外基準に該当していたT子さんを治験に参加させたことで、「本件植込み手術の実施自体が違法のそしりを免れ得ないものとなる以上は、本件植込み手術の実施と生じた結果との間の因果関係を論ずれば足りるものである」などとして、被告の主張を退けた。

この訴訟では、T子さんが除外基準に該当していたか否かと並んで、植え込み手術のビデオ撮影を行わなかったことや、補助人工心臓を考案した山崎健二医師がT子さんと家族に説明を行ったことが争点となったが、東京地裁は、これらの争点については判断を示さなかった。その理由は、除外基準に該当していたT子さんを治験の被験者として植え込み手術を行ったことが「プロトコル違反」であり、この義務違反とT子さんの死亡との間には因果関係が認められるので、「原告ら主張のその他の本件プロトコル違反の有無等や説明義務違反の有無等については判断の必要を認めない」というものだった。

控訴審で大学側はPMDA見解を前面に

この判決に対し、東京女子医大は東京高等裁判所に控訴した。

二〇一四年五月一二日付の控訴理由書では、体表面積基準を算出する際の身長・体重の値について補助人工心臓の植え込み手術の「直近」のデータと「入院時」のデータの双方がある場合、どちらのデータを用いてもよいというのが、治験実施計画書を作成した治験依頼者の株式会社サンメディカル技術研究所の作成意思であり、「入院時」のデータより「直近」のデータの方が優先するという東京地裁判決の解釈は誤りである、と主張した。また、入院時から手術実施までの入院期間が、患者の体重に大きな変動が生じ得るほどの長期間（T子さんの場合は一〇カ月）であっても、入院時の体重をもって除外基準を判定しても、データの信頼性を損なうことはない、と主張した。その理由として、(一) 補助人工心臓の適応となる重度心不全患者の場合、機能低下した心臓の負担を軽減させるため、高度な水分制限や利尿剤使用により体重が減少することはよくあること、(二) 補助人工心臓の適応は、内科的な治療を尽くしても救命できない重度心不全患者に限定されているので、除外基準該当性の判定をする時点では、すでに入院が長期にわたっていることもよくあること――を挙げた。

さらに東京女子医大は、独立行政法人医薬品医療機器総合機構（ＰＭＤＡ）における薬事承認審査でも、Ｔ子さんの事例は除外基準に該当しないと判断されたことを、主張の根拠として取り上げた。エバハートは二〇〇九年一月に承認申請が行われ、二〇一〇年一二月に厚生労働大臣が承認した。すでに述べたように、審査に当たったＰＭＤＡの審査報告書（二〇一〇年一〇月二九日付）は国立循環器病センターで治験の被験者となった直後に心停止状態となり、その後死亡した患者の治験継続確認の際の代諾者の同意の効力については疑問を呈し、継続治験のデータの一部を「ＧＣＰ（※筆者注＝薬事法に基づく治験の実施に関する基準＝厚生労働省令）不適合」と判断したことが記されている。同じ審査報告書には、T子さんの遺族が起こした訴訟で争点となった「除外基準該当性」などについて、実地調査と「医事法制の専門家、臨床業務等に従事する専門家等外部専門委員」の意見を聴く専門協議を踏まえてのＰＭＤＡとしての見解が記されているので、その該当箇所全文を以下に引用する。

・治験の除外基準への該当性について

治験実施計画書では除外基準として「ＢＳＡ（体表面積）$<1.4\text{m}^2$ の患者」、ベースライン検査として「身長・体重の測定は、直近、または入院時のデータで可とする」が規定されている。

入院時のＢＳＡが1・4㎡以上であり、植込み直近に測定された身長・体重により算出されたＢＳＡが1．4㎡未満であった患者が被験者として選定されたことについては、専門協議においては、当該被験者は治験実施計画書の除外基準にはあたらないとされ、総合機構としても、ＧＣＰの規定に照らして特段の問題があったとは言えないと判断した。

・インフォームドコンセントの取得経緯について

治験実施計画書では、本治験機器の考案者であり治験依頼者の役員と血縁関係にある医師が治験分担医師に加わっていても症例報告書の作成記入等、評価判定に一切関与しないこととする旨規定されている。総合機構の実施したＧＣＰ調査においては、当該医師が症例報告書の作成・記入を行った記録は確認されなかった。また、治験参加への同意取得の前に、当該医師か

> ら当該被験者本人及び家族に対して疾患や治験機器に関する説明が行われたことが記録され、同意取得の際には、他の治験分担医師から説明が行われ治験参加の意思確認がなされたことが記録されていた。
>
> 専門協議の議論を踏まえ、総合機構としては、当該実施医療機関における被験者の治験参加に関する同意取得の経過について、GCPの規定に照らして特段の問題はないものと判断した。
>
> ・ビデオ撮影について
>
> 治験実施計画書では、全ての実施症例につき、植込み手術の開胸から閉胸までの全手術過程につき、当該実施医療機関にてビデオカメラで撮影すること、及び当該映像は、原資料として保管する他、治験依頼者にそのコピーを提供する旨、規定されている。
>
> 当該医療機関で実施された1症例についてビデオ撮影が行われず、治験実施計画書から逸脱したことについては、治験責任医師から治験依頼者へ文書により報告され、GCPの規定に基づいた逸脱時の手続きが適正に実施されていたこと、また、治験依頼者のモニターによる手術当日のモニタリング報告書に、治験実施計画書からの逸脱としてビデオ撮影が行われなかったことが記録されていたこと等から、専門協議の議論を踏まえ、GCPの規定に照らして特段の問題はないものと判断した。

ＰＭＤＡの審査報告書は、Ｔ子さんを治験の被験者としたことや、Ｔ子さんや家族への説明と同意取得など、Ｔ子さんの遺族が起こした訴訟の争点のすべてについてGCP違反を認めず、「特段の問題はない」と結論づけている。ただし、そのような結論を出すまでの議論の詳細や結論の根拠は審査報告書には記されていない。また、ＰＭＤＡは治験の実施計画書で定められていた「体表面積一・四㎡未満」という除外基準についても、エバハートの承認条件とはしなかった。その理由についてＰＭＤＡは、Ｔ子さんに対する植え込み手術後の経過にも触れながら次のように審査報告書に記している（傍線は筆者による）。

> 本品を適用する患者の体表面積については、献体による検証結果を踏まえて原則1．4㎡以上としている。治験において胃穿孔を生じた患者は体表面積1．4㎡程度で、臓器圧迫が継続的に生じていたと考えられる。専門協議における議論を踏まえ、

本症例の死因とされている脳出血と本品の関連性は否定できないと考えるが、脳出血は植込み型補助人工心臓において一般的に予想される有害事象である。また、本症例では、胃穿孔修復術の際にアスピリン及びワルファリンを中止し、術後ワルファリンを増量投与していることから、胃穿孔手術が脳出血のきっかけとなった可能性は否定できないものの、直接の原因ではないものと考える。なお、胃穿孔は植込み型補助人工心臓において予想される有害事象であり、本品特有の事象ではないと考える。一方、体表面積については、植え込みを検討する際の一つの目安になるものであり、体表面積のみをもって本品の適用を判断することは適切ではないと考える。体表面積が1．4㎡未満であっても適切な植込み領域が確保できる等、特に本品の適用を必要とする場合には、本品を慎重に適用することを検討することが可能な場合もある。逆に、体表面積が1．4㎡以上であっても体格によっては本品を植え込む領域を得ることができない患者が存在する可能性もあり得る。したがって、添付文書の禁忌欄に「十分な経験を有する医師により、患者の体格、体表面積、植込み予定部位の解剖学的状況等を総合的に判断した結果、適切な植込みができないと判断された患者。」と記載することは妥当と判断した。

なお、筆者が情報公開法に基づいて行った行政文書開示請求に対して厚生労働省が開示した承認審査資料の中に含まれていた「審査報告書（案 ver.4）」というＰＭＤＡの文書（二〇一〇年一〇月二六日付）では、「体表面積1・4㎡未満の患者」を添付文書の原則禁忌欄に記載することを妥当とする、以下のような見解が示されており、最終的に公表された審査報告書（二〇一〇年一〇月二九日付）とは添付文書に記載する内容が異なっている（傍線は筆者による）。

本品を適用する患者の体表面積については、献体による検証結果を踏まえて原則1・4㎡以上としているが、治験において胃穿孔を生じた患者は体表面積1・4㎡程度と小柄で、臓器圧迫が継続的に生じていたと考えられる。専門協議における議論を踏まえ、体表面積が1・4㎡未満であっても適切な植込み領域が確保できる等、特に本品の適用を必要とする場合には、本品を慎重に適用することを検討することができる可能性もあると考える。逆に、体表面積が1・4㎡以上であっても体格によっては本品を植え込む領域を得ることができない患者が存在する可能性もあると考える。したがって、添付文書（案）の原則禁忌欄に「体表面積1・4㎡未満の患者」と記載し、警告欄に「本システムを使用するにあたっては、適切な植込み領域が得られることを十分に確認すること」と記載することは妥当と判断した。

このように、一〇月二六日時点の審査報告書案と最終的な審査報告書では添付文書の記載内容に関する見解が異なっており、最終的に、体表面積基準を設ける必要はないと判断されたことがわかる。エバハートの治験の被験者の一人であったT子さんの体表面積を「治験実施計画書の除外基準には該当しない」とした東京女子医大病院について、「GCPの規定に照らして特段の問題があったとは言えない」とPMDAが判断することと、市販されたエバハートをどういう患者に用いるかを医療機関が判断するうえで重要な手がかりとなる添付文書に体表面積基準そのものを記載する必要がないと判断することは、別の問題だが、体表面積基準が不要とされた理由は不明である。

被告である東京女子医大は、一審段階でPMDAの見解を前面に出して自らの主張を補強することはあまりなかった。しかし、一審で敗訴した後の控訴審では、PMDAのほか、東京女子医大病院の治験審査委員会、エバハートの治験の効果安全性評価委員会がいずれも、「身長・体重の測定は、直近、または、入院時のデータで可とする」というプロトコールの規定を「文言通りに解釈」して除外基準に該当しないとの見解を示したことを指摘し、「原判決の解釈が、解釈の限界を超えた誤ったものであることを裏付けている」と主張した。東京女子医大は、「一審判決の解釈は、当社のプロトコール作成時における、作成意思に反している」というサンメディカル技術研究所品質保証グループ薬事チームリーダーの意見書（二〇一四年四月一七日付）や、T子さんに対する説明にも同席した東京女子医大病院の治験コーディネーター（看護師長）の「T子さんがプロトコール上の選択基準に該当し、除外基準に該当しないことを確認した。体表面積が除外基準に当たらないことはサンメディカル技術研究所の治験統括責任者にも確認した」という趣旨の書面（二〇一四年四月二一日付）を証拠として提出した。

和解条項に記された「適切な説明・情報提供に努める」

東京高裁は東京地裁判決から約三カ月後の二〇一四年五月一二日に行われた第一回口頭弁論で弁論を終結させて結審し、和解を勧告した。和解は同年七月一六日成立した。

訴訟の当事者双方が和解条項に盛り込まれているため、筆者は東京地裁の民事記録閲覧室で訴訟記録を閲覧し、訴訟の経過と和解内容を確認した。和解調書によれば、東京女子医大が原告であるT子さんの母親に支払う和解金は、東京地裁判決が支払いを命じた賠償金より約一六〇〇万円少ない七〇〇万円だった。和解調書の別紙に記載された和解条項には、「控訴人は、被控訴人に対し、T子やその家族に対する説明が必ずしも十分でなかったこと、本件診療経過及び結果の重大性から、本件和解金として、七〇〇万円の支払い義務があることを認める」と記された（「控訴人」は被告である東京女子医大、「被控訴人」はT子さんの母親を指す。本名で記載されているT子さんの名前は仮名とした）。このほか和解条項には、東京女子医大が（一）T子さんが同大病院において補助人工心臓の治験に参加し、入院中に、脳出血により死亡したことについて、深く哀悼の意を表する、（二）本件を貴重な教訓として、治験においては未だ安全性が確認されていない医薬品ないし医療機器が人体に適用されることについてあらためて認識を深めるとともに、同大病院における治験の実施に際しては、被験者の選定・除外に関する規定をはじめ、治験実施計画書を遵守し、また、被験者やその家族に対する適切な説明・情報提供に努めることを約束する――ことも盛り込まれた。

筆者は二〇一九年二月、東京女子医大に対し文書で取材を申し入れ、（一）遺族の調査要求を拒み続けた理由、（二）東京簡易裁判所での調停において、遺族側が開示を求めた治験の有害事象報告書や院内治験審査委員会の議事録の開示を拒み続けた理由、（三）遺族の調査委員会設置要求に応じず、簡裁への調停申し立てをした背景には、エバハート承認まで時間稼ぎをしたいという意図があったのか否か、（四）エバハートの治験をめぐる訴訟での和解成立を契機に、治験における被験者、家族への説明や同意取得に関して行った改革の内容、などを尋ねた。これに対し東京女子医大は同年三月、「ご質問いただいた内容は、すべて個別事案に関わることであり、コメントは控えさせていただきます」と回答し、取材には応じなかった。

T子さんの遺族と東京女子医大の和解が成立する約五カ月前の二〇一四年二月、東京女子医大病院に入院中の二歳男児が、小児の集中治療における人工呼吸中の鎮静に使用することが「禁忌」とされる鎮静剤プロポフォールを継続投与されて死亡する事故が発生した（1）。厚生労働省の社会保障審議会医療分科会が二〇一五年四月三〇日、同病院の医療安全管理体制が適切に機能しておらず、高度な医療を提供する病院として厚生労働大臣が認める特定機能病院の承認取り消しが相当であるとの意見書を全員一致でまとめたことを受け、同年六月一日、承認が取り消された。すでに述べたように、東京女子医大病院は二〇〇一年に起きた心臓手術事故により二〇〇二年〜二〇〇七年の間、特定機能病院の承認を取り消されている。医療安全管理の不備を理由に二回も特定機能病院を取り消されたことについて、補助人工心臓の治験をめぐる訴訟で東京女子医大と対峙した遺族はどう受け止めているのか。

筆者の取材に対し、T子さんの姉のU子さんは書面で次のように答えた。

> 鎮静剤大量使用の事故は幼いわが子を失った御両親の気持ちを思うだけで胸が痛みます。いつも患者に寄り添った医療であれば小さな子供にこの量は適切かどうかなど、わかるはずではないでしょうか。十分に避けられたミスに「こんな病院に預けたばかりに、悔やんでも悔やみきれない」……さぞかし無念であったことと思います。
>
> 二度目の特定機能病院認定の取り消しとなりましたが、ご家族の悲しみが薄れるわけではありません。是非信頼回復に努力していただきたいと思っています。

市販後にも発生した胃穿孔

筆者は二〇一九年二月、補助人工心臓エバハートを製造販売したサンメディカル技術研究所（長野県諏訪市）に文書で取材を依頼し、（一）エバハートは販売開始から今日までに国内で何人の患者に植え込まれたか、（二）エバハートを植え込まれた患者の中に体表面積一・四平方メートル未満の患者が何人いたか、（三）T子さんの遺族が東京女子医大に損害賠償を求めた訴訟において、東京女子医大病院の治験担当医師が、エバハートを植え込まれて胃穿孔を起こした患者について、「治験から数えて100例以上経過したが、当該女性患者のみである」という趣旨の証言をしたが、エバハートの発売から今日に至るまでに胃穿孔を起こした患者がいたのか否か、いたとしたらその人数と、体表面積が一・四平方メートル未満であったか一・四平方メートル以上であったか——などを教えてほしいと求めた。

筆者の取材申し入れに対する二〇一九年三月二一日付の文書回答によると、エバハートは二〇一一年四月一日に販売が開始され、小型化・軽量化された後継機（二〇一八年一月一日販売開始）が登場するまでの植え込み手術件数は一八〇件（二〇二〇年四月三日付回答によると、この件数には治験での植え込み件数も含まれる）にのぼるという。体表面積一・四平方メートル未満の患者の人数や有害事象については、「日本胸部外科学会Ｊ‐ＭＡＣＳ委員会へお問い合わせください」という返答だった。Ｊ‐ＭＡＣＳ委員会は日本における補助人工心臓に関連した市販後のデータ収集を行っている。筆者が同委員会に文書で取材を依頼したところ、二〇一九年四月五日に「個々のデバイスの公表されていないデータについて取材で回答することはできません。お送りいただきました２つのご質問はいずれも非公開データ（論文や学会、ホームページを含む）であり、かつ一度も解析したことはございません」との返事がメールで送られてきた。

筆者はその後、独立行政法人等の保有する情報の公開に関する法律に基づき、サンメディカル技術研究所が提出した「医療機器不具合・感染症症例報告書」の開示をＰＭＤＡに求め、二〇一九年一一月に一部黒塗りで開示を受けた。その中に、エバハートを植え込まれた患者に胃穿孔が発生し、患者が死亡した症例が一つあることがわかった。

すでに紹介しているが、東京女子医大病院でエバハートの植え込み手術を受けたＴ子さんの主治医だったＳ医師がＴ子さんの遺族が起こした訴訟で「１．３前半のかたでもエヴァハートは植え込まれ、その後、胃穿孔等の合併症がなく、約１００例のかたに、もう既に臨床経験がございます」「治験から数えて１００例以上経過しましたが、（胃穿孔が生じたのは）Ｔ子さんのみです」と証言したのは、二〇一三年一〇月二四日のことだった。

筆者が開示を受けたサンメディカル技術研究所の「医療機器不具合・感染症症例報告書」（二〇一〇年度～二〇一八年度）の中にあった胃穿孔発生症例は、「情報入手日」が二〇一六年一月二五日と記載された報告書に記されていた。その報告書によると、患者は二五歳の男性で、エバハートの植え込み手術を受けた年月日はＰＭＤＡが黒塗りにして開示したため不明だが、前後の記載内容から二〇一二年六月と推定される。

植え込み手術から約二年九カ月が経過した二〇一五年三月二〇日に二回の下血があり、貧血が進行した。内視鏡検査などを受け、腹腔内に大量出血していることがわかり、抗凝固剤（ワルファリン、アスピリン）による治療や輸血（三月二三日に実施。赤血球濃厚液「４単位以上８単位未満」）を受けた。三月二三日、「胃穿孔の発生が認められた」ため、翌二四日に胃壁修復術を受けた。

その後、胃修復部の再穿孔、縫合不全が続き、週に一回程度の頻回の手術（再修復）を繰り返した。五月には縫合不全に伴い、創部培養で緑膿菌、ＭＲＳＡ（多剤耐性黄色ブドウ球菌）などが検出され、一〇月にはＭＤＲＰ（多剤耐性緑膿菌）が検出された。同月一八日には意識障害が現れ、頭蓋内出血がわかったため、血腫を取り除く開頭手術を受けた。一二月上旬には全身状態が悪化し、敗血症性ショックと考えられる血圧低下があった。多臓器不全の状態が徐々に悪化し、死亡した。死亡年月日はＰＭＤＡが黒塗りにして開示したため不明だが、前後の記載から二〇一五年一二月から二〇一六年一月の間と推定される。胃穿孔の発生原因に関しては「担当医師の見解」が以下のように報告書に記載されていた。ここで原疾患として記載されている「修正大血管転位症」というのは、心臓にある左右の心房と心室の関係や、心室と出口の大血管の関係が入れ替わっている先天性の心疾患を指す（ＰＭＤＡにより黒塗りされた部分は「■」で表示した）。

胃穿孔が起きた原因は、原疾患が修正大血管転位症で血液ポンプが通常よりも胃前面にあたる部分に留置せざるをえなかったこと、並びに、小体格（身長：■cm、体重■kg、ＢＳＡ：■）であったことが背景としてあり、物理的な慢性的圧迫によって生じたと考える。機器との因果関係については関連ありと考える。

この胃穿孔発生症例については、筆者は二〇二〇年三月、サンメディカル技術研究所に文書で取材を依頼し、（一）市販後何例目の植え込み手術であったか、（二）添付文書の記載内容を改訂したか否か、などを尋ねた。（一）については、「患者様の特定につながる可能性があるため、個人情報保護の観点から回答を控えさせていただきます」、（二）については、添付文書の注意事項として「解剖学的状況等を総合的に判断した結果、適切な植込みができないと判断された患者」には植え込みを避ける旨記載されていることを理由に、「特段の記載内容の改定はしておりません」との文書回答があった。

このときの取材依頼では、エバハートの植え込み手術を受けた患者の治療成績なども尋ねた。サンメディカル技術研究所の文書回答によると、二〇二〇年二月二九日現在、市販後にエバハートの植え込み手術を受けた患者は後継機も含めて一九四人おり、平均装着期間は死亡者なども含め八六八日。心臓移植を受けた人は七五人（エバハートの平均装着期間一一五七日）、死亡者は四九人（同六一〇日）、現在も装着している人は五四人、心臓の機能が回復して補助人工心臓が不要になったり、感染などで別の機器に入れ替える必要が生じたりして植え込んだ機器を抜去した人は一六人いたという。術後一年の生存率は八九・三％、同二年の生存率は八二・二％、同三年の生存率は七三・八％と推定されたという。

注

（1）二〇一四年二月に東京女子医科大学病院で頸部リンパ管腫の手術を受けた二歳の男児が術後管理のために入っていた集中治療室（ＩＣＵ）で麻酔薬「プロフォール」を多量に投与され、手術から三日後に死亡した事故。両親は、手術をした耳鼻咽喉科の主任教授と担当医、ＩＣＵの運営部長である麻酔科主任教授とＩＣＵに所属する同科准教授、助教、後期研修医の医師六人とＩＣＵに配属されていた看護師一人の計七人を相手取り、計一億八千万円の損害賠償を求める訴訟を二〇一六年に東京地裁に起こした。東京地裁は二〇二二年六月二十四日、麻酔科主任教授と看護師を除く五人の医師の過失と両親に対する計約六千万円の賠償責任を認める判決を出し、この判決が確定した。
東京地検は二〇二一年一月、民事訴訟で過失が認定された医師のうち二人の麻酔科医を業務上過失致死罪で在宅起訴した。

第五章

「高難度肝臓手術で相次いだ患者死亡」

群馬大学病院

他施設の手術死亡をきっかけに調査

二〇一四年四月、千葉県がんセンターで行われた腹腔鏡を用いた膵臓がんなどの手術で複数の患者が亡くなっていたことが報道された。同月二三日付の朝日新聞朝刊は次のように伝えた。

千葉県がんセンター（千葉市中央区）の男性医師が腹腔鏡を使った手術で、１年半の間に膵臓がんの患者ら３人が、いずれも術後間もなく死亡していたことが22日、分かった。県は、第三者による検証委員会を設けて原因を調べる（1）。

このニュースを聞いた群馬大学医学部附属病院医療安全管理部長の永井弥生医師は自分の病院の腹腔鏡手術による死亡例を調査しようと考えた。それが、群馬大学病院での一連の手術死が明らかになるきっかけだった。永井医師はなぜ調査を思い立ったのか。

もともと皮膚科医であった永井医師が最初に医療安全管理の仕事に就いたのは二〇〇八年四月だった。皮膚科との兼任で二年間、医療安全管理室（二〇一〇年四月から医療安全管理部）の室長の下でゼネラルリスクマネージャー（ＧＲＭ）を務めた。二〇一三年四月、自ら希望して再びＧＲＭとなり、その一年後には専従の医療安全管理部長に就任した。千葉県がんセンターの患者死亡のニュースを聞いたのは部長就任の直後だった。

群馬大学病院では、永井医師が二度目のＧＲＭに就任した二〇一三年四月に第一外科が行った手術で医療事故が起きた。その手術は、腹腔鏡を用いて十二指腸粘膜下の腫瘍を摘出するもので、手術を受けた五〇代の男性が術後早期に高度の肝機能障害を発症し、集中治療室（ＩＣＵ）での一一カ月に及ぶ治療の末に、二〇一四年二月に肝不全で亡くなったのである。手術から約五カ月後の二〇一三年九月に第一外科から出されたインシデント報告を受けて病院は医療事故調査専門委員会を設け、外部委員三人に鑑定を依頼した。同年一〇月から二〇一四年三月まで四回の調査委員会を開いて審議した結果、手術の過程で生じた胆管の狭窄により、肝障害が起きたと結論づけた(2)。

永井医師は二〇一三年秋以降、第一外科で手術を受けた男性が治療を受けていたＩＣＵに頻繁に出向いた。事故調査の進捗状況を説明するなど、家族への対応に当たるためだった。

二〇一四年初めころ、永井医師は第二外科で手術を受けた患者も同じＩＣＵで治療を受けていることに気づいた。それは第二外科の保険適用外腹腔鏡手術で死亡した八人の最後の患者だったことが、のちに明らかとなる。第二外科で手術を受けた患者の状態を「厳しい」と永井医師に説明したＩＣＵの医師は「二外も結構あったんだよね」と言った。

ＩＣＵの医師がふと漏らした言葉の意味を、永井医師は、第一外科の腹腔鏡手術で容体が悪化した患者と同じような事例が第二外科でも複数回起きていた――と受け取った。

千葉県がんセンターでの腹腔鏡手術死が報道された直後の二〇一四年五月初め、第二外科で手術を受けてＩＣＵに収容されていた患者が術後九七日で亡くなった。第二外科で多くの腹腔鏡手術が行われていることを知っていた永井医師が亡くなった患者の術式を確認したところ、肝門部胆管がんに対する手術で、難度の高い手術であることがわかった。その時点では、開腹手術なのか腹腔鏡手術なのかわからなかったが、永井医師は第二外科の腹腔鏡手術で複数の死亡例があったとＩＣＵの医師に聞いたことを思い出した。千葉県がんセンターと同様の事故が起きていないか調べる必要があると考えた。

保険適用外手術での患者死亡の発覚

六月二三日、永井医師は第二外科で消化器外科手術を受けて死亡退院した過去五年分の患者リスト（約一〇〇人分）を医療情報部から入手し、調査を始めた。リストをもとに電子カルテを調べると、間もなく、第二外科で二〇一〇年以降行われた腹腔鏡を用いた肝臓手術（腹腔鏡下肝切除術）で六人が死亡していたことがわかった。千葉県がんセンターでの腹腔鏡手術が保険適用外の術式であったことから、永井医師は第二外科が腹腔鏡下肝切除術を始めた二〇一〇年一二月以降の手術件数と、そのうち何件が保険適用外であったかを調べ、リストを作成した。死亡した六人はいずれも保険適用外の手術だった。

肝臓の腹腔鏡手術に公的医療保険が適用されたのは二〇一〇年四月の診療報酬改定である。当初、保険が認められる対象の手術は、肝臓表面にできた腫瘍などを切除する「部分切除」と、「Ｓ１」～「Ｓ８」の八つの部位（亜区域）に分かれる肝臓のうち一番左側にある「Ｓ２」と「Ｓ３」を合わせた「外側区域」を切除する「外側区域切除」に限られていた。保険が適用される対象手術が「亜区域切除」（八つに分かれた亜区域のいずれかを境界に沿って切除する手術）、「１区域切除（外側区域切除を除く）」（内側区域〈Ｓ４〉、前区域〈Ｓ５とＳ８〉、後区域〈Ｓ６とＳ７〉のいずれかを切除する手術）、「２区域切除及び３区域切除以上のもの」（外側区域、内側区域、前区域、後区域の四つの区域のうち二つ、もしくは三つ以上の区域を切除する手術）に拡大されるのは、群馬大学病院の一連の手術死が発覚した二年後の二〇一六年四月の診療報酬改定である。同大第二外科は、肝臓の腹腔鏡手術で「部分切除」と「外側区域切除」のみが公的医療保険の対象になっていた時期に、「区域切除」や「亜区域切除」を行っていた。

永井医師が作成したリストを野島美久病院長に報告したのは、調査を始めて一週間後の六月三〇日だった。第三内科の教授でリウマチなどの診療を専門とする野島氏は二〇〇四年から二〇〇八年までの四年間、病院の医療安全管理室長を務めた経験があった。野島氏が医療安全管理室長の職にあった二〇〇五年、第一外科で行われた生体肝移植手術で夫に肝臓の一部を提供した女性が血液凝固阻止剤の過剰投与が原因で脊髄を損傷し、下半身まひとなる医療事故が発生し、野島氏は事故原因の調査などに当たった。第一外科で起きた生体肝移植手術事故が浮き彫りにした病院組織の問題点を解消しないまま放置したことが、第二外科における一連の手術死につながっているので、生体肝移植手術事故については後で詳しく述べることにする。

二〇一一年四月に病院長に就任した野島氏にとって、第二外科で深刻な問題が起きたことはまったくの予想外だった。生体肝移植手術事故が起きたときに調べた第二外科の生体肝移植手術の成績は良好で、それ以来、第二外科の肝胆膵外科チームを信頼していたからである。野島氏は病院長に就任する際、第二外科の診療科長で消化器外科が専門の竹吉泉教授を病院長補佐と手術部長に任命した。竹吉氏は二〇〇八年四月から診療に用いる医療機器・材料の管理を担当する材料部長を務めていたので、野島体制の下で多くの職責を担っていた。

のちに第二外科の一連の手術死について検証した第三者調査委員会はその報告書の中で、十分な人員が確保できないまま一人の医師に頼った形で難度の高い手術が継続して行われ、死亡事例が発生しても検証が行われなかったことについて、手術管理の責任者である手術部長を兼ねていた竹吉教授の責任を指摘することになる。

手術数の増加を誇っていた教授

竹吉氏は第二外科の腹腔鏡下肝切除術による一連の死亡事例が発覚する直前の二〇一四年三月に発行された『群馬大学医学部・医学系研究科七十年史』に、臓器病態外科学分野（第二外科）、手術部、材料部の三つの部門の責任者として各部門の沿革と現況を紹介し、抱負を述べる原稿を寄せている。群馬大学病院の手術数の多いことや、自らが診療科長（教授）を務める第二外科が先進的な診療に積極的に取り組んでいることへの自負がうかがえる文章なので、以下にその一部を引用する（傍線と元号表記の後の西暦は筆者による）。

【手術部】

手術は原則、月曜日～金曜日までの平日、毎日行われていますが、手術数が多いため定期手術が深夜まで行われることもたびたびあります。（略）

全体の手術数の増加はめざましく、20年前の平成5年（1993年）には4103件であった手術数が平成24年

（２０１２年）は８１２２件とこの２０年間で約2倍となっています。国立大学４３校中では平成２３年（２０１１年）度手術総数では6位、1病床当たりの手術件数では第2位の数となっています。この２０年間を通して手術総件数で毎年国立大学病院の中でほぼベスト１０入りを果たしています。

中でも鏡視下手術の発展は目覚ましいものがあり、消化器外科、呼吸器外科、産婦人科、泌尿器科は腹腔鏡・胸腔鏡の手術の増加が著しくなっています。消化器外科、呼吸器外科の手術は開腹や開胸手術より圧倒的に鏡視下手術の方が多い状態です。現在鏡視下手術用の設備は全部で１７台常設していて、そのうち6台がハイビジョン対応となっています。

【臓器病態外科学分野】

平成１８年（２００６年）１１月からは第5代教授に消化器外科の竹吉泉が就任しました。教室出身の初めての教授として、明るい教室づくりと若手医師が気兼ねなく発言ができ、前向きな意見交換が可能な教室運営を目指して教室運営をしています。臨床面を重視して取り組んでおり、外科学教室において、手術は最も重要な仕事であると考えています。また、手術症例数を増やし、教室員がたくさんの手術を執刀することで仕事にやりがいを持つこと、そしてそれをみている研修医や学生が外科学および我々の教室に興味をもってくれるようにすることを目標にしています。手術症例数は教授就任前の平成１７年（２００５年）度には全体で５４５例でしたが、順調に増加し、目標であった教室で年間１０００例の手術を行うこともほぼ達成され、若い教室員にも多くの手術を執刀してもらっています。しかし、手術枠とベッド数の問題があり、現状ではほぼmaximumと思われますが、そのような環境の中で、教室員が皆頑張ってくれているおかげで手術数は現在も増え続けています。（略）

また大学の重大な使命として先進医療の推進があります。教室では現在5種類の先進医療をおこなっていますが、今後は益々先進医療を導入して、地域に貢献していきたいと考えています。

肝・胆・膵

現在教室員は学内３３名（大学院生を含む）、関連病院勤務や留学生を含めて全員で１０８名です。（略）

教室には「肝胆膵外科学会」が定める「高度技能指導医」が学内に2名おり、同学会が定める一定の水準を満たす施設「修練施設A」にも認定され、学会のホームページなどでも公開されています。（略）最近は積極的に縮小手術にも取り組んでおり、肝切除や膵切除においては腹腔鏡下手術を導入し、肝部分切除や肝外側区域切除だけでなく、葉切除や区域切除も行っています。

前述したように、病院長時代に竹吉氏にさまざまな職責を任せていた野島氏は二〇一六年九月に群馬大学を退職した。前橋赤十字病院勤務を経て、群馬県内の民間病院に勤務していた野島氏に筆者は二〇一九年六月に取材した。

野島氏によれば、生体肝移植手術のドナー事故の調査をめぐっては第一外科の反発があり、それが原因で気まずさが残った。一方、第二外科教授だった竹吉氏はざっくばらんな性格で、病院長補佐会議での発言も最も多かった。病院長である自分に向かって率直に批判的な意見を述べることもあり、信頼できる人物だと思っていたという。その竹吉氏が率いる第二外科でこれまでにない深刻な事態が起きていたことは野島氏にとってショックだった。

野島氏は永井医師から報告を受けた翌日の七月一日、永井医師の調査結果を竹吉氏に伝えた。竹吉氏は保険適用外手術の中止を野島氏に申し出た。

事故調査委員会の設置

七月二二日、峯岸敬副病院長（産科婦人科学講座教授、のちに医学部長・群馬大学理事）を委員長に、複数の外部委員を含む調査委員会「腹腔鏡下肝切除術事故調査委員会」（以下、院内調査委員会と言う）を設置することが決まった。外部委員は、医療安全の専門家である長尾能雅名古屋大学医学部附属病院医療の質・安全管理部長（教授）ら五人（ただし、うち一人は大学の顧問弁護士）だった。

調査委員会の設置が決まった後の病院のチェックによって、八月中旬ころまでに、さらに二人の患者が保険適用外の腹腔鏡手術を受けて死亡していたことが判明し、死亡者は計八人になった。新たにわかった死亡者の一人は退院後一週間で救急搬送され、死亡した患者だった。第二外科が腹腔鏡下肝切除術を始めた二〇一〇年度から二〇一三年度にかけて毎年度二人ずつ死亡していた。

第一回の院内調査委員会は八月二八日に開催された。委員会は翌二〇一五年二月一二日まで計九回開かれるが、外部委員が出席したのは第一回のみだった。

筆者の法人文書開示請求に対し、群馬大学は第一回院内調査委員会の議事要旨を一部黒塗りで開示した。その冒頭の「概要」には次のように記されている（■は群馬大学が文書開示に当たって黒塗りにした部分。また、第二外科が行った保険適用外の腹腔鏡下肝切除術の件数は「56例」となっているが、群馬大学病院は院内調査委員会の中間報告書を公表した二〇一四年一二月一九日の記者会見で五八例に増えたことを明らかにする）。

> 本年■月に死亡した事例につき、問題視する声が院内関係部署よりあげられた。確認したところ、肝門部胆管癌に対する腹腔鏡下肝切除術で、保険適応外の高難度手術であった。術後合併症にて集中治療室にて治療、術後■日目に死亡した。当該診療科の術後合併症率が高いこと、腹腔鏡手術後の死亡例がほかにもあるということは周囲関係者が認識しているところであり、調査を行った。その結果、2010年より開始した腹腔鏡下肝切除術は92例、うち保険適応外となるものが56例で、2014年6月25日時点で手術関連死6例を確認した。その後の再確認で死亡例は8例あり、いずれも保険適応外の術式であった。先進的な保険適応外手術において高い死亡率であるという問題を認識し、外部委員を含めた調査委員会を立ち上げた。

筆者の法人文書開示請求に対して群馬大学が一部黒塗りで開示した第一回院内調査委員会の議事資料の中には、以下の資料が含まれていた。

一．第二外科が行った腹腔鏡下肝切除術で死亡した八人の患者リスト
二．二〇一〇年度～二〇一四年度に第二外科が行った腹腔鏡下肝切除術の患者リスト
三．二〇〇九年度以降に第二外科が行った開腹肝切除術の患者リスト

四．開腹肝切除術で死亡した一〇人の患者の経過をまとめた文書
五．第二外科が行った膵頭十二指腸切除術の治療成績
六．他大学病院が中心になって厚生労働省の先進医療として実施した腹腔鏡下肝切除術の臨床研究に参加する際に第二外科が院内の倫理審査を受けるために提出した書類と倫理審査の手続きに関する文書
七．第二外科が腹腔鏡下肝切除術に関して行った学会発表や学術誌に掲載した論文

このうち、二〇一〇年度〜二〇一四年度に第二外科が行った保険適用外の腹腔鏡下肝切除術の患者リストには、手術費用を保険請求したか大学が負担したか、なども記されていた。

膵頭十二指腸切除術の治療成績を記した「2011年4月〜2013年11月におけるPD（※筆者注＝膵頭十二指腸切除術を指す）症例まとめ」という資料によると、第二外科がこの期間に行ったPDの件数は三四例で、中等度合併症が七例で起きた。「続発する合併症」としては、腹腔内出血、敗血症、縫合不全／腸管壊死が起きていた。この期間の死亡例はないが、二〇〇九年度に行われた八例中二例が死亡と記されていた。また、この資料には「2013年9月〜腹腔鏡下膵頭十二指腸切除術、IRB承認後3例施行　問題なし」との記載があるが、筆者の法人文書開示請求に対して群馬大学が開示した「医師主導臨床試験等に伴う重篤な有害事象に関する報告書」（第二外科の竹吉泉教授が二〇一四年九月五日付で病院長と臨床試験審査委員長宛てに提出）には腹腔鏡下膵頭十二指腸切除術で腹腔内出血が起こり、止血後に再出血のリスクを考慮して患者を集中治療室に入れたことが記されていた。この報告書が提出されたのは、群馬大学病院が第二外科の腹腔鏡下肝切除術の死亡例の調査のために設けた院内調査委員会の第一回会合の八日後であり、調査がきっかけになって有害事象報告が行われた可能性がある。同じく筆者の法人文書開示請求に対して群馬大学が一部黒塗りで開示した「臨床試験審査委員会議事要旨」（前述の有害事象報告書提出の約二〇日後の二〇一四年九月二六日開催）によれば、有害事象として報告された腹腔内出血は術後一日目に起きたものだった。同議事要旨には次のような記載があった（「■」の部分は群馬大学が開示時に黒塗りにした箇所である）。

「本試験については、学会でも慎重にとの流れになっており、6月の症例を最後に見合わせている状態であるとの説明があった。

■■■より、有害事象発生から1年以上経過しているのでもう少し早く報告してほしいとの注意があった」

他大学病院が中心になって先進医療として実施された臨床研究は、「ラジオ波焼灼システムを用いた腹腔鏡補助下肝切除術」だった。腹腔鏡を用いて、通常の開腹手術（四〇センチ～六〇センチ）より小さい開腹（八センチ～一〇センチ）で肝臓手術を行うもので、出血量を軽減するため、肝臓の切除前にあらかじめラジオ波で切除する離断面を凝固する手法だった。岩手医科大学病院が申請し、厚生労働省が二〇〇八年に先進医療の一つである高度医療（未承認・適応外の医薬品、医療機器を用いる先進医療で、その後「先進医療Ｂ」となる）としての実施を承認したもので、二〇〇八年九月から五年間の研究期間中、協力医療機関を含めて一〇〇人の患者に実施する計画だった。

この臨床研究に協力医療機関として参加するため、第二外科の竹吉泉教授は病院長宛てに「医師主導臨床試験申請書」（二〇一一年九月一二日付）を提出した。第一回院内調査委員会の議事資料の中には、この申請書のほか、臨床研究のための患者向け同意説明文書、同意書、二〇一二年度の医師主導臨床試験実施状況報告書、群馬大学病院の「医師主導臨床試験に係わる手順書」（二〇〇九年四月一日付）などが含まれていた。

第二外科で実施された保険適用外の腹腔鏡下肝切除術の多くは事前審査を受けないまま実施されたが、岩手医大病院を中心とした臨床研究として実施した手術に関してだけは竹吉教授名で病院長に申請を行い、臨床試験審査委員会の審査を受けていた。

前記「医師主導臨床試験に係わる手順書」は、厚生労働省が二〇〇三年七月に定めた「臨床研究に関する倫理指針」に基づいて、「臨床研究の実施に必要な手続きと運営に関する手順」を定めたもので、その冒頭部分には、「臨床試験審査委員会（以下「ＩＲＢ」という。）で取り扱う臨床研究（以下「医師主導臨床試験」という。）に対して適用する」と記され、医師主導臨床試験の申請に必要な書類や臨床試験審査委員会の審査・承認の手続き、有害事象発生時の対応手順、臨床試験を行う責任医師と分担医師の要件、責任医師の責務、被験者の同意取得手続きなどが一三ページにわたって詳細に記されていた。

前述したように、第一回院内調査委員会の議事資料の中には、第二外科の竹吉教授名の医師主導臨床試験申請書のほか、被験者の同意説明文書、同意書、臨床試験実施状況報告書などが含まれていることから、厚生労働省が先進医療としての実施を認めた、岩手医大病院を中心とする臨床研究として実施した手術に関しては、病院内のルールに基づき、必要とされる手順を踏んでいたことがわかる。竹吉教授名の医師主導臨床試験申請書には「本研究に関係するすべての研究者はヘルシンキ宣言および文部科学省と厚生労働省が共同で策定した『疫学研究に関する倫理指針』を遵守して本研究を実施する。本研究に参加する研究者は、研究対象者の安全と人権を損なわない限りにおいて本研究実施計画書を遵守する」と記載されていた。

しかし、他大学を中心とする臨床研究以外で行った腹腔鏡下肝切除術については、臨床試験審査委員会の事前審査を受けるなどの手続きを踏まないまま実施していた。その詳細を見ていくことする。

事前審査なしで行われた「学用患者」への手術

のちに院内調査委員会が発表した最終報告書によれば、保険適用外の手術と判断された五八例の腹腔鏡下肝切除術のうち三五例については費用を公的医療保険に請求しており、臨床研究として届け出をしたうえで先進医療（※筆者注＝保険適用外の診療部分は患者、それ以外の検査、入院費用などは公的医療保険に請求できる制度）として費用を請求したのが六例、「先進医療等開発経費」で処理し、大学が費用を負担（校費負担）したのが一七例あった。校費負担の一七例の中の一例は、臨床研究である先進医療として実施されていた。

「先進医療等開発経費」「校費負担」とは何を意味するのか。

筆者の法人文書開示請求に対して群馬大学が開示した「群馬大学医学部附属病院校費負担患者取扱規程」（一九七九年一〇月一日制定、一九九九年五月一日改正）によると、「校費患者」は以下のように定義されている。

> 附属病院で治療を行う患者のうち、教育・研究上極めて有意義と判断されるもの、又は教育・研究に協力することにより、当該患者に特別の精神的・肉体的負担をかけること等、その診療が特に医学の教育・研究に貢献するものと認められ、その診療に要する費用を国費で負担する患者をいう。

校費負担患者取扱規程は二〇〇四年四月一日の国立大学法人化と同時に廃止され、新たに「群馬大学医学部附属病院学用患者費用負担患者取扱規程」が制定される。その規程で「学用患者」は次のように定義された。

学用患者とは附属病院で診療を行う患者のうち、教育・研究上極めて有意義と判断されるもの、又は教育・研究に協力することにより、当該患者に特別の精神的・肉体的負担をかけること等、その診療が特に広く医学の教育・研究に貢献するものと認められ、その診療に要する費用を学用患者費用で負担する患者をいう(3)。

群馬大学によれば、この規定は二〇一〇年四月一日に廃止され、新たに「群馬大学医学部附属病院学用患者費用取扱内規」が制定された。その内規が、第二外科の腹腔鏡下肝切除術による一連の死亡事例が発覚する直前の二〇一四年四月一日に「群馬大学医学部附属病院先進医療開発等経費取扱内規」と名称変更された。第二外科が行った腹腔鏡下肝切除術一七例の費用を群馬大学が負担した当時は「学用患者費用取扱内規」によって手続きが行われていた。

この学用患者費用取扱内規は承認手続きについて、「診療科長は、学用患者として取扱うときは、患者又は親族若しくは後見人（以下「患者等」という。）の同意を得て、必要事項を記載した申請書を病院長に提出し、承認を得るものとする」と定めていた。承認申請のための「学用患者費用負担患者承認申請書」には、担当医師名、学用患者として費用負担をする期間、病名、申請理由、適用の範囲（検査名等）、負担の区分（診療の全額を学用患者費用とするか、保険診療における患者の窓口負担分のみを学用患者費用とするかなど）を記載することになっていた。患者や親族、後見人が同意したことを示す署名、捺印欄もあった。申請理由については、次の四つから選択することになっていた。

一．希少又は難治の疾患で、教育・研究に必要な症例のため
二．希少ではないが医学上重要な疾患で、教育・研究に不可欠な症例のため
三．普通一般的な疾患ではあるが、教育・研究に必要な症例のため
四．その他

また、学用患者費用取扱内規によれば、学用患者の診療が終了したときは、必要事項を記載した報告書によって病院長に報告し、患者の診療録等に学用患者の診療が終了したことを記録しなければならないとされていた。二〇一二年当時の「学用患者費用負担患者診療成果報告書」の書式によれば、「教育・研究に関しての協力・貢献等の内容」について、以下の一一項目から選んで報告することになっていた。

一．外来実習に協力した
二．病棟実習に協力した
三．臨床講義に協力した
四．卒後臨床教育に協力した
五．病因の解明に協力した
六．診断技術の向上に協力した
七．新しい検査法の開発に協力した
八．新しい治療法の開発に協力した
九．研究上必要な長期観察症例として治療・検査に協力した
一〇．予防医学の発展に協力した
一一．その他医学教育・研究に協力した

以上のような内規の記載内容や手続きに必要な文書の書式によれば、学用患者は、医学部の学生や医師免許取得後の研修医の教育だけでなく、新しい検査法や治療法の開発のための臨床研究の対象者として想定されていたことがわかる。その点では、岩手医大病院が中心となり、厚生労働省の先進医療として行われた「ラジオ波焼灼システムを用いた腹腔鏡補助下肝切除術」の臨床研究

と何ら変わるところはない。

筆者の法人文書開示請求に対して群馬大学は二〇一七年二月、学用患者として診療費を負担した「腹腔鏡下肝切除術」の承認申請書一七枚（日付は二〇一二年七月二日～二〇一三年一〇月一五日）を医師名や患者名などを黒塗りにして開示した。当初の三枚の承認申請書の「申請理由」欄には「先進的で高度な医療を進める上で、必要な症例のため」という申請者の書き込みがあり、通常の診療とは異なる、研究的な手術であるとの認識を持っていたことがうかがえる。

同じく筆者の法人文書開示請求に対して群馬大学は二〇一九年八月、学用患者として診療費を負担した「腹腔鏡下肝切除術」の診療成果報告書一五枚を一部黒塗りで開示した。二〇一七年に開示を受けた承認申請書では申請者名が黒塗りで開示されたが、診療成果報告書には、文書の作成者として第二外科の竹吉泉教授の名前が記されていた。

承認申請書と診療成果報告書を照らし合わせたところ、二〇一三年九月二五日と同年九月二八日に作成された承認申請書以外の承認申請書一五枚と、診療成果報告書一五枚の日付はいずれも同じだった。例えば、一番古い日付である二〇一二年七月二日付の承認申請書と同じ日付の診療成果報告書はいずれも、申請理由欄の「普通一般的な疾患ではあるが、教育・研究に必要な症例のため」と「その他」にチェックが入れられ、「その他」の後の（ ）内には手書きで「先進的で高度な医療を進める上で必要な症例のため」と記されていた。また、「適用の範囲」を記す欄にも同じく「『腹腔鏡（補助）下肝切除手術』による一連の治療」と記載されていた。前述した学用患者費用取扱内規の規定によれば、診療成果報告書は「学用患者の診療が終了したとき」に作成、提出するはずのものだが、これら開示文書に記されていた日付によれば、第二外科が「学用患者」に対して行った腹腔鏡下肝切除術一七件のうち一五件については承認申請書と診療成果報告書を同時に作成していた可能性がある。

学用患者費用取扱内規では、学用患者として診療を行う場合には病院長の承認が必要とされていたものの、当時の群馬大学病院は、診療科長の申請と事務手続きのみで、事前の倫理審査を受けないまま、新しい検査・治療法を開発するための医療行為を行うことが可能な体制になっていた。第二外科が「学用患者」に対して行った腹腔鏡下肝切除術一七件のうち一五件の承認申請書と診療成果報告書の日付が同じであったという事実は、事務手続きすら極めて形式的に行われていたことを示していると言えるかもしれない。

第二外科が腹腔鏡下肝切除術について学会発表したのは、第一回院内調査委員会が開かれる四カ月前の二〇一四年四月に京都市で開かれた第一一四回日本外科学会定期学術集会だった。第一回院内調査委員会の議事資料として提出された同学術集会の抄録には「腹腔鏡下肝切除は手技の工夫により概ね良好な結果と期待される」と記されていた。

同じく議事資料として提出されたのが、二〇一二年八月の「北関東医学」（北関東医学会発行）掲載の論文（二〇一二年五月一八日受付）だった。この論文は二〇一〇年から一年間に第二外科が行った腹腔鏡下肝切除術二〇件の実施状況（手術時間や出血量、合併症など）を報告するもので、筆者として竹吉泉教授ら一一人の名前が並んでいる。論文には、二〇例中二例に肺炎や肝不全の合併症が発生し、肝不全を発症した患者に対して血漿交換などの治療を行ったものの胆道感染症にかかり術後二カ月後に死亡したことが記されている。論文の「考察」の末尾には「教室の腹腔鏡下手術症例でも20例中2例に合併症がみられたが、通常の開腹手術でも起こる合併症であり、特に開腹手術に比べて多いとは考えていない」と記載され、「結語」は次のようにまとめられている。

腹腔鏡下肝切除は、当科においてもおおむね許容される結果であった。特に、腹腔鏡補助下肝切除は直視下に肝切除を行う手技であるため、小開腹手術という点で技術的困難さはあるものの、慎重に行えば開腹手術と遜色のない手術となりうる可能性がある。

だが、前述したように、第二外科が行った腹腔鏡下肝切除術では初年度の二〇一〇年度だけで二人の患者が死亡しており、論文掲載の内容とは異なる。北関東医学掲載の論文は院内調査委員会の調査が進められている最中の二〇一四年一一月三〇日、代表著者の竹吉教授が倫理審査を受けていなかったことを理由に撤回を申し出ることになる。二〇一五年になって同誌に掲載された撤回文は以下の通りである。

The KITAKANTO Medical Journal 2012; 2：255-259 に掲載された「教室で行っている腹腔鏡下肝切除術」の論文ですが、本来は臨床研究についてＩＲＢの許可を得るべきところ、これを怠って論文提出していたことが判明しました。

これは、投稿時の確認事項である「臨床研究や疫学研究、ヒトゲノム等のヒトに関する研究は、所属機関の倫理審査委員会等の許可を得て行った。」に反するものであり、深く反省してお詫び申し上げます。したがって、著者は上記論文を撤回いたします。なお、全ての著者は撤回に同意しております。

診療科内のガバナンスの調査を求めた外部委員

第一回院内調査委員会では、病院側が提出した議事資料に基づき、死亡症例の検討と外部委員からの意見聴取が行われた。のちに外部委員が了承した調査報告書に病院側が「加筆」したことなどが明るみに出て、調査のあり方をめぐり群馬大学病院は厳しい批判にさらされた。その結果、二〇一五年になって、改めて学外の第三者だけによる調査委員会が設置されることになる。その経緯は後述するが、外部委員が一堂に会した第一回院内調査委員会の議事要旨を見ると、第三者調査委員会がのちに検証することになる主要な問題点はこの時点で外部委員から指摘されていたことがわかる。

議事要旨は大きく三つの項目に分かれている。八人の患者の死亡症例の問題点などを記した「1．死亡事例の医学的検証」は、群馬大学がすべて黒塗りで開示したため、内容を確認することはできない。それ以外の二つは、第一回院内調査委員会を開いた時点で判明していた問題点を列挙した「2．本事例の問題点について――倫理的・手続き・医療安全の側面を含めて」と、調査の進め方などに関する意見をまとめた「3．病院としての今後の検証・対応など」である。前述したように、この中にはのちに第三者委員会が詳しく検証した問題点がほぼ網羅されているので、以下に全文を引用する（傍線は筆者による）。

2．本事例の問題点について――倫理的・手続き・医療安全の側面を含めて

1）診療科の体制

医療ミス、事故を防ぐ対応ができていないというよりは、手術リスクを軽減するための基本的な実務ができていない状態である。こういうチームに執刀させてよいのか、使用者責任が問われるのではないかと考える。

病院の外科診療の体制自体が大きな問題である。カンファや術前の審議が記載されていない、なぜなのか、いつからなのか、

科内のガバナンスはどうだったのかということを調査しないと、再発防止につながらない。

また、執刀医の経験、科が新しい技術にチャレンジする過程で、どのように医師を育てているのかといった指導体制の確認も必要である。

2）　手続的な問題

先端医療の遂行に際しては、手続き、医学的説明と同意文書、それで発生するリスクをチームで共有してモニタリングしていく、ということが手続きとして求められるはずだが、全くされていない。それはこの科だけの問題なのか、病院全体の問題なのか。群大の倫理綱領がどうなっていて、倫理審査のモニタリングがどのくらい行われているのかといったことも確認する必要がある。第二外科として治験や先端医療の申請を行っているのであれば、どういう手続きが必要かはわかっているはずである。

3）　問題認識について

インシデントとしての検討がされておらず、問題事例としての把握がされていない。病理解剖もとられておらず、当該科が問題と認識していない。病院として把握する体制が十分でないことも問題である。

4）　説明と同意（ＩＣ）の文書について

ＩＣの文書が旧式である。現在は説明書と同意書を分けて、ＩＣ文書を承認する委員会があるという体制が望まれる。同意書のひな形もＩＣ委員会で作成すべきである。説明同意書、何に同意したのかといった点をコントロールすることは、機能評価でも求められている。

5）　保険適応外の問題

保険適応外の手術は、肝臓外科の一般的な通念としても問題となっている。近年、多くの施設で行われているようであるが、明るみに出たら返金になる。大学はリーディングホスピタルであり、大学の水準、倫理が問われる。正当な手続きなしには行うべきではない。

3．病院としての今後の検証・対応など

1）　調査会のあり方について

調査会自体は医学的評価と事実確認を行い、そのうえで専門的な評価をする。報告書をもとに病院として判断し、それをもとに法的に判断というのがスタンダードな進め方である。今回の出来事は、きれいな手続きをするほど水準の高い話ではないと思われる。過失という言葉はきついが、執刀医レベルの問題か、チーム・病院レベルの問題か、いずれもあると思われる。本来求められる手順がどうであったのか、なぜできなかったのか、しっかり検証するのが第一段階である。

2）　医学的検証と病院の判断について

個々の問題はあるが、このミスが致命的、という指摘は現段階では難しい。全体としてのレベル、同じようなスタッフでこれだけのことが続けられていたということが問題である。これが、広い意味でのモニタリングというであり（原文ママ）、１例ずつの過失判断よりは、こういう体制下でハイリスクの治療をしてよいものかという根本的な問題が大きい。医療として、国立大学病院として責務を果たす体制になっていないことが問題である。

個別事例で因果関係はなかった、ミスではなかったで終わることではなく、広い意味でモニタリングしていれば防げたこと、軽減できたことと考えられる。こういう管理下では医療行為をしてはならないという重大な問題なのかの判断は難しい。

裁判になれば１例ずつの検証は問題になるが、通常、示談など自分たちの立場での判断もしている。全体として低水準と判断するのか、１例ずつの検証なのか、大学としての判断となる。

3）　患者対応について

個人情報にアクセスする際には、疑義が上がっている。病院として調査会を開催するという説明は、本来こういう調査会の前に行うべきである。複数の患者に対応するときに、家族がどういう対応をするかを想定したり、コントロールしたりしながら行うべきである。患者があとから知った時に、こういうことも調べてほしかったと言ってくることが想定され、最初の段階で共有しながら進めるほうがダメージが少ない。もちろん、最初の時点では問題の程度がわからないので、専門家を招いて聞いた、その結果問題ありと判断したから説明する、という選択はあるが、これがぎりぎりの時期である。本来、病院として重大と認識した時点で共有すべきである。

これまで患者家族とのトラブルがないというのは、事実を説明していないということであり、説明すれば当然トラブルになりうる。

4）公表について

複数の家族に話した時点で社会的に説明責任が発生しているので、過失が明らかで重大なことがわかった時点で速やかに行うべきである。調査を終えたのちという考え方もあるが、リスクとしては漏れるかもしれない、なぜ調査会でわかっていたのにと疑われるかもしれないという点がある。最後にするのか、わかった時点でするのかは大学の判断である。

5）当該科への対応

診療体制、意思決定システムがどうなっているのか、なぜそれが長期に続いているのかは、書き起こしていくべきである。特に、科長としてのコントロール、一医療人として、責任者としてのガバナンスについては、しかるべき立場の人から、なぜこういうことになっていたのかという指導が必要である。厳しい意見がでているがしっかり伝える必要がある。

報告書に関しては草案を作り、主治医チームにも確認する。事実誤認があってはいけない。

6）その他

医療安全的には、システマティックに手術リスクを図っていくためのいくつかのバリアが存在するはずだが、それがなぜ機能していないのかということが問題である。

長期間止められなかった理由を検証するとともに、ここでよく止めたと考えるべきである。うまくいったことを生かすという考え方であり、最後にどうやって止まったかを検証するとよい。ほかでも起こりうることと思われる。

以上の審議を受けて、院内で今後の方針を検討する。

遺族への説明なしに始まった調査

院内調査委員会は二〇一五年三月に最終報告書を公表することになるが、その報告書は八人の死亡患者それぞれの事例検証を中心に記述されており、問題点は列挙されているものの、その原因や背景要因について踏み込んだ検証が行われたとは言い難い。その後に設置された第三者調査委員会がまとめた報告書（二〇一六年七月二七日付）はこの点について、「本来、この事故調査で明らかにしなければならなかったことは、腹腔鏡下肝切除術における複数の死亡事例が、長年にわたり多くの医療者によって認識可能であったにもかかわらず、その原因究明がなされないまま、対策もとられてこなかったのはなぜか、という点であった。前調査委員会（※筆者注＝院内調査委員会を指す）の報告書においては、個別事例の検証を中心とした内容となっており、上記の視点を欠いた内容では不十分であり、さらに『過失があった』と繰り返し記述されていたために、その重要な核心部分を欠いていた点については全く注目されなかった」と批判している。すでに述べたように、院内調査委員会の第一回委員会では、第三者委員会の報告書が指摘したような、事故調査に必要な「視点」は外部委員会から提示されていた。

ちなみに外部委員の一人で、二〇一五年に設置された第三者調査委員会にも参加することになる長尾能雅氏は第一回院内調査委員会の開催前から遺族への説明の必要性を群馬大学病院側に伝え、第一回の委員会でも、調査の実施について遺族の同意を得る必要性があることを指摘し、公表も検討すべきとの意見を述べた。しかし、病院側はその意見をそのまま採り入れることはしなかった。調査の開始に当たって遺族に説明をしなかったのはなぜなのか。

当時の病院長である野島氏は筆者の取材に対し、こう振り返った。

「調査を始めようとした時点では、調査対象になった八人の患者さんのご遺族からは何らのクレームもなかったので、ある程度調査を進めないと説明ができない、問題点を明らかにしてから説明したほうがよい、と考えた。その段取りについては外部委員にも理解をいただいたと認識しているが、結果的に、ご遺族への説明よりも新聞報道が先行することになり、ご遺族に不信感を与えてしまったのは反省すべき点だと思う」

第一回院内調査委員会の六日後の九月三日に開かれた病院内の会議で、第二外科の肝胆膵手術は停止させるべきであるとの結論に至り、翌四日に野島病院長が第二外科の竹吉教授にその結論を伝えた。

群馬大学病院は九月と一〇月に一回ずつ院内調査委員会を開いた。九月一七日の第二回委員会では第二外科の竹吉教授ら同科の複数の医師からヒアリングを行い、一〇月一六日の第三回委員会では肝臓手術を専門とする第一外科の医師にも加わってもらい、検討を行った。同月二三日、野島病院長や院内調査委員会の峯岸委員長らの打ち合わせで、（一）中間報告書を作成する準備を進め、それに合わせて死亡した患者の遺族を訪問する、（二）調査結果を予備調査として公表する——という方針を確認した。

中間報告書や遺族を訪問する際の説明文書、公表用の文書などの内容は一一月一一日までに固まった。翌一二日、読売新聞の記者が病院に取材に訪れた。記者が腹腔鏡下肝切除術での複数の患者死亡を把握していることを知った病院は死亡した患者の遺族への訪問や公表の準備を急ぐことを決め、一三日に病院の担当者が遺族の一人を訪問し、経緯を説明した。

一一月一四日、読売新聞が「腹腔鏡手術後8人死亡／高難度の肝切除　同一医師が執刀／群馬大病院」と一面トップで報道した。記事は、死亡した八人が受けた手術が保険適用外であるにもかかわらず、第二外科が病院の倫理審査委員会に臨床研究として申請していなかったことや、病院が第二外科の肝胆膵グループの全手術を停止していることに触れていた。記事には、次のような病院総務課長の談話が載った。

「倫理審査を受けずに治療したことは問題で、あってはならないことと重く受け止めている。院内で様々な側面から調べており、まとまり次第、ご遺族や社会にきちんと説明し、さらに本格的な調査をしたい」

新聞報道受けて開いた記者会見

読売新聞の報道を受け、群馬大学病院は一一月一四日に急きょ記者会見を開いた。朝日新聞は翌一一月一五日付朝刊で次のように報じた。

病院によると、執刀したのは第2外科助教の40代男性医師。2010年12月～今年6月、第2外科で92人が肝臓の腹腔鏡手術を受けた。そのほとんどは男性医師が執刀した。このうち、肝臓がんなどの60～80代の男性5人、女性3人が手術後に容体が悪化し、２週間から１００日以内に、敗血症や肝不全などで死亡した。手術と死亡の因果関係は「調査中」という。

野島美久院長は１４日、群馬県庁で記者会見を開き、病院の組織的な対応の不備を認め、「遺族に心より深くおわび申し上げたい」と謝罪した。

亡くなった８人の手術を含む５６人の手術は、高難度の「区域切除」など保険適用外だった。事前に患者や家族に危険性などを説明し同意を得ることに加え、内規で定める臨床試験審査委員会の審査を事前に受ける必要があった。さらに今年度からは、学術性の高い手術以外は新たに設けた臨床倫理委員会に申請するように制度が変更された。だが、死亡した８人を含むほとんどの手術について、男性医師は事前申請をしていなかった。病院の調査に「認識が乏しかった」と説明しているという。

野島院長は「病院の審査組織で審査、検証するべきだが、手続きがなく把握が遅れた。体制上の大きな問題だと認識している」と話した。

さらに、病院は男性医師が執刀した患者のカルテに、患者本人や家族に事前に説明した内容が十分に記されていなかった点も問題視。患者や家族に聞き取りし、調査委員会で調べる。

男性医師が、比較的規模の大きい肝臓手術の際に行う事前検査をしていない場合があったことも確認された。男性医師は「通常の検査で十分だと判断した。甘かった」と話しているという。病院は、調査委員会の結果を今年度内にまとめる方針だ。

筆者の法人文書開示請求に対し、群馬大学はこの日の記者会見の概要を記録した文書を開示した。それによると、野島病院長ら病院関係者と記者との間で保険適用外手術の事前審査について以下のようなやりとりがあった。

Ｑ　この倫理委員会は保険適用外手術の実施のために設けられたものか。

Ａ　臨床倫理委員会はこのようなケースも対象としているが、このほかのさまざまな審査を行う機関である。またこの他に、

ＩＲＢや各種臨床研究倫理審査委員会などがある。

Q　保険適用外手術はすべて倫理審査を通っているのか。

A　全てではないが、高難度の手術や侵しゅう性の高い治療では、倫理審査を行っている。

Q　腹腔鏡の手術を積極的におこなっていたようだが、保険適用外の実施をどの程度把握できていたのか。

A　申請されないと把握ができないが、そのための周知等の取り組みが足りなかった。

Q　病院長や医療安全部長は把握できていなかったか。

A　今回の８例は把握した後に、委員会を設置した。

Q　本来必要な手続きは。

A　この手術が行われていた期間では、ＩＲＢに申請をいただくべきであったが、申請されていなかった。臨床倫理委員会で保険適用外を審査する体制が最近整ったものであったため、当時ではＩＲＢで申請いただくしかなかった。

Q　ＩＲＢの正式名称は。

A　臨床試験審査委員会である。

Q　診療科長にも聞き取りはされているのか。

A　認識が甘かったと語っている。ＩＲＢとして申請されており、その中に診療科長は全て含まれていると考えていたようだ。

Q　執刀医の聞き取りについて

A　申請していないことは認識していたが、申請手続きをおこなって行わなければならないということの認識が甘かった。決して故意ではない。

Q　同じように申請しなければならないのに、申請していない他の医療チームはあるのか。

A　今回の発覚後確認したが、確認した限りそのようなチームはない。

Q　先進医療で出てきた他の施設とは

Ａ　他大学である。

Ｑ　８例はＩＲＢに申請されていたら通っていたか。

Ａ　先進医療のプロトコルに適合するかどうかの問題があるが、そこまでは確認できていない。

Ｑ　今回の８例はすべて区域切除か。

Ａ　さまざまなケースがある。もうすこし大きなものである。区域を複数取ると右よう（※筆者注＝肝臓の右側ほぼ半分を占める「右葉」を意味する）切除などもある。

不明確だった倫理審査体制の見直し

この質疑応答に出てくる臨床倫理委員会、臨床試験審査委員会（ＩＲＢ）とはいかなる組織なのか。群馬大学病院が「臨床倫理委員会で保険適用外を審査する体制が最近整ったものであったため、当時ではＩＲＢで申請いただくしかなかった」と説明しているように、第二外科で腹腔鏡を用いた保険適用外の肝臓手術が行われていた当時、両者の役割分担は必ずしも明確になっておらず、事前審査に関する現場への周知も徹底されていなかったようだ。それは、すでに紹介した第二外科の腹腔鏡下膵頭十二指腸切除術が事前審査なしに開始され、二〇一三年になって医師主導臨床試験としてＩＲＢの審査を受けたことからもわかる。

筆者の法人文書開示請求に対して群馬大学が二〇一七年二月に開示した「群馬大学医学部附属病院臨床試験審査委員会内規」（二〇〇四年四月一日制定）によると、臨床試験審査委員会は「臨床試験の実施に関し、倫理的及び科学的観点等」から、（一）目的、計画及び安全性の確認、（二）研究上の価値、（三）臨床試験責任医師及び臨床試験分担医師の適格性、（四）被験者の健康被害に対する補償措置、（五）被験者への説明及び同意文書、（六）終了報告、（七）その他臨床試験の実施に関する必要な事項――に関することを調査・審議することになっていた。第二外科の腹腔鏡下肝切除術による一連の死亡事例が院内で把握されてから約半年後の二〇一四年一二月九日の改訂によって、委員会の役割は「企業治験、医師主導治験、製造販売後調査等及び投薬や手術、侵襲を伴う検査などの医療行為に関わる研究並びに保険適用外の診療行為に関わる研究」の実施に関して調査・審議を行う機関となった。

一方の臨床倫理委員会は、筆者に開示された二〇一〇年一月一日制定の「群馬大学医学部附属病院臨床倫理委員会規程」では、「病院長の諮問に応じ、臨床現場における倫理に関する事項（終末期医療に関する事項を含み、臨床研究に関する事項を除く。）について、社会的・医学的観点から審議する」ことが任務として定められていた。群馬大学病院は第二外科の腹腔鏡下肝切除術による一連の死亡事例が永井弥生医療安全管理部長の予備的な調査で発覚し、野島美久病院長に報告された八日後の二〇一四年七月八日にこの規程を改訂し、「必要に応じて専門委員会を置くことができる」という条文を追加した。ただし、専門委員会の設置は、第二外科腹腔鏡下肝切除術による一連の死亡事例がわかる前から決まっていたものだった。

筆者の法人文書開示請求に対して群馬大学が二〇一九年一〇月に一部黒塗りで開示した「群馬大学医学部附属病院臨床倫理委員会議事録」（二〇一四年六月六日開催）によれば、この日の臨床倫理委員会で「必要に応じて専門委員会を置く」という同委員会規程の改正が了承されている。

臨床倫理委員会専門委員会の第一回会議が開かれたのは、腹腔鏡下肝切除術死亡事例の院内調査委員会の初回が開催される前の二〇一四年八月一九日である。筆者の法人文書開示請求に対して群馬大学が二〇一七年四月に一部黒塗りで開示した同日の専門委員会議事録によれば、この日の会議では主に、集中治療室（ＩＣＵ）での治療によっても救命が困難な六〇代の女性患者への対応をどうするか、が討議された。この時点では、主に終末期医療への対応が必要な場合や、「臨床現場で対応困難と考えられた場合」などに専門委員会を開催することが想定されていたことがわかる。

同じく群馬大学が開示した臨床倫理委員会専門委員会第二回会議（二〇一四年一〇月七日）の議事録によれば、委員の一人だった永井医療安全管理部長が同委員会の新たな役割について以下のような説明を行い、実施が確認されている（傍線は筆者による）。

・終末期医療やＩＣＵの治療困難事例に関する討議の場として臨床倫理委員会があるが、外部委員参加の規定等があり、現場の問題に対する迅速な対応が難しい。このため、臨床現場での問題の討議の場として、各診療科に委員を依頼し、臨床倫理専門委員会を立ち上げることとなった。

・これに加え、新規の先進的・侵襲的医療行為の審査やモニタリングを行う機関がなかったことが問題として認識され、この承認も本委員会でお願いすることとなった。ＩＲＢ審査が臨床研究を対象とするのに対し、本委員会での審査はあくまで診療の一環として行う場合を対象とする位置づけである。あまり煩雑とならないようにしたいが、手続き方法等についても今後意見をいただき検討、改善していきたい。

・さらに、同意書の統一化を進める方針であり、その承認を本委員会で行う体制を考えている。

このように群馬大学病院は第二外科の腹腔鏡下肝切除術死亡事例に関する調査を進める一方で、新規性や難度の高い医療行為の事前審査を行うためのルールや組織を整備していった。

筆者の法人文書開示請求に対して群馬大学が二〇一七年四月に開示した二〇一四年度の臨床倫理委員会専門委員会議事録によると、読売新聞の報道によって第二外科の腹腔鏡下肝切除術による一連の死亡事例が明るみに出る二〇一四年一一月一四日までに計五回の臨床倫理委員会専門委員会が開かれ、そのうち第二回（一〇月七日）、第三回（一一月四日）、第五回（一一月一二日）で、新規性や難度の高い医療行為の事前審査を行っている。筆者の法人文書開示請求に対して群馬大学は二〇一九年七月、臨床倫理委員会専門委員会で実際に審議された医療行為の申請書や実施状況報告書を一部黒塗りで開示した。その一つは、読売新聞の報道の二日前の二〇一四年一一月一二日に循環器内科が実施した、重症の慢性血栓塞栓性肺高血圧症の患者に対する経皮的肺動脈形成術（ＢＰＡ）に関する文書である。

「先進的・侵襲的な新規医療行為　臨床倫理専門委員会審査申請用紙」という申請書には、ＢＰＡの実施方法が記され、群馬大学病院での実施経験はないものの、他の大学病院などで一〇〇例以上行われ、「有効性が示されている」と記されていた。また、公的医療保険が適用されないため、校費を申請することも記載されていた。この治療が行われた翌日の一一月一三日付の「実施報告書」によると、ＢＰＡの実施実績がある慶応大学の循環器内科医師の指導を受けながら実施したことがわかる。報告書には「ＢＰＡの手技は専用の特別なデバイスが必要なわけではなく、通常の末梢血管インターベンションのデバイスで治療可能。手技自体は平易なため、インターベンション専門医と指導医の資格を有していれば術者として問題ないと思われる。また、通常のＢＰＡは数日にわたって複数回こまめに行うため、初回の治療から5日後に2回のＢＰＡを行うことは通常のケースと同様である。また、

5日後に施行することも指導医からご教授いただいたものである」と記載されていた。

群馬大学病院は当時、厚生労働省医政局地域医療計画課長宛てに「腹腔鏡手術後における患者死亡に関する改善報告書」を提出したとみられる。群馬大学が二〇一九年七月に筆者に開示した同名の文書に日付はないが、記載内容から、一一月一四日の記者会見の前後に作成、提出したものと思われる。その報告書には第二外科の一連の死亡事例で明らかになった、有害事象の院内報告の不徹底や不十分なインフォームド・コンセント、保険診療制度の理解不足などについてどのような対応策を立案、実施（予定）しているかがまとめられている。その中には「新規もしくは高難度の医療行為導入時における指導、審査、認定方法の不備」の対応策として次の四点が記されていた。

一．ＩＲＢを始め各種審査委員会の規程を見直し、審議対象を明確に定める。

二．医師等が倫理審査適応を自己判断が簡便にできるようにフローチャートを作成し、届け出すべき委員会とその手続きが分かりやすいようにする。

三．臨床試験には該当しないが、先進的侵襲的な医療行為の審査機関として、臨床倫理委員会に専門委員会を設置する。

四．臨床倫理委員会専門委員会で承認した医療行為についても実施結果の報告を義務付け、検証する体制とする。

この改善報告書には、すでに五回の臨床倫理委員会専門委員会が開催され、四件の医療行為が申請、承認されたことや、実施報告書が三件提出されていること、今後ＩＲＢ（臨床試験審査委員会）との審査対象の違いを明確にしていく予定であることも記載されていた。群馬大学病院は二〇一四年一二月九日、前述の臨床試験審査委員会内規の改訂と同時に、臨床倫理委員会規程を改訂し、その第二条で委員会の任務を次のように定めた。

委員会は、病院長の諮問に応じ、臨床現場における倫理に関する次の各号に掲げる事項（臨床研究に関する事項を除く。）について、社会的・医学的観点から審議する。

（１）終末期医療に関すること。

（２）保険適用内の医療行為ではあるが、高度侵襲的など特に倫理審査を要すると判断されたもの。

（3）保険適用外であるが、生命維持のために必要かつ緊急性を要する医療行為。
（4）説明・同意文書に関すること。
（5）その他臨床現場における倫理に関すること。

調査結果と改善策を発表

このように新規性や難度が高い医療行為の審査ルールを整えていった群馬大学病院は一二月一九日、記者会見を開き、院内調査委員会の中間報告書（二〇一四年一二月九日付）の内容と改善策を発表した。二〇一〇年一二月から二〇一四年六月までの四年間に第二外科で実施された九二例の腹腔鏡下肝切除術のうち五八例（それまでの説明では五六例）が保険適用外の手術である疑いがあり、そのうち八人の患者が術後四カ月以内に亡くなっていたことを明らかにした。群馬大学が記者会見で配った資料には、それまでに計四回開催された院内調査委員会の検証で指摘された問題点として次の五点が記されていた。


一．新規医療技術の導入に際し、診療科として組織的取組が行われていなかった。

二．術前評価が不十分であり、過剰侵襲から予後を悪化させた可能性が考えられる。

三．手術に関する説明同意文書の記載が不十分であり、適正なインフォームドコンセントが取得できているか確認ができなかった。

四．院内の報告制度は確立されているが、診療科から報告がなされておらず、病院として問題事例の把握が遅れた。

五．保険診療制度に対する理解が浅く、不適切な保険請求がなされた。


記者会見の一週間前に厚生労働省に提出された改善報告書の内容も説明された。すでに述べた「新規もしくは高難度の医療行為導入時における倫理審査体制の整備」のほか、入院期間中の予定外の再手術や手術関連死亡、退院後七日以内に生じた合併症で再手術などが必要になる事例、集中治療室（ＩＣＵ）への入室期間が二週間を超える事例、急変や予定外手術による緊急ＩＣＵ入室事例といった「問題事例」を早期に漏れなく把握するための院内ルールの変更や、患者への説明同意文書の記載内容、書式の院内統一と説明同意文書の承認制度の導入、医療安全管理部の医療の質・安全管理部への改組、ナンバー外科診療体制の廃止と臓器別外科診療科への再編成などが含まれていた。

院内調査委員会の最終報告書（二〇一五年二月一二日付）が発表されたのは、二〇一五年三月三日だった。中間報告の発表後、第二外科の腹腔鏡下肝切除術の実施例一例が新たに確認されたことから、二〇一〇年一二月〜二〇一四年六月に同科で行われた腹腔鏡下肝切除術の総件数は九三例で、手術関連死亡はいずれも保険適用外の手術を受けた八人だった。八人に関する「術後経過」は以下のように報告書に記載されていた（患者を示す数字の後は診断名）。

患者1（肝細胞癌）術前診断は、C型肝炎、肝硬変。手術翌日から腹腔内出血があり輸血、その後ビリルビン上昇があり、5日目以降は12〜14mg／dℓと高値が持続した。重症胆管炎から敗血症、出血傾向、ショックとなり、術後66日目に多臓器不全で死亡。

患者2（肝細胞癌、胆管内腫瘍塞栓）術中出血が2801mℓと多かった。術後8日目に腹腔内出血で出血性ショックとなり、血管塞栓療法で治療。その後も血漿交換、透析等で治療を行う。肝機能、腎機能ともに著明な改善なく、肺炎も重篤化し、多臓器不全の状態で術後26日目に死亡。

患者3（悪性リンパ腫）術前診断は、ステロイド抵抗性の炎症性偽腫瘍。術後に急性呼吸促迫症候群を発症、人工心肺装置などで救命を図るが、多臓器不全となり、36日目に死亡。手術標本の病理診断は悪性リンパ腫であった。

患者4（転移性肝癌）術前は下垂体ACTH産生腫瘍のためACTH異常高値の状況。手術後に血圧と脈拍の変動が強くなり、出血が多くICUへ入室。術後8日目より肺炎兆候があり、肝機能が悪化し、血漿交換を行う。肺炎は改善せず術後17日目、多臓器不全の状態となり死亡。

患者5（胆管細胞癌）腹水が持続していたが術後20日目に退院。退院後6日目に腹部膨満にて救急外来受診、腹水排液後帰宅するが、翌日自宅で意識消失、救急搬送されたが同日死亡確認。

患者6（肝門部胆管癌）術後に胆管空腸吻合の縫合不全による感染をきたし、その制御が困難となる。重症胆管炎が制御できず、肺炎、カンジダ敗血症を合併し、術後97日目に死亡。

患者7（肝細胞癌）術後１５日目から胆管空腸吻合部の遅発性縫合不全のため腹腔内出血を発症、肺炎の遷延や消化管出血を繰り返し腎障害が進行、制御困難となる。多臓器不全の状態となり、術後５９日目に死亡。

患者8（肝細胞癌）術前診断は慢性C型肝炎、肝硬変。術後に大量の腹水、胸水、が持続した。術後４２日目に肝機能、腎機能ともに急激に悪化。術後４６日目に出血傾向、呼吸状態、肝機能の悪化、心不全など多臓器不全の状態で死亡。

手術関連死亡の割合は腹腔鏡下肝切除術全体に対しては八・六％（八／九三）、保険適用外手術（五八例）のみで解析すると一三・八％（八／五八）だった。最終報告書には、群馬大学病院の死亡事例が明るみに出た後に関係学会が行った調査の結果も記され、以下のように、群馬大学病院との対比が行われている。

２０１５年1月１５日に発表された日本外科学会と日本消化器外科学会合同による緊急調査結果（速報）によると、全国２２３６施設で１１９８例に実施された保険適用外の腹腔鏡下肝切除術の死亡率は2・27％であった。一方、附属病院第二外科における死亡率は13・8％（８／５８）である。また、上記全国調査における「外側区域を除く1区域以上の肝切除術（＝腹腔鏡保険適用外）」における腹腔鏡手術の割合が5・1％であるのに対し、附属病院第二外科では２０１０年12月以降に実施された同手術の５０％以上が腹腔鏡で行われており、他施設に比べてかなり積極的に腹腔鏡手術を導入してきたと言える。患者背景が異なることから、附属病院第二外科の成績が全国成績に比して不良であるとは直ちに結論できないが、新規治療の積極的な推進に際し、診療科として安全確保への配慮が足りなかったと推察される。特に、導入後1年未満に4例の死亡例が認められたことは重視される。死亡例が続いた早期の段階に診療科で問題意識が生まれ、十分な検証と対応策が立てられるべきであったが、その形跡が認められなかった。難度の高い手術が多い肝胆膵外科領域で、チームの構成員は2名のみであり、回診やカンファレンスで十分な審議が行われず、卒後２０年の当該主治医が全ての診療を担っていた。他からの意見や批判を受けることなく、閉鎖的診療体制が続いていたことが、事故の背景因子として存在すると考えられる。以上のことから、主治医はもとより、新規治療を導入する上での診療科長の管理責任は重大である。

保険適用外手術が多数行われた経緯について最終報告書には次のように記載された。

主治医は、開始当初、腹腔鏡下で行うのは肝臓の脱転（※筆者注＝手術のために臓器を動かすこと）のみであり、（腹腔鏡補助下の）開腹手術として保険請求することに問題はないと考えていた。その後、事務からの指摘を受けて、病院の先進医療等開発経費（病院の校費）で申請を行った。その後、内側区域等の切除も部分切除として請求が可能との解釈を行い、保険請求を行っていた。

保険適用外の侵襲的医療行為を審査する体制として、附属病院には臨床試験審査委員会（ＩＲＢ）が設置されているが、先進医療として実施した多施設共同の「ラジオ波焼灼システムを用いた腹腔鏡補助下肝切除術」を除いてはＩＲＢへの申請はなされなかった。保険適用外の新規手術は臨床試験として実施するという意識が診療科に欠けていた。実施症例をまとめて学会報告や論文発表をしており、臨床試験としての認識のもとにＩＲＢに申請すべきであった。

医師の認識が不十分であった背景について最終報告書は「倫理審査体制」という項で次のように述べている。

人を対象とした医学系研究若しくは臨床研究を審査する組織として、群馬大学には、ヒトゲノム・遺伝子解析研究に関する倫理審査委員会、臨床試験審査委員会（ＩＲＢ）、臨床研究倫理審査委員会、附属病院臨床倫理委員会などが設置されている。それぞれの規程に対象とすべき研究内容が記載されているが、十分に理解・周知されているとは言い難く、各研究者の判断に委ねられている現状であった。

事故の背景要因には踏み込まず

最終報告書に記載された八人の患者の個別検証結果では、術前の検査や検討が十分でなかったといった評価がくだされた。特記すべきは、すべての患者について「手術前のインフォームドコンセントにおいて、代替治療の選択肢、合併症や死亡率の具体的データが示された記録がないことから、不十分な説明であったと判断した」と記され、いずれのケースについても「過失があったと判断される」と記載されたことだった。

すでに述べたように、二〇一四年八月二八日に開催された第一回院内調査委員会で外部委員から「病院の外科診療の体制自体が大きな問題である。カンファや術前の審議が記載されていない、なぜなのか、いつからなのか、科内のガバナンスはどうだったのかということを調査しないと、再発防止につながらない」と、調査方法についての注文が出されていたが、全文一一ページの最終報告書を読む限り、問題点は列挙されているものの、院内調査委員会がその原因や背景要因について踏み込んだ検証を行ったとは言い難い。

院内調査委員会の最終報告書を発表した記者会見ではこのほか、第二外科が腹腔鏡を用いないで行った肝臓の開腹手術での一〇例の死亡事例に関する事故調査の過程で、死亡した患者一人の生命保険の診断書に誤った病名を記載していたことが明らかにされた。

記者会見で配布された資料によると、その患者は第二外科が腹腔鏡下肝切除術を導入する三カ月前の二〇一〇年九月に開腹手術を受け、手術から三日目に容体が急変して亡くなった。主治医は術前検査の結果から「胆管細胞癌」と患者に説明していたが、死亡から約一〇日後に摘出標本の最終病理診断結果が病理部から報告され、手術前に予想していたがんではなく、「非腫瘍性肝のう胞」と診断された。第二外科はこの病理診断結果をただちに遺族に報告・説明せず、術後二カ月後の同年一一月に主治医が作成した生命保険の診断書には、最終病理診断ではなく、当初の診断であった「胆管細胞癌」と記載していた。

群馬大学病院は「極めて重大な問題」と認識し、二〇一四年九月から第二外科肝胆膵チームの手術をすべて中止した措置に続き、竹吉泉教授の第二外科診療科長業務の停止と、執刀医の一切の診療行為を停止したことを明らかにした。

筆者の法人文書開示請求に対して群馬大学が二〇一九年八月に開示した「記者会見概要」によれば、野島美久病院長らが出席した会見では、群馬大学病院が二〇一五年四月から実施するナンバー外科・内科診療体制の廃止と外科、内科総合診療センターへの統合（病院長の指名によりセンター長を配置し、その統括下に外科六つ、内科八つの臓器別診療科を設置）という改善策に関連して、「ナンバー制の由来と問題点を具体的に」説明するよう求める質問が出た。これに対し病院側は次のように答えた（元号表記の後の西暦は筆者による）。

「昭和19年（1944年）に附属病院がスタートして当初は10の診療科でスタートしているが、当初は外科が1つとしてスタートしていた。しかし、昭和28年（1953年）に第二外科が成立した。内科についても10年後に第二内科、20年後に第三内科が成立した。ある程度歴史のある病院では、同じような形で進められてきた経緯がある。しかし、最近になって他の病院等でも臓器別の診療体制に移行してきている。当院について、標榜科としては、臓器別になっていたが、実質的な指揮命令系統についてはナンバー制で行われており、これが閉鎖的な診療体制の原因と理解している。同じ臓器の病気でありながら、異なる指揮命令系統で、様々な手術適用・術式・プロトコルなどが別個の基準で行われていたことが、ナンバー診療科の問題である」

群馬大学病院では、第二外科の腹腔鏡下肝切除術による一連の死亡事例が発覚する前に、第一外科と第二外科が別々に生体肝移植手術を行っていた問題が表面化し、その時点でナンバー外科の弊害が指摘されていたが、抜本的な改革には結びつかなかった。生体肝移植手術の問題については後述する。

会見では、執刀医の診療の問題点や医師としての資質をめぐる次のようなやりとりもあった。

Q　カルテに診断内容が書かれていない理由を執刀医はどう答えているか。

A　日常業務が忙しく、ペース配分を誤ったと述べている。さぼっていた訳ではないとのことである。

Q　診療録の記載不備によって因果関係が不明瞭になっているのでは。

A　外科手術と死亡との因果関係の判断は難しいものであり、十分に記載があったとしても因果関係がすべて分かるというものではない。しかし、記載が乏しいことで、診療医がなぜこのような医療行為を行ったかということについて再構築できないとは考えられる。

（略）

Q　今回の8人の死亡事例には過失があったということだが、その過失によって死亡したという認識で良いのか。

Ａ　死亡につながる決定的な明確なミスがあったわけではない。しかしながら、術前評価・手術・術後管理と様々なステップにおいて、何らかの問題のある行為が行われていた。その総合的なことが結果に影響していると考えている。死亡に影響を与えた可能性があるとは考えている。

（略）

Ｑ　術前・術中・術後において問題があるとのことだが、医師としての技術や適正・能力に問題があったのではないか。

Ａ　少なくとも調査委員会の中で「医師として能力に問題がある」という表現で問題を指摘はしていない。病院も同様に考えている。総合的な問題と考えている。

（略）

Ｑ　主治医の年齢と経験年数は。

Ａ　４０代で２０年と少しである。

Ｑ　執刀医がこのような高難度の手術をしなければならなかったのはなぜか。

Ａ　腹腔鏡による患者メリットを考えて、執刀医や診療科がベストと考えていたからである。

Ｑ　結果的に異なる病名の診断書を作成したり、問題が起きても振り返りを行っていなかったりと問題があるように思えるが、病院長個人としてはどのように考えているか。

Ａ　医師としての適格性に問題があると判断したため、診療停止を申し渡している。調査委員会においても、技術的な面の指摘を受けている。

調査委員会の運営と報告書への批判

最終報告書の公表から間もなく、院内調査委員会に加わった外部委員が初回の会合にしか呼ばれなかったことや執刀医からの聞き取り内容を外部委員に伝えていなかったことが明るみに出て、調査方法や委員会の運営に疑問の声が上がった。さらに、死亡した八人の患者の診療経過を検証した結果として、すべてのケースについて「過失があったと判断される」と最終報告書に記載した部分は、外部委員に了承してもらった最終報告書案にはなく、外部委員の確認後に病院の判断で追記したものであることがわかり、群馬大学病院は外部委員だけでなく、他の医療関係者からの厳しい批判にさらされることになった。

最終報告書の公表から一カ月後の二〇一五年四月二日、群馬大学病院は院内調査委員会の会合を開催し、その後に記者会見を開いた。それを翌三日付の朝日新聞朝刊は以下のように伝えた。

> 群馬大病院（前橋市）で腹腔鏡を使った肝臓切除手術を受けた患者8人が死亡した問題で、病院は2日、事故調査委員会の最終報告書の内容について、再検討すると発表した。3月に公表した最終報告書は執刀医からの聞き取り内容を学外委員に伝えないなど不備が指摘されていた。病院と診療科の管理体制を検証する委員会も別途立ち上げる。
>
> 病院は2日夜、記者会見を開いた。同日あった調査委の会合で、執刀医からの聞き取りの結果などを全て学外委員に見せて改めて意見を求めることを決めたという。そのうえで、最終報告書を修正する必要があれば追記するとした。
>
> 病院は最終報告書で8人全員の診療に「過失があった」とした。しかし、「過失があった」という部分は病院が独自に判断したもので、原因究明を目的とする調査委の報告書として不適切として、削除することにした。過失があったとする病院の考えは変わらないという。
>
> また、病院は2日、8人の手術を執刀した40代男性医師から病院と調査委に上申書が提出されたことを明らかにした。最終報告書で8人全員について「インフォームド・コンセントが不十分だった」とされたことについては「時間をかけて説明していた」と反論。手術前の検査についても一部は実施したと主張しているという。病院によると、男性医師は3月末に退職したという。

この記事にある、執刀医（須納瀬豊医師）から病院と調査委員会に提出された文書について筆者が群馬大学に法人文書の開示請求をしたところ、群馬大学は二〇一九年七月、「平成27年3月30日」の日付が入った「提出書」という文書を、医師名を黒塗りにして開示した。この文書には、「事故調査報告書に対する反論」及びその別紙「患者別事故報告」（1）～（8）と「上申書（診断書作成に関して）」が付いている。「事故調査報告書に対する反論」と別紙「患者別事故報告」は合わせて三八ページにのぼる。須納瀬医師はその中で、診療録の記載が乏しいことについては「反省すべきと考えております」と記しているが、最終報告書の指摘の多くに対して反論を展開した。このうち、最終報告書で「保険適用外の侵襲的医療行為を審査する体制として、附属病院には臨床試験審査委員会（ＩＲＢ）が設置されている」と記されている点については以下のように主張している。

本院所定のＩＲＢ申請手順書には「保険適用外の侵襲的医療行為をＩＲＢに申請をするように」とはされていません。厚労省の「臨床研究に関する倫理指針」も同様であり、保険外適用手術（原文ママ）だからＩＲＢへの申請が必要とはされていません。加えて、倫理審査の申請根拠となるのは同指針ですが、これは法令等に根拠があるものでもありません。

また、当時の院内では、ＩＲＢの存在自体は認識されていましたが、どのようなものをＩＲＢの申請に申請すべきかなどに関しては、当方を含む関係者に明確に周知されていませんでした。実際、２０１４年（原文ママ。※筆者注＝２０１３年と記すべきものを誤記したと考えられる）９月に腹腔鏡補助下膵頭十二指腸切除を学用申請（校費負担）する際には、ＩＲＢ申請することを条件として提示されたため、ＩＲＢの申請後に学用申請が受理されましたが、それ以前の２０１２年５月に保険適応外の腹腔鏡下肝切除を学用申請する際には、ＩＲＢ申請するようにとの指導はないまま、学用申請が受理されています。これは許可する側の認識としても、２０１２年当初はＩＲＢ申請の必要性が周知されていなかったことを示しているように思います。また、先進医療「ラジオ波焼灼システムを用いた腹腔鏡補助下肝切除術」を行う際にはＩＲＢ申請して、２０１３年２月より実施してきましたが、その際にも、先進医療に該当しない保険適応外の症例を腹腔鏡下肝切除として行っている事実に関して、ＩＲＢ申請するようにとの指導を受けないまま、高額な学用申請による校費負担１７例分が認められ続けていました。この学用申請は当方のみで勝手に行う事ができず、最終的に病院長の承認、決裁が必要ですので、これより、病院長を中心とした病院側も、ＩＲＢ申請に関して当方と同様な認識であったと思います。少なくとも、この治療費を校費で負担する許可をしているわけですから、保険適応外の症例に対して腹腔鏡下肝切除していたことは承知していたものと思われます。

なお、当時、腹腔鏡下肝切除術は、臨床で行われる治療行為という位置づけであり、治療効果を検証するための臨床研究ではないことから、ＩＲＢ申請すべきものとは認識していなかったわけですが、現在では、そうした要件とは別に、広くＩＲＢ申請がなされるようになっています。しかし、当時は、申請すべきものとして周知されていなかったのですから、最終報告の「ＩＲＢに申請すべきであった」との指摘には異議を唱えざるを得ません。

須納瀬医師はこのほか、最終報告書に亡くなった八人の患者すべてについて「過失があったと判断される」と記載されたことに対し、「結論として『過失があった』と判断されることにも、その結論を導くまでの理由にも納得できないものがあり、当方としてこれに同意することはできません」と異議を唱えた。

また、須納瀬医師が提出した上申書は、群馬大学病院が最終報告書を公表するのに合わせて発表した「開腹手術の死亡例での生命保険の診断書への誤った病名記載」に関するものだった。須納瀬医師は上申書で、「最終診断が良性病変であることを隠すために故意で記載したものではありません。この記載に関しては、大変に不注意であったと反省していますが、虚偽診断書作成罪を問われるようなものではないことをご理解いただきますようお願いいたします」と述べている。

第三者調査委員会の設置

前述したように、院内調査委員会の最終報告書の公表から間もなく、病院が外部委員会の了解なしに、死亡した患者八人すべての診療について「過失があったと判断される」と最終報告書に記載し、公表していたことがわかり、群馬大学病院は厳しい批判にさらされることになった。その結果、「過失」に言及した文言は後日、削除されることになった。院内調査委員会の構成や運営方法にも疑問の声が出されたことから、群馬大学の学長が第三者のみで構成する委員会を設け、中立、公正な調査を改めて行う必要があると判断し、院内調査委員会の最終報告書公表から四カ月後の二〇一五年七月、「群馬大学医学部附属病院医療事故調査委員会」（以下、第三者調査委員会と言う）が設置されることになる。

第三者調査委員会の設置を決めたのは、二〇一五年四月一日付で学長に就任した工学部出身の平塚浩士氏である。前学長の任期満了に伴う学長選考では当初、二〇一一年四月から医学部附属病院長を務めていた野島美久氏が次期学長候補になったことを、同大学の学長選考会議が二〇一四年一二月五日に発表していた。これは、第二外科の腹腔鏡下肝切除術による一連の死亡事例が新聞報道で明るみに出てから約三週間後のことだった。野島氏はその後、内定していた学長就任を辞退し、再選考の結果、工学部教授を経て二〇〇九年から大学の理事と副学長を務めていた平塚氏が学長に選ばれた。

二〇一五年七月一日制定の第三者調査委員会規程によると、委員会の任務は「医学部附属病院における腹腔鏡下肝切除等の事故（以下「医療事故等」という。）に関連した諸問題を踏まえ、再発防止のために医療事故等の事実関係を調査確認するとともに原因を究明し、その改善策について審議し、学長に報告を行う」と定められた。第三者調査委員会が調査対象としたのは院内調査委員会が調べた八人の患者の死亡事例と、院内調査委員会の調査中に明らかになった、同じ執刀医が二〇〇九年以降に行った肝臓の開腹手術で死亡した一〇人の患者の死亡事例を合わせた計一八事例だった。

第三者調査委員会の委員長に就任したのは、心臓血管外科が専門で医療事故調査の経験が豊富な上田裕一奈良県総合医療センター総長（現・地方独立行政法人奈良県立病院機構理事長）だった。その他の委員は、甲斐由紀子宮崎大学医学部看護学科教授、患者の視点で医療安全を考える連絡協議会の勝村久司世話人、神谷惠子弁護士、江戸川大学メディアコミュニケーション学部の隈本邦彦教授、名古屋大学病院の長尾能雅副病院長（医療の質・安全管理部教授）だった。このうち長尾氏だけが院内調査委員会に外部委員として参加していた。

第三者調査委員会には、消化器外科や肝胆膵外科を専門とする外科医が含まれていないため、一八死亡事例の個別の医学的評価については、一般社団法人日本外科学会に調査と検証を依頼した。日本外科学会は一八人の死亡事例を出した第二外科だけでなく、同じ内容の診療を行っていた第一外科を含めた検証が必要と判断し、二〇〇七年四月〜二〇一五年三月の八年間における、二つの診療科の消化器外科手術後の在院死亡ならびに術後三〇日以内の死亡事例を網羅的に調べることにした。その結果、六四の術後死亡事例が確認され、そのうち第三者調査委員会が調査対象とする一八事例を含む五一事例について詳細な検討を行う必要があると判断した。五一事例のうち一事例については調査への遺族の同意が得られなかったため、最終的に五〇事例が日本外科学会による検証の対象とされた。

「より広い視野で背景を調査」

第三者調査委員会がまとめた報告書（二〇一六年七月二七日付）によると、第三者調査委員会は「個人の法的責任の追及」を目的とせず、調査方法については、英国ブリストル王立病院で起きた一連の小児心臓手術事故について分析した「ブリストルに学ぶ：ブリストル王立病院小児心臓手術（1984～1995）特別調査委員会報告書」と、その報告書の要点を紹介した「医療の質の保証―ブリストルの遺産―」（古瀬彰：胸部外科五九巻第五号～一一号、二〇〇六年）を参考にした。調査方法について第三者調査委員会は報告書に以下のように記した。

多くの医療事故調査が、事例に関与した医療従事者に対する聴き取りから始まるのに対し、本委員会ではより広い視野で、背景を調べることから始めた。すなわち、入手可能な院内の各種規程や診療統計、診療に関与した医療従事者の人員や体制、医療安全管理部門の記録等を調査した上で、個別の診療録や各関係者については、徐々に調査を進めた。さらに、直接の調査検証対象である死亡18事例の調査にあたっては、各事例の紹介受診から手術に至る診療プロセス及び死亡に至るまでの術後管理体制、特に診療の各段階における方針決定や他の診療科との連携にも注目した。そのうえで、本委員会では、病棟、ICUの訪問調査を行った。その後、病院関係者12名に対してヒアリングを行い、診療体制や院内の検討会、術後死亡事例の認識及び医療安全管理体制について確認し、医療の質・安全管理部（※筆者注＝群馬大学病院は2014年12月に医療安全管理部を医療の質・安全管理部に改称した）等の訪問調査も行った。また、A医師（※筆者注＝執刀医を指す）に対しては、患者家族への説明内容の確認などを含めて2回のヒアリングを行った。さらに、死亡18事例中、了解が得られた16事例の遺族に対しヒアリングを行い、手術前の医師からの説明、術後合併症の治療や死亡原因についての医師からの説明等について確認した。ヒアリング結果と診療録との照合を行い、事実経緯を把握した。

なお、今回の調査事例については、診療録の記載が非常に乏しく、経緯の把握には限界があった。

群馬大学が公表している第三者調査委員会の報告書は全文八〇ページ余りで、第二外科で行われた肝胆膵外科手術の術式と死亡事例、群馬大学病院における消化器外科診療及び関連する院内体制、第二外科の肝胆膵外科担当における診療の実態などについて事実関係を記したうえで、検証結果に基づく評価を別の章でまとめるという体裁を取っている。日本外科学会の報告書の抜粋と再発防止に向けた提言も盛り込まれている。院内体制に関しては、消化器外科診療が第一外科と第二外科に分かれて行われていたことに始まり、病棟看護、手術、麻酔、ＩＣＵ、がん登録、インフォームド・コンセント、倫理審査、医療安全のそれぞれの管理体制が検証の対象になった。第二外科の診療に関しては、医師の勤務体制のほか、手術適応の判断や患者のリスク評価体制、術前の症例検討会の実施状況、患者家族への説明、診療記録の記載状況、死亡事例が多発した際の対応、腹腔鏡下肝切除術導入の経緯と診療実績などが幅広く検証された。本書では、保険適用外で難度の高い手術が診療科の判断で行われ、死亡事例が相次いだ後も続行された経緯を中心に、第三者調査委員会の調査報告書を引用しながら。述べることにする。

結果的に八人もの患者が死亡した腹腔鏡下肝切除術を第二外科が導入する経緯はどのようなものだったのか。第三者調査委員会の報告書には次のように記載されている（※筆者注＝公表されている報告書では、第二外科の竹吉泉教授は「Ｐ教授」と表記されている）。

ヒアリングによると、２０１０年、肝胆膵外科担当の医師達から、Ｐ教授に対し、腹腔鏡下手術に取り組みたいとの申し出があった。その理由は、他の大学病院ではすでに腹腔鏡下手術が実施されている所もあり、開腹手術に比べ侵襲が少なく、入院期間も短縮しうる等の利点から、新しい技術として導入していく必要があると考えたからとのことであった。

Ｐ教授は、その導入について、よく勉強すること、大動物などを用いてトレーニングすること、先進施設を見学すること、内視鏡外科の技術認定医を手術に参画させること、無理をしないことなどを条件に許可した。

肝胆膵外科担当の医師らは、他施設で手術を見学し専門家の指導を数回受けたほか、トレーニングボックスやミニブタを用いた手術実習等を行い、２０１０年１２月に腹腔鏡手術を導入した。内視鏡技術認定医が術者の一員として手術に深く関わったのは、腹腔鏡下肝切除術の最初の２例だけであった。

1例目から11例目までは腹腔鏡補助下手術で小開腹を伴う手術であり、12例目より完全腹腔鏡下手術へと移行した。1例目の患者は、術後22日で退院し、その6日後に救急搬送されて死亡したが、死亡症例検討会は行われていない。3例目の患者（死亡事例としては2例目）については、死亡症例検討会が行われており、最終的に死因となった急性呼吸促迫症候群への対応について議論をしたとのことであるが、その記録は残されていない。腹腔鏡導入後1年間に、4例の死亡事例が発生していた。

旧第二外科内の医師の中には、「死亡事例も出ており、危険なので中止させた方が良い」と、P教授に進言した者もいた。しかし、腹腔鏡下肝切除術は継続され、手術件数は、2011度は19例、2012年度は34例、2013年度は35例と増加していった。死亡事例は、2010年度から2013年度まで、それぞれ2例の計8例であった。

ヒアリングによると、腹腔鏡下肝切除術死亡8事例について、A医師は、P教授に対して「術後の合併症による死亡」との認識を示しており、「新しい技術を導入している過程での出来事であり、改善に結びつけることが重要と考えていた」とのことである。

P教授は、死亡事例が発生した場合、A医師らからの報告に対し、「手術の技術や患者管理に問題がないか確認し、家族に病理解剖の説明をするよう指示していた」とのことである（実際に解剖を勧めたとする記録が残っているのは18例中3例であった）。P教授は、「A医師は、よく勉強し、技術訓練も実施している」「肝臓手術に関してはA医師への紹介がほとんどであり、院内外の医療者からの信頼も厚い」と考えていたとのことである。

倫理審査体制の不備を指摘

群馬大学病院は八人の患者が死亡した手術を含め、二〇一〇年一二月以降に第二外科で行われた五八例の腹腔鏡下肝切除術が「保険適用外であった」とみなした。すでに述べたように、群馬大学病院はこのうち三五例の費用を公的医療保険に請求していた。七例は、臨床試験審査委員会（IRB）に承認された、岩手医科大学病院主導の臨床研究（厚生労働省が先進医療として承認）に参加したもので、一七例（臨床研究として行った七例中の一例を含む）については「校費負担患者」として、群馬大学が費用を全額負担していた。このように、患者によって費用負担の仕方が異なっていた理由は何だったのか。

第三者調査委員会の報告書はその経緯を次のように記している。

ヒアリングによるとA医師は、導入当初は腹腔鏡補助下手術であり、主たる部分は開腹での手術手技であるとの認識で、診療報酬は「開腹手術」として請求していたと述べている。その理由としては、同様の手術を実施していた他施設にも相談したが、「厳密には微妙な部分もあるが、開腹で請求している」という回答があったためとしている。しかし、途中で「本当に開腹での請求で大丈夫か」という意見が科内で出てきたため、P教授が、事務に相談し、一旦は保険請求をしない校費負担の扱いとした。以降、校費負担として17例の手術が行われ、腹腔鏡下死亡8事例中1事例は、校費負担であった。

2013年10月、校費負担が嵩むことから、医療サービス課（現医事課）が厚生労働省関東信越厚生局群馬事務所の担当部署に、内側区域、右葉（前区域・後区域）の腹腔鏡下肝切除については保険請求に該当する術式がないことを問い合わせたところ、肝部分切除術として保険請求してよい、との回答を得た。そのため、以後は肝部分切除術として保険請求していたという。

群馬大学病院が関東信越厚生局群馬事務所に問い合わせた「内側区域、右葉（前区域・後区域）の腹腔鏡下肝切除」が公的医療保険の対象となるのは、すでに述べたように、二〇一六年四月の診療報酬改定以降であり、二〇一三年一〇月の時点では保険適用外の手術だった。第三者調査委員会は報告書で「この誤解も、保険適用外手術が倫理審査なしに継続されていった背景の一つとなった」と指摘し、誤解の原因が関東信越厚生局群馬事務所側の説明にあったのか、群馬大学側が関東信越厚生局群馬事務所の説明を誤って理解したことにあったのかは明確にしていないが、報告書の末尾に記載した「厚生労働省への要望」において、次のように述べている。

保険診療への疑義照会があった場合、電話による回答では双方の理解に齟齬が生じる恐れがある。そのため、特に侵襲性が高い症例、複雑な症例については、保険診療の適否や適用の範囲が医療現場に明確になるように理由を付して書面で回答することが望ましい。

当時、群馬大学病院にあった臨床試験審査委員会（ＩＲＢ）は臨床研究を審査の対象にするという位置付けだった。すでに述べたように、第二外科では岩手医科大学病院が中心になって行った腹腔鏡下肝切除術の臨床研究についてはＩＲＢの審査を受けていたが、それ以外の腹腔鏡下肝切除術については院内での事前審査は行われなかった。第三者調査委員会報告書によれば、保険適用外の医療行為について患者の診療費用を大学が負担する「校費負担制度」は、「教授からの申請と事務手続きのみで、事前に倫理審査を受けないまま当該医療行為を行うことが可能」な体制となっていた。第三者調査委員会はこのような倫理審査体制について、「本来であれば、安全性が確認されていない保険適用外の医療行為を行う場合には、倫理審査を必ず受けなければならない。群大病院は、明確な基準を整え、周知徹底しておく必要があった。また校費負担についても、事前に倫理審査で承認されたものでなければ対象とならない仕組みであるべきだった」と指摘した。

第三者調査委員会は群馬大学病院の倫理審査体制がきわめて不十分だった背景要因などについて次のように詳述している。

> 腹腔鏡下肝切除術死亡8事例の手術記録によると、術式はいずれも保険適用外のものであった。当時、群大病院では、保険適用外の診療行為について、明確な規定がなく、倫理審査の承認を得るかは医師の判断によっていた。また、当時、厚生労働省から出されていた「臨床研究に関する倫理指針」では、「診断及び治療を目的とした医療行為」は、倫理指針の対象から除外されていた。
>
> しかし、患者に対し同じ行為を行うにもかかわらず、研究では倫理委員会を通さないとならない行為が、医師の主観により治療と位置づければ、何らの手続きを要さずに実施可能とな（原文ママ）取り扱いは適切ではない。そもそも、刑法では医療行為について違法性が無くなる（違法性阻却事由）のは、次の要件を充たす時に限る。
>
> 1　医学的適応があること

2 医療行為として確立したものであり、手段の相当性が認められること
3 患者の承諾があること

つまり保険適用外診療においては、医師らが、治療が目的と思っていたとしても、上記2の手段の相当性に関する要件を満たさない可能性が高いため、倫理審査の承認を得た上で行うべきである。

なお、2014年の「人を対象とした医学系研究のガイドライン」では、研究とは「人（試料・情報を含む。）を対象として、傷病の成因（健康に関する様々な事象の頻度及び分布並びにそれらに影響を与える要因を含む。）及び病態の理解並びに傷病の予防方法並びに医療における診断方法及び治療方法の改善又は有効性の検証を通じて、国民の健康の保持増進又は患者の傷病からの回復若しくは生活の質の向上に資する知識を得ることを目的として実施される活動をいう」とあり、医師の主観を問題にしていない（平成28年6月10日付、医政発0610第21号では、高難度新規医療技術の導入の基準を定めた）。

このような保険適用外の医療行為や添付文書に認められていない医療行為など、安全性が確認されていない医療行為については、当時としても日常の医療行為に比して特に厳密な、以下のような倫理的手続きが求められる。

(ア) 医学的必要性の確認：なぜその治療が必要なのか、なぜ通常の医療行為を選択しないのかについて、事前に客観的に検証しておく必要がある。特に、保険適用外の医療行為については、倫理委員会など、客観的な審議の場で審査を受けることが求められる。

(イ) 患者への適切な説明と患者による選択：安全性の確認されていない医療行為を行う場合には、まず患者に「安全性が確認されていない」旨を正確に説明する必要がある。その上で、医師がその医療行為を必要と考える理由を患者側に伝え、患者側がそれに同意し選択した場合にのみ実施されるべきである。説明は誘導的であってはならず、この治療と代替治療との利害得失を具体的に提示することが求められる。倫理審査を受ければこの点も点検されることになる。

(ウ) モニタリング体制の強化：安全性が確認されていない医療行為を行う場合、医師はそのことについて医療チーム内で共有し、通常以上のモニタリング体制を敷かねばならない。合併症や有害事象が生じた場合は、原因究明の症例検討会など

で検討を行うことが必要である。同時に、倫理委員会にも報告し治療継続の可否について客観的判断を仰ぐことも重要となる。

（エ）診療録への記載：上記（ア）～（ウ）について、診療録に過不足なく記載し、判断過程についても後に検証できるようにしておく必要がある。

これら（ア）～（エ）が、安全性が確認されていない医療行為を行う際に、本来求められる倫理的手続きであるが、腹腔鏡下肝切除術死亡8事例においてはこうした手続きが行われていなかった。

死亡例にとどまらず、（略）旧第二外科が行った保険適用外の腹腔鏡下肝切除術58例のうち、先進医療として実施された7例を除く51例は事前にＩＲＢに申請されていなかった。その理由として、Ａ医師及びＰ教授は、一連の腹腔鏡下手術を必ずＩＲＢに申請をして承認を得なくてはならないとまでは考えておらず、院内でもそのルールは周知されてなかったためとしている。特に群大病院が校費負担を認めた17例については、その手続きの際にＩＲＢに申請するよう指導されなかったため、病院側としてもＩＲＢによる審査は必要ないと考えていると受け取ったと述べている。しかしこれらは理解不足に基づくもので、そうした誤解を防ぐために、校費負担の手続きにＩＲＢの事前承認を求めていなかった病院側の体制に問題があったといえる。

また、（略）医療サービス課（現医事課）が厚生労働省関東信越厚生局群馬事務所の担当部署に、特定の術式（内側区域、右葉（前区域・後区域）の腹腔鏡下肝切除）については保険請求に該当する術式がないことを問い合わせたところ肝部分切除術として保険請求してよい、との回答を得たため、以後は肝部分切除術として保険請求していたという。この誤解も、保険適用外手術が倫理審査なしに継続されていった背景の一つとなった。

このような不十分な体制の中で、腹腔鏡下肝切除術死亡8事例においては、患者家族に保険適用外であることを知らされないまま手術が行われた。また、術前のリスク評価や術後の合併症、有害事象に対するモニタリングなどが強化された形跡はなかった。さらに、これらに関する診療録への記載も乏しく、その点においても適切ではなかった。

しかし、こうした倫理的手続きの不備や、誤解を生みやすい状況は、群大病院旧第二外科肝胆膵外科だけの問題ではない。

日本肝胆膵外科学会が２０１４年１１月から２０１５年１月に実施した調査によれば、約半数の学会認定機関が倫理申請を行わずに保険適用外腹腔鏡下手術を実施したことが判明している。国内における多くの医療機関において、これらの保険適用外の医療行為を実施する際に前頁（ア）～（エ）の倫理的手続きが十分行われていない実態が浮かび上がっている。

このような状況を生んでいる理由として、我が国において保険適用外診療に対する病院の方針が徹底されておらず、審査体制も不十分で、現実的に多くのグレーゾーンが存在していること、また、日常診療においても安全性が確認されていない医療行為が少なからず行われており、患者の費用負担を軽減するという名目の下、実態と異なる〝保険病名〟で請求するといった抜け道的行為が常態化していること、そのため、これらの倫理的手続きをどの程度、真剣に遵守しなくてはならないのかという認識が医師の間でばらついていることなどが挙げられる。これは、わが国の医療現場や保険診療システムが抱えていた積年の課題が顕在化したものと指摘できる。これらの点において、群大病院旧第二外科肝胆膵外科担当も例外ではなかったということである。

安全性の確認されていない医療行為に対し、一連の倫理的手続きが適切に実施されていなかったことは、腹腔鏡下肝切除術死亡８事例の続発を招いた大きな要因の一つとなったと考えられる。一連の手続きに則って、適正な審査、患者へのリスク説明と患者による選択、有害事象のモニタリング、診療録への記載が適切に行われていれば、このような状況を早期に是正できた可能性が高い。

医療安全管理体制の問題点

事前審査の不備に加え、手術に伴う有害事象の発生を病院として把握し、再発を防ぐための医療安全管理体制にも問題があった。第三者調査委員会が調べたところ、群馬大学病院のインシデント報告基準は国立大学病院共通ガイドラインに準じたもので、職員からのインシデント報告は制度開始当初から看護師からの報告が九割を占めていた。医師からの報告は一割未満で、腹胸腔下肝切除術による一連の死亡事例が発覚する前の二〇一三年度は五・三％だった。医師からの報告を促すため、群馬大学病院は二〇一〇年九月、あらかじめ報告すべき事象群を定めておく「バリアンス報告制度」を導入した。

医療安全管理のために報告を求めるインシデントは、過失や患者への実害の有無にかかわらず、本来あるべき姿からはずれた診療行為や出来事を指す。一方、バリアンスのもともとの意味は「相違」「不一致」で、第三者調査委員会の報告書によれば、群馬大学病院が二〇一〇年九月当時にバリアンスとして報告すべき対象としていたのは、「手術室内あるいは手術後、または侵襲的検査後二四時間以内に生じた予期せぬ死亡、心停止、呼吸停止、心筋梗塞、脳血管障害、肺血栓、肺塞栓、麻酔に関する有害事象」「同一入院中あるいは退院後七日以内に起きた予定外の再手術」「術中の予期しない事態に対する予定外手術施行の場合」「手術時間が予定より著しく延長した場合」「想定外の大量出血が生じ、大量輸血を必要とした場合」「説明していない合併症、または説明してあっても予想外の後遺症が残る合併症」であった。

しかし、第三者調査委員会の報告書によれば、この報告基準が導入された後も医師からの報告数は増加せず、診療科による偏りがあった。また、報告基準の解釈にもばらつきがみられ、術後しばらく経過して発生した出血等の合併症は「予期される事象にあたる」という解釈のもと報告されず、術後死亡についても同様であった。第三者調査委員会が調査対象とした腹腔鏡手術と開腹手術の死亡一八事例のうち、二〇一〇年死亡の一例のみがバリアンスとして報告されていたが、残り一七事例はインシデントとしても、バリアンスとしても報告されていなかった。

外科学会が指摘した手術適応、術後管理、診療録記載の問題点

第三者調査委員会には消化器外科の専門家が参加していなかったため、群馬大学病院で行われた消化器外科手術の医学的評価は日本外科学会に依頼された。日本外科学会は第一外科で行われた手術も含め、術後在院中に死亡した事例と術後三〇日以内に死亡した事例五〇事例の検証を、術式別に九つの小委員会を設置して行った。

二〇一六年四月六日付でまとめられた報告書によれば、総合的評価として「手術適応あり」と判断されたのは、五〇例中二六例とほぼ半数で、「条件によっては手術適応あり」と判断された事例は二〇例だった。「手術適応には問題がある」と判断された事例が四例あり、そのうち三例は肝切除手術、一例は膵切除手術だった。第三者調査委員会が調査対象にした腹腔鏡下肝切除術死亡八事例と開腹手術死亡一〇事例の計一八事例に限って言えば、日本外科学会は一二例（腹腔鏡下肝切除術死亡八事例を含む）を「手

術適応あり」と判断し、五例を「条件によっては手術適応あり」、一例を「手術適応には問題がある」と判断した。

日本外科学会が「手術適応には問題がある」と判断した四例のうち三例の肝切除手術は、（一）術後の肝機能低下から誤嚥性肺炎を契機に多臓器不全をきたした事例、（二）肝細胞がんに対する肝切離中に大量出血をきたした事例、（三）高齢で、間質性肺炎、腎不全を併発する肝内胆管がんに対する肝左葉切除術であった。もう一つの膵切除手術は腹腔動脈浸潤のある局所進行膵がんに対する膵頭十二指腸切除術で、肝血流不全から多臓器不全をきたした。

日本外科学会の報告書は、手術や術後管理などについて以下のような問題点を指摘した。

・大量出血や肺塞栓も想定して、心臓血管外科に相談し体外循環などの選択肢を検討しておくなど、下大静脈、肝静脈再建の際の計画、準備を行う必要があった。下大静脈、肝静脈再建の可能性も予測して事前に麻酔科を含めた合同症例検討会などを開催し、他領域との合同手術を当初から計画しておく必要があったと考える。

・術後の状態悪化の原因については、術中大量出血や大量輸血、血管合併切除後の血流不全、術後出血に対する診断の遅れ、処置の遅れによるものが多く見受けられた。

・腹痛や発熱などの症状が起きたときに、その原因精査のための検査（血液検査、画像検査など）が必要なタイミングで施行されていないことが多い。

・病棟カンファレンスは頻回に行われていたとの報告があるが、その内容、出席者に関する記載もほとんど診療録に残されていないこと、また、当該科の診療録記載が乏しいことなどからも、チーム医療として患者に関する情報共有が十分なされていなかったことも術後管理に影響を与えた可能性があった。

・医師の診療記録の記載について、医師法に定められた診療内容の記載、あるいは、卒後研修で基本とされている、患者の訴え・診察検査所見・それらの評価・治療法の検討の記載といった観点からみると、一連の事例の診療録記載は極めて劣っていると言わざるを得ない。手術方針・切除範囲の決定等のプロセス、術中の想定外の事態の出来事、術後の重要な病態の変化（ドレーンからの急な出血、感染の徴候等）等、臨床上重要な変化点となる際の記載が乏しい。手術記載においては、手術手技が中心に記載され、手術所見や手術中の偶発症に関する記載が極めて乏しい。これらは特定の医師だけでなく、程度の差はあるが旧第一、二外科共通に見られた。

第三者調査委員会は日本外科学会による医学的評価も踏まえ、「再発防止に向けた提言」を報告書に盛り込んだ。提言の前文では、事故調査で明らかになった群馬大学病院の問題点が以下のように簡潔にまとめられている。

群大病院旧第二外科の肝胆膵外科担当は、脆弱かつ孤立した陣容で、連日深夜におよぶ過酷な勤務環境の中、手術や術後管理にあたっていた。人員確保や指導体制、手術適応を検討する体制などが不十分なまま、高難度の外科治療が導入されていった。術前に患者の自己決定権を尊重した十分な説明や熟慮期間は確保できておらず、患者本位の医療とは言い難い状況が生じていた。また、医療安全管理部門に報告すべきことは何か、何らかの懸念が生じた際には何をなすべきか、死亡例が続発したときにはどのような検証を行うべきかが、曖昧にされたまま、医師達は、多忙な日常診療に追われ、病状悪化時の説明や、診療録への記載も不十分となっていた。そのような状況を長期間許していた旧第二外科の管理体制にも、問題があった。

また、群大病院は、長年にわたって、特定機能病院として地域住民から「最後の砦」とされてきたが、専門性を同じくする二つの診療科が併存することから生じる弊害を改善できなかった。さらに、安全性が確認されていない診療を行う際の倫理審査や手続きが徹底されていない、インフォームド・コンセントを管理する体制が整っていない、重大事例の報告システムの重要性が周知徹底されていない、など、先進的な医療を実践する上で基盤となる仕組みや機能が不十分であったにもかかわらず、手術数の拡大を院是とし、高度医療を推進していった。その結果、旧第二外科肝胆膵担当という院内の最小診療単位（マイクロシステム）に発生していた重大かつ深刻な問題を、長期にわたって把握することができず、手術死亡の続発にも対処することができなかった。本事案の背景には、患者中心の医療とは大きく乖離した診療・学術における旧弊が存在し、病院全体としてのクリニカル・ガバナンス（医療組織を、医療の質と安全で規律づけて、診療を統治する仕組み）に不備があったと指摘せざるを得ない。

第三者調査委員会の提言は大きく分けて、（一）診療、（二）倫理、（三）医療安全、（四）教育、（五）労務管理、（六）日常的な診療の質評価への取り組み、（七）患者参加の促進、（八）今後の改革に向けた組織体制についての提言、（九）外部機関への要望の九項目から成り、全文八〇ページ余りの報告書中、一九ページに及んだ。

生体肝移植事故が浮き彫りにしていた診療科並立の弊害

第三者調査委員会は二〇一六年七月にまとめた調査報告書の中で、群馬大学病院の第一外科と第二外科について、「潜在的な競争意識のもと、それぞれ独自に診療を行っているのが実態であった」と述べている。同じ病院の中で同一の診療領域を複数のグループが担当すれば、「限りある人的・物的・財務的リソース」が分散されてしまう。その結果生じる弊害を第三者調査委員会は次のように指摘した。

具体的には、それぞれの好みの手技手法や慣習が並存し、標準化されないために患者の安全が損なわれやすくなること、グループ間に無意識のうちに競争意識や対抗意識が芽生える可能性があり、診療において良好な情報共有や協働関係が築きにくくなること、そのため、グループ毎の診療の質が低下する恐れがあること、などの弊害が起きやすい。これを防ぐために、二つの科の連携を緊密に行い、起こり得る弊害を最小化するための努力が求められる。しかし、群大病院の消化器外科診療においては、二つの外科は同じ北５階病棟に患者を収容しながら、互いに独立した診療体制をとっており、まさに、弊害が長年にわたって改善されないままだった。このことが死亡１８事例の発生と、その発覚の遅れにもつながった背景となっていた。

同一診療領域を二つの診療科が担当することによる弊害は、第二外科での一連の手術死亡事例が発覚する以前にすでに明らかになっていた。そのきっかけとなったのは、第二外科での手術死が発覚する九年前に第一外科が行った生体肝移植手術で、肝臓の一部を夫に提供したドナーの女性が下半身麻痺になるという医療事故だった。この事故と、その後の調査で明らかになった問題点の背景を突き詰め、診療体制の見直しをしていれば、第二外科で多くの患者が手術死するという事態を防ぐことができたかもしれない。

生体肝移植手術の事故が起きたのは二〇〇五年一一月で、下半身麻痺になったのは、当時五〇歳代の女性だった。群馬大学病院は院内に事故調査専門委員会を設けて調査を行い、その結果を二〇〇六年七月二四日に発表した。群馬大学病院の発表文によると、この女性は肝右葉の切除手術を受け、術後二日目に硬膜外カテーテルの刺入部から出血が見つかった。緊急MRIの結果、広範囲な血腫が確認され、両足の麻痺も出現したため、女性は血腫除去手術を受けた。事故調査専門委員会は、術後の静脈血栓合併症を予防するために使用した血液凝固阻止剤「ヘパリン」の副作用として出血傾向が生じた結果、硬膜外血腫が形成され、脊髄損傷が引き起こされたものと推定した。第一外科の治療チームは、ドナーが肥満であることから血栓症発生のリスクが高いと考え、それを防ぐためにヘパリンを一二時間間隔で多量に連続投与していたが、事故調査専門委員会は、血栓リスクの評価が過大であり、予防投与としては投与量も過量であった、と判断した。

国内で一九八九年一一月に始まった生体肝移植をめぐっては、二〇〇二年八月に京都大学医学部附属病院で行われた移植手術で、娘に肝臓の一部を提供した四〇歳代の女性が二〇〇三年五月に死亡するという事故が起きている。京都大学病院の事故では、原因調査の要請を受けた日本肝移植研究会ドナー安全対策委員会が調査を行い、再発防止のための提言を発表した。それからさほど時を置かずに再びドナーの事故が起きたことから、群馬大学病院の調査検証依頼を受けた日本肝移植研究会ドナー安全対策委員会が京都大学病院の事故に続いて調査を行い、報告書（二〇〇六年一二月一一日付）をまとめた。

日本肝移植研究会ドナー安全対策委員会はヘパリンの投与量について、血栓を予防するための量としては明らかに過量であったと、群馬大学病院の事故調査専門委員会と同様の結論を出した。また、移植チームがドナーの肺血栓塞栓症予防リスクレベルを「高～最高レベル」と設定したことは「妥当である」とする一方、そのようにリスクの高い人をドナーとした点に「矛盾がある」と指摘した。ドナー事故が起きた生体肝移植手術について、群馬大学病院の「生体部分肝移植に関する倫理審査委員会」は書面（メール）で審査し、二〇人の委員全員が「承認する」と返事をしていた。日本肝移植研究会ドナー安全対策委員会の調査報告書はその事実に言及したうえで、ドナーの適格性を評価するにあたっては、内科、外科、麻酔科、コーディネーターなど関係者が一堂に集まり討議することを提言した。

二〇〇七年二月の筆者の取材に対する群馬大学病院の文書回答によると、群馬大学が生体肝移植手術に関する審査組織を設置したのは一九九六年七月だった。最初は医学部倫理委員会の下に「適応検討専門委員会」「実施検討専門委員会」「合同専門委員会」の三つの専門委員会を設置した。二〇〇三年七月にこれら三つの専門委員会を一本化し、「生体部分肝移植に関する専門委員会」とした。二〇〇四年度からは病院長の諮問・審査委員会と位置づけ、「生体部分肝移植に関する倫理審査委員会」と改称した。

二〇〇四年四月一日制定の「群馬大学医学部附属病院生体部分肝移植に関する倫理審査委員会規程」には、「本院で行われる生体部分肝移植に関し、病院長から諮問された実施計画について、倫理的・科学的観点から、医学的・社会的適応の有無及び実施に関する適否等について審査する」「会議は、委員の過半数の出席がなければ開くことができない」と記載されていた。

群馬大学病院はドナー事故を機に生体肝移植の実施を見合わせた。さらに、森下靖雄病院長を委員長とする「生体部分肝移植実施結果検証委員会」（以下、検証委員会と言う）を設置し、過去に病院で行われた生体肝移植手術の検証を行った。ドナー事故を発表した記者会見で群馬大学病院は、第一外科で行われた生体肝移植が三五例で、移植を受けて生存している患者は二一例（六〇％）であることを明らかにしていた。検証委員会は内部委員一六人、外部委員一人という構成だった。

検証委員会は、第一外科と第二外科のそれぞれに存在した肝移植チームが実施したすべての生体肝移植手術〈第一外科＝三六回〈三五症例〉、第二外科＝一六回〈一六症例〉〉について、カルテやＩＣＵ記録、看護記録をもとに調査した。具体的には、肝臓移植を受ける患者（レシピエント）の手術成績の指標となる病院死亡（移植後退院することなく群馬大学病院で死亡した患者と移植後短期間で他の病院に転院し、短期間で群馬大学病院に再入院して亡くなった患者）と輸血量を調べた。一方、肝臓の一部を提供したドナーについては、手術時間、出血量、入院期間、合併症の有無を調べた。

群馬大学病院は二〇〇六年一二月一三日、森下病院長や野島美久病院長補佐（医療安全管理室長）らが記者会見を行い、調査結果を発表した。それによると、レシピエント全体の病院死亡率は三五・三％（五一人中一八人）だった。第一外科が三五人中一四人死亡、第二外科が一六人中四人死亡で、統計的には有意でないものの、第一外科の死亡率が高い傾向がみられた。第一外科が三五人中一四人死亡、レシピエントの血清総ビリルビンや血清クレアチニン、血液凝固能などの数値から計算し、肝疾患の重症度を判定するのに用いるＭＥＬＤスコアが二五以上の割合は、第一外科が四〇％（三五人中一四人）、第二外科が二五％（一六人中四人）で、統計的に有意ではないが第一外科で多い傾向にあった。レシピエント一症例当たりの平均輸血量は第一外科が一二・五リットル、第二外科が三・六リットルで、第一外科は第二外科の約三・五倍だった。病院死亡例に限ると、第一外科は一七・三リットルで、第二外科の四・八倍だった。第二外科は病院死亡例と生存例で輸血量に差がなかった。

また、ドナーの平均輸血量も第一外科で有意に多く、自己血以外の輸血を必要とする確率が高くなる一五〇〇ミリリットル以上の術中出血があった症例が六例（一七％）存在した。これは、日本肝移植研究会による全国集計でのドナーに対する日赤血輸血の割合（一・一％）と比較してかなり高い数値だった。

このほか、同意書の診療録への添付が確認できない症例が少なからずあった。報告書は「画一的な同意書に対して、それを補完すべき個別的な説明内容の診療記録が不可欠と思われるが、両診療科ともこの点は不十分であった」と指摘した。第一外科のホームページに掲載されていた、術者の手術成績や手術経験件数に不適切な表現があることもわかった。

調査報告書は、以下のような「結語」で締めくくられている（傍線は筆者による）。

附属病院で施行された生体部分肝移植51症例の病院死亡率は35．3％と高かった。その主たる要因は第一外科の成績が不良であることと考えられる。第一外科ではMELD高値や血液型不適合移植などの予後不良症例が多いことが背景因子として考えられるが、術中出血の多さに象徴される技術の未熟性も関与した可能性がある。特にドナーの合併症や出血量が多かったという事実は看過できない。なぜなら、レシピエントの手術と異なり、ドナーの手術は、個々に難度が大きく異なるということはないからである。生体肝移植の最大の問題点は、肝切除を受けて部分肝を提供し肉親を救命しようとする崇高な意思を持つドナーが100％安全ではないということである。それ故、医療側はその肝切除に際して豊富な経験に基づく精緻な技術と知識を持つことが基本的要件であると考えられる。残念ながら、この点において、第一外科の生体肝移植を担当するチームは基本的要件を十分には満たしていない部分があったと推察される。また、不正確もしくは曖昧な移植成績および手術経験件数表示の問題は、いずれもインフォームドコンセントの根幹を揺るがすものである。真摯に反省し、生体肝移植再開時には必ず是正すべき点である。

最後に、同一施設で別個の医療チームが生体肝移植を担当することは、日本国内ばかりでなく欧米においてもほとんど例を見ない。本院における診療体制の抜本的な再構築なくしては移植再開の道は開き難い。

筆者はこの記者会見に出席していないが、後日、群馬大学に対し生体肝移植問題に関する法人文書の開示を請求し、二〇〇九年五月に調査報告書などの開示を受けた。開示された文書の中には、検証委員会の外部委員（名前・所属は非公表）の手紙も含まれていた。その手紙は、検証委員会の調査・検証が「詳細になされて」おり、「結果分析も適切」であるとしたうえで、「より強調されなければならない点」の一つとして、「同一施設で別個（第一外科と第二外科）に生体肝移植を担当するチームが存在することは、日本国内ばかりでなく欧米においてもほとんど例をみない」ことを挙げていた。この外部委員の手紙から、群馬大学病院の調査は基本的に院内の関係者の手で行い、その結果について外部委員に評価を求める方式であり、筆者が傍線を引いた、検証委員会報告書の「結語」部分は外部委員の意見を採り入れたものであることがわかる。

開示文書の中には、大学作成の記者会見記録もあった。それによると、会見の冒頭、野島病院長補佐が検証結果を説明した後、森下病院長が今後の方針を説明している。森下病院長が示した方針は次の五点だった。

一、検証委員会の結果を踏まえて、再開に向けて新しい委員会を立ち上げ検討する。
二、移植外科を１本化し、診療科長を新たに全国公募により選任する。
三、再開に当たっては、当面重傷度（原文ママ）の低いＭＥＬＤ２５以下の症例で始める。
四、生体部分肝移植適応・倫理審査委員会で適応を審査した上で実施する。
五、手術結果は定期的に外部委員を含めた検証委員会で検証する。

会見では、執刀医の経験に関する第一外科ホームページの記載内容に問題があったことに対する質問が出されたが、病院側は、執刀医が米国の大学での移植手術にどのような形で関与したかは確認できていないと答えた。この問題は後日、別の調査委員会が調べることになるので、その結果については後述する。

会見記録によれば、第一外科と第二外科で別々に生体肝移植手術をやっていた理由を尋ねる質問も出されたが、病院側は「歴史的な背景から、また、消化器外科の需要が多かったということから2つの科に存在した」と説明するにとどまった。

「切磋琢磨することが外科の発展につながる」

筆者は当時、生体肝移植手術を同じ病院内の別々の移植チームが行っていたことに強い関心を持った。それに関する検証委員会報告書の記述が「日本国内ばかりでなく欧米においてもほとんど例を見ない」という事実の指摘にとどまり、その理由にまったく触れていないことが気になった。異例の診療体制が長年放置されてきた背景を解明しない限り、改革は難しいのではないかという疑問を持った筆者は、記者会見から約二週後、群馬大学病院の森下病院長に取材を申し入れた。

森下病院長への取材とその後の書面による質問に対する群馬大学病院の回答によると、群馬大学病院で初めて生体肝移植手術が行われたのは、一九九九年一〇月で、実施したのは第二外科だった。心臓血管外科が専門で鹿児島大学助教授だった森下氏が一九九一年に第二外科教授に就任した後、生体肝移植手術実施の準備を始め、この治療の拠点施設だった京都大学などに医師を送り、研修を受けさせた。さらに、田中紘一京都大学教授（当時）に直接指導を依頼した。「少なくとも三〇例を経験し、妥当な成績を得られるまではわが国の第一人者である田中先生の指導を仰ぐべきである」という森下氏の考えに基づき、当初は田中氏自身が執刀していた。

日本における生体肝移植手術は一九九二年八月から一九九八年三月まで、診察、検査、入院の費用などに公的医療保険が適用される高度先進医療（現在の先進医療）として行われ、一九九八年に公的医療保険が全面適用された。保険が適用される対象疾患は当初、先天性胆道閉鎖症や肝硬変など七疾患で、肝硬変と劇症肝炎については対象年齢が一五歳以下に限定されていた。二〇〇四年一月に保険が適用される疾患が九疾患に拡大され、肝硬変と劇症肝炎の年齢制限が撤廃された。

前述した群馬大学病院の最初の生体肝移植手術が行われたのは、生体肝移植手術に公的医療保険が適用された一年半後のことだった。第二外科は一例目を実施した後の二〇〇〇年～二〇〇一年に生体肝移植手術を行っていないが、その間、第一外科が二〇〇〇年九月に診療科として最初の生体肝移植手術を行った。第一外科では九州大学助教授だった桑野博行氏が一九九八年に教授となり、肝臓移植の研修を受けた医師を九州大学から迎え入れるなどして準備をした。

このように、第一外科は九州大学、第二外科は京都大学の支援を受けて別々に生体肝移植手術を行っていたわけだが、なぜ第一外科がすでに先行していた第二外科とは別に生体肝移植手術に踏み切ったのか。二〇〇七年の取材時、森下病院長は筆者に対し、「生体肝移植は一つの治療オプションであり、治せる治療法としてあるのにできないということは消化器を中心とする外科の教授として言えなかったのではないか。それで母校から経験者を招いたのではないかと思う」と答えた。後日、第一外科の桑野教授自身に生体肝移植を始めた理由を確認してほしいと求めたところ、群馬大学病院は書面で次のように回答した（元号表記の後の西暦は筆者による）。

> 平成12年（2000年）9月、患者さん並びにご家族から群馬県内で小児の肝移植術を希望する声が高まり、その期待に応えるため第一外科に常勤する移植医、肝臓外科医及び小児科医でチーム編成を行った上で群馬における移植医療の定着を目指し第一外科で生体肝移植を開始することになりました。その後紹介も増し成人例も開始しました。
>
> なお、第一外科ではその発足時から消化器外科に加え小児外科を担当しており、胆道閉鎖症児の診療にも積極的に当たってきました。その中には生体肝移植を必要とする症例が少なからずありましたが、それまで群馬県内では移植を受けられず、他県へ赴いて手術を受けなければなりませんでした。
>
> いずれにしろ、群馬県内における地域貢献の観点も含め、さまざまな病態の患者さんに対応すべく群馬県での移植医療の定着を目標に群馬大学常勤のスタッフを中心とした医療体制の確立に努力致しました。

病院内には二つの外科が別々に生体肝移植手術を行うことに異論もあった。生体肝移植に関する倫理審査委員会において内科医が、移植手術の対象となる患者の選定基準が二つの科で異なっていることを指摘し、「一本化してくれた方が患者を紹介しやすい」

と述べたことがあったという。これは筆者の取材に対し、森下病院長が明らかにしたエピソードである。森下病院長は一九九六年七月から二〇〇四年三月まで、生体肝移植の倫理審査を担当する委員会の一員だった。このエピソードが事実だとすると、移植患者の選定が、事実上、手術を実施する診療科の裁量にまかされていた可能性がある。前述したドナー事故が起きた移植手術の審査が書面（メール）だけで実施されていたことも合わせて考えると、倫理審査委員会が十分に機能していたとは言い難い。

第二外科教授として群馬大学病院で最初の生体肝移植の実施を主導した森下氏は二〇〇一年四月に病院長に就任した。ドナー事故が発生した後になって外部の専門家から「国内外でほとんど例を見ない」と指摘されるまで、生体肝移植手術という、高度な技術とドナーの安全確保が最大限求められる治療を二つの診療科が別々に行うことの異様さに気づかなかったのだろうか。以下は、森下病院長に対面取材をした後の筆者と森下病院長の書面によるやり取りの一部である。

――2つの診療科で移植を行ってきたことについて森下先生は「切磋琢磨するというプラスの面があった」「内科医からは一本化したほうが紹介がしやすいと言われた」と言われましたが、別々に行ってきたことは患者さんのためになっていたと思われますか？　理由も含めてご見解をお示しください。

森下氏　私は医師（外科医）として、原理・原則から外れない〝王道〟を歩むよう努めてきましたし、本院医師にもそのように指導してきたつもりです。それ故、仕事の面でも外科学の王道を歩みつつ、両診療科が「切磋琢磨」することは本院の外科の発展につながると信じております。

生体肝移植では、日本のトップレベルの実績を維持する九州大学方式を第一外科が、京都大学方式を第二外科が取り入れていることからして、適応、術式、術後管理（免疫抑制剤の投与法も含めて）等に関して両診療科間では、相違があったものと推測されますが、ただ、生体肝移植は、完璧に完成された診療方法ではないと考えており、両診療科が切磋琢磨し、将来的には双方の良さを融合して群馬大学方式の確立を図ることで、本院での外科のレベルアップにつながり、その結果、患者さんのためにもなることだと考えていました。

一方、紹介する側の内科医の立場からすれば、どちらの診療科に紹介するのが患者さんのためになるか、判断に苦慮することが少なくなかったのは容易に想像されます。一本化は、内科医がいずれの診療科に患者さんを紹介すべきかを決める上からも、更には、患者さんのためにも理想であることは理解しているつもりです。そのためにも、前述のとおり完成された群馬大学方式となるよう努力しているところです。

——1外と2外の年度ごとの移植実績を教えていただきましたが、改めて見直すと、2外は99年に1例行った後、2000—2001年と実績がなく、むしろ1外が実績を積み重ねていっています。1外が消化器外科を主体とする診療科であったのであれば、2外が第一例目は先行したとしてもしばらく実績の積み重ねがなかったのですから、1外に統合する形で一本化を図るという方法もあったと思いますが、いかがですか？　特に、先生は2001年4月から病院長に就任されたのですから、統合に向けて指導力を発揮されるよい機会であったのではないですか？　いま過去を振り返ってみて適切であったと思われますか？

森下氏　肝臓移植については教授就任当時から国の内外に延べ9名の第2外科医師を長期にわたって留学に出しており、長年にわたって準備してきた大切な診療内容であります。第一例目は、満を持して決行し成功することができましたが、二例目の症例選択には更に慎重な姿勢をとり、また当時は小児を中心とした移植を考えておりましたが、小児例が少なかったこともあり、長い空白期間ができました。

日本のトップレベルの生体肝移植実績を維持する九州大学方式を第一外科が、京都大学方式を第二外科が取り入れ、別のチームで生体肝移植を行っていましたが、ただ、将来的には双方の良さを融合して群馬大学方式の確立を図ることで、本院での外科のレベルアップにつながり、その結果、患者さんのためにもなることだと考えていました。

二〇〇七年の取材では、麻酔科が二つの外科の生体肝移植手術をどのように評価していたかも尋ねた。以下は、当時の群馬大学病院麻酔科蘇生科診療科長であった後藤文夫教授への筆者の質問と後藤教授からの書面による回答である。

——麻酔科では生体肝移植時の出血量や輸血量、手術時間などにおいて2つの診療科に相当な差があることを認識されていましたか？

後藤氏　レシピエントの出血量、輸血量、手術時間に差があることは認識していた。ただし、術前の状態は第一外科の患者さんの方が悪い（高リスク）例が多いことも認識していた。ドナーで、日赤の赤血球濃厚液（ＭＡＰ血）を輸血したのは2例（うち1例は術後の整形外科手術）と認識している。その他の症例では、出血量、手術時間などに差があるとは感じていたが、問題となる大きな差とは思っていなかった。なお、大半のドナーは自己血を準備しており、自己血の返血のみで、ＭＡＰ血の輸血なしで済んだと思う。

――診療科間の格差について認識されていたとすれば、それを問題であるとお考えでしたか？　問題ないと考えておられたのであればその理由を教えてください。

後藤氏　違いがあることは認識していた。ただし、チームの組み方に差があった。第一外科は九州大学の応援を得ていたが、第二外科は京都大学の2人の術者（一人は群馬大学第二外科出身者）が主体的に行っていた。この差を群馬大学医学部附属病院としてどう考え、どのように対処すべきかは、病院長の業務と思うので意見を控えたい。

――2つの診療科間の差を埋めたり、移植チームを統合したりするなどの対策が必要とお考えでしたか？　また、そのために何らかの行動を起こされたことがありますか？

後藤氏　本院は臓器別の診療体制としているが、旧講座（大学院医学系研究科における分野）を中心とした診療体制も行われている。移植チームの統合については、医療事故の前には、具体的な議論はなかったと思うし、麻酔科として行動を起こしたこともない。

筆者はこの取材の結果を「肝移植手術一本化で群馬大／専任教授を公募／2科の不自然さ改善へ」という見出しの記事（二〇〇七年三月三一日付朝日新聞群馬版）にまとめ、その中で、次のように書いた。

事故の再発防止には、組織の問題点の究明が必須だ。なのに検証委員17人のうち16人は内部の病院関係者が占めた。

唯一の外部委員が二つの外科で肝移植を行う不自然さを指摘したが、わずか５ページの報告書は両科の治療成績を比較しただけで、不自然さの背景まで掘り下げることはなかった。

森下院長は「両科の良さを融合し、完成された群馬大方式となるよう努力している」と言う。しかし、真の「病巣」を取り除かないまま、公募教授を迎えたとしても、看板を掛け替えただけに終わりかねない。

「現状維持という安易な道を選んだ」

結局、群馬大学は移植外科の創設と教授の公募を行わず、生体肝移植を再開することはなかった。その経緯は後で触れることにして、前述の検証委員会が指摘した、「第1外科ホームページ掲載の術者の手術成績や手術経験件数に不適切な表現があった」という問題がどのように処理されたかについて見ていくことにする。

検証委員会を組織して二つの診療科の治療成績を検証し、生体肝移植を再開するために移植外科の創設を打ち出した森下病院長は二〇〇七年三月末で院長職を退いた。森下氏は退任前の教授会で、検証委員会が指摘した、技術の未熟性とホームページ記載内容の妥当性について医学部全体の問題として検証してほしいとの意向を明らかにした。これを受けて、生体肝移植問題検討委員会（以下、検討委員会と言う）が設置された。検討委員会は二〇〇七年八月から二〇〇九年二月まで計八回開かれ、第一外科の診療科長の桑野教授や生体肝移植手術の執刀医からヒアリングを行うなどして調査を行った。

筆者の法人文書開示請求に対し群馬大学が二〇〇九年五月に開示した検討委員会の報告書（二〇〇九年二月二七日付）によると、第一外科の肝移植チームのホームページ（群馬大学病院がドナー事故について発表した翌日の二〇〇六年七月二五日印刷）には、チーフとして紹介された執刀医について「マウントサイナイ医科大学では脳死肝臓移植において300例以上のドナー、200例以上のレシピエントを経験、九州大学第二外科では120例の生体肝移植を経験」と記載されていた。また、このホームページとは別に、群馬大学病院が公式管理するホームページに載せられた「移植外科（1）」の紹介欄にも「マウントサイナイ医科大学で400例以上移植手術を経験し、九州大学で生体肝移植・ドミノ移植を執刀してきた医師を常勤で有し、……」（二〇〇六年七月二五日印刷）と記載されていた。

同じく筆者に開示された、ドナー事故の記者会見記録によると、質疑応答の中で群馬大学病院は「執刀医は、米国にも留学しており３００～４００例の経験があり、生体肝移植の経験は約１５０例である」と説明したが、検討委員会の報告書によれば、会見でこの説明をしたのは第一外科の桑野教授だった。

ホームページの記載内容や記者会見での説明によれば、執刀医は相当の手術実績を持つ医師であるとの印象を受けるが、検討委員会の調査によって、米国での執刀経験は皆無で、九州大学での実績についても誤解を招く記載になっていたことが明らかになった。以下に検討委員会報告書の「検証結果」記載部分を全文引用する（■は筆者に文書を開示する際、群馬大学が黒塗りにした部分）

1）■■医師の群馬大学赴任前の生体肝移植手術実績について

■■医師のマウントサイナイ医療センターでの経験は、外科医としての手術経験ではない。日本外科学会の外科専門医制度では、「術者」とは手術の主要な部分を実際に行った者であり、「助手」とは手術の大部分に参加したものと定義されている。また「手術経験」とは、「術者」もしくは「助手」として手術を行うことであるとされている。また、「診療経験」とは病歴抄録に基づくもので、指導責任者の確認を得る必要があるとされている。この定義に従えば、■■医師のマウントサイナイ医療センターでの経験は、日本外科学会が専門医制度において認める「手術経験」および「診療経験」のいずれの要件も満たしていない。外科医としての手術実績とは見なせない。

さらに、マウントサイナイ医療センターでの経験は生体肝移植とは全く異なる脳死肝移植に関するものである。しかも、九州大学で開始予定の脳死肝移植を体験することを目的とした留学であった。その後、九州大学では生体肝移植への方向転換が行われた。日本では得られない多数の症例を目の当たりにすることは、肝移植全般の知識を豊かにするための体験であったと想定されが（原文ママ）、生体肝移植の手術手技の修得にはほとんど役に立たなかったと判断する。

従って、群馬大学に赴任するまでに■■医師が積んだ生体肝移植の手術実績は、九州大学での実績のみである。術者(surgeon)としての手術実績は、レシピエント６例、ドナー３１例の計３７例である。術者としては第二術者としての位置付けであり、第一術者としての実績は一例もない。

本委員会は、我が国の生体肝移植手術における第一人者である田中紘一元京都大学教授に、生体肝移植手術における第一執刀医が満足すべき条件をお聞きしたところ、以下のような回答を得た。

イ）ドナーの術者としては、肝臓、胆嚢、膵の外科医として完成していることであり、経験症例数は２０例の術前・術後の管理の経験に加えて指導者の下で３０例の執刀経験があること、

ロ）レシピエントの術者としては、血管外科医として完成していることであり、経験症例数は２０例の術前・術後の管理の経験に加えて指導者の下で３０例の執刀経験があること。

■■医師はレシピエントの術者として上記の条件を満たしていなかった。

このように、生体肝移植実施結果検証委員会が指摘した■■医師の技術が未熟であった背景に、群馬大学赴任前の生体肝移植手術経験の不足があったことは明らかである。

2）ホームページに記載された■■医師の経歴の妥当性について

第一外科の肝移植チームのホームページ及び病院の公式ホームページのいずれも、患者向けのホームページであり一人でも多くの患者を経験したいという気持ちから作られたものである。

①　マウントサイナイ医療センターでの経験

第一に、手術の「経験」に関して、日本外科学会の外科専門医制度の定義するところの「手術経験」および「診療経験」にいずれにも適合しない。

第二に、手術の術式に関して、マウントサイナイ医療センターにおける手術は生体肝移植手術とは術式が異なる脳死肝移植手術であった。病院の公式ホームページでは、生体肝移植に関する文章のなかで「４００例以上移植手術を経験」と術式の説明を省いて紹介されていた。

②　九州大学での生体肝移植の経験

九州大学で経験したとされる１２０例のうち、術者としての手術経験は３７例だけであり、残りは術者ではない経験（４４例）及び手術以外の「移植患者」の診療経験（３９例）であった。第一外科の肝移植チームのホームページにおける九州大学での

経験に関して「120例の生体肝移植を経験」と記載されていた。

これらの記載は、いずれの（原文ママ）あいまいな広義の「経験」という言葉を使っている。生体肝移植を考えている患者・家族へのメッセージとしては、正確さに欠き、不適切であった。

検討委員会は第一外科の桑野教授の管理責任も指摘したうえで、報告書の「最後に」を以下のような文章で締めくくった（傍線は筆者による）。

大学附属病院には先進的医療の開発とそれを患者に還元するという使命がある。その際、先進的医療を行う医師には高度な知識と技術および医師としての倫理観が求められる。さらに、常に自らの治療成績をチェックし、問題点があればこれを改善する努力を忘れてはならない。

今回のような問題は、先進医療に限らず通常の診療においても各診療科に等しく生じる可能性がある。我々はこれらの事実を真摯に受け止めながら、怯むことなく今後の医療とその発展に寄与していくことを再確認しておきたい。

検討委員会の報告書がまとまってから一年後の二〇一〇年二月一〇日、群馬大学は生体肝移植に関する一連の調査結果を受けて第一外科の桑野教授を停職一週間の懲戒処分にしたことを明らかにした。

群馬大学病院は第一外科と第二外科の生体肝移植手術の治療成績を比較した検証委員会の調査結果を発表した際、治療チームを一本化して移植外科を新たに設け、教授を全国公募することを明らかにしていた。しかし、この構想は実際には実現せず、生体肝移植手術は休止されたままとなる。ドナー事故が起きた当時の病院長補佐（医療安全管理室長）で、第二外科の一連の手術死亡事例が明らかになった二〇一四年当時病院長だった野島美久氏によれば、一本化構想が消滅したのは二つの外科の反対があったからというわけではなく、大学の上層部の判断だったという。

二〇一九年六月、筆者の取材に応じた野島氏は当時を次のように振り返った。

生体肝移植のドナー事故の調査はできるだけフェアにやろうと考えたが、当事者である第一外科の理解はなかなか得られず、事故調査は院内にかなりのしこりを残した。ただ、そのことが移植外科の創設を妨げたわけではなく、最終的には大学本部の判断で見送られた。生体肝移植に限らず、外科が二つに分かれてそれぞれ似たようなことを行っていることが一番の問題であるという意識は、院内の多くの人が共有していた。ところが、私を含めた病院上層部に一本化の方向へ向かおうという確固たる決意がなく、生体肝移植治療の凍結、二つの外科の現状維持という安易な道を選んでしまった。肝胆膵外科の統合という根本的な解決策に当時舵をきっていれば、今回の事故は防げたのではないかと考えている。

他施設でも不十分だった高難度技術の事前審査

群馬大学病院は腹腔鏡下肝切除術で八人の患者が死亡した事例に関して医療安全管理対策の不備を指摘され、特定機能病院の承認を取り消された。特定機能病院は、医療法で「高度な医療の提供及び開発・評価、研修を行う能力を有する病院」と規定され、厚生労働大臣が要件を満たす病院を一つひとつ承認している。二〇二一年四月一日現在、八七病院が承認されており、そのうち七九が大学病院本院である。

厚生労働省は、群馬大学病院が腹腔鏡下肝切除術による患者死亡問題の院内調査報告書をまとめる直前の二〇一五年二月三日から同年四月三〇日までの間に、大臣の諮問機関である社会保障審議会医療分科会を五回開催し、群馬大学病院の特定機能病院としての取り扱いについて審議を行った。医療分科会は四月三〇日、「承認の取り消しが相当である」との意見書をまとめ、塩崎恭久厚生労働大臣に提出した。医療分科会はこの日、鎮静剤の大量使用で二歳男児が二〇一四年に死亡した東京女子医科大学病院についても特定機能病院の承認取り消しが相当であるとする意見書をまとめた。二つの病院は二〇一五年六月一日から特定機能病院の承認が取り消された。

医療分科会は二つの病院の承認取り消しを求めた意見書とは別に、「特定機能病院等の医療安全管理体制に関する意見」と題する意見書を同年四月三〇日に塩崎恭久厚生労働大臣に提出した。その意見書は、両病院に対する継続的な指導を行うとともに、特定機能病院や先進医療を実施している病院への立ち入り検査においては医療安全管理体制や医薬品の安全管理体制について重点的に検査、指導を行うべきである、と述べていた。さらに、特定機能病院の医療安全管理体制の見直しや、難度の高い新規医療技術の導入を検討する際のインフォームド・コンセントのあり方や指導体制などの検討を求めた。後者は「学会及び高度の医療を担う病院に対する要請」として記されたもので、その内容は以下のとおりである。

> 高難度の新規医療技術（以下「高難度新規医療技術」という。）に関連した死亡事案が相次いで発生したことを踏まえ、関係学会に対し、高難度新規医療技術の導入を検討するに当たっての、インフォームド・コンセントの在り方、術者の技量や指導体制などの、医療安全に関する基本的な考え方を検討・整理することを要請するとともに、臨床研究として行う際は、「人を対象とする医学系研究に関する倫理指針」（平成26年文部科学省・厚生労働省告示第3号）を遵守することについて、学会員に周知徹底するなどの取組を要請するべきである。
>
> あわせて、高度の医療を担う病院に対し、高難度新規医療技術の導入を検討するに当たって、臨床研究として行うか否かを組織的に判断するプロセスの構築を求めるべきである。

難度の高い新規医療技術の安全管理に関して、医療分科会の意見書は学会に取り組みを要請するという形を取っていたが、意見書が出て間もなく厚生労働省が対策に乗り出す。二〇一五年六月から九月にかけて特定機能病院に対する集中検査を実施した。同年一一月五日付で「大学附属病院等の医療安全確保に関するタスクフォース」がまとめた検査結果に、「新規医療技術を導入するに当たり、病院としての事前審査委員会やマニュアルの策定等の病院ルールがない病院があった」「ルールを設定していても、これらのルールが徹底されず、診療科ごとの遵守状況が異なっている状況があった」と記されている。公表された検査結果には、こうした病院の名前や数は記されていないが、厚生労働省はのちに、このときの検査で「事前審査委員会やマニュアルの策定等の病院ルールがある病院」は八四（当時）の特定機能病院のうち五五だったことを国会答弁で明らかにしている（二〇一七年五月一九日の衆議院厚生労働委員会での神田裕二医政局長答弁）。群馬大学病院と同様、倫理審査を行う体制や院内ルールが整備されていない特定機能病院が存在することが明らかになったわけである。

この検査結果を受けて同タスクフォースは、高難度新規医療技術の導入プロセスについて、「新たに高難度新規医療技術を導入する際の手続（診療科からの事前申請や担当部門による事前確認等）を定め、当該手続に基づく対応を義務化する」ことと、「事前確認を行う担当部門は、これらのプロセスの遵守状況を確認する」ことを求めた。同タスクフォースは、高難度新規医療技術を「当該医療機関で事前に行ったことのない手術・手技（軽微な術式変更等を除く。）であり、人体への影響が大きいもの（当該医療技術の実施に関連する死亡の可能性が想定されるもの）」と定義した。

群馬大学病院が複数の死亡事例を出した保険適用外の腹腔鏡下肝切除術は全国の病院で行われていたが、担当診療科とは別の組織が事前審査を行っていなかったのは群馬大学病院だけではなかった。一般社団法人日本肝胆膵外科学会は、群馬大学病院での腹腔鏡下肝切除術で死亡事例が相次いでいたことが明るみに出たことをきっかけに、二〇一四年一一月〜二〇一五年一月に同学会の修練施設二一四病院を対象に腹腔鏡手術の実態調査を行い、二〇七病院から回答を得た（回答率九六・七％）。同学会は「肝胆膵の外科に関する総合学術研究の向上発展及び知識の普及並びに国際関連学会との交流を図る」ことを目的に一九九三年一〇月に発足した。調査結果は二〇一五年三月二三日に発表された。

発表資料によると、同学会では、高度技能指導医あるいは高度技能専門医が一名以上常勤し、高難度肝胆膵外科手術を申請前年の一二月末までの一年間に五〇例以上行っている施設を修練施設A、同じく三〇例以上行っている施設を修練施設Bとして認定していた。学会が指定した高難度肝胆膵外科手術は、肝胆道手術（九種類）、血管合併切除再建（五種類）、膵臓手術（一一種類）の計二五種類だった。調査では、二〇一一年〜二〇一四年の四年間に実施した肝臓・胆道・膵臓外科腹腔鏡手術に関する術式別の一年ごとの症例数、手術後三〇日以内の死亡数、三一日以上九〇日以内の入院死亡数などを尋ねた。

調査の結果、腹腔鏡下肝切除術の実施総数は、二〇一一年　一四二五件▽二〇一二年　一九五七件▽二〇一三年　二四九三件▽二〇一四年　二六七〇件だった。全体の死亡率は〇・四九％で、保険適用手術の死亡率は〇・二七％、保険適用外手術の死亡率は一・四五％だった。

学会は修練施設での腹腔鏡手術の手術死亡率は低いとする一方で、保険が適用される手術と適用されない高難度手術の死亡率を比較した場合、肝切除で五・四倍、膵切除で一〇・八倍の開きがあることについて「注意をしていく必要がある」と指摘した。保険適用外の高難度手術のうち胆管切除を要する肝切除の死亡率が九・七六％と特に高いことが確認されたことから、学会はこの手術について「現時点で、腹腔鏡下手術の適応にはきわめて慎重であるべきと考えられた」との判断を示した。

保険が適用されない手術で、学会が認定した高難度肝胆膵外科手術に含まれる腹腔鏡手術を実施するに当たり、院内倫理委員会の承認を受けているか尋ねたところ、「すべて受けている」が四二施設、「一部受けている」が三七施設、「全く受けていない」が九七施設、「無回答」が四六施設だった（施設数の合計が調査対象施設数を上回るのは、複数の診療科を持つ施設に対しては診療科ごとの回答を依頼したため）。無回答を除く一七六施設中、全く承認を受けていない施設の割合は五五％にのぼった。

特定機能病院の安全管理体制を強化

厚生労働省はタスクフォースの提言を受け、特定機能病院の承認要件を定めた医療法施行規則の一部を改正し、二〇一六年六月一〇日に施行した。改正内容は、医療安全の確保を図るために特定機能病院の管理者に新たな責務を課すものだった。具体的には、(一) 医療安全管理責任者の配置、(二) 医療安全管理部門への専従の医師、薬剤師、看護師の配置、(三) 当該病院で実施したことがなく、実施により患者の死亡その他の重大な影響が想定される高難度新規医療技術の導入プロセスの明確化、(四) 外部委員を含めた監査委員会の設置などである。このうち、高難度新規医療技術については、「提供の適否などを決定する部門の設置」と「提供に当たっての遵守事項を定めた規程の作成」が義務づけられた。

厚生労働省はこの改正省令を施行するのと同時に、高難度新規医療技術提供に当たっての遵守事項を定めた規程を作成する際の基準を医政局長通知で詳細に示した。それによると、高難度新規医療技術を提供するに当たって、担当する診療科の科長はあらかじめ診療科内の術前カンファレンスなどで検討をしたうえで、(一) 既存の医療技術と比較した場合の優位性、(二) 提供に当たって必要な設備・体制の整備状況（集中治療室、麻酔科医師との連携など）、(三) 医師、歯科医師らの高難度新規医療技術を用いた医療の提供に関する経験、(四) 患者に対する説明および同意取得の方法――について、病院内で高難度新規医療技術の提供の適否などを決定する部門（以下、「担当部門と言う」）に申請することが必要とされた。

担当部門の長の役割は、（一）高難度新規医療技術の提供の適否などについて意見を述べる評価委員会を設置する、（二）評価委員会の意見を踏まえて適否等を決定し、申請してきた診療科長に結果を通知する、（三）定期的に、手術記録、診療録などの記載内容を確認し、当該高難度新規医療技術が適正な手続きに基づいて提供されていたかどうか確認し、術後に患者が死亡した場合やその他必要な場合にこれらの確認を行う、（四）審査資料、議事概要、遵守状況の確認の記録を、審査の日または確認の日から少なくとも五年間保管する――こととされた。

二〇一七年に改正された医療法には、特定機能病院の責務として「医療の高度の安全を確保すること」が明記された。学会なども腹腔鏡手術の安全性を高めるための新たな対策を講じた。

日本肝胆膵外科学会が腹腔鏡手術の実態調査の結果を発表した約三カ月後の二〇一五年六月一三日、肝臓内視鏡外科研究会が会員のいる病院で実施するすべての腹腔鏡下肝切除術について、透明性や手術の安全性を高めるために実施前からデータベースに登録、管理することを決めた。同年一一月一一日には日本肝胆膵外科学会と肝臓内視鏡外科研究会が腹腔鏡下肝切除術の登録制度を一〇月から開始した、と発表した。翌一二日付の朝日新聞朝刊は「全国の約２３０の医療機関が参加、さらに増やしていくという。（略）各医療機関に手術前から症例を登録してもらい、手術に伴う合併症の有無や種類、回復や死亡といった経過も入力してもらう。両会が登録情報を3カ月に1度調べ、死亡が相次ぐなどした医療機関には調査や指導をする。医療機関名の公表はしない方針。学会の調査では、肝臓の腹腔鏡手術は昨年で２６７０件」と報じた。

特定機能病院の承認を取り消された群馬大学病院はどのような改革を進めたのだろうか。

すでに述べたように、群馬大学病院は第二外科での腹腔鏡下肝切除術による死亡事例の院内調査が進行中だった二〇一四年から、難度の高い医療行為などを行う場合に担当する診療科だけで判断せず、別の組織が事前審査を行う方式を導入した。事前審査を担当したのは、「臨床倫理委員会専門委員会」である。

厚生労働大臣が群馬大学病院の特定機能病院としての承認を取り消した五カ月後の二〇一五年一一月二日、同病院は臨床倫理委員会専門委員会の運営ルールである「群馬大学医学部附属病院臨床倫理委員会専門委員会内規」を制定した。筆者の法人文書開示請求に対して群馬大学が二〇一七年二月に開示した内規（二〇一六年三月一日改正版）には専門委員会の審議事項が次のように定められている。

（一）告知・説明に関すること。
（二）治療拒否に関すること。
（三）治療の差し控え・中止に関すること。
（四）主治医と関係診療科医師および患者家族間のみでの決定が困難あるいは適切でないと判断する患者の治療方針に関すること。
（五）先進的で侵襲性の大きい医療行為に関すること。
（六）新規医療行為の実施に関すること。
（七）本院において標準的な治療として確立していない医療行為に関すること。
（八）その他、臨床現場における倫理に関すること。

臨床倫理委員会専門委員会は医師、看護師、薬剤師、事務職員ら約三〇人で構成され、原則として毎月一回開催し、委員長が必要と判断した場合には緊急開催することができる。安全性や有効性が確立していない医療技術で、実施を予定している診療科だけの判断だけで行うことが適切でない医療行為の実施を認めるかどうか判断する。具体的な役割としては、（一）患者の身体にダメージを与える可能性の高い手術などの治療法について患者に説明し、同意を得るための文書の審査、承認、（二）個別の患者に対するハイリスク手術・治療や院内での実績の乏しい新規性のある手術・治療の実施の審査、承認、（三）保険診療が認められていない薬の適応外使用などの審査、承認、（四）終末期医療への対応に関する審議、（五）輸血拒否患者への対応に関する審議——などである。臨床倫理委員会専門委員会の役割は個別の患者に対する診療行為の適否の判断を行い、臨床研究（試験）の審査は臨床試験審査委員会などが担う。

第二外科が行った腹腔鏡下肝切除術では、担当医のカルテ記載が不十分で、患者への説明と同意取得がきちんと行われていたかどうか検証が困難だった。群馬大学病院はさまざまな診療行為に関する説明同意文書を統一化し、あらかじめ臨床倫理委員会専門委員会でその内容を審議して承認するようにした。しかし、同じ診療行為であっても受ける患者の状態は異なることから、大きなリスクが予想される患者の場合は、あらかじめ承認された説明同意文書にそのリスクについて追加記載した文書を臨床倫理委員会専門委員会に提出してもらい、審議を行うことにした。

また、第二外科で死亡事例が相次いで発生していたにもかかわらず、病院としての把握が遅れたことへの反省から、臨床倫理委員会専門委員会が承認した診療行為については、全例、担当する診療科に実施報告を求めることにした。それだけでなく、他科の医師や看護師、薬剤師らが当該診療行為の実施状況を電子カルテ上で確認する仕組みも導入した。

学外関係者だけで構成された群馬大学医学部附属病院医療事故調査委員会（＝第三者調査委員会）は報告書（二〇一六年七月二七日付）をまとめた一年後に群馬大学病院の改革の実施状況を点検した。それについて二〇一七年九月二日付の朝日新聞群馬版の記事は次のように伝えた。

群馬大学医学部付属病院（前橋市）で手術後の死亡事例が相次いだ問題で、昨年、調査報告書を病院に提出し、院内の改善を求めた調査委員会のメンバーが1日、記者会見を開き、提言の8割近くはほぼ改善しているとの見解を示した。

委員会は昨年7月、調査報告書で、術前のリスク評価や術後の合併症の観察などが丁寧にされた形跡はなく、カルテの記載も乏しいと指摘。病院内で医療の質や安全を考える仕組みが不十分だったなどとして改善を求め、1年後に進み具合を確認するとしていた。

1日の会見では、医師のインシデント（医療事故につながりかねない事例）の報告数が全国トップクラスとなった点や、症例検討会でも医師のほかに看護師らも出席するなど、組織で情報の共有が徹底されているとし、事故後は大きく改善されたと評価。委員長を務めた奈良県総合医療センターの上田裕一総長は「提言の8割近くはほぼ達成している」と話した。

一方、病院全体の診療指針ができていないことや、電子カルテを患者や家族が閲覧しやすいシステムが高額で、整備が進んでいない点を課題に挙げた。

会見に同席した田村遵一病院長は、症例検討会に患者や家族が参加できる仕組みも作っていくと言い、「今回足りなかったところは時間をかけて進めていき、地域医療に貢献しないといけない」と述べた。

翌二〇一八年五月、群馬大学病院は特定機能病院の再承認を厚生労働省に申請する方針を固め、遺族らに通知した。その動きを同年五月三一日付朝日新聞群馬版の記事は次のように伝えた。

群馬大医学部付属病院（前橋市）が、手術後に患者が相次いで死亡した問題で取り消されていた特定機能病院の再承認を、近く厚生労働省に申請する方針を明らかにした。遺族対応や安全管理体制の改革が進み、再承認の環境が整ったと判断したという。

特定機能病院は、高度医療の提供や研修実施能力を備えた病院。400床以上のベッドや、原則16以上の診療科などが要件で、診療報酬などが優遇されている。昨年6月時点で全国85の病院が厚労相の承認を受けているが、群馬は唯一の「空白県」。群大病院は承認取り消し以降、診療報酬の優遇がなくなったことで減収額が年間数億円に上っていた。

申請後は、厚労省の社会保障審議会での審議などを経て、再承認されるかどうかが決まる。群大病院の担当者は「改革の流れの中で、再承認の申請をする判断をした。（改革には）ゴールはないので、今後も永続的に再生の取り組みを続けたい」としている。

群大病院では2014年、男性医師が執刀した肝臓の腹腔（ふくくう）鏡手術で、患者8人が亡くなっていたことが判明。その後、同じ医師による開腹手術でも死亡例が見つかった。厚労省は15年、安全管理体制が不十分だったとして、特定機能病院の承認を取り消した。

事故発覚後、他大学病院の関係者や弁護士らが安全管理体制を検証する改革委員会が発足。16年8月に公表した最終報告書では、問題の背景に上司らへ発言できない風土や、チーム医療や患者本位の医療ができていなかった点などが指摘された。カルテの記載や患者への説明の不十分さも問題視され、群大病院は再発防止策に取り組んできた。

今年1月には、遺族への説明会を開催。患者への術前説明の内容の原則録音や、手術の録画の内視鏡手術以外への拡大といった方針などを示した。

群大病院は毎年6月に医療安全週間を実施することにしており、今年は6月18～22日に職員向けの研修などを予定しているという。

■「生まれ変わるなら」　術後死で家族失った遺族

群大病院での術後死で家族を失った遺族らには、25日付で「特定機能病院承認申請のご報告について」と書かれた文書が送られた。文書を受け取った県内の60代女性は「病院が生まれ変わるなら、反対しない」と話した。

女性は、今年1月の遺族説明会にも参加し、改革案などの説明を受けたという。「本当にあれだけの対策ができるのか不安。大変な思いをした遺族がいて、病院が変わるきっかけにもなった。（特定機能病院に申請した後も）実際に改革が実施されているか、長い目で見ていかなければ」

再申請を受けた厚生労働省は群馬大学病院を特定機能病院として承認した。群馬大学病院は二〇一九年四月一日付で、ほぼ四年ぶりに特定機能病院への復帰を果たした。

この間、群馬大学は関係者の処分を行っている。処分は、第三者調査委員会が報告書を公表する前日の二〇一六年七月二九日付だった。手術を執刀した須納瀬医師と須納瀬医師が所属していた第二外科の診療科長であった竹吉泉教授は懲戒処分を受けた。すでに退職していた須納瀬豊医師は「懲戒解雇相当」で、支払いが差し止められていた退職手当は支払われないという内容だった。竹吉教授は「諭旨解雇」とされた。二人のほかに、すでに退職していた元役員を含め、病院長や医療安全管理部長の経験者ら計八人が厳重注意などの処分を受けた。「減給相当」とされた退職者らは給与の一部を自主返納した。

筆者の法人文書開示請求に対して群馬大学が二〇一九年七月に個人名を黒塗りにして開示した「懲戒処分（相当）説明書」によると、須納瀬医師については、（一）チーム医療において情報共有のために最も重要な資料である診療録の記載が不十分で、診療科長から注意を受けたにもかかわらず改善しなかった、（二）医師が行うべき患者、家族への説明が不十分で、医師としての責任を果たしていない、（三）腹腔鏡下肝切除術導入後一年で四例の死亡事例が発生したにもかかわらず、手術の適応や術式の選択などを含んだ死亡症例検討会が行われておらず、新たな訓練や指導医の招聘などの対策をとることなく手術を継続した、（四）死亡事例が多く発生していたのにその事実を表示せず、誤解を招くような内容の論文を学術誌に提出したことは、高度先進医療を担う大学病院の医師として不適切である──ことが処分の理由とされた。

竹吉教授の「処分説明書」の結論部分は以下のように記されている。

以上のとおり、病院旧第二外科において、執刀医が診療録の記載やインフォームドコンセントが不十分であったこと、カンファレンスが十分に機能していなかったこと、死亡例が多く発生した際も必要な対応をとらなかったこと、そして、これらの問題が長期にわたったことは、貴殿の旧第二外科の診療科長としての責任を果たしていなかったことが大きな原因である。

特に、部下である執刀医については、診療録を始めとする診療に関する記載が大幅に不足しており、患者や家族に対する説明も十分に行われておらず、医師としての義務に反する点が多数認められた。

これらの執刀医の行為が、今回の医療事故の主な原因となったことは明らかであり、執刀医としての責任は重大であるとともに、旧第二外科の管理者である診療科長としての貴殿の責任は重大である。

また、このような執刀医の行為及び貴殿の診療科長としての責任を果たしていなかったことが今回の医療事故につながり、その結果、病院が社会から痛烈な批判を受け、患者のみならず国民からの信頼を失い、特定機能病院の承認が取り消されたこと、臨床研究中核病院整備事業の執行が停止されたことなど、その影響は計り知れなく、本学及び病院の社会的名誉及び信用を著しく失墜させたものである。

「患者参加型医療」の導入

群馬大学病院の改革においては、同病院で手術を受けて亡くなった患者の遺族が大きな役割を果たした。患者の遺族たちは二〇一八年六月二六日に遺族会を結成した。翌二七日付の朝日新聞朝刊は「病院側に対し、真相究明や再発防止策の徹底を求めていくとし、十分な対応がされない場合には、損害賠償の請求や執刀医らの医師免許取り消し処分の要求も検討する」と報じた。その一カ月後、第三者調査委員会が報告書をまとめ、「再発防止に向けた提言」の中で、「遺族の思いを事故の再発防止に生かす」ことを提案した。具体的には、医療事故調査委員会や臨床倫理委員会の委員に遺族の参加を要請することを推奨した。

二〇一八年一月二一、二二の両日、群馬大学病院は遺族に対する説明会を開き、平塚浩士学長が「治療で適切な対応がとれなかった」と謝罪した。医療の質と安全を向上させるためには患者との情報共有が基本と考えた群馬大学病院は二〇一八年一月から、手術などに関するインフォームド・コンセントの過程を録音することを試行的に実施し、入院患者がカルテを閲覧できるシステムも導入することにした。さらに、「遺族の思いを事故の再発防止に生かす」という第三者調査委員会の提案を受け入れ、遺族の代表が委員として参加する「患者参加型医療推進委員会」を設置した。同委員会規程第二条には委員会の設置目的が次のように定められている。

　患者参加型医療とは、患者自身が自らの疾病や医療を十分理解し、主体性をもって医療に参加するものであり、医療の質と安全の向上が期待されることから、委員会はこれを推進し、本院全体の医療の質と安全の向上に寄与することを目的とする。

委員会に参加した遺族は、腹腔鏡下肝切除術で当時八〇歳の父親を亡くした木村豊さん（五二）と群馬大学病院の看護師で当時二五歳だった妹を膵臓がんの手術で亡くした小野里和孝さん（四一）である。二〇一八年六月二一日に開かれた初会合で二人は、委員会の公開のほか、議事録全文のホームページでの公開、委員会の権限の強化、少なくとも年四回の開催、医療事故に遭った患者や遺族二人以上を委員とすること、などを求めた。

患者参加型医療推進委員会は二〇一八年度が四回、二〇一九年度が三回、二〇二〇年度が三回開かれた。患者との情報共有のために導入されたインフォームド・コンセントの録音やカルテの閲覧は毎月一定件数行われており、少しずつ浸透していることがうかがえる。

筆者の法人文書開示請求に対して群馬大学が二〇二〇年九月に開示した同年六月一八日開催の推進委員会議事資料と病院のホームページに掲載されている議事録によると、インフォームド・コンセントの録音は、二〇一八年が一三四件（一月〜七月の試行期間中の三九件を含む）、二〇一九年が二三九件、二〇二〇年（一月〜五月）が六三件だった。

一方、試行期間を経て二〇一九年四月から本稼働したカルテの閲覧は二〇二〇年五月までの一四カ月間で一七九件（申請は三七九件）だった。このうちアンケートの回答件数は八〇件で、「カルテを閲覧した後、自身の病気への理解は変わりましたか？」という質問に対して「より理解できるようになった」が四六件、「少しは理解が増した」が二九件という結果だった。また、「カルテを閲覧した後、医療行為の内容・利点・危険性などについての理解は変わりましたか？」という質問に対しては「より理解できるようになった」が三八件、「少しは理解が増した」が三一件だった。

行政処分の要望

遺族会に加わった遺族と大学の間では損害賠償について個別に示談が成立し、遺族が病院の医療安全の改革に参加するまでになったが、懲戒処分を受けて群馬大学を去った須納瀬、竹吉両医師と遺族会の間では現在までに「和解」の動きはない。

この間、遺族会は両医師に対して説明を求めてきた。両医師は遺族側弁護団が出した質問に対し、二〇一六年一二月に書面で回答したのに続き、二〇一七年七月〜八月に一部遺族と面会した。その際の両医師の説明内容を検討した遺族会は、二人の態度（対応）には職業倫理上の問題点が顕著であるとして、二人の医師に対し医師法に基づく行政処分を行うよう厚生労働省に求めることを決め、二〇一七年九月七日、群馬大学病院被害対策弁護団とともに同省に要望書を提出した。

医師法は、戒告、三年以内の医業停止、免許取り消しのいずれかの処分ができることを定めている。医道審議会医道分科会の意見に基づき行う行政処分は、主に刑事事件で罰金刑以上の刑が確定した場合や診療報酬の不正請求を行った場合が対象になるが、須納瀬、竹吉両医師の対応が、医師法が処分要件の一つとして定める「医師としての品位を損するような行為のあったとき」に該当するというのが遺族会の考えであった。その根拠は、第三者調査委員会や外科学会の報告書が指摘した、診療録の不記載をはじめとする様々な問題点だったが、遺族会が最終的に行政処分を求めることにした理由は、二人の医師に反省の態度が見られないことだった。

厚生労働省に提出した要望書によれば、二人の医師の遺族に対する対面での説明は、二〇一七年七月三〇日、八月一九日、同月二六日の三日に分けて行われた。そのときの両医師の説明内容について要望書には次のように記載されている。要望書に記された「新事故調査委員会」は第三者調査委員会のことである。

両医師は、説明会において、それぞれの患者を救命できなかったことは医師として大変残念であること、本件で世間を騒がせてご遺族に不安や懸念を与えたことは大変遺憾であること、カルテ等診療録の記載がないか極めて不十分であること（執刀医）、及びこの点に関する執刀医への指導が不十分であったこと（診療科長）は認め反省している旨述べた。

しかし、他方において、両医師は、当時の群大病院の体制下でできる限りの努力はした、術前の説明は術式、リスク、他に選択しうる治療法等、医師に求められる説明事項については時間をかけて十分に説明した、手術適応についての判断や術前検査方法についても当時の医療水準に則ったもので問題はない、手術手技にも問題はない（診療科長は執刀医の手術手技の技術についてむしろ一般より高いと評価している）、術後管理も問題はない等、問題点が指摘された36例全例について、1例たりともその指摘を受け止めることなく、新事故調査委員会報告書や外科学会報告書による評価とは異なる見解である旨述べた。

問題点が指摘された三六例とは、日本外科学会報告書が、手術適応がないことや、不十分な適応判断のもとで手術を実施したこと、診療録の記載が不備・不十分であること、術前の説明が不十分であることなどを指摘した症例で、二人の医師は診療録の記載の欠落や不十分であった点を除き、指摘されたような不適切な点はなかった、と遺族に説明したという⑷。

こうした二人の医師の態度について要望書は「明白な注意義務違反を長期間にわたり繰り返し行っており、その点について第三者（専門家集団の総力を挙げた調査結果）によって医学的に正当な指摘がなされているにもかかわらず、なおも自己保身を図り続けている。このような執刀医及び診療科長の態度は、過去に類を見ないものであり、これ自体医師としての適性が疑わしく、何らの処分及び教育なくして医業に従事させることは、国民の生命及び健康に対する脅威になるといえる」と指摘している。

要望書の末尾には遺族の声が記載されており、「願わくば両医師の医師免許取消し処分をして欲しい。説明会でも、反省していないことしか伝わらない。医師としてのモラルが欠けていると感じる。」「全く反省がないため、医師免許取消しも求めたい。一番厳しい処分があり得るのではないか。」など、医師免許の取り消しを求める意見が複数あった。

この要望書提出から一年五カ月が経った二〇一九年二月八日、遺族会と弁護団は同じ趣旨の要望を厚生労働省に行い、同年三月からは両医師の行政処分を求める署名活動を本格的に行い、二カ月弱の間に六三六三人分の署名を集めた。遺族会が作った「適正な行政処分を求める署名のお願い」には「群馬大学病院が、再発防止に取り組んでいる中、診療科長及び執刀医について何らの再発防止策がとられないまま、責任が不問にされるようなことは、到底許容することはできません。国民が引き続き危険な医療にさらされ続けることがないよう、改めて、診療科長及び執刀医に対する適正な処分とそれに続く再教育を強く求めます」と記されていた。遺族会と弁護団は二〇一九年五月二三日、三度目の要望書を厚生労働省に提出した。「再々要望書」は、いっこうに行政処分を下そうとしない厚生労働省に早期の決断を迫る、次のような言葉で結ばれていた。

> ……国が良質かつ適切な医療を提供する体制を確保し、公衆衛生の向上及び増進並びに国民の健康な生活の確保をするためには、御庁の行政処分権限が、医療安全の実現、再教育と再発防止という観点から、刑事処分を受けたかどうかとは関係なく、主体的に、適時に、かつ、適切に行使されなければならない。
>
> 本件は、現時点で刑事処分等ないものの、上記のとおり、高度の専門的知見を有する専門家集団（日本外科学会）による調査・検討により、両医師の問題点が事細かに指摘され、刑事事件と比肩しても、その問題点は広く明らかとなっている。本件のようなケースにおいて、適時に、適切な行政処分権限が行使されないとすれば、全件刑事事件に追従するだけの形式的な処分となり、もはや存在意義はないに等しいともいえる。
>
> したがって、これをも踏まえて、御庁（医道審）がその役割を完全に発揮されることを期待し、重大な関心を持って注意深く御庁（医道審）の判断を見守る所存である。
>
> 御庁（医道審）の判断について、当遺族会・当弁護団だけでなく、広く国民が、大きな関心と期待を寄せていることを、

改めて強調するものである。

遺族会代表の木村さんは二〇一九年一一月の筆者の取材に対し、「二人の医師には、自分たちが何をして、どこが悪かったのか理解し、反省してほしい。それができないのであれば、医療行為を続けてほしくない。問題を起こした医師が反省し、立ち直る機会となるよう、厚生労働省は行政処分の仕組みを適切に運用してほしい」と話した。

注

（1）千葉県がんセンターでの腹腔鏡手術による患者死亡はのちに計六件と報道され、それ以外に術後二週間以内に死亡した事例が三件あった。千葉県病院局はこれら九事例について「千葉県がんセンター腹腔鏡下手術に係る第三者検証委員会」に調査・検証を依頼した。その後、九事例以外に腹腔鏡手術後の死亡退院事例、退院後三〇日以内の死亡事例が九件あることがわかり、日本外科学会が手術記録や手術映像を確認・検討した結果、検証が必要と考えられる二事例が追加され、第三者検証委員会は合わせて一一事例について検証し、その結果を報告書（二〇一五年七月一五日付）にまとめた。報告書には「11事例のうち、少なくとも7例は保険の適用外であり、これらの事例については事前の倫理審査を要すると考えられる。この点、これらの7例が全例について、医療倫理審査委員会への申請が行われなかったことは問題である。新しい治療方法が行われる場合、医療倫理審査委員会に申請するかどうかは、現状では現場の医療者の裁量に委ねられている」「このように高難度な腹腔鏡下手術であるにもかかわらず、事前に倫理審査に諮られなかった理由は、何よりも当該手術を実施した消化器外科における臨床倫理、臨床研究の実施に関する知識・認識の不足であり、さらには、がんセンターにおける臨床倫理、臨床研究に関する啓発体制の不備と倫理審査体制の脆弱さによると指摘できる」と記されている。

（2）第一外科の腹腔鏡を用いた十二指腸粘膜下腫瘍摘出手術の事故は、第二外科の腹腔鏡下肝切除術で八人の患者が死亡していたことが読売新聞の報道で明るみに出た直後の二〇一四年一一月一八日に、群馬県の地元紙である上毛新聞が報じて明らかとなる。報道を受けて群馬大学病院が行った記者会見で報道関係者に配布した資料には、「膵臓に接する部位に生じた十二指腸腫瘍摘出は難度の高い手術であり、膵頭十二指腸切除術などの術式の拡大が必要となる可能性がありました。術前のインフォームドコンセントにおいて、主治医チームはその可能性を十分に説明しておらず、この点において過失があると調査委員会は判断しました」「術後生じた肝障害については、手術操作の過程で生じた膵内胆管の狭窄が大きな要因と考えられました。術中あるいは術後早期にドレナージを行うことにより、肝障害の重篤化を防ぐことができた可能性がありました」と記されている。

また、筆者の法人文書開示請求に対して群馬大学が二〇一九年六月に一部黒塗りで開示した「十二指腸粘膜下腫瘍術後、肝不全にて死亡した症例に関する調査委員会報告書」（二〇一四年五月一日付）には「診療科から事故報告が提出されたのは、手術から約5か月が経過してからであり、調査委員会の立ち上げが遅れた。手術に関連する予測外の重篤な合併症については報告を求める制度があるが、十分に機能していなかった。今後、早期の報告を周知徹底する必要がある」と記されている。

（3）川上武著『現代日本病人史―病人処遇の変遷―』（一九八二年、勁草書房）によると、学用患者制度は「明治維新以後、西欧先進国の近代医療技術の導入、医学研究の推進、医師の技術習得（医学生の実習）」に当たって積極的に採用され、「治療費を払う余裕のない貧困患者を、施療・慈恵の名の下に医学研究や医学実習に利用してきた」ものである。国立大学が二〇〇四年四月に法人化されるまでは毎年度の国の予算に「学用患者費」が計上されてきた。財務省予算書・決算書データベースによると、当初予算額は一九八〇年度が八六億円、一九九〇年度が一〇八億円、二〇〇〇年度が一三四億円と推移し、国立大学法人化前年の二〇〇三年度は一二一億円だった。筆者が二〇二〇年一〇月に文部科学省医学教育課大学病院支援室に確認した時点では、国立大学法人が運営する病院のうち二病院が「学用患者」の会計費目を使用しているという。

（4）執刀医であった須納瀬豊医師は群馬大学病院の「腹腔鏡下肝切除術事故調査委員会」（院内調査委員会）の最終報告書に対する意見をまとめた「事故調査報告書に対する反論」を二〇一五年三月三〇日に群馬大学病院と同調査委員会に提出した。筆者の法人文書開示請求に対して群馬大学が開示した同文書によると、須納瀬医師はインフォームド・コンセントについて、「手術に関するインフォームドコンセントは、通常、紹介先の病院や内科で、手術が必要なことが説明されていることがほとんどであり、我々も主には外来で、手術の適否について説明を行っていました。また、現行のＤＰＣ（※筆者注＝「診断群分類包括評価」のこと。患者の病名や診療内容に応じて一日当たりの定額の診療報酬点数で入院診療費を計算する方式）の状況においては、在院日数短縮のため、手術2～4日前に入院されることがほとんどの状況です。そのため最終的なインフォームドコンセントは手術前日ないし手術前の間近の土曜・日曜に患者家族の都合に合わせて行っていました。手術に際しては、詳細な説明をするよう常々言われていたため、1時間以上の時間をかけて、十分に説明するように心がけていました」と述べている。

この反論について、腹腔鏡下肝切除術事故調査委員会が最終報告書をまとめた後に群馬大学が新たに設置にした、外部委員のみで構成する「群馬大学医学部附属病院医療事故調査委員会」（第三者調査委員会）に参加した勝村久司氏（患者の視点で医療安全を考える連絡協議会世話人）は、上田裕一・神谷惠子編著『患者安全への提言　群大病院医療事故調査から学ぶ』（二〇一九年、日本評論社）に寄せた「群大病院に『患者参加型医療』を求めた理由」の中で次のように指摘している。

手術のために入院を指示されて、さまざまな検査をして、覚悟の上で入院し、明日いよいよ手術だという日に改めて手術の説明を受けてサインをしたとしても、それはインフォームド・コンセントではない。患者は、もはや「明日よろしくお願いします」としかいえない状況なのだ。

本当のインフォームド・コンセントは、手術ならば、入院をする前の、外来で手術を選択するか否かを検討するタイミングで行われるべきものだ。また、そこでは、即時に判断を求めるのではなく、十分な検討時間も患者に与えられるべきなのである。

手術の適応があるか否か、患者ごとの手術のメリットとデメリットをきちんと比較検討すること、手術以外にどのような選択肢があるかをしっかりと提示し比較検討すること、そのために、患者の病状等の情報をきちんと共有すること、また、選択しうるそれぞれの治療法の一般的な予後の情報だけでなく、その医療機関やその医師ごとのこれまでの実績も伝えられること、それらの上で患者が治療法等を決断していくことが本当のインフォームド・コンセントだろう。

ところが群大病院の一連の事故は、紹介医や執刀医の間のやりとりだけで実質的に治療方針が決められてしまっていることが多く、その患者に手術の適応があったのか、本当に手術が必要だったのか、他の選択肢の方がよかったのではないか、ということを、患者とともに検討するという過程を経ていなかった。このことが「インフォームド・コンセントが不十分」ということの本質だ。

また、群大病院の一連の事故の遺族の多くは、術後に合併症が生じ、死亡に至るまでの間の、患者が最も苦しんでいた際の病状や容態、さらにそこからの治療方針などについて、十分な説明を受けることができなかった、という思いをもっていた。

つまり、患者にとって本当に必要なインフォームド・コンセントは、手術ならば、治療方針を決める段階と、術後の合併症の発症時なのである。しかし、今の日本の医療界で定着しているのは、手術の前日の確認手続きだ。このすれ違いが、群大の一連の医療事故で明らかになった、日本のインフォームド・コンセントの課題なのである。

手術の前日の確認作業が不要だといっているわけではない。それは、本来のインフォームド・コンセントではない、ということであり、本来のインフォームド・コンセントが日本では軽視されている現状があるということだ。

補章

「がんペプチドワクチン臨床試験問題」

東大医科研病院

伝えられなかった有害事象

ここまでの各章では、臨床試験の被験者とされた患者の人権侵害や未確立の医療の安全管理が問題となった事例を見てきた。日本では、医学界のリーダーと言える医師たちであっても、「研究」と「診療」はしっかりと区別し、安全性、有効性が確立していない医薬品の候補物質や診療行為を患者の体で試す場合には厳格な管理が必要であるという認識が希薄である。その現実は、筆者が朝日新聞記者だった二〇一〇年一〇月、ある臨床試験について取り上げた筆者と同僚記者の記事が医学界、医療界からの強い批判にさらされるという経験を通じて、筆者自身に強く印象づけられた。その記事は、東京大学医科学研究所（以下、東大医科研）が開発した医薬品の候補物質を使って東大医科研の附属病院が行った臨床試験で発生した有害事象に関する情報を、東大医科研が同種の候補物質を臨床試験用に提供していた他の医療機関に伝えていなかった問題を取り上げたものである。東大医科研は、「（情報を伝えなかったことは）法的、医学的にも倫理上も問題ない」と反論し、医学界の有力者の一部からも報道を批判する声が上がった。東大医科研病院の臨床試験をめぐる報道に対する医学界の強い拒否反応は、臨床試験に対する日本の医師の認識の水準を示した貴重な事例と言ってよいのではないかと思う。その記事を書いたきっかけや当時の筆者の問題意識、記事に対する反響などを記録にとどめておきたい。

東大医科研が他の医療機関に有害事象に関する情報を伝えていなかったことを報じる記事は、二〇一〇年一〇月一五日付朝日新聞朝刊の一面に掲載された。「臨床試験中のがん治療ワクチン『患者が出血』伝えず　東大医科研、提供先に」という見出しの記事で、筆者と同僚の野呂雅之記者（当時・朝日新聞論説委員、二〇二〇年三月まで関西学院大学教授）が二人で取材、執筆した。記事の全文は以下のとおりである。

> 東京大学医科学研究所（東京都港区）が開発したがんペプチドワクチンの臨床試験をめぐり、医科研付属病院で２００８年、被験者に起きた消化管出血が「重篤な有害事象」と院内で報告されたのに、医科研が同種のペプチドを提供する他の病院に知らせていなかったことがわかった。医科研病院は消化管出血の恐れのある患者を被験者から外したが、他施設の被験者は知らされていなかった。
>
> このペプチドは医薬品としては未承認で、医科研病院での臨床試験は主に安全性を確かめるためのものだった。こうした臨床試験では、被験者の安全や人権保護のため、予想されるリスクの十分な説明が必要だ。他施設の研究者は「患者に知らせるべき情報だ」と指摘している。
>
> 医科研ヒトゲノム解析センター長の中村祐輔教授（４月から国立がん研究センター研究所長を兼任）がペプチドを開発し、臨床試験は０８年４月に医科研病院の治験審査委員会の承認を受け始まった。
>
> 朝日新聞の情報公開請求に対し開示された医科研病院の審査委の議事要旨などによると、開始から約半年後、膵臓（すいぞう）がんの被験者が消化管から出血、輸血治療を受けた。医科研病院はペプチドと出血との因果関係を否定できないとして、０８年１２月に同種のペプチドを使う９件の臨床試験で被験者を選ぶ基準を変更、消化管の大量出血の恐れがある患者を除くことにした。被験者の同意を得るための説明文書にも消化管出血が起きたことを追加したが、しばらくして臨床試験をすべて中止

した。

開示資料などによると、同種のペプチドを使う臨床試験が少なくとも11の大学病院で行われ、そのすべてに医科研病院での消化管出血は伝えられていなかった。うち六つの国公立大学病院の試験計画書で、中村教授は研究協力者や共同研究者とされていたが、医科研病院の被験者選択基準変更後に始まった複数の試験でも計画書などに消化管出血に関する記載はなかった。

厚生労働省の「臨床研究に関する倫理指針」は「共同で臨床研究をする場合の他施設への重篤な有害事象の報告義務」を定めている。朝日新聞が今年5月下旬から中村教授と臨床試験実施時の山下直秀医科研病院長に取材を申し込んだところ、清木元治医科研所長名の文書（6月30日付と9月14日付）で「当該臨床試験は付属病院のみの単一施設で実施した臨床試験なので、指針で規定する『他の臨床研究機関と共同で臨床研究を実施する場合』には該当せず、他の臨床試験機関への報告義務を負いません」と答えた。

しかし、医科研は他施設にペプチドを提供し、中村教授が他施設の臨床試験の研究協力者などを務め、他施設から有害事象の情報を集めていた。国の先端医療開発特区では医科研はペプチドワクチン臨床試験の全体統括を担う。

厚労省は朝日新聞の取材に対し「早急に伝えるべきだ」と調査を始め、9月17日に中村教授らに事情を聴いた。医科研は翌日、消化管出血に言及した日本消化器病学会機関誌（電子版）に掲載前の論文のゲラ刷りを他施設に送った。論文は7月2日に投稿、9月25日付で掲載された。

清木所長は論文での情報提供について「朝日新聞の取材を受けた施設から説明を求められているため、情報提供した」と東大広報室を通じて答えた。

この一面記事には筆者が執筆した解説記事が付けられ、社会面には関連記事が掲載された。「法規制なし　対応限界」という見出しが付けられた解説記事の全文は以下の通りである。

新薬の臨床試験はまず安全性を確かめて有効性の確認へと進む。安全性を確認する臨床試験の早期の段階では、どんな危険が潜んでいるかわからない。安全性情報の取り扱いは特に配慮が必要なのに、東大医科研の対応には疑問が残る。

日本は欧米と異なり、すべての臨床試験を一体的に管理する法制度がない。薬の製造販売承認に必要なデータ収集を目的とした臨床試験（治験）とそれ以外の研究者主導の臨床試験を分け、前者は薬事法などの法令で厳格に管理しているが、後者には罰則のない行政指針で対応する「二重基準」になっている。

治験の場合、製薬会社などは、薬との因果関係が否定できない有害事象を参加施設に報告しなければならない。一方、治験以外の臨床試験は届け出義務すらなく、施設内の倫理審査委員会の承認だけでよい。安全性や有効性が検証されていない未承認薬の試験も行政の監視を受けない。

東大医科研の事例は法による規制なしで臨床試験の適正さを確保しようとしても限界があることを改めて示した。

厚労省は03年に「臨床研究に関する倫理指針」を定めた。被験者の尊厳と人権を守るためだが、その後も同意なしの試験などの不祥事が明らかになっている。医学研究者の倫理が問われている。

社会面の関連記事の見出しは、「患者出血『なぜ知らせぬ』　ワクチン臨床試験　協力の病院、困惑」というものだった。筆者が取材、執筆したこの記事の全文は以下のとおりである。

がんペプチドワクチンの臨床試験で起きた「重篤な有害事象」（消化管出血）を他施設に伝えていなかった東京大学医科学研究所。被験者の安全を考え、別の施設の有害事象に関する情報提供を求めた他の大学病院の関係者は「なぜ知らせてくれなかったのか」といぶかった。２００８年に作成された医科研病院の臨床試験の計画書には、同病院より先に臨床試験を行った施設で起きた有害事象が、がんの種類、投与したペプチド別に整理されて記載されている。医科研は他施設の有害事象を集めていたが、医科研病院で起きた有害事象は他施設に伝えていなかった。

記者が今年7月、複数のがんを対象にペプチドの臨床試験を行っているある大学病院の関係者に、有害事象の情報が詳細に記された医科研病院の計画書を示した。さらに医科研病院でも消化管出血があったことを伝えると、医科研側に情報提供を求めたこともあっただけに、この関係者は戸惑いを隠せなかった。

「私たちが知りたかった情報であり、患者にも知らされるべき情報だ。なぜ提供してくれなかったのだろうか」

国内外で未承認のペプチドの臨床試験は、開発者である中村祐輔・東大医科研教授が全国の大学の研究者に協力を求め、医科研が他施設にペプチドを提供して06年に始まった。

中村教授を代表者とする研究グループは08年11月、先端医療の研究者を支援する国の「先端医療開発特区」（スーパー特区）に選ばれ、09年度には研究費5億円が国から交付された。グループは「情報の共有化」などで迅速な医薬品開発を目指すという。医科研は四つある研究拠点の一つで、全体を統括するものと位置づけられた。医科研病院は特区に参加していないが、医科研病院で消化管出血が起きたのと同種のペプチドを使っていた六つの国公立大学病院はすべて特区に加わっていた。

医科研がペプチドを提供し、各大学が様々ながんを対象に臨床試験をする。効果が期待できそうなものを選び、国の製造販売承認を得るための治験に切り替えていく。それが中村教授の開発戦略だ。

そうした研究成果の事業化を目的に01年に設立されたのが東大発のベンチャー企業、オンコセラピー・サイエンス社（川崎市、東証マザーズ上場）だ。新薬の承認申請に向けて、一部のがんを対象にペプチドを使った治験を行っている。

中村教授は今年4月に国立がん研究センター研究所長に就任するまでオンコ社の社外取締役だった。6月に同社が関東財務局に出した有価証券報告書によると、同教授は3月末で2万1750株（発行済み株式の10・73％）を所有する筆頭株主だ。医科研客員研究員になっているオンコ社役員が、複数の施設の臨床試験で、中村教授とともに「研究協力者」や「共同研究者」になるなど、同社は治験前の臨床試験にも深く関与している。

◆薬の開発優先、批判免れない

臨床試験の課題に詳しい光石忠敬弁護士の話　被験者の選択基準まで変更が必要と判断した「重篤な有害事象」に関する情報を、同じ物質を使う研究者に伝えないのは不当だ。被験者の確保が難しくなって製品化が遅れる事態を避けようとしたのではないかという疑念すら抱かせるもので、被験者の安全よりも薬の開発を優先させたとの批判は免れない。人間の尊厳と人権の観点から被験者を守るには治験以外の人対象研究もすべて法律で規制するしかない。

■東大医科研病院の臨床試験で発生した有害事象をめぐる動き

〈2008年〉

4月30日　治験審査委員会でペプチドワクチン臨床試験の実施承認

12月11日　膵臓（すいぞう）がん患者の消化管出血が「重篤な有害事象」として院内報告される

12月25日　治験審査委で9件の臨床試験の被験者の選択基準変更を承認

〈2009年〉

5～11月　治験審査委に臨床試験の終了を報告

〈2010年〉

5月25日　朝日新聞が東大広報室へ取材申し込み

6月30日　医科研所長から「報告義務は負わない」と文書回答

7月　2日　医科研の研究グループが消化管出血に関する論文を日本消化器病学会機関誌へ投稿

8月25日　朝日新聞が東大広報室へ質問状送付

9月14日　医科研所長から6月と同趣旨の文書回答

9月17日　厚生労働省が中村医科研教授らを呼んで事情を聴く

9月18日　ペプチドワクチンの臨床試験をしている他施設へ論文ゲラ刷り送付

9月25日　消化管出血に関する論文掲載

翌一〇月一六日付朝刊には「東大医科研　研究者の良心が問われる」という、野呂記者がその内容を起案し、論説主幹をはじめとする東京、大阪の論説委員による議論を経てまとめられた社説が掲載された。

安全性情報の取り扱いに関する「懸念」

これらの記事を書いた問題意識は、東大医科研が自らの附属病院で行われたがんペプチドワクチン臨床試験で起きた消化管出血とそれに伴う試験実施計画などの変更に関する情報を、同種のペプチドを提供している他の大学病院に知らせなかったという具体的な事例をもとにして、新しい薬や医療機器を開発する過程で欠かすことができない、人を対象とした臨床試験の規制にどんな問題があるかを広く知ってもらう、ということに尽きる。

筆者はそれまでにも医薬品・医療機器の臨床試験をめぐる問題点、具体的には、薬事承認申請データの収集を目的に主に企業が薬事法（現・医薬品医療機器法）に基づいて行う臨床試験（治験）と、それ以外の研究者主導の臨床試験を統一的に規制するルールが日本にはなく、研究者主導の臨床試験が事実上野放し状態になっている問題点について取材し、繰り返し記事を書いてきた。人を対象とした臨床試験が適切な規制を受けないまま実施されることは、被験者保護の観点から望ましくないことに加え、医薬品・医療機器などの新しい医療技術の導入、普及にとってもマイナスである、という問題意識があったからである。

二〇〇九年五月からは、朝日新聞朝刊医療面に先進医療や未承認薬問題に関する記事を連続的に掲載した。その中で特に力を入れたのは、第三章で取り上げたカフェイン併用化学療法臨床試験問題で触れた高度医療評価制度に関する取材である。この制度は、薬事法上の承認を得ていない薬や医療機器を用いた先進医療であっても、保険診療との併用を認めたものである。未承認医療機器を含む先進医療の費用は全額患者に負担させたうえに、先進医療実施に伴う診察、検査、投薬、入院などの費用は公的医療保険に請求できるので、限られた研究費の中で新規医療技術の実用化を目指す研究者にとっては魅力的な制度だった。

その一方で、この制度には大きな問題点があった。安全性や有効性が十分確かめられていない薬の候補物質を用いた臨床試験まで実施できる制度であるにもかかわらず薬事法が適用されず、厚生労働省が二〇〇三年に定めた「臨床研究に関する倫理指針」に則って行えばよいとされたからである。患者は被験者として自らの身体を安全性や有効性が不確かな薬の候補物質などのリスクにさらしたうえに、通常の企業治験では考えられない費用負担までするのに、薬事法が適用されないため、臨床試験で得られたデータは薬事承認申請に用いることができず、無駄になってしまう恐れがあった。「臨床研究に関する倫理指針」には法的拘束力もないことは、これまで述べてきた通りである。二〇〇八年に政府が導入した「先端医療開発特区」（スーパー特区）は、その公募要項で、高度医療評価制度を「実用化・産業化に向けた研究開発の推進において活用できる最近の制度」の一つとして挙げていたが、薬事法に基づかない臨床試験をしていては医薬品などの実用化はかえって遠のいてしまう、という懸念は制度導入時からあった。

筆者は二〇〇九年七月三一日付朝日新聞朝刊に掲載した記事で、東大医科研で開発されたがんペプチドワクチンを用いた臨床試験を行っている複数の大学病院から出された高度医療評価制度の適用申請に対し、厚生労働省の高度医療評価会議が厳しい判定を下したことを紹介した。この記事はもともと、薬事法に基づかない臨床試験をしていては、せっかく日本の大学の研究者が開発した医薬品の候補物質の実用化が遅れてしまうという問題点を指摘するつもりで取材を進めていた。ところが、高度医療評価会議で複数の委員が申請大学病院の臨床試験実施計画の問題点を厳しく指摘し、臨床試験を行う研究者グループの試験実施計画立案能力や、試験実施計画を審査、承認する各大学病院の倫理審査委員会の評価能力の低さが浮き彫りになったことから、最終的な紙面化の段階で、そうした点を盛り込んだ。

高度医療評価制度は、厳格かつ慎重な評価を行うため、適用申請を行う研究者が所属する医療機関の倫理審査委員会の審査、承認を受けたうえで、厚生労働省の高度医療評価会議の審査を受けるという、二重のハードルが設定された。この仕組みは二〇一二年一〇月に先進医療制度が見直され、高度医療評価制度が「先進医療B」と改称された後も踏襲され、高度医療評価会議の役割は先進医療技術審査部会が担っている（二〇一八年四月に臨床研究法が施行され、未承認・適応外の医薬品などを用いる先進医療が同法の規制対象になった後は、臨床研究法対象の先進医療はまず認定臨床研究審査委員会の審査を受け、その後、厚生労働省の先進医療技術審査部会の審査を受けることになった）。

がんペプチドワクチンの臨床試験の試験実施計画（プロトコール）に対しては高度医療評価会議でさまざまな指摘が出されたが、会議を傍聴していた筆者が注目したのは、試験実施計画の一次評価を担当した国立がんセンター（二〇一五年四月から国立研究開発法人国立がん研究センター）中央病院臨床試験・治療開発部長だった藤原康弘氏（二〇一九年四月から独立行政法人医薬品医療機器総合機構理事長）の発言だった。二〇〇九年七月二三日開催の第一〇回高度医療評価会議の議事録（二〇二〇年八月一一日閲覧）には、山梨大学病院、近畿大学病院から申請された食道がん患者対象の臨床試験の審査を担当した藤原氏の発言が次のように記載されている（傍線は筆者による）。

……両施設とも申請書に加えて事務局にお願いして、倫理審査委員会に申請したプロトコールも取り寄せて拝見したのですが、各施設の倫理審査委員会に出しているプロトコールは、いずれも多施設共同研究、これは東大医科研の中村祐輔先生のホームページに行っていただくと、がんワクチン療法のサイトがありますので、そこに載っている施設ですが、その10施設程度の所が参画する試験ですが、今回の高度医療の申請では、単施設のパターンで申請してこられて、非常にサンプルサイズがそれで大きいので、一施設で食道がんを短期間に集められるのかが心配で、実際のプロトコールを見たら、多施設共同研究になっていたので、症例数の設定が単施設でやるには厳しいでしょうというところもあります。

（略）すでにオンコセラピー・サイエンスが進行膵がんで、国内では進行膵がんを対象にしたプラセボ対象の比較試験をやっていらっしゃいますし、海外でもたぶんグラクソスミスクラインとか、ドイツのメルクとかが、非小細胞肺がんを対象にした大規模なプラセボ比較の術後のアジュバンドでのこういうペプチドワクチンの意義を検証するような試験をやっている中で、あえてオンコセラピー・サイエンスがこういうがん腫について高度医療評価でやるという道理がはっきりしないと。試験でやったり高度医療評価でやったり、すでに全国各地で普通の大学の研究費でやっている、公費でやっているように思われるのですが、臨床研究も多数行われている中で、あえてこれを高度医療評価として申請してくる道理は何でしょうかということをお聞きしたかったというのがあります。

（略）実施体制については、いちばん懸念したのは、（略）いろいろな所から噂とかいろいろ聞くので、本当にペプチドワクチンは安全かというところも懸念するところもあって、このプロトコールを見てみると、どうも安全性に関する評価を情報、全国、あるいはこの高度医療評価会議が共有するところに少し懸念があって、できれば改正倫理指針、臨床研究倫理指針に則る感じで、なるべく有害事象はすべて報告して、それをみんなで検証できる体制にしてほしいというのがありました。特にこういう進行食道がんなどの場合は、余後（原文ママ）が非常に悪くて、最後の最後の手段としてワクチンを投与する人がいて、ここに書いてある、投与してからプロトコール治療30日以内と、早期死亡とよく言いますが、やってしまって1カ月も経たないうちに亡くなってしまったと。主治医は「それは原病による死亡です」と言うことが多いのですが、あとからよく見てみると、それはペプチドワクチンが悪さをしたかもしれないということもあり、それは広く症例を集めてみないとわからないので、原病死も含めて早期死亡は情報を共有してほしいというので、こういうコメントを入れています。

（略）山梨大学の場合は、被験者の適格基準とか選定方法は非常にあいまいで、最後のとどめとしていつも書いてあるのは、「試験責任医師や分担医師の裁量に委ねる」という言葉が入っているのです。要は何でも入れられますよという記載をしているので、これは臨床試験ではないでしょうというのが明らかなところなので、通すのであれば是正してほしいというところがあります。

あと、「標準治療」とよく書いてあるのですが、私どもは多施設共同研究をやっていて、他施設にサイトビジットに行くと、適切な標準治療が入らず、進行食道がんと言われて、新しい療法を試されたりとか、そういう人は結構隠れていたりするので、その辺が第三者の目に触れない所で行われる医療は非常に心配なところがあるので、症例適格基準はかなり明示的に書いておかないと、ここにも書いたように標準治療を患者が受けなくて、「これはいい治療ですよ」と無意識に誘導されて、ペプチドワクチンの投与を受ける可能性を危惧しました。

２つ目、これは治療計画、「タイピングによるランダム化、二重盲目、多施設共同研究」ここだけに「多施設共同研究」という言葉が入っていて、意味はわからなかったのですが、実際の施設に提出されたプロトコールを見ると多施設共同研究だったので、ようやくなるほどと分かったし、中村先生のサイトを見て、１０施設あって、その１０施設はそのまま載っているのだ、この１０施設でやるのだというのがわかったので、シングルインシュティテュートでやるシングルアーム・トライアルなのか、あるいは多施設共同研究でやる試験かということは、明確に申請書にも書いてほしいと感じました。

次に有効性の評価です。（略）再発のポイントをエンドポイントにして評価されているのですが、ここも非常に大きな問題があり、通常、こういう再発を判断する場合には、何週間ぐらいの周期で外来に来てもらうかとか、何週間ぐらいの周期でCTとか超音波をやるかと、非常に事細かく決めないと、3カ月に1度患者が来るのと1カ月に1度患者が来るのでは、再発を見つけるタイミングが2カ月も違いますので、非常に試験が終わったあとにクリニカルの問題になるのですが、その辺が全く記載されてないという大きな欠点もこのプロトコールにはありました。というのがこの進行食道がんでの問題点の主な所です。

（略）

この発言を聞いた筆者は、臨床試験の水準に達していない試験実施計画を大学病院の倫理審査委員会がチェックできず承認してしまうという現実を知って愕然とした。それとともに、全国各地の大学病院で行われているがんペプチドワクチンの臨床試験で有害事象がどのように取り扱われているかを取材する必要があると考えた。

そこでまず、東大医科研からペプチドの提供を受けて臨床試験を実施しているキャプティベーション・ネットワーク所属の大学病院の臨床試験実施状況を把握することから始めた。高度医療評価会議での藤原氏の発言を参考に、東大医科研ヒトゲノム解析センターの中村祐輔教授の研究室のホームページを見ると、がんペプチドワクチンの臨床試験を行っている大学病院のリストが掲載されていた。それら施設のうち国公立大学病院に関しては情報公開制度を利用して、臨床試験実施計画書や、被験者の同意を得るための同意説明文書など、施設内倫理審査の対象となる文書のほか、倫理審査委員会議事録などの法人文書の開示を各大学に求めた。法人文書の開示請求を行った国公立大学は一六大学にのぼる。

私立大学病院など、国公立大学病院以外の病院に関しては、大学病院医療情報ネットワーク（ＵＭＩＮ）の臨床試験登録サイトと米国政府の臨床試験登録サイト「Clinical Trials.gov」に登録されている情報から臨床試験の概要を把握した。

また、東大医科研病院でも二〇〇八年からがんペプチドワクチンの臨床試験が行われていることは報道によって知っていたので、前記一六大学とは別に、その臨床試験の実施計画書や同意取得のための説明文書、倫理審査委員会（東大医科研病院では「治験審査委員会」）の議事録などの法人文書の開示を東京大学に求めた。

消化管出血の発生を機に試験実施計画を変更

二〇一〇年一月、東京大学に請求した文書が開示された。開示文書を精査した結果、（一）東大医科研病院で行われた、腫瘍新生血管関連遺伝子「ＶＥＧＦＲ１」由来のペプチドを用いた膵臓がん対象の臨床試験で被験者の一人に消化管出血が発生し、「重篤な有害事象」として二〇〇八年一二月一一日に院内報告された、（二）二〇〇八年一二月二五日の治験審査委員会で「ＶＥＧＦ

「R1」由来のペプチドを用いる九つの臨床試験実施計画書の改訂（被験者選択基準の変更）が承認された、（三）がんペプチドワクチンを使った一二件の臨床試験のうち一一件について二〇〇九年五月、六月、七月の治験審査委員会に終了報告が出され、その一部の試験に関して治験審査委員会で「目標症例数に達していない段階で終了する理由が妥当でない」との意見が出された——ことなどがわかった。

　ちなみに、東大医科研病院で行われたがんペプチドワクチンの臨床試験は非小細胞肺がん、食道がん、胃がん、膵臓がん、大腸がん、乳がんを対象にした計一二件で、そのすべてに関して二〇〇九年一一月の治験審査委員会までに終了報告が出されていた。いずれの臨床試験も目標症例数に達しない段階で終了された。

　筆者と野呂記者は法人文書開示請求と並行して行っていた取材で、がんペプチドワクチン臨床試験について検討するため東大医科研病院の関係者が出席して二〇〇九年七月一六日に開催した会議の記録である「TRカンファレンス議事録」という文書も入手した。この議事録には、東大医科研病院で行われた計一二のがんペプチドワクチン臨床試験で用いられたペプチドの種類、併用の抗がん剤の名称、被験者数、有害事象の発生状況のほか、臨床試験が途中で終了となった経緯などが記録されていた。この議事録によって、（一）中村祐輔教授のグループにより行われる計画の免疫反応の解析に関する情報提供を現時点で受けていないため、山下直秀病院長が中村教授に問い合わせ、その結果報告を含めて再度TRカンファレンスを行う、（二）中途での試験終了の理由を問う質問が出され、中村教授側から他のがんペプチドワクチン療法と比して有効性が低く、週二回投与が有効性低下の原因であった可能性があることと被験者のリクルートが遅いことから中止したいとの申し出があり、それに従い中止したと山下病院長が答えた、（三）他のがんペプチドワクチン療法と比して成績が劣るというのは科学的根拠がある結論なのかという質問があり、山下病院長が「中村祐輔教授側の判断であるが、今後検証していきたい」旨の説明をした、（四）DLT（※筆者注＝Dose Limiting Toxicity〈用量制限毒性〉のこと。被験者の体にとって許容できない副作用を引き起こすことなく投与できる最大投与量を決定するうえで最も重要な毒性を指す）が出現しているプロトコールについては、phase I portion（※筆者注＝第I相と第II相を兼ねた試験の実施計画のうち第I相試験の部分を指すと思われる）の安全性を確認するために症例を追加してプロトコールの規定に則り確認すべきではないかという意見が出され、山下病院長が中村教授に症例を追加し臨床試験を再開することを申し入れる旨の回答をした、（五）全体的に病院側と中村教授側との連携が不足していた、他施設での臨床試験実施状況や成績についての情報をもっと積極的に求める姿勢があってもよかったとの指摘が出された、（六）多種のペプチドを使用する科学的根拠に乏しいように考えられ、事前の検討が不十分であったのではないかとの指摘があった――ことなどがわかった。

二〇一〇年二月二二日、筆者らは東大医科研の清木元治所長に対し、がんペプチドワクチンに関する取材申し込みをした。この取材申し込みは、東大医科研病院ががんペプチドワクチンの臨床試験を予定症例数に達しない段階で打ち切った理由や治験審査委員会の評価などを問い合わせるもので、有害事象の他病院への伝達に言及したものではなかった。筆者らは、中村祐輔教授と当時の東大医科研病院長だった山下直秀教授（病院長は二〇〇六年八月～二〇一〇年四月）への直接取材を希望した。しかし、東大医科研からは二〇一〇年三月三日付の井上純一郎副所長の回答書が送付されてきただけで、直接取材に応じてもらえなかった。そのため、同年三月一七日、清木所長に再度取材申し込みをしたが、それにも応えてもらえなかったため、同年四月八日付で東大の武田洋幸広報室長に取材申し込みをした。

その後、東大医科研からペプチドの提供を受けて臨床試験を行っている一六の国公立大学に請求した法人文書が二〇一〇年四月までにすべて開示された。

東大から開示された東大医科研病院の試験実施計画書を見ると、他施設で先行実施されたがんペプチドワクチン臨床試験で発生した有害事象に関する記述があることがわかった。例えば、「進行大腸癌に対する新規癌関連抗原遺伝子ＲＮＦ４３、ＴＯＭＭ３４と腫瘍新生血管関連遺伝子ＶＥＧＦＲ１、ＶＥＧＦＲ２由来ＨＬＡ―Ａ２４拘束性エピトープペプチドを用いた腫瘍特異的ワクチン療法とＵＦＴ／ＵＺＥＬ化学療法の併用療法（第Ｉ／Ⅱ相試験）」の実施計画書（第３・１版 作成年月日：平成２０年〈２００８年〉１０月９日）には、ＲＮＦ４３（計三五例）、ＴＯＭＭ３４（計二四例）、ＶＥＧＦＲ１（計五五例）、ＶＥＧＦＲ２（計七三例）という四つのペプチドを用いた臨床試験で発生した有害事象を集計した「各ペプチドの先行する試験結果」が三ページにわたる一覧表にまとめられていた。

同じく「進行膵癌に対する腫瘍新生血管関連遺伝子ＶＥＧＦＲ１由来ＨＬＡ―Ａ２拘束性エピトープペプチドを用いた腫瘍新生血管特異的ワクチン療法と Gemcitabine 化学療法の併用療法（第Ｉ／Ⅱ相試験）」の説明・同意文書（第５版　作成日：平成２０

年〈２００８年〉９月１１日）には、「このワクチンに用いるペプチドは、国内で多施設の臨床第Ⅰ相試験で患者さんに投与されました。その結果、何人かの方には投与した部位の皮膚の変化（発赤、硬結、かゆみなど）や発熱などがみられましたが、いずれも全身への重い副作用ではありませんでした」と記載されていた。

これらの記載を見た筆者と野呂記者は、ペプチドの供給元である東大医科研が各大学病院の臨床試験で発生した有害事象を報告してもらって集計し、その結果を自らの附属病院に提供して臨床試験実施計画書に反映している、と推測した。そして、東大医科研がこれらの情報を東大医科研病院以外の臨床試験実施施設に提供しているかどうか確認する必要があると考え、東大医科研病院を除く一六大学病院の臨床試験実施計画書などを精査した。

その結果、大分大学医学部附属病院の消化器外科が二〇〇八年九月三〇日付で病院長に提出した「食道扁平上皮癌に対する根治的化学放射線療法後アジュバントがんペプチドワクチン療法」の臨床試験の「臨床研究審査申請書」に、この臨床試験で用いる「ＵＲＬＣ１０」「ＴＴＫ」「ＫＯＣ１」という三つのペプチドを用いてそれまでに他施設で行われた臨床試験で発生した有害事象をまとめた文書が添付されていることがわかった。「ＵＲＬＣ１０、ＴＴＫ、ＫＯＣ１有害事象まとめ」と題する文書には「先行する国内他施設で本ペプチドを用いた第Ⅰ相臨床研究では、ＵＲＬＣ１０　４３症例、ＴＴＫ　３３症例、ＫＯＣ１　３４症例中、重篤な有害事象は現在のところ認めていない」と記されていた。

また、滋賀医科大学の化学療法部が二〇〇八年一〇月一四日付で同大学倫理委員会委員長に提出した「進行大腸癌に対する新規癌関連抗原遺伝子ＲＮＦ４３、ＴＯＭＭ３４と腫瘍新生血管関連遺伝子ＶＥＧＦＲ１、ＶＥＧＦＲ２由来ＨＬＡ―Ａ２４拘束性エピトープペプチドを用いた腫瘍特異的ワクチン療法とティーエスワン化学療法の併用療法」の臨床試験実施計画書には、ＲＮＦ４３（計三五例）、ＴＯＭＭ３４（計二四例）、ＶＥＧＦＲ１（計五五例）、ＶＥＧＦＲ２（計七三例）という四つのペプチドを用いた臨床試験で発生した有害事象を集計した結果が記載されていた。この集計結果は、前述した東大医科研病院の大腸がん患者対象の臨床試験実施計画書中の「各ペプチドの先行する試験結果」と同じく、三ページにわたって一覧表にまとめられていた。表の上には「各ペプチドの先行する試験結果は東京大学にて下記の通り行われている」との記載があった。

しかし、これ以外の大学病院の臨床試験実施計画書などに、同種のペプチドを用いて行われた他施設の臨床試験で具体的にどのような有害事象が発生しているかを詳細に記した文書を見いだすことはできなかった。法人文書開示請求で入手した文書や臨床試験登録サイトの検索から、東大医科研病院で臨床試験実施計画書を改訂したのと同じ「ＶＥＧＦＲ１」由来のペプチドを用いた臨床試験を行っている大学病院は少なくとも一一あることがわかっていたが、臨床試験実施計画書や、被験者の同意取得のための説明文書、倫理審査委員会議事録などを入手できた大学病院の開示文書を読んでも、他施設で行われたがんペプチドワクチン臨床試験で消化管出血が起きたという記述を見いだすことはできなかった。

「共同研究に該当しないので有害事象の報告義務はない」

ここまでの取材で得られた情報を検討した結果、（一）東大医科研はペプチドを供給している全国の大学病院の臨床試験で発生した有害事象に関する情報を集めて東大医科研病院と一部の大学病院には提供しているが、すべての大学病院には提供していないのではないか、（二）東大医科研病院の臨床試験で消化管出血が発生した事実と、それを受けて東大医科研病院が消化管出血の発生した臨床試験で投与されたペプチドと同種のペプチドを用いるすべての臨床試験の試験実施計画書と説明・同意文書を改訂した事実が他の大学病院に伝えられていない可能性があるのではないか――という疑問を抱いた。

その疑問を確かめるため、東大医科研からペプチドの提供を受けて臨床試験を行っている大学病院の関係者に直接会って取材することにした。この関係者というのは、二〇一〇年一〇月一五日付朝日新聞朝刊社会面に掲載した関連記事で取り上げた、「なぜ知らせてくれなかったのか」といぶかった大学病院関係者である。以下、この大学病院をＡ大学病院と記す。

記事掲載までの間、筆者がＡ大学病院関係者に対して行った取材は、対面取材だけで計五回にのぼる。その詳細については後述するが、最初に会ったのは二〇一〇年五月二四日である。この時は、大分大学医学部附属病院の臨床試験に関する文書に含まれていた有害事象発生状況をまとめた文書を示し、他施設で発生した有害事象に関する東大医科研からの情報提供がそれまでにあったかどうか尋ねた。それに対し、Ａ大学病院関係者は「こういうのは来ていない」と述べ、東大医科研から有害事象に関する情報提供は一切ない、と明言した。Ａ大学病院は東大医科研病院で消化管出血が発生した臨床試験で用いられていた「ＶＥＧＦＲ１」由来のペプチドを用いる臨床試験を含め複数の臨床試験を行っていたが、同年五月二四日の取材は、東大医科研から有害事象に関するる情報提供があったか否かの確認が主たる目的だったので、東大医科研病院の臨床試験で消化管出血が発生したことや、東大医科研病院が臨床試験実施計画書などを改訂したことには触れなかった。

A大学病院関係者に対する取材によって、東大医科研が附属病院の臨床試験で発生した消化管出血とそれに伴う臨床試験実施計画書の改訂の事実を、同種のペプチドを用いた臨床試験を行っている他施設の少なくとも一部には伝えていないことが確認できたので、筆者と野呂記者は二〇一〇年五月二五日付で東大広報室の武田洋幸室長と東大医科研の清木元治所長に対し取材を申し込んだ。この取材申し込みで初めて、消化管出血に関する情報を東大医科研が他施設に伝えなかったことについて問い合わせた。この取材申し込みでも、筆者らは東大医科研ヒトゲノム解析センターの中村祐輔教授や東大医科研病院長だった山下直秀教授への直接取材を依頼した。しかし、中村、山下両教授の代理人の弁護士から同年六月四日付の通知書が届き、その通知書には「誤った事実認識をもとにして、研究者を徒に非難するもの」などと、筆者らの取材申し込みに対する抗議の言葉が並んでいたので、筆者らは「直接取材の実現は当面難しいかもしれない」と判断せざるを得なかった。

筆者らは、実際にVEGFR1由来のペプチドを用いて臨床試験を行っている大学病院の研究者に一人ずつ会って、東大医科研病院の臨床試験で被験者の一人に発生した消化管出血と臨床試験実施計画書改訂の事実が伝えられているか否か、伝えられていないとしたら他施設の研究者たちはその事実をどう受け止めるか、などを確かめる必要があると考えた。筆者は同年六月一〇日前後から、VEGFR1由来のペプチドを用いて臨床試験を行っている複数の大学病院の研究者に電話やファクスなどで取材を依頼した。しかし、最終的に多くの大学病院の研究者が取材を断ってきた。

そのうちの一つである札幌医科大学の場合、大学側提示の取材申込書に記入して同年六月七日に取材を依頼したが、翌八日、大学事務局の経営企画課長名で「本研究につきましては、内閣府の先端医療開発特区（スーパー特区）に採択され、東京大学医科学研究所の中村教授が中心となって取り組みを進めておりますことから、取材につきましては、研究代表機関である東京大学医科学研究所へお問い合わせいただけますようお願い申し上げます」と、取材を断る文書がファクスで送信されてきた。筆者は同年六月一一日、札幌医科大学でがんペプチドワクチン臨床試験の中心になっている教授に電話し、取材拒否の理由を尋ねると、その教授は「基本的に東大のほうが主体の研究ということになっているので、独自にやっているものではないので、東大に聞いてほしい」

と答えた。

その後、東大医科研の清木所長から同年六月三〇日付回答書が届いた。その回答書には、東大医科研病院の臨床試験で発生した「重篤な有害事象」などについて次のように記されていた（傍線は筆者による）。

（1）スーパー特区との関係について

まず、当該臨床試験はスーパー特区募集（平成20年9月）以前の平成20年4月の治験審査委員会承認後から開始されています。プロトコルは医科学研究所附属病院独自のもので、分担者は全員同病院の教員であり、他の医療機関との共同研究ではありません。

また、内閣府に提出されているスーパー特区の研究実施計画のとおり、臨床試験を実施する「がんペプチドワクチン療法全国ネットワーク施設」として全国臨床共同研究部局として94部局が含まれていますが、この中に医科学研究所附属病院は含まれておりません。

つまり当該臨床試験は、スーパー特区とは関係なく医科学研究所附属病院のみの単一施設で実施した試験ですので、「臨床研究に関する倫理指針」で規定する「他の臨床研究機関と共同で臨床研究を実施する場合」には該当せず、他の臨床試験機関への報告義務を負いません。

（2）重篤な有害事象の発生と対応について

貴社が指摘している重篤な有害事象は、癌患者に対するペプチド投与の際に出現した消化管出血の事象ではないかと推測しています。当該臨床試験においては、進行癌の患者様が対象であるために、腫瘍の浸潤や臓器能の低下により様々な併発症を容易に起こしやすい状態にあります。消化管出血も稀な併発症ではありません。今回の消化管出血（下血）の事象に対して、責任医師は、当該患者様の血圧、脈拍などのバイタルサインには問題はありませんでしたが、安全を期して輸血が必要と判断し、入院期間を延長しました。発生原因としては、原疾患の進行（腫瘍の増悪・圧迫による静脈瘤形成）

に伴う出血と判断されましたが、ワクチン投与による可能性を完全に否定することは科学的に見て困難と結論されました。今回の事象を治験審査委員会に報告するに際し、入院期間が延長したことを反映して『重篤な有害事象』に相当する分類となり、因果関係については不明とされました。因みにこの患者様は、その後の処置で軽快されました。

また、この時の治験審査委員会においては、当該事象の報告と併せ、実施計画書（プロトコル）の一部変更申請を行っており、改訂事項の内容は、除外症例として、試験開始前の上部消化管内視鏡にて潰瘍や出血性病変があるもの、または便潜血反応が陽性のものを加えるというもので、これによって安全性を確保できるとの判断です。よって、この患者様へのペプチド投与は中止しましたが、当該臨床試験は、この事象をもって中止とはならず、継続が認められました。

以上の行為は「臨床研究に関する倫理指針」を遵守して行われた報告と対処です。

（3）有害事象とは

有害事象は、被験者の「試験製剤」の投与中に発生したあらゆる好ましくない状態を指します。通常、進行癌を対象とした臨床試験では、原疾患の悪化等による併発症であっても因果関係を否定できる事象については特別対応をいたしません。しかし、進行癌に伴う一般的な併発症と思えるものでも、臨床試験との因果関係を科学的に十分な根拠を持って除外することは困難な場合が多々あります。そのため因果関係を否定できない、という形での報告となる場合が多く、これらの事象については、重篤度、特異度、頻度等により対応を考慮します。

※「重篤な有害事象」という言葉はあくまでも治験・臨床研究の中で定義される用語で、死亡に至るもの、生命を脅かすもの、治療のため入院又は入院／加療期間の延長が必要なもの、永続的又は重大な障害／機能不能に陥るもの、先天異常を来すものなど幅広い事象が含まれます。入院や入院期間の延長を要したといったことがあれば、被検者が実際には重症ではない場合でも相当します。「重篤な有害事象」は「死亡あるいは重症となった副作用」と同義ではないこともご理解ください。

この回答書では、東大医科研病院の臨床試験で消化管出血が発生し、それに伴い東大医科研病院の計九つの臨床試験の試験実施計画書などが変更された事実を東大医科研からペプチドを提供している他施設に伝えたのか否か、明確ではなかった。そのため筆者は、東大医科研からVEGFR1由来のペプチドの提供を受けて臨床試験を実施している各大学病院に対し、取材に応じてくれるよう重ねて要請した。研究者への直接要請のほか、病院長への書面による取材依頼を行った結果、七月末までに何らかの方法で四つの大学病院の関係者に取材することができた。そのいずれの大学病院にも東大医科研病院の臨床試験で発生した消化管出血と臨床試験実施計画書改訂の事実が伝えられていないことを確認できた。四つの大学病院関係者への取材の詳細は以下に述べるとおりである。

（一）大阪大学医学部附属病院

二〇一〇年七月九日、筆者と野呂記者は大阪大学消化器外科の教授と講師に同大学消化器外科の医局で会った。同年五月二四日にA大学病院関係者に会った際と同じく、大分大学医学部附属病院の臨床試験に関する文書に含まれていた、がんペプチドワクチン臨床試験での有害事象発生状況をまとめた文書を二人に見せたところ、「こういうのは見たことがない」と答えた。東大医科研病院の臨床試験で消化管出血が発生し、九つの臨床試験で試験実施計画書が改訂されたことを説明すると、二人は東大医科研病院でがんペプチドワクチンの臨床試験が行われていたこと自体を知らず、そこで消化管出血が発生したことも聞いていないと答えた。

（二）東北大学病院

二〇一〇年七月一四日付文書で病院長に取材を依頼した。直接取材には応じてくれなかったが、がんペプチドワクチンの臨床試験を行っている医師が同年七月二三日、取材依頼文に記した筆者のメールアドレス宛てにメールを送ってくれた。そのメールには「重篤有害事象があったとの御指摘については承知していません」との記述があった。

（三）帝京大学医学部附属病院

帝京大学医学部附属病院の森田茂穂院長は筆者の取材要請を真摯に受け止めてくれ、同大学病院でがんペプチドワクチンの臨床試験を担当している医師に対し、筆者の取材に応じるよう働きかけてくれた。その結果、担当医師との取材が一度は同年七月八日午後一時半に設定された。ところが、当日午前一一時半にその担当医師から筆者の携帯電話に連絡があり、「都合が悪くなったので、七月一六日午後三時に変更してほしい」と言ってきた。筆者は取材日時の変更を了解し、いったんは延期が決まったが、その後、担当医師が電話で「取材拒否」の意思を伝えてきた。このため、結局直接取材は実現しなかった。ただし、七月八日午前一一時半の電話の際に少し話を聞くことができた。担当医は「(東大医科研は)伝える必要がないと考えた」と語り、東大医科研から消化管出血に関する情報提供がなかったことは確認できた。

八月一一日になって、森田氏から私の携帯電話に連絡があった。その電話で森田氏は、(一)東大医科研から消化管出血に関する情報提供がなかったことを確認した、(二)東大に対して消化管出血に関する情報提供を求める、(三)東大から消化管出血に関する情報提供があれば、自分たちの病院のがんペプチドワクチン臨床試験の試験実施計画を変更する、(四)一つのマスコミからの取材要請だけで大学の臨床試験の試験実施計画を変更するという前例はつくりたくない、(五)東大から返事がくればすぐ連絡する――と言った。同年八月一七日、筆者は帝京大学病院で森田氏に面会した。その際、森田氏は、(一)大学として東大医科研に対し、朝日新聞の取材依頼文に書かれているような有害事象が発生し、試験実施計画書を改訂しているのであればそれに関する情報を提供してほしい旨の文書を送付したが、回答がない、(二)回答があれば、こちらの試験実施計画書を変更するが、東大が出さない以上動きようがなく、困っている――と話した。

その後、森田氏は、筆者の文書による取材要請への回答として同年八月二〇日付の書簡を筆者宛てに送ってくれた。その書簡には、「東京大学医科学研究所よりペプチドワクチンに関する有害事象に関する公式な連絡は現在まで頂いておりません。また、本病院におきましては、報道機関からの情報のみに基づいて本臨床研究のプロトコルの変更を行う予定はありません。但し、東京大学医科学研究所より、有害事象に関する連絡があった場合には、本病院といたしましては、速やかにしかるべき対応をとる次第であります」と記されていた。

後で知ったことだが、森田氏は筆者が取材を要請した当時、自らもがんに罹患して治療中であった。筆者が東大医科研病院での臨床試験に関する記事を書いた約二カ月後の二〇一〇年一二月に六二歳で死去した。森田氏は医療訴訟の解決に力を尽くし、法曹関係者からも高い評価を受けていた(1)。がんペプチドワクチンの臨床試験に関して森田氏が筆者の取材対象者であったことを明らかにすることについては、森田氏の死後、夫人の了解を得た。

(四)　A大学病院

すでに述べたように、筆者は二〇一〇年五月二四日にがんペプチドワクチンの臨床試験に参加していたA大学病院の関係者に会った。この時の取材の主な目的は、A大学病院でのがんペプチドワクチンの実施方法や進捗状況、ペプチドの提供者である東大医科研からのペプチドの入手方法や情報共有などについて教えてもらうことだった。筆者はまず、大分大学への法人文書開示請求で入手した、先行してがんペプチドワクチンの臨床試験を行っていた施設で発生した有害事象の一部をリスト化した文書を見せ、「このような他施設での有害事象に関する情報提供はありましたか?」と尋ねた。それに対してA大学病院関係者は「ない」と答えた。その後、A大学病院関係者は、(一)臨床試験を開始するに当たって、先行して臨床試験を実施している施設で発生した有害事象に関する情報を医科研から提供してもらいたいとの要望がA大学病院内で出た、(二)その要望を、東大医科研側に伝えたが、「深刻な有害事象は起きていない」「起きても局所の皮膚反応ぐらい」「(有害事象に関する情報提供までは)手が回らない」と言われ、拒否された――ことなどを教えてくれた。

臨床試験実施施設関係者の困惑

二〇一〇年七月一四日に筆者はA大学病院関係者に再度面会した。冒頭、五月二四日の取材後の経過を説明し、東大医科研がペプチドを提供する他施設で発生した有害事象を一覧表にまとめて記載している東大医科研病院の臨床試験実施計画書を見てもらった。さらに、東大医科研病院がVEGFR1由来のペプチドを用いて二〇〇八年に行った膵臓がん患者対象の臨床試験で消化管出血が起きたことと、その後、東大医科研病院がVEGFR1由来のペプチドを使う九つの臨床試験の試験実施計画書と説明・同意文書を改訂したことを説明した。その際、東大医科研病院治験審査委員会の議事要旨や、消化管出血が発生した膵臓がん患者対象の臨床試験の改訂前後の試験実施計画書ならびに改訂前後の説明・同意文書を示し、臨床試験実施計画書や被験者への説明内容が具体的にどう変わったかを確かめてもらった。続いて、筆者らの取材要請に対して東大医科研の清木所長から送られてきた二〇一〇年六月三〇日付回答書の概要を説明し、東大医科研が自らの附属病院の臨床試験で発生した有害事象について「倫理指針に照らして他施設への報告義務は負わない」と回答してきたことも伝えた。そのうえで、東大医科研病院で発生した消化管出血に関する情報提供がなかったことについてどう受け止めるかを尋ねた。

それに対しA大学病院関係者は、東大医科研病院の臨床試験実施計画書に東大医科研がペプチドを提供する他施設で発生した有害事象が詳細に記されている一方で、東大医科研病院を含む他施設で発生した有害事象がA大学病院にそれまでまったく知らされていなかったことにひどく困惑した様子を見せ、「伝えてほしかった」「なぜ伝えてくれなかったのか理解できない」と話した。

また、A大学病院関係者は、筆者がA大学病院関係者に会った同年五月二四日からあまり日を置かずに、東大医科研ヒトゲノム解析センターの客員研究員からがんペプチドワクチンの臨床試験を行っている施設でつくるキャプティベーション・ネットワークの参加施設関係者宛てのメールが送られてきて、ペプチドワクチンの臨床試験に関して報道機関から取材申し込みがあった時は独断で取材を受けず、東大医科研に一報を入れるよう指示があったことも明らかにした。それを聞いた筆者は、同年五月二五日付で東大広報室の武田室長と東大医科研の清木所長に取材申し込みをしたことを受けて、東大医科研側がキャプティベーション・ネットワーク参加施設に注意喚起をしたものと考えた。前述したように、筆者は同年六月一〇日前後からVEGFR1由来のペプチドを用いて臨床試験を行っている複数の大学病院の研究者に電話やファクスなどで取材を依頼したが、多くの大学病院の研究者は取材を拒否した。A大学病院関係者の話を聞いて、多くの大学病院の研究者が取材に応じようとしなかった理由を初めて理解した。

それから約三週間後の八月三日、筆者は再びA大学病院関係者に会った。この日の取材は、東大医科研病院で本件消化管出血が発生し、試験実施計画書などを改訂した事実を筆者の取材要請を機に知ることになったA大学病院がどのような対応を取ろうとしているかを聞くのが主な目的だったが、A大学病院関係者の話を聞いた筆者は驚いた。東大医科研の中村祐輔教授が筆者らの取材が「不当」であるとして朝日新聞社に抗議しようと考えており、キャプティベーション・ネットワーク参加施設の関係者にも同調してほしいとの連絡が来ている、と聞かされたからである。A大学病院関係者は、自らの附属病院で発生した有害事象に関する情報は知らせてこないのに、朝日新聞社には共同して抗議してほしいと要請してくる東大医科研の姿勢に対し非常に困惑していた。

「危惧していたことがおきた」

その後、中村教授と山下教授の代理人として通知書（二〇一〇年六月四日付）を朝日新聞社の編成局長、科学医療エディター宛てに送ってきた弁護士が、今度はキャプティベーション・ネットワーク関係者の代理人として二〇一〇年八月一八日付で朝日新聞社の社長ならびに大阪本社代表宛てに書簡を送付してきて、いっさいの取材は代理人弁護士を通じて行うよう申し入れてきた。

筆者は同年九月六日にもA大学病院関係者に会った。この時は、東大医科研からのペプチドの提供方法や東大医科研との共同研究契約書の有無などを聞いた。また、他施設で発生した有害事象に関する情報が東大医科研から提供されなかったことや、東大医科研が自らの附属病院の臨床試験で発生した消化管出血に関する情報を、ペプチドを提供している施設に報告する必要はないと考えていることについて改めて感想を求めた。A大学病院関係者は、それまでの取材時と同じく、「医科研には情報提供してほしかった」と述べた。その時のA大学病院関係者の言葉は、筆者の取材ノートに次のように書き留められている。

最初からずっと思っていたこと危惧していた点が　ことがおきた。
なぜ、それをしないのか理由がよくわからない　僕らにも教えてほしかった
僕ら　情報提供くらいどうってことないのに

「危惧していたことがおきた」というA大学病院関係者の言葉は、他施設で発生した有害事象の報告を求めていたにもかかわらず応じてもらえなかったという過去の経緯を前提に、心配していたことが現実化したという気持ちを表したものだった。

このように、東大医科研からVEGFR1由来のペプチドの提供を受けている大学病院のうち少なくとも四つの病院には東大医科研病院の臨床試験で発生した消化管出血に関する情報が東大医科研から伝えられていないことを確認できたので、筆者と野呂記者は東大医科研に対し、他施設へ情報提供しなかった理由などを尋ねる質問状（二〇一〇年八月二五日付）を東大の武田広報室長及び東大医科研の清木所長宛てに郵送した。これに対し、同年九月一四日付回答書が東大医科研の清木所長名で送られてきた。その回答書で東大医科研は、同年六月二〇日付回答書の「当該臨床試験は、スーパー特区とは関係なく医科学研究所附属病院のみの単一施設で実施した試験ですので、『臨床研究に関する倫理指針』で規定する『他の臨床研究機関と共同で臨床研究を実施する場合』には該当せず、他の臨床試験機関への報告義務を負いません」という説明を繰り返したうえで、「前述のとおり、指針に準拠し、

今現在においても、当院として、当該有害事象の他施設への情報提供は行っていません」と答えた。

東大医科研が消化管出血に関する情報を他施設に提供していないことが最終的に確認できたので、筆者と野呂記者は同年九月一五、一六の両日、臨床研究を所管する厚生労働省医政局研究開発振興課の担当者に会い、これまでの取材結果の概要を説明し、厚生労働省としての考え方や今後の対応を尋ねた。筆者らの取材を受け、厚生労働省は翌九月一七日に東大医科研の中村教授らから事情を聞くなど、実態把握を始めた。厚生労働省が調査を開始した翌日の同年九月一八日、東大医科研は附属病院で起きた消化管出血などの症例に関する日本消化器病学会機関誌（電子版）投稿論文の掲載前のゲラ刷りを、ペプチドを提供している他施設に送った。それを知った筆者らは送付の理由について東大広報室を通じて東大医科研の清木所長に尋ねた。それに対し、清木所長は同年一〇月一日、東大広報室を通じて「朝日新聞の取材を受けた施設から説明を求められているため、情報提供した」とのコメントを伝えてきた。

論文は東大医科研病院で膵臓がん患者を対象に行われた、ペプチドワクチンと抗がん剤ゲムシタビンを併用する臨床試験で発生した有害事象について記述したもので、三人の被験者の臨床経過が詳しく紹介されていた。そのうちの一つが二〇〇八年に膵臓がんと診断され、抗がん剤治療を受けた後、同年八月に東大医科研病院に紹介されてきた五〇代の男性患者に関するものだった。

東大が筆者の法人文書開示請求に対して開示したこの臨床試験「進行膵癌に対する腫瘍新生血管関連遺伝子ＶＥＧＦＲ１由来ＨＬＡ−Ａ２拘束性エピトープペプチドを用いた腫瘍新生血管特異的ワクチン療法とGemcitabine化学療法の併用療法（第Ⅰ／Ⅱ相臨床試験）」に関する説明・同意文書（第5版　作成日：２００８年9月１１日）によると、試験薬の投与方法はペプチドワクチンが週2回投与（前頸部、腋の下、脚の付け根付近のいずれかに注射）を八週間連続して行い、ゲムシタビンはワクチン投与の第一日、第八日、第一五日、第二九日、第三六日、第四三日とほぼ一週間おきに点滴で投与し、第二二日と第五〇日は投与を休むことになっていた。

論文によれば、男性はペプチドワクチンを計一六回、ゲムシタビンを計六回投与するという一コースを終了した時点で併用療法への反応がみられなかったが、ペプチドワクチンの継続を希望したことから、治験審査委員会の承認を得て二コース目の投与が実施されることになり、男性は二〇〇八年一〇月にペプチドワクチンの投与を二回受けた。二コース目のペプチドワクチン投与七日目に突然のむかつきと上腹部の痛みを訴えた。その後、大量のタール便を排泄した。上部消化管内視鏡を行った結果、下部食道静脈瘤から出血していることがわかり、食道静脈瘤は膵臓の腫瘍が大きくなることで肝臓の門脈が圧迫された結果できたものと考えられた。男性は濃厚赤血球一二〇〇ミリリットルの輸血を受けた。研究グループはペプチドワクチンの投与を中止し、治験審査委員会に重篤な有害事象として報告した。

ここまでの取材に基づき、筆者と野呂記者は本章の冒頭で紹介したような記事を書いた。

記者会見での反論

記事が掲載された二〇一〇年一〇月一五日の午後一時から、東大医科研は記者会見を開いた。清木元治所長のほか、医科研ヒトゲノム解析センター長の中村祐輔教授、東大医科研病院ががんペプチドワクチンの臨床試験を行っていた当時の病院長である山下直秀教授らが出席した。

東大医科研が記者たちに配布した「2010年10月15日付朝日新聞に掲載された『臨床試験中のがん治療ワクチン』に関する記事について」と題する文書には、（一）消化管出血は、すい臓がんにおいては少なからず起こりうることとして、臨床医の間では常識となっている、（二）二〇〇八年八月に臨床試験にエントリーされた進行性すい臓がんの患者さんに消化管出血が認められたが、その後無事に回復した、（三）出血によって入院期間が約一週間延長したために、「重篤な有害事象」として報告したほか、速やかに当院の他の責任医師には連絡がなされ、便潜血が二回連続して陽性であった方を被験者から除くというプロトコールの変更を行った、（四）この臨床試験は多施設共同研究ではなく、東大医科研病院が単独で行ったものである、（五）今回の臨床試験とは別に実施されていた、多施設共同臨床試験（キャプティベーション・ネットワーク）においては、この患者さんの出血の一〇カ月ほど前に、腫瘍が大きくなったことによる出血例を経験しており、そのことは既に関係する研究者の間で情報共有がなされていた、（六）東大医科研はペプチドワクチンを供給する役割を担っているが、国の先端医療開発特区（スーパー特区）に東大医科研病院は含まれていない、（七）朝日新聞の記事のなかに「中村祐輔教授がペプチドを開発し」とあるが、中村教授は当該ペプチドの発明者でもなく、特許も保有しておらず、臨床試験の責任者でもない――などと記されていた。

この文書で触れられている、別の臨床試験で発生した「出血例」というのは、東大医科研病院の膵臓がんの臨床試験で消化管出血が起きる前年の二〇〇七年六月に和歌山県立医科大学病院で起きたものだった。会見場にいた山上裕機和歌山県立医大教授が説明したところによれば、出血が起きたのは十二指腸に接した膵頭部にがんのある患者で、原疾患の自然経過の中で起きた出血であり、ペプチドとの因果関係はないと判断したという。大学の倫理委員会にも文書で報告して判断を仰いだ結果、プロトコールの変更は必要ないという結論になったという。また、山上教授はこの出血についてキャプティベーション・ネットワークの会議でも発表した、と説明した。

筆者の法人文書開示請求に対して和歌山県立医大が開示した「重篤な有害事象に関する報告書」(二〇〇七年六月二一日付)によれば、この臨床試験は「切除不能進行再発膵癌に対する腫瘍新生血管を標的」に、ペプチドと抗がん剤を併用して行ったものだった。

東大医科研は二〇一〇年九月一四日付の筆者らへの回答書で、附属病院の臨床試験で発生した消化管出血に関する情報を他の臨床試験実施施設に伝えなかったことについて、厚生労働省の倫理指針の規定に該当しないことを主要な理由に挙げていたが、先行して発生した出血例にも言及したうえで、「既に他施設の責任医師たちにおいて情報共有されている同様の消化管出血の報告(重篤な有害事象)が存在し、関係者は進行癌の治療の際の消化管出血の可能性については十分に理解していることなどの付随的な要素があったことを申し添えます」と述べていた。

和歌山県立医大病院の臨床試験で用いられていたペプチドは「VEGFR2由来」のもので、東大医科研病院の臨床試験中に消化管出血を起こした患者に使われていた「VEGFR1由来」のペプチドと同一ではないが、腫瘍の新生血管を標的としているという点では共通点がある。東大医科研は九月一四日付回答書と同じく、記者会見で配布した資料においても二つのペプチドを区別して記載することはしていない。その理由を会見で質問されると、東大医科研の山下教授は「同じリスクと判断した」と述べた。

「混合診療に当たる可能性」を認めた病院長

記者会見で筆者は、東大医科研病院の臨床試験で薬事未承認のペプチドワクチンと抗がん剤を併用したケースで抗がん剤の費用や診察料を公的医療保険に請求したか否かを尋ねた。これに対し山下教授は、保険請求したことを認めたうえで、すべてを研究費で賄わなかった理由について研究費の額が限られていることを挙げた。未承認薬と承認薬を併用したうえで承認薬の費用を公的医療保険に請求することは厚生労働省が原則禁止にしている「混合診療」に該当するという認識の有無も聞いたところ、山下教授は「解釈によっては混合診療に当たる可能性がある」と答えた。和歌山県立医大病院の臨床試験で発生した消化管出血のことと合わせ、翌一〇月一六日付朝日新聞朝刊に掲載した「混合診療の可能性　東大医科研ワクチン試験」という見出しの記事で次のように報じた。

東京大医科学研究所付属病院で2008年に行われたがんペプチドワクチンの臨床試験で被験者に消化管出血が起き、被験者を選ぶ基準を変えながら、医科研が同種のペプチドを提供する他施設に知らせていなかった問題で、清木元治所長らが15日、記者会見した。臨床試験の費用の一部を公的医療保険に請求し、原則禁止されている混合診療（保険診療と保険外診療の併用）に当たる可能性を認識していたことを明らかにした。

厚生労働省が認めた先進医療などは混合診療が認められているが、それ以外は原則禁止。未承認の薬や医療機器を使う診療をすると、未承認部分だけでなく、併用する薬や診察・検査費用も公的医療保険に請求できない。

当時の病院長の山下直秀教授によると、同病院は臨床試験のすべての費用を研究費で賄えなかったため、未承認のペプチドと併用する既承認の抗がん剤の費用や再診料などを公的保険に請求していた。

厚労省保険局医療課は「一般論として、不適切な保険請求の可能性があるので、事実関係を確認し対応したい」としている。

被験者を選ぶ基準の変更直後にペプチド提供先に伝えるべきだったと考えるかとの質問に、清木所長は「その時点で緊急に報告すべきだったとは考えていない」と述べた。その理由として、医科研病院の消化管出血の約10カ月前に和歌山県立医大病院の臨床試験で消化管出血が起こり、研究者の間で情報が共有されていたことを挙げた。

和歌山医大のペプチドと医科研病院のペプチドは、がん細胞に栄養を送る血管を標的にする点は同じだが、別種のもの。和歌山医大では投与と出血の因果関係はないと判断し、医科研病院のような試験計画の変更はしていない。

筆者はその後、東大医科研病院が保険請求したと説明した臨床試験の併用薬などの費用について厚生労働省が返還を求めたか否かを調べるため、関東信越厚生局東京事務所や東京大学に対し、行政文書、法人文書の開示請求を行ったが、確認することはできなかった。

学会関係者の批判

記事掲載後、東大医科研病院は「がんペプチドワクチン療法の臨床試験に関心を持つ患者の皆様へ」と題する今井浩三病院長名の文書を出した。今井氏は山下直秀氏の後任として二〇一〇年五月一日に病院長に就任した。その文書は朝日新聞の記事について、「当研究所で開発した『がんワクチン』を用いて附属病院で行った臨床試験について、大きな事実誤認に基づいて、情報を意図的にゆがめ、読者を誤導する」ものであると主張し、記事に含まれる「重大な間違い」として次の三点を挙げた（傍線は筆者による）。

一．そもそも本院で実施された臨床試験は、東大医科学研究所附属病院が単施設で実施したものであり、他の大学病院等の臨床研究とは、ワクチンの種類、投与回数が異なっています。よって他の医療機関に知らせる必要はないものです。

二．記事で取り上げられたワクチン治療を受けた患者様の消化管出血は、進行性のすい臓がんの診療中に発生し得ることとして念頭におくべきものであることは、臨床医の常識であり、さらに、今回の事象は「がんワクチン」の投与を原因として発生したのではなく、すい臓がんの進行によると判断されています。

三．この患者様はすみやかに適切な治療を受け、消化管出血は治癒しております。

臨床試験で使われた「がんペプチドワクチン」はあくまで「薬の候補物質」であり、安全性と有効性が確認された「治療薬」ではない。にもかかわらず、今井氏は「ワクチン治療」という言葉を用いている。また、安全性を確かめるために行っている臨床試験中に発生した有害事象（消化管出血）についても「臨床医の常識」という言葉を用いて、薬の候補物質が原因ではなく、もともとの病気の進行によるものと判断している。詳しくは後述するが、このような用語法や判断にも、研究と治療（実地診療）を峻別しようとしない日本の医師（研究者）の体質の一端が表れていると言えよう。

今井氏は当時、日本がん免疫学会の理事長を務めていた。記事掲載の一週間後の一〇月二二日、今井氏は日本癌学会の野田哲生理事長（当時・財団法人癌研究会癌研究所所長）と連名で記事への抗議声明を両学会のホームページに掲載した。その声明の全文は以下のとおりである。

朝日新聞の「臨床試験中のがん治療ワクチン」記事（2010年10月15日、16日）には、東京大学医科学研究所で開発した「がんワクチン」を用いて同附属病院で行われた臨床試験に関して、大きな事実誤認に基づいて情報をゆがめ、読者を誤った理解へと誘導する内容が掲載されました。

その結果、ワクチン治療を受けておられる全国のがん患者さんに無用なご心配をおかけするとともに、今後の新たながん治療開発に向けた臨床試験に参加を希望される、多くのがん患者の皆様にも、多大なご迷惑をおかけする事態となっております。また、この記事は、がん患者さんに、より有効な治療を提供するべく懸命に努力している医療関係者、研究者、学生の意欲を大きく削ぐものであり、この分野での我が国の進歩に大きなブレーキをかける結果を招きかねません。

より良いがん治療の提供を最大の目的として設立され、活動を続けている学会としては、このような記事を容認することはできません。ここに朝日新聞に対して強く抗議するとともに、速やかな記事の訂正と患者さんや関係者に対する謝罪を含めた釈明を求めます。

両学会の抗議声明から一週間後の一〇月二九日、日本医学会の高久史麿会長が同学会のホームページに「事実を歪曲した朝日新聞がんペプチドワクチン療法報道」と題する、日本癌学会、日本がん免疫学会の抗議声明を支持する以下のようなコメントを掲載した（コメントでは「癌」と「がん」の双方が用いられているが、ホームページに掲載されたとおりに引用した）。

２０１０年１０月１５日の朝日新聞朝刊1面に、『「患者が出血」伝えず　臨床試験中のがん治療ワクチン　東大医科研、提供先に』と題する記事が掲載されました。

記事は、東京大学医科学研究所附属病院での「がんワクチン」臨床試験中に、膵臓がんの患者さんに起きた消化管出血が、「『重篤な有害事象』と院内で報告されていたのに、医科研が同種のペプチドを提供する他の病院に知らせていなかった、また医科研病院は消化管出血の恐れのある患者を被験者から外したが、他施設の被験者は知らされていなかった、と報じるものでした。一般の読者がこの記事を読まれた場合、「東大医科研が、臨床試験でがんワクチンが原因の消化管出血が生じているにもかかわらず、他の施設に情報を提供せず隠ぺいした」という印象をお持ちになられると思います。

しかし医学的真実は異なります。医科研病院が情報隠蔽をしていたわけではありません。

まず、この臨床試験は難治性の膵臓がん患者さんを対象としたものであり、抗がん剤とがんワクチンを併用したものでした。難治性の膵臓癌で、消化管出血が生じることがあることは医学的常識です。当該患者さんも、膵臓がんの進行により、食道からの出血を来していました。あえて他の施設に消化管出血を報告することは通常行われません。さらに、この臨床試験は医科研病院単独で行われたものであり、他の施設に報告する義務はありませんでした。以上から、医科研病院が情報隠蔽をしていたわけではないことがわかります。

さらに記事には問題があります。それは、日本のトップレベルの業績を持つ中村祐輔教授を不当に貶める報道内容であったことです。

２０１０年１０月１５日の朝日新聞社会面は、「患者出血「なぜ知らせぬ」ワクチン臨床試験協力の病院、困惑」「薬の開発優先批判免れない」となっています。本文中では、中村祐輔教授が、未承認のペプチドの開発者であること、中村教授を代表者とする研究グループが中心となり、上記ペプチドの製造販売承認を得ようとしていること、中村教授が、上記研究成果の事業化を目的としたオンコセラピー・サイエンス社（大学発ベンチャー）の筆頭株主であること、消化管出血の事実が他の施設に伝えられなかったことを摘示し、「被験者の確保が難しくなって製品化が遅れる事態を避けようとしたのではないかという疑念すら抱かせるもので、被験者の安全よりも薬の開発を優先させたとの批判は免れない」との内容が述べられています。

しかしながらこの記事の内容も誤っています。中村祐輔教授は、がんペプチドワクチンの開発者ではなく、特許も保有しておらず、医科研病院の臨床試験の責任者ではありません。責任を有する立場でない中村祐輔教授を批判するのは、お門違いであり、重大な人権侵害です。

この記事の影響により、関係各所のみならず多くの医療機関に患者さんやご家族からの問い合わせが殺到しました。

新たな治療法や治療薬の開発は、多くのがん患者さんにとって大きな願いです。しかしながら、誤った報道から、がん臨床研究の停滞や、がん患者さんの不安の増大が懸念されます。

以上の理由により、日本医学会ならびに日本癌学会は日本がん免疫学会の抗議声明を支持します。

「記事は捏造の可能性が高い」と主張した臨床試験グループ

このコメントが発表されたのと時を同じくして、東大医科研からがんペプチドワクチンの提供を受けて臨床試験を行っていた医療機関のグループが「記事には医学的事実の誤りだけでなく、捏造の可能性が高い記述がある」との主張を展開するようになる。「捏造の可能性が高い」記述として挙げたのは、筆者が二〇一〇年一〇月一五日付朝日新聞の社会面に掲載した記事の中で紹介したA大学病院関係者の言葉だった。A大学病院関係者が筆者の取材に対し、東大医科研病院の臨床試験で発生した消化管出血について「私たちが知りたかった情報であり、患者にも知らされるべき情報だ。なぜ提供してくれなかったのだろうか」と述べ、それを記事に掲載したことは前述したとおりである。

東大医科研からがんペプチドワクチンの提供を受けて臨床試験を行っている施設でつくる「Captivation Network 臨床共同研究施設」（代表世話人＝藤岡知昭・岩手医科大学泌尿器科教授）が一〇月二九日付で朝日新聞社の社長に送付した「抗議文」によると、記事掲載後に各施設の関係者を対象に行った調査では、記事内容に該当するような応答をした「関係者」は存在しなかったという。その調査結果を根拠に「10月15日朝日新聞社会面記事は極めて『捏造』の可能性が高いと判断」した「Captivation Network 臨床共同研究施設」は、前記「抗議文」で「われわれ研究者への悪意に満ちた重大な人権侵害に対する全面的な謝罪」

を求めた。

それから六日後の一一月四日付で東大医科研の代理人弁護士から朝日新聞東京本社の編成局長宛てに「貴社記事に対する抗議及び謝罪・訂正請求書」が内容証明郵便で送られてきた。この請求書は、記事中の一〇カ所に「事実と異なる部分」や「不適切な表現」があると指摘したうえで、記事が東大医科研の名誉・信用を毀損したことを謝罪する記事を朝日新聞に掲載するよう求めるものだった。一〇月一五日付朝刊社会面に掲載された記事中にある「なぜ知らせてくれなかったのか」との他大学関係者のコメントについては、「その内容を具体的に明らかにすること」を要求していた。さらに、東大医科研はその翌日の一一月五日付で清木元治所長名の「質問状」を朝日新聞東京本社編成局長宛てに送ってきた。

筆者は「Captivation Network」が「調査結果」を発表し、朝日新聞に抗議する前から、臨床試験の参加施設に対して取材を受けたかどうか確認する調査をしていることを把握していた。記事掲載六日後の二〇一〇年一〇月二一日、A大学病院関係者から筆者に電話があり、「医科研から『朝日新聞の取材を受けたことがあったかどうか教えてほしい』と言ってきた」と伝えてくれたからである。その後、筆者は東大医科研ヒトゲノム解析センターの客員研究員でもある「Captivation Network 事務局」のスタッフが臨床試験の参加施設に送ったメール（一〇月二一日付）をA大学病院関係者に見せてもらった。

そのメールには、（一）朝日新聞記者が記事として書いたコメントや内容はともかくとして、実際に、本年七月頃に、医科研病院の計画書を記者から示された対面取材を施設で受けたことがあったか、なかったか返信してほしい、（二）記事中の関係者という人がもしいれば、取材でのコメントを歪曲された被害者であると考えており、ネットワーク内で犯人探しをしているという趣旨ではない、などと記されていた。

「Captivation Network 臨床共同研究施設」の「調査結果」をもとにした朝日新聞社に対する非難の声は、「医療報道を考える臨床医の会」（発起人代表＝小松恒彦帝京大学ちば総合医療センター教授）や、東大医科研先端医療社会コミュニケーションシステム社会連携研究部門の上昌広氏ら他の医療関係者からも上がった。前者の会は、朝日新聞ががんペプチドワクチンの臨床試験に関する記事を出した後に設立された。後者の上氏が当時所属していた東大医科研の研究部門は、調剤薬局などを経営する株式会社アインファーマシーズなどの寄付によって二〇〇八年一〇月に設置された寄付講座である。筆者の法人文書開示請求に対して東京大学が開示した東大医科研の教授会（二〇〇八年一〇月一五日）資料によれば、同研究部門は「先端医療や探索医療の確立・普及のための基盤整備を行うこと、とりわけ医療におけるメディア的方法論の研究を目的」とするものだった。上氏は「医療ガバナンス学会」が発行するメールマガジン「ＭＲＩＣ」の編集長を務めており、朝日新聞が二〇一〇年一〇月一五日付朝刊に東大医科研病院の臨床試験に関する記事を掲載してから約三週間後の一一月六日、同誌に「朝日新聞　がんワクチン報道の波紋」と題する記事を発表した。その中で上氏は「現時点で朝日新聞の記事は捏造の疑いが強いと言わざるを得ません」「これでは、朝日新聞の自作自演と言われても仕方ありません」などと記した。ＭＲＩＣはこのほかにも、朝日新聞の報道を批判したり、記事の撤回や謝罪を要求したりする医師や弁護士の文章を多数掲載した⑵。

学会声明を批判した臨床試験の専門家

東大医科研病院のがんペプチドワクチンの臨床試験で発生した有害事象に関する情報ががんペプチドワクチンを提供する東大医科研から他の医療機関に伝えられていなかった問題を取り上げた二〇一〇年一〇月一五日付記事に対する批判や謝罪・訂正要求の声が高まる中、朝日新聞は同年一一月一〇日付朝刊に福島雅典氏のインタビュー記事を掲載した。福島氏は本書第一章で取り上げた愛知県がんセンター治験訴訟において証言に立ち、同僚医師の医療行為を厳しく批判した。その訴訟終結後の二〇〇〇年に京都大学大学院医学研究科薬剤疫学分野教授に就任して二〇〇三年から神戸市の先端医療振興財団臨床研究情報センター（二〇一八年四月に公益財団法人・神戸医療産業都市推進機構医療イノベーション推進センターと改称）のセンター長を兼任し、二〇二〇年六月に退任した。二〇〇九年に京都大学を退官して同大名誉教授となった福島氏はインタビュー当時、基礎研究の成果を実用化するための拠点整備を目的に文部科学省が二〇〇七年度から始めた「橋渡し研究支援推進プログラム」を通じて、大学（アカデミア）の臨床試験の基盤整備に力を注いでいた。朝日新聞東京本社の大牟田透科学医療エディター（当時）による「臨床試験を考える」と題するインタビュー記事の内容は以下のとおりである。

――臨床試験の基本原則はどういうものですか。

「臨床試験は人類共有の財産をつくり出す科学事業で、法律に基づいて行われるべきものです。医薬品開発のために効果や安全性がはっきりしない候補物質を人間に対して用いるので、被験者の人権と安全を守ることが最優先であり、そのための国際法とも言うべきものがあります。それが人類の誓い、世界医師会の『ヘルシンキ宣言』です」

——宣言の目的は何でしょうか。

「被験者の保護と臨床試験データの信頼性の保証です。それを可能とするため、欧米はすべての臨床試験を厳格な法律によって公的な管理体制の下に置き、その成果を一般診療に還元できるようにしています。それに、日本では未整備ですが、欧米では被験者の安全と人権を守るよう、法律で定められています」

——日本では薬の製造販売承認申請のデータ収集を目的とした臨床試験（治験）とそれ以外の臨床試験に対する規制が異なり、いわば二重基準になっています。

「そうです。ただし、後者は国際的に通用しません。治験は、薬の品質や安全性、有効性を規制する薬事法と、それに基づくGCP（医薬品の臨床試験の実施基準＝厚生労働省令）で国への届け出を義務づけるなど国際ルールに基づいて管理しています。しかし、それ以外の臨床試験は法律に基づかない『臨床研究に関する倫理指針』で対応しているため、事実上、野放しの状態です。その結果、国際競争に耐えられないのです」

——どのような不利益があるのですか。

「薬事法に基づかない臨床試験のデータは薬事承認申請に使えないので、一から治験をしなければならない。そのうち特許（20年）が切れてしまいます。製薬会社の手で最終的に製品化してもらおうと思っても、市場に出る時点で5年以内に特許が切れるような薬に企業は手を出しません。薬事法に基づかない臨床試験をするから開発が遅れるのです。ところが、日本の研究者の中には、面倒な規則のせいだと考える人がいます。そんな人は臨床試験の土俵に上がる資格はないのです」

——なぜでしょうか。

「国際的に合意されている臨床試験ルールに従わないことを野球に例えれば、『審判なしでやろう』『三塁と本塁の距離を短くすればやりやすくなる』と言っているのと同じです。もし野球で日本がそんなことをしてきたら、イチローのように国際舞台で活躍できる選手が輩出しなかったはずです」

「薬事法の適用を受けない臨床試験を可能にしているのは研究者、医師の無理解と厚生労働省の怠慢です。国際的に通用するように、すべての臨床試験に薬事法を適用すべきです」

——臨床試験は実地医療とどう違うのでしょうか。

「実地医療と違い、安全性、有効性が確認されていない薬の候補となる物質を使います。だから、臨床試験は厳格な管理が必要です。そのデータを規制当局が審査、承認して初めて薬になるのであって、それまでは薬でも何でもありません。朝日新聞の報道に対して日本癌学会などが出した声明に『ワクチン治療』とありますが、そのような治療はまだ確立しておらず、研究段階なのです。医療者が臨床試験と実地医療の違いを認識しないと、患者さんをミスリードします」

——倫理指針は「共同で研究する場合」の他施設への重篤な有害事象の報告義務を定めていますが、東大医科研は「単一施設で行った臨床試験だから有害事象の報告義務は負わない」と言っています。

「米国政府の臨床試験登録サイトには日本国内の多くの施設で行われているがんペプチドワクチンの臨床試験の情報が登録されています。東大医科研ヒトゲノム解析センターが『コラボレーター』と記載されています。これは『共同研究者』と翻訳する以外にないでしょう。医科研提供のペプチドなくして他施設で臨床試験はできないわけですから、常識的には共同研究施設です。付属病院での有害事象を医科研が他施設に伝えるのは試験物の提供者として当然ではないでしょうか。さらに、製造物責任法による責任がどこにあるのか問題になります」

——厚労省は共同研究を「同一の実施計画で行う場合」と解釈しています。

「他施設に試験物を提供するなど、共同研究には様々な形があり、多施設共同研究に限ることには無理があります。そんな解釈が恣意的（しいてき）になされることは問題です」

——医科研は出血とペプチドワクチンとの因果関係について「誤解を与える表現をしている」と主張しています。

「被験者の日常生活を害するものはすべて有害事象になりますが、薬との因果関係の有無を議論してもその時点ではわからないこともあります。だから因果関係を簡単に断定してはいけない。データを蓄積してから最終的に薬に起因するかどうかを結論づける。それが副作用被害の拡大を防止するための鉄則です」

――具体例はありますか。

「肝炎などの治療薬のインターフェロンには抑うつや自殺しようとする副作用がありますが、市販後に自殺者が出た当初は個人的な事情が原因と思われていた。人類はこのような苦い経験をしてきたのです」

――医科研病院より前に別の大学病院での別種のペプチドを用いた臨床試験で消化管出血例があり、医科研はそれが臨床試験に参加する研究者間で共有されていたと言っています。

「有害事象や副作用に関する情報は、研究者間で共有していればよいわけではありません。患者さんの利益のために臨床試験をしているわけで、患者さんの不利益になる可能性は患者さんに開示されて初めて意義を持ちます。予想されるリスクの説明義務はヘルシンキ宣言にも規定されています」

――医科研は、人に使われる前提で未承認薬のペプチドを他施設に提供しました。薬事法は治験以外での未承認薬の提供を禁じていますが、厚労省が今回、倫理指針に反しないと判断すれば、例外扱いされる可能性があります。

「医薬品の安全性を確保するための唯一の法律は薬事法です。未承認薬が法律に基づかず、すなわち管理されないで配布、提供、使用されると極めて重大な結果を招きます。今回の問題は薬事法に照らして、それを所管する医薬食品局が調査すべきです」

――医科研からペプチドを提供された全国の施設はペプチドを一つもしくは複数組み合わせたり、抗がん剤と併用したりしています。この試験をどう評価しますか。

「臨床試験の初期の段階は、人での安全性確認が目的です。複数の試験物を用いたり、抗がん剤を併用したりすれば、どちらの副作用なのか、二つを合わせたから起こる新たな副作用なのか、抗がん剤の副作用なのかがわからなくなる恐れがあります」

――治験以外の臨床試験も公的管理下に置くとなると、審査体制の充実が必要ですね。

「薬や医療機器の審査をする独立行政法人医薬品医療機器総合機構を強化し、現在約390人の審査担当者を少なくとも数倍には増やす必要があります」

――文部科学省の「橋渡し研究支援推進プログラム」にかかわっておられますね。

「橋渡し研究は、基礎研究の成果を医療として実用化するまでの過程の最初の段階で人を対象に行う臨床試験のことです。国内の大学など七つの拠点が対象ですが、各拠点に、期間内に二つずつ治験に入るよう求めています。大学でも自ら治験ができるように生物統計家やデータ管理責任者、薬事の専門家を雇用することを求め、綿密な進捗（しんちょく）管理を行っていることが、従来の科学研究と異なる点です」

——なぜ大学が医薬品開発を行う必要があるのですか。

「市場規模の小さい薬や、再生医療のように商品化が困難な場合は製薬会社が開発したがらないからです」

——「治験は医者には不可能」という声もありますが。

「それは事実ではありません。橋渡しプログラムではすでに4件の治験がスタートしています。このプログラムは医薬品開発で激烈な国際競争から脱落しかけている日本の起死回生策なのです」

このインタビューで重要な点は、（一）臨床試験では被験者の安全と人権を守ることが最優先であり、そのための「国際法」とも言うべきものが世界医師会のヘルシンキ宣言である、（二）実地医療と違い、安全性、有効性が確認されていない薬の候補物質を使う臨床試験は厳格な管理が必要で、臨床試験のデータを規制当局が審査、承認するまでは薬ではないにもかかわらず、日本癌学会などが朝日新聞を批判する声明で「ワクチン治療」という言葉を用いているのは患者をミスリードするものである、（三）日本では、薬事承認申請のデータ収集を目的とした臨床試験（治験）とそれ以外の臨床試験に対する規制が異なり、法律に基づかない、国際的に通用しない臨床試験が野放し状態で行われており、それは厚生労働省の怠慢と研究者の無理解によるものである、（四）米国政府の臨床試験登録サイトには、日本国内で行われているがんペプチドワクチンの臨床試験で東大医科研ヒトゲノム解析センターが「共同研究者」と記載されており、附属病院での臨床試験で発生した有害事象を他施設に伝えるのは試験物の提供者として当然ではないか、（五）共同研究には他施設に試験物を提供するなど、様々な形があるので、「同一の実施計画で行う」多施設共同研究に限ることには無理があり、厚生労働省がそのような解釈を恣意的にすることは問題である、（六）被験者の日常生活を害するものはすべて有害事象になるが、薬との因果関係の有無を議論してもその時点ではわからないこともある。だから因果関係を箇単に断定してはいけないし、有害事象に関する情報は患者に開示されて初めて意味を持つ、（七）東大医科研からペプチドワクチンの提供を受けた施設が複数の試験物を用いたり、抗がん剤を併用したりする臨床試験を行っているが、人での安全性確認を目的とした臨床試験の初期段階でこのような試験を行うと、副作用の原因がわからなくなる恐れがある――と指摘したことである。

被験者保護を求めた患者団体関係者

福島氏のインタビュー掲載から九日後の二〇一〇年一一月一九日、朝日新聞社は東大医科研の「抗議及び謝罪・訂正請求書」に反論する回答書を送り、回答書の全文を社の医療サイト・アピタルに掲載した。さらに、卵巣がん体験者の会「スマイリー」代表で、海外で使われる薬が国内で使われるまでに時間差が生じる「ドラッグラグ問題」などに取り組んでいた片木美穂さんのインタビュー記事を一一月三〇日付朝刊に掲載した。片木さんらがん患者団体有志は一〇月一五日付の朝日新聞記事を受け、一〇月二〇日に「がん臨床研究の適切な推進に関する声明文」を発表していた。声明は、（一）がん患者の命を救うがん臨床研究が、適切に推進されるとともに、その推進にあたって必要な国のがん研究予算が、根拠とオープンな議論に基づいて拡充されることを求めます、（二）がん臨床研究の推進にあたっては、臨床研究に参画する被験者の保護が、十分に行われること、被験者の保護については、情報が広く開示されるとともに、事実と客観性に基づいて、専門家によるオープンな議論と検証が行われることを求めます、（三）臨床試験による有害事象などの報道に関しては、がん患者も含む一般国民の視点を考え、誤解を与えるような過激な報道ではなく、事実をわかりやすく伝えるよう、冷静な報道をお願いします――という内容だった。

一一月三〇日紙面に掲載した片木さんのインタビュー記事は以下のとおりである。

10月15日の報道で「患者が出血」という見出しに「エッ」と思いました。最初に読んだときは何がいいたいのかわかりませんでした。医科研病院の臨床試験が悪いといっているのか、日本の臨床試験のシステムが悪いのか、それとも出血したことが悪いのか。患者からもいろいろ相談がきました。「臨床試験」「出血」「伝えず」という言葉が独り歩きして、自分が参加する臨床試験ではないかと心配する人もいました。

ただその後の報道で、朝日新聞が被験者保護の重要性を訴えているのはよく理解できました。今回のケースで、東大医科研病院のペプチドワクチンの臨床試験は厳密には、（同じ種類のペプチドワクチンを使っている他の病院が取り組む）臨床試験とは違うのかもしれない。けれども、それでもやはり患者のことを思えば「こういうことがあったよ」というのは、オープンにしてもよかったと思います。

患者はいってみれば命をかけて臨床試験に参加しています。ひとつでも多くの情報、心構えがあるのは大事なこと。出血という情報があれば、先生たちに共有していてほしいし、できれば患者にも伝えてほしい。事前に出血のことを知っていれば、例えば自分がトイレにいったときに便に血が混じっていたら、担当医に報告しようかなという気づきになります。自分の便に気をつけるとか、たんをチェックしようとか。そういう情報を聞いていたら気づきのきっかけになります。

最初の報道直後、「いま娘が臨床試験に入っているが大丈夫か」「こういう情報は家族に情報公開されないのか」などと不安を訴える電話が相次ぎました。臨床試験に参加する患者に落ち着いてもらおうと、膵臓がん患者団体の方たちと声明を出し記者会見しました。がん研究の予算が切られないようにすることと、臨床試験はオープンに議論して取り組んで欲しいということをお願いしたかった。報道に対しては問題点が明確に示されている報道をしてほしいということ。わかりやすく書いていただければありがたかったかなと思います。

最初の報道にある「出血」のイメージをどうとらえたのか患者に聞いてみました。そうすると「バアッと下血した」「吐血した」「傷口から血が噴き出した」など出血量が多いイメージを持っていました。でも取り上げられた患者がどうなったのかわからない。そのための不安というのがすごくあったと思います。その後、医科研の説明で、その患者は出血が止まり、入院延長後しばらくは体調よく過ごされたことを知りました。

翌日に出た社説では「ヘルシンキ宣言」を取り上げた後で、「ナチス・ドイツ」と書いてありましたが「これはちょっと待って」と思いました。臨床試験を知らない患者に否定的な印象を与えます。質の高い臨床試験にかかわる医師にとってはやる気がそがれることになります。

最初の報道では臨床試験の全部が危ないと受け止めた患者もいました。今参加している臨床試験から抜けるようにと母親から言われた患者もいました。病院に出向いて医師やＣＲＣ（臨床試験コーディネーター）の方から親と患者で説明を聞くよう助言し、今は臨床試験を続けています。

臨床試験の中には形式だけ整えているものもあり、患者会の会員から苦情がくることもあります。逆に国内には質の高い臨床試験をして海外の著名な専門誌に論文を投稿し、科学的な裏付けを積み重ねようという志を持つ医師たちのグループもあります。その二つを峻別（しゅんべつ）したうえで、日本の臨床試験が置かれた基盤の脆弱（ぜいじゃく）さという問題点を指摘する報道を期待したい。

臨床試験に参加してくれる患者を探している先生には、「これで臨床試験に参加する人が減ったら、未来のためにはならないですよね」といっています。「そういう患者にこそ、誠心誠意をもって説明しましょうよ」と。この報道をきっかけに、いい臨床試験は何なのかという議論が広がることが実は一番いいと思っています。臨床試験を知らない患者も多いので、これをきっかけに知ってもらいたいし、会のウェブサイトでも臨床試験をわかりやすく紹介できないかと思っています。

片木さんのインタビュー記事とともに、朝日新聞がどのような視点で報じてきたのかについて、改めて説明するため、「Ｑ＆Ａ」形式の記事を掲載した。その内容は以下のとおりである。

Ｑ　がんペプチドワクチンの臨床試験をしていた医科研病院で何が起きたのですか。

Ａ　記事で取り上げた臨床試験は２００８年に始まりました。膵臓がんの被験者1人が消化管から出血を起こし、輸血治療を受けました。

医薬品になりそうな候補物質による影響かどうかに関係なく、被験者の身に起きるあらゆる好ましくない出来事を「有害事象」と言います。医科研病院では消化管出血が「重篤な有害事象」として院内報告されました。「重篤な有害事象」には「死亡」から「入院期間の延長」までさまざまなレベルがありますが、この場合は出血で入院期間が延びて「重篤」とされました。

医科研病院は「ペプチド投与と消化管出血との因果関係を完全には否定できない」として、消化管出血が起きた臨床試験で使われていたペプチドと同種のペプチドを使う計9件の臨床試験の計画内容を変更し、消化管出血の危険が高いと見られる患者は被験者から除きました。そして、被験者候補に臨床試験のことを説明する文書にも消化管出血が発生したことを書き加えています。

Q どこが問題なのですか。

A 医科研が開発したペプチドは、医薬品として未承認で、安全性や有効性がまだ確かめられていません。医科研病院での臨床試験のように安全性の確認を主目的とする早期の臨床試験では、候補物質にどんな危険が潜んでいるかわからないので、被験者を健康被害から守るためにとりわけ安全性情報に対する配慮が必要です。

人を対象とする医学研究の倫理規範である世界医師会のヘルシンキ宣言では、被験者の安全確保や人権保護が重要とうたわれています。第6項には「研究被験者の福祉が他のすべての利益よりも優先されなければならない」（日本医師会訳）とあります。こうした被験者保護の原則に照らして、ペプチドを他施設に提供している医科研が、「重篤な有害事象」の発生を、同種のペプチドを使って臨床試験をしている他施設に伝えていないことは、医の倫理上、問題があると判断しました。

今回のような研究者主導の臨床試験は、薬の製造販売承認を受けるための治験と違い、薬事法の規制を受けません。どのようにして被験者保護を担保するかが大きな課題と考えています。

Q 今回の報道後、医療関係者の間に「膵臓がんで消化管出血はありうることではないか」との指摘もあるようですが。

A 出血が起きた患者は、評価が定まっていない、薬になりそうな候補物質の被験者です。有害事象が起きた時に「この病気ではありうる症状だから」で片づけてしまえば、被験者の安全を守ることも、候補物質の適正な安全性評価も難しくなりかねません。被験者保護の観点から、重要な事実と考えています。

Q 医科研の問題について、社説で、ナチス・ドイツの人体実験を持ち出し、研究者を批判したと言われています。

A この問題を取り上げた10月16日付の社説「研究者の良心が問われる」では、被験者にリスクを十分に説明することなどは、ヘルシンキ宣言でもうたわれていると指摘しました。この宣言について「ナチス・ドイツによる人体実験の反省からまとめられたもの」と誕生の経緯を説明したもので、今回の問題とナチの人体実験を同列に論じたものでは全くありません。

Q　記事でふれた医科研の中村祐輔教授について、医科研は、当該ペプチドの開発者でも、臨床試験の責任者でもない、と説明しています。

A　中村教授は医科研を中心にして、がんペプチドワクチンの探索やその実用化を推進するプロセスにおいて主導的な役割を果たしておられます。こうした趣旨、意味から、記事では、中村教授についてペプチドの「開発者」と記しました。「開発者」ということについて、取材過程でも中村教授から否定されたことはありません。また、同種のペプチドの提供を受けている他施設の臨床試験の実施計画書で、中村教授を研究協力者や共同研究者と記載しています。記事は、こうした事実を指摘しました。

Q　今回の記事中の関係者のコメントについて、ペプチドワクチンの提供を受けて臨床試験をしている研究施設のグループが「極めて『捏造（ねつぞう）』の可能性が高い」と指摘しています。

A　指摘は全く事実無根で、朝日新聞社の名誉を傷つけるものです。

記事では、ペプチドの臨床試験を行っている大学病院の関係者の証言として「私たちが知りたかった情報であり、患者にも知らせるべき情報だ。なぜ提供してくれなかったのだろうか」と記しました。

これに対し、臨床試験実施施設のグループは「対面取材に応じた施設は大阪大学のみだった」「（この関係者について）記事に書かれている発言が全く述べられていないことを確認した」と主張しています。

朝日新聞では、複数の施設の関係者に対面取材しております。取材源の秘匿の原則から、詳細は説明できませんが、記事中の発言を臨床試験施設の関係者がしたことは、揺らぐことのない事実です。

医科研の清木元治所長が、医科研のウェブサイトの文章で、このグループの意見表明を引きつつ「ねつ造」などと記述されていることについて、朝日新聞社は速やかに撤回するよう求めています。

「捏造」との記述の撤回を要求

この記事の末尾にあるように、朝日新聞社は二〇一〇年一一月一九日付の回答書で「記事は捏造」との記述の撤回を清木所長に求めたが、清木所長は応じなかった。朝日新聞社は同年一二月六日付で当該箇所の削除を要求する申し入れ書を清木所長らに送った。それを報じた翌一二月七日付朝日新聞朝刊の「医師らに本社抗議」という見出しの記事は以下のとおりである。

東京大学医科学研究所付属病院のがんペプチドワクチンの臨床試験に関する朝日新聞の記事中の証言について、「捏造と考えられる」などとインターネット上に掲載している団体の代表者らに対し、朝日新聞社は6日、極めて重大な名誉毀損であるとして削除などを求める書面を送った。

送付先は、「Captivation Network 臨床共同研究施設」の代表世話人を務める医師ら。

朝日新聞は、臨床試験で起きた有害事象が、同種のペプチドを医科研から提供された他施設に伝えられなかったことを報じた10月15日付朝刊の記事に、大学病院関係者の「私たちが知りたかった情報であり、患者にも知らされるべき情報だ。なぜ提供してくれなかったのだろうか」との証言を掲載した。これについて「捏造」などと主張している団体などに対し、記者の取材に応じた関係者が記事の通り述べたことは確たる事実であると申し入れた。

清木所長への申し入れ書では、Captivation Network が朝日新聞社に対する抗議文の中で、朝日新聞の記者の対面取材を受けたのは大阪大学の関係者のみで、同大学関係者は記事にある発言をしていないことを確認したとし、記事は「捏造の可能性が高い」「捏造と考えられる」と主張していることについて、(一)対面取材を受けたのは大阪大学関係者だけではない、(二)取材は対面取材だけではない、(三)Captivation Network の調査は不完全なものである——ことなどを挙げて、記事には「捏造」と指摘されるような部分はなく、Captivation Network の指摘は全く根拠のないものであるとして、改めて「記事は捏造」との記述を削除するよう求めた。Captivation Network 臨床共同研究施設代表世話人の藤岡氏、医療報道を考える臨床医の会発起人代表の小松氏、東大医科研先端医療社会コミュニケーションシステム社会連携研究部門の上氏にも同様の申し入れ書を送った。

言うまでもないことだが、「記事は捏造」との主張は事実無根である。

このように、東大医科研に加え医療関係者の一部も朝日新聞の報道を批判したが、医学界、医療界が「朝日新聞批判」一色だったわけではない。

医科と歯科の開業保険医の団体である神奈川県保険医協会は二度にわたって政策部長談話を発表し、朝日新聞の報道を支持した。「医の倫理問う　朝日新聞報道を積極的に支持する」と題した二〇一〇年一一月八日付の談話では「混合診療解禁、医療特区、高度医療評価制度、先端医療開発特区（スーパー特区）と連綿と続く、医療保険制度の形骸化策動や、臨床試験のダブルスタンダード化、医療法制の規制緩和の動きの下、現実に起きた事実を伝え、医の倫理を医療界に正面から問いただした記事だ」として、「健全なジャーナリズム精神を発揮した朝日新聞の報道姿勢に対し、われわれは積極的に支持を表明する」との立場を明らかにした。

同年一二月一七日付談話「改めて、医の倫理問う朝日新聞報道を支持する」では、朝日新聞の東大医科研報道をめぐり「本質を逸らす批判が執拗に続」いているとしたうえで、「有害事象の報告を欠くような研究機関に高度な臨床試験を担う資格はないと考えている」と指摘した。その理由としてこの談話は「自然科学の医学において、事実の観察・記録・開示は要諦であり、既知の有害事象だから報告を欠いてよいとか、義務がないからよいという話ではないからである」と述べた。さらに、MRICに掲載された多数の批判記事などを念頭に、「朝日新聞の報道は木鐸として役割を果たしたにすぎない。過剰なマスコミバッシング、インターネットを使った記者への人権侵害まがいの行為などは慎むべきであり、他山の石として銘記すべきだとわれわれは考えている。ヘルシンキ宣言に立ち返り、歯止めなき医療の規制緩和に抗す立場から、改めて朝日新聞の報道を支持するものである」と結んだ。

研究者らが起こした名誉毀損訴訟

これまで述べてきたように、筆者と同僚の野呂雅之記者は、東大医科研が開発したがんペプチドワクチンを使った附属病院での臨床試験において、被験者に起きた消化管出血を「重篤な有害事象」と院内で報告するとともに、臨床試験実施計画書を改訂して消化管出血の恐れのある患者を被験者から外したにもかかわらず、東大医科研が同種のペプチドを提供する他の病院に知らせていなかったことを二〇一〇年一〇月一五日付朝日新聞朝刊で報道した。その記事掲載から約二カ月後の同年一二月八日、東大医科研ヒトゲノム解析センター長の中村祐輔教授と、中村教授の研究成果の実用化を目的に二〇〇一年に設立されたベンチャー企業であるオンコセラピー・サイエンス社は朝日新聞社と筆者、野呂記者を相手取り、総額二億円の損害賠償と謝罪広告の掲載を求める訴えを東京地方裁判所に起こした。その提訴について朝日新聞は一一月九日付朝刊の「臨床試験記事で朝日新聞などを提訴　東大医科研教授ら」という見出しの記事で次のように報じた。

　東京大学医科学研究所ヒトゲノム解析センター長の中村祐輔教授と同氏が社外取締役を務めたオンコセラピー・サイエンス社は8日、朝日新聞社と記者に損害賠償と謝罪広告掲載を求める訴訟を東京地裁に起こした、と発表した。医科研付属病院のがんペプチドワクチンの臨床試験をめぐる記事で名誉を傷つけられたとしている。

　朝日新聞は10月15日付朝刊で、医科研が開発したがんペプチドワクチンの臨床試験の被験者に「重篤な有害事象」（消化管出血）が発生した事実を、医科研がペプチド（たんぱく質の断片）を提供する他施設に伝えていなかったとする記事を掲載した。オンコ社が中村氏の研究成果をもとにしたがん治療薬開発のために設立され、複数の施設の臨床試験に深く関与していることも伝えた。翌16日付朝刊では、「研究者の良心が問われる」とする社説を掲載した。

　記者会見した弁護士らによると、（1）記事や社説は、医科研が被験者に起きた消化管出血を他病院に知らせなかったことが反倫理的行為で問題であり、中村氏に責任があるかのような印象を与える（2）記事は、がんペプチドワクチンで消化管出血が起きたことを隠したのは、中村氏とオンコ社の経済的利益が優先された結果だとの印象を与える――などとして、それぞれ1億円の慰謝料を求めたとしている。

◆確かな取材に基づいて報道

　朝日新聞社広報部の話　当該記事は臨床試験制度の問題点を被験者保護の観点から医科研病院の事例を通じて指摘したもので、確かな取材に基づいています。記事の狙いなどについては、11月10日付朝刊「臨床試験を考える」、11月30日付朝刊「ワクチン臨床試験報道　患者　こう受け止めた」で改めて報じました。医療サイト・アピタル（http://www.asahi.com/apital/）には、医科研代理人からの書面に反論する回答書などを掲載しています。

　結論を先に述べれば、この訴訟は中村氏ら原告側敗訴に終わった。提訴から約三年半後の二〇一四年五月二一日に東京地裁が原告の請求をいずれも棄却する判決を出し、原告側が控訴しなかったため、この判決が確定した。以下は判決を伝える同年五月一三日付朝日新聞朝刊の「臨床試験の記事、賠償請求を棄却　東大医科研巡る朝日新聞社報道」という見出しの記事である。

東京大学医科学研究所付属病院の臨床試験に関する朝日新聞の記事で名誉を傷つけられたとして、医科研ヒトゲノム解析センター長だった中村祐輔氏らが朝日新聞社と記者に2億円の損害賠償などを求めた訴訟の判決が12日、東京地裁であった。笠井之彦裁判長は「中村氏らの名誉が傷つけられたとはいえない」として、請求を棄却した。

記事は2010年10月15日と16日付の朝刊に掲載。医科研病院のがんペプチドワクチンの臨床試験で被験者に消化管出血が発生した事実を、医科研が同種のペプチド（たんぱく質の断片）を提供した他の臨床試験施設に伝えていなかった、とした。記事中で、ペプチドの開発者が中村氏であることや、中村氏が社外取締役だったオンコセラピー・サイエンス社が新薬の承認申請に向け、一部のがんを対象にペプチドを使った治験を行っていることなどを説明した。

判決は「記事の見出しなどで、消化管出血を伝えなかった主体は『医科研』と明記されている」と指摘。中村氏側の「隠蔽がなされたのは自分の意思が働いたものとの印象を抱かせる」などとする主張を退けた。

原告のオンコセラピー・サイエンス社は「主張が認められず、誠に遺憾であり、内容を十分検討し、今後の対応について協議してまいります」、朝日新聞社広報部は「本社の主張を認めた妥当な判決と考えています」との談話をそれぞれ出した。

以下は判決確定を伝える同年五月二七日付朝日新聞朝刊の「東大医科研・臨床試験の記事、朝日新聞社の勝訴確定」という見出しの記事である。

東京大学医科学研究所付属病院の臨床試験に関する朝日新聞の報道で名誉を傷つけられたとして、医科研ヒトゲノム解析センター長だった中村祐輔氏らが朝日新聞社と記者2人に損害賠償などを求めた訴訟で、中村氏らの請求を棄却した東京地裁判決が確定した。期限の26日までに中村氏らが控訴しなかった。

〈朝日新聞社広報部の話〉　記事は臨床試験制度の問題点を被験者保護の観点から医科研病院の事例を通じて指摘したもので、綿密かつ確かな取材に基づく内容です。本社の主張を認めた判決が確定したことは、妥当な結果と考えています。

試験実施計画の改訂は「病院が小規模だから」

訴訟において中村氏側は、東大医科研病院で膵臓がん患者を対象に行われた臨床試験で発生した消化管出血について、「ペプチドの投与とは関係なく進行膵がんの自然経過において通常起こりうるものであり、一般の臨床医間では周知の事実として、特段問題視すべきほどの出来事ではなかった。加えて、本件消化管出血が起こる以前に、既に他の病院で同様の消化管出血事例が起き、既に医師たちの間では情報が共有されていたこともあり、医科研病院は他の施設に本件消化管出血事例につき報告しなかったにすぎない」（二〇一二年四月二〇日付の第5準備書面）と主張した。

すでに述べたように、東大医科研病院はこの消化管出血発生後、出血リスクのある患者を被験者にしないよう臨床試験実施計画書を改訂しているが、筆者らの取材時には東大医科研側から説明がなかった改訂理由が訴訟において原告側から示されたので、それについて記しておきたい。

提訴から一年近くが経った二〇一一年一一月三〇日付で東京地裁に提出した第4準備書面で原告の中村氏の側は、「本件消化管出血後、医科研病院が臨床試験の被験者基準を変更し、消化管の大量出血の恐れがある患者を除いたのは、本件消化管出血の原因がペプチド投与にあると判断したからではなく、医科研病院のような小規模病院で再び消化管出血が起こると医師不足で対応できないことがあることを懸念したからにすぎないものである」と主張した。同じく原告のオンコセラピー・サイエンス社の側は同日付の準備書面（4）で、「医科研病院が、本件臨床試験の後、臨床試験の実施計画書を変更したのは、医科研病院が他の医療機関に比べ圧倒的に規模が小さいという特殊事情があった。深夜や休日に大量出血など緊急事態が発生したときに医科研病院では処置が遅れる可能性があるという医科研病院特有の事情があったため、大事を取って実施計画書が変更されたのである」と主張した。

これらの主張を受けて被告の朝日新聞社側は二〇一二年二月三日付の準備書面（4）で、（一）東大医科研は朝日新聞の取材に対して、臨床試験の実施計画書の改訂は医師不足で対応できないことを懸念したためであるというような説明はまったくしていない、(二) 消化管出血の発生後に実施計画書の一部変更申請を審査した二〇〇八年一二月二五日開催の東大医科研病院治験審査委員会の議事要旨にも医師不足によって対応できないことが実施計画書の変更理由として記載されていない――ことを示したうえで、次のように反論した。

「原告中村が主張するように本件消化管出血が進行がんの過程で通常発生しうるものであるならば、医科研病院には進行がんの患者はもともと入院させることができなかったことになるはずであり、医師不足で対応できないことを懸念したとの原告中村の主張は到底信用できない」

これに対し原告側は、「たとえば、進行性がん患者の消化管に出血しそうな静脈瘤がある場合、臨床試験の被験者にしてよいかを検討する場面では、臨床試験の結果、病院が持っている人的物的資源をもってしては対処が困難なほど重大な出血事態が生じる可能性があれば、念のため、医科研病院固有の判断で、臨床試験から除外するという措置をしても何ら不自然ではない。事実、医科研病院はわずか１３５床しかなく、他の大学病院に比べて圧倒的に規模が小さく、それだけ人的物的資源は限られるのであるから、医科研病院固有の判断で、慎重を期すというだけの話である。これに対し、進行性がん患者の消化管に静脈瘤が認められ、一般的にそこから出血の恐れがあるからといって、病院が入院を拒めるはずがない。通常発生し得る症例であればなおさら、その病院で許される人的物的資源を使って最善を尽くすだけである。したがって、消化管出血の可能性のあるがん患者を入院させるかという問題と、そのような患者を臨床試験の被験者にしてよいかという問題はまったく次元の違う問題である」(二〇一二年四月二〇日付オンコセラピー・サイエンス社、準備書面(５))と反論した。

原告側は臨床試験実施計画書の変更理由に関する主張を裏付けるものとして、二〇一二年五月二三日付の今井浩三東大医科研病院長の回答書を証拠として東京地裁に提出した。「膵臓癌に対するＶＥＧＦＲ１ペプチドプロトコルにおける消化管出血の事象後のプロトコル変更理由について」という照会に対する回答書の全文は以下のとおりである。

> 膵臓癌に対するＶＥＧＦＲ１ペプチドを用いた癌ワクチン治療の臨床研究実施中に、1例の患者が上部消化管出血を起こしました。この出血は膵臓癌の進行に伴う食道静脈瘤からのものと診断しましたが、治療のため入院を要し2週間程度で退院し

ました。この事象について東大医科研病院の治験審査委員会に報告し、エントリーの際に上部消化管内視鏡検査を追加し、便潜血が2回連続で陽性となる症例を除外するという、プロトコル変更を行いました。

東大医科研病院における本臨床試験で、このようなプロトコル変更が行われた理由は、大きく分けて2つあります。まず1つ目の理由ですが、東大医科研病院における臨床試験の結果の解釈を容易にするためです。すなわち、原病である癌の進行により出血の可能性が高い静脈瘤を有する患者や、出血が既に起きている患者に本臨床試験を実施して今回と同様の消化管出血が東大医科研病院で生じた場合、その消化管出血が癌の進行に起因するのか、あるいはVEGF1（原文ママ）ペプチドの投与に起因するのか、という2つの可能性を考慮する必要が出てきます。しかし静脈瘤による出血リスクがある患者をあらかじめ除外しておけば、東大医科研病院で実施する臨床試験において科学的判断が容易にかつ明確に行えます。

2つ目の理由は、東大医科研病院が小規模の病院であるためです。休日や深夜帯に大量消化管出血が生じた場合にも十分な対応ができる体制をとるためには医療現場の負担が過大になります。東大医科研病院としては、そのため出血リスクが高い患者をあらかじめ臨床研究の対象外とすることにしました。

この回答書が提出された後、原告の中村氏の側は二〇一二年七月二三日付の第6準備書面で、「従前から述べてきたとおり、医科研病院が臨床試験の被験者基準を変更し、消化管の大量出血の恐れがある患者を除いたのは、本件消化管出血の原因がペプチド投与にあると判断したからではなく、医科研病院のような小規模病院では再び消化管出血が起こると医師不足で対応できないことがあることを懸念したからにすぎない」と主張した。同じく原告のオンコセラピー・サイエンス社の側は同年七月一八日付の準備書面（6）において、今井病院長の回答書をもとに、医科研病院が被験者の選択基準を変更した理由は「あくまで、医科研病院で再度の消化管出血が起こった際に科学的判断を容易にかつ明確に行う必要があり、医科研病院が小規模であることから入院休日や深夜帯に大量消化管出血が生じた場合にも十分な対応ができる体制をとるためには医療現場の負担が過大になること、また元々特殊な実施計画書を策定していたという医科研病院特有の事情によるものである」と主張した。

「緊急対応が可能な体制」が要件だった高度医療

「東大医科研病院が小規模な病院であるから、出血リスクが高い患者を臨床試験の被験者から外した」という主張が仮に事実であるとした場合、そのような施設がまだ承認されていない薬の候補物質の安全性を確認するための臨床試験を実施したことがそもそも妥当だったのか、という疑問が出てくる。第三章で紹介した金沢大学病院カフェイン併用化学療法臨床試験問題では、厚生労働省が二〇〇八年四月に創設した「高度医療評価制度」（のちの「先進医療B」）に触れた。この制度の導入は、東大医科研病院ががんペプチドワクチンの臨床試験を始めたのと同じ時期である。未承認・適応外の薬や医療機器を用いた臨床試験を薬事法外で行うことを認め、その費用を公的医療保険と患者に負担させる高度医療評価制度において厚生労働省は、実施できる医療機関の要件を以下のように定めた（傍線は筆者による）。

一、特定機能病院または高度医療の実施にあたり緊急時の対応が可能な体制や医療安全対策に必要な体制を有する。
二、臨床研究に関する倫理指針に適合する臨床研究の実施体制を有する。
三、高度医療において使用する医薬品・医療機器の管理体制、入手方法等が適切である。
四、医療機関の長が、院内で行われるすべての高度医療について実施責任医師、研究内容等を把握できる体制を確保する。

東大医科研からがんペプチドワクチンの提供を受けて臨床試験を実施した複数の大学病院がのちに、この高度医療評価制度の適用を厚生労働省に申請したことは、すでに述べたとおりだが、厚生労働省は安全性の評価も十分行われていないような未承認薬を用いた臨床試験を実施する医療機関には「緊急時の対応が可能な体制」が必要と考えていたのである。

臨床試験における「有害事象」情報の重要性

筆者は取材経過や記事の目的について陳述書（二〇一三年一月二八日付）を作成し、東京地裁に提出したので、その一部を紹介する。

この陳述書で筆者は、二〇一〇年一〇月一五日付紙面に掲載した「法規制なし　対応限界」という見出しの解説記事の中で、「日本は欧米と異なり、すべての臨床試験を一体的に管理する法制度がない。薬の製造販売承認に必要なデータ収集を目的とした臨床試験（治験）とそれ以外の研究者主導の臨床試験を分け、前者は薬事法などの法令で厳格に管理しているが、後者には罰則のない行政指針で対応する『二重基準』になっている」と書いたことに関連して、「臨床試験の一元管理ができていない問題は政府の審議会の報告書や学術団体の提言などでもたびたび指摘されていることです」と述べたうえで、そのような指摘をした文書として以下の四つを列挙した。

一．「科学技術の振興及び成果の社会への還元に向けた制度改革について」（内閣総理大臣等の諮問に応じて科学技術の重要事項について調査審議する「総合科学技術会議」による二〇〇六年一二月二五日付提言）

二．『「薬害再発防止のための医薬品行政等の見直しについて（最終提言）」』（血液製剤によるC型肝炎ウイルス感染問題の原因を解明し再発防止策を検討するために厚生労働省が設置した「薬害肝炎事件の検証及び再発防止のための医薬品行政のあり方検討委員会」による二〇一〇年四月二八日付提言）

三．『エビデンス創出を目指す検証的治療研究の推進・強化に向けて』（日本学術会議臨床医学委員会臨床研究分科会による二〇一一年七月一三日付提言）

四．「科学技術基本計画」（二〇一一年八月一九日閣議決定）

このほか陳述書では、臨床試験で発生した有害事象の取り扱いについても言及した。

原告の中村氏は筆者が陳述書を提出するより先に東京地裁に陳述書（二〇一二年一〇月三一日付）を提出し、その中で、東大医科研病院の臨床試験の被験者となった膵臓がん患者に発生した消化管出血について、「一般的な常識のある医師であれば、進行がんを対象とする以上、偶発的に起こる合併症が一定の割合で起こることは当然のこととして仕方がないと解される事例にすぎず、特段これを取り上げて大々的に問題視するような事例では全くないのです。」と述べていた。そのうえで中村氏は、筆者と野呂記者に対し、「そのような医療界の一般常識すら知らずに本件記事を書いたのだとしたら、極めてずさんな取材しか行っていないことが浮き彫りになるのであり、いずれにしても全国紙の記者として極めて不誠実、不勉強としか言いようがありません」と厳しく批判した。

これに対し筆者は陳述書で、(一)二〇〇九年七月にがんペプチドワクチンの臨床試験について審査した厚生労働省の高度医療評価会議での「主治医は『それは原病による死亡です』と言うことが多いのですが、あとからよく見てみると、それはペプチドワクチンが悪さをしたかもしれないということもあり、それは広く症例を集めてみないとわからないので、原病死も含めて早期死亡は情報を共有してほしい」という委員の発言や、二〇一〇年一一月一〇日付朝日新聞朝刊掲載のインタビュー記事での福島雅典氏の「被験者の日常生活を害するものはすべて有害事象になりますが、薬との因果関係の有無を議論してもその時点ではわからないこともあります。だから因果関係を簡単に断定してはいけない。データを蓄積してから最終的に薬に起因するかどうかを結論づける。それが副作用被害の拡大を防止するための鉄則です」という発言を例に、「臨床試験の専門家は、臨床試験において被験者である患者に発生する有害事象に関して医師が軽々に因果関係を判断することの危険性を指摘しています」と述べた。

筆者には治験段階で発生した死亡例を重視しなかった医師の判断の甘さが大きな悲劇を生む要因となったソリブジン薬害問題を取材した経験がある。帯状疱疹の治療薬として承認されたソリブジンは一九九三年九月の販売直後から抗がん剤との相互作用による副作用報告が相次ぎ、一五名もの副作用死を出した。そして、治験段階で三人の被験者が死亡していたにもかかわらず、そのうち二例は製薬企業から承認申請資料として提出されていなかったことが後に判明した。治験の実施計画書の作成などを行う治験総括医師と、治験総括医師が主宰し治験成績の総合評価などを行う検討会である世話人会が治験時の死亡例について詳細な調査の必要性を企業に指摘せず、死亡例の原因分析が行われなかったことが薬害発生の大きな要因だった。治験実施の責任の所在があいまいであったとの反省から、一九九六年に薬事法が改正され、治験は第一義的には製薬企業の責任の下で行われるようになり、治験総括医師制度は廃止された。

この時の薬事法改正ではもう一つ、臨床試験(治験)の実施に関する基準(GCP)が法制化されるという大きな制度改革が行われた。そして、それまでずさんだった被験者への説明と同意取得を文書で行うことなどが義務づけられたのである。被験者の安全と人権を守り、データの信頼性を向上させるための規制強化に、当初、医療現場はスムーズに対応できなかった。日本での治験実施数が法改正前に比べほぼ半分に減り、「治験の空洞化」と言われた時代もあった。しかし、いまやGCPは完全に定着し、海外から「質が低い」とみなされていた日本の治験への信頼性は高まり、治験数も回復した。

「有害事象に関して医師が軽々に因果関係を判断すべきでない」という臨床試験の専門家の指摘は、新薬開発をめぐる「歴史の教訓」に基づいたものである。こうした歴史的経緯に触れたうえで、筆者は陳述書に次のように書き込んだ。

製薬企業が手を出したがらない希少疾患の治療薬開発などで大学への期待が高まっています。それゆえ、治験以外の臨床試験が何らの法的規制も受けずに野放し状態になっているという「二重基準」の解消が喫緊の課題となっているのです。ソリブジン薬害を受けて薬事法を改正し、GCPを法制化したことによって日本の治験の質が飛躍的に向上したことの意味を、臨床試験に関わる研究者や臨床試験について論じる識者の方々には改めて認識していただきたいと考えております。

原告の中村氏は前述の陳述書で、「朝日新聞側は、本件消化管出血を『なぜ知らせてくれなかったのか』といぶかった関係者がいる、としています。しかし、(略)そもそも本件消化管出血事例は、一般的な常識のある医師であれば特段問題視するような事例ではないのですから、臨床研究に携わる通常の医師や研究者がそのような発言をすることは考えられません。『なぜ知らせてくれなかったのか』などと大げさに発言した人物がもしいたとしたら、それはよほど臨床医としての資質にもとる人に違いありません」と述べた。そのため筆者は自分の陳述書を作成するに当たって、この中村氏の陳述書の内容をA大学病院関係者に伝え、感想を求めた。A大学病院関係者は次のように述べた。

進行膵臓がんでは消化管出血は一定の割合で起こりえることかもしれないが、未承認薬を用いた臨床試験の中で起きた有害事象は他施設や被験者となる患者さんに伝えられるべき情報だと考える。(伝えなくてよいというのは)研究者のおごりではないか。

「倫理指針には違反しない」と結論づけた厚生労働省

東大医科研病院の臨床試験で発生した有害事象が東大医科研から同種のがんペプチドワクチンの提供を受けて臨床試験を行っていた医療機関に伝えられていなかった問題を取り上げた二〇一〇年一〇月一五日付記事では、厚生労働省が調査を始めた、と報じた。

この記事が出た当時は、未承認・適応外の薬や医療機器を用いたり、製薬企業などの資金で行ったりする臨床研究を対象とした臨床研究法（二〇一七年成立、二〇一八年施行）の制定前で、薬や医療機器の薬事承認申請のためのデータ収集を目的に行う臨床試験が薬事法（現・医薬品医療機器法）で規制されていたが、それ以外の臨床試験についてはたとえ未承認の医薬品候補物を使うものであっても、法的根拠も法的拘束力もない厚生労働省の「臨床研究に関する倫理指針」で対応することになっていた。厚生労働省はこの指針の順守を厚生労働科学研究費補助金の支給要件にしていた。指針では、「他の臨床研究機関と共同で臨床研究を実施する場合」に有害事象の報告を求めていたが、すでに繰り返し述べているように、東大医科研は、消化管出血が発生した臨床試験は自らの附属病院のみの単一施設で実施した臨床試験であることを理由に、「指針で規定する『他の臨床研究機関と共同で臨床研究を実施する場合』には該当せず、他の臨床試験機関への報告義務を負わない」と主張していた。記事が出た一週間後の二〇一〇年一〇月二二日に開かれた衆議院厚生労働委員会で民主党の郡和子議員（二〇一七年八月から仙台市長）が朝日新聞の記事を取り上げ、厚生労働省の見解を尋ねた。郡議員と同省の大谷泰夫医政局長とのやり取りを議事録から引用する。

郡議員　（略）六月の十八日に閣議決定されました新成長戦略ですけれども、ライフイノベーションによる健康大国戦略を打ち出しまして、「安全性が高く優れた日本発の革新的な医薬品、医療・介護技術の研究開発を推進する。」と戦略の柱として掲げたわけでございます。ところが、今月十五日の朝日新聞に、医薬品の臨床試験制度のあり方に関する重大な問題が指摘をされました。東大医科研が開発いたしましたがんペプチドワクチンの臨床試験において、同研究所の病院で被験者である膵臓がんの患者に起きた消化管の出血が重大な有害事象であったにもかかわらず、東大医科研から同じワクチンの提供を受けて臨床試験をしていたほかの大学には伝えられていなかったという問題でございます。安全性が高くすぐれた日本発の革新的な医薬品の研究開発とは逆行するような今回の事件でございますけれども、厚労省は現時点でどのような見解をお持ちになっておられるのでしょうか。そしてどのような対策を講じられるのか、伺いたいと思います。

大谷局長　平成二十年に東大医科学研究所において、進行しました膵臓がんの患者さんを対象に行われました、がんペプチドワクチンの臨床研究におきまして、消化管出血が発生し、院内には報告されたが、他の共同研究機関に対しては伝えなかったというような報道がなされていることは承知しております。本件につきましては、一方で、東大の医科学研究所において、消化管出血は進行した膵臓がんにおいては少なからず起こり得るとして、臨床医の間では常識となっている等の見解も示しているところでありまして、現在、東大医科学研究所の関係者からも事実関係を聴取しているところであります。こういった事実関係に徴した上で、情報を収集、分析して、どのような対応が適切か検討していきたいと考えております。

郡議員　ペプチドを提供しましたほかの施設からは東大医科研は情報を収集していますと報じられています。ですのに、自分のところで起きたこういった重篤な情報を伝えていなかったというのは極めて問題だと思っております。被験者に対して今回の事実を伝えていたのかどうかも重ねて調査をしていただきたいというふうに考えます。なぜこのように新薬の臨床試験や研究においてこういったことが起こるのかということですが、我が国では、医薬品の製造販売の承認に必要なデータ収集を目的とした臨床試験である治験、これは薬事法などの法令による厳格な管理を行っております。しかし一方で、研究者が主導して行います臨床試験、臨床研究については、厚労省が行政指針を示しているだけで、事実上は機能していないというふうに言われているものでございます。一方、先進諸国ではどうなっておりますかといいますと、治験と臨床試験、研究を区別することなく、一律に法令によって管理していると承知しております。先進諸国に類を見ないこのようなダブルスタンダードのもとで、被験者の安全や人権が脅かされているとも言えます。私は、人を対象にする臨床試験、研究について、被験者の安全や、また人権を尊重した法制の枠組みのもとで、被験者のさまざまな負担を軽減して行うべきというふうに考えております。さらに、研究者に大きな負担をかけているのではないかというふうに言われる治験の管理体制、これを見直して、国際標準であるＩＣＨ－ＧＣＰに沿った法制度によって治験と臨床試験を一元的に管理すべきだと考えているわけです。これによってこそ、研究者側の過重な負担を軽減して研究開発を促進し、臨床研究、臨床試験、これらのデータを新薬の開発、製造販売に必要なものとして活用する道も開けてくるわけでございまして、欧米との開発競争の中で日本発の革新的な創薬を実現する近道だと考えているわけです。（略）

厚生労働省の局長はこのとき、「東大医科学研究所の関係者からも事実関係を聴取しているところであります。こういった事実関係に徴した上で、情報を収集、分析して、どのような対応が適切か検討していきたい」と答弁したが、結果的に、同省は東大医科研の対応を追認し、また、制度上の手当ても行わなかった。

すなわち、筆者は二〇一八年秋に厚生労働省医政局研究開発振興課の伯野春彦課長に取材し、厚生労働省が最終的に、東大医科研が自らの附属病院で行われたがんペプチドワクチンの臨床試験で発生した有害事象に関する情報を、ペプチドを提供する臨床試験施設に伝えなかったことは「臨床研究に関する倫理指針」には違反しない、と結論づけたことを改めて確認した。情報提供が必要なのは同一の実施計画で臨床試験を行っている施設に対してであり、東大医科研病院は単独で臨床試験を行っていたから、というのがその理由だった。

このような厚生労働省の判断は、二〇一〇年一〇月一五日付記事の掲載直後の取材からも明らかになっていたが、すでに紹介した同年一一月一〇日付朝日新聞朝刊に掲載したインタビュー記事の中で、臨床試験を一元管理せずに「二重基準」を放置している厚生労働省の怠慢を指摘した福島雅典氏は、次のように厚生労働省の考え方を批判していた。

「他施設に試験物を提供するなど、共同研究には様々な形があり、多施設共同研究に限ることには無理があります。そんな解釈が恣意的になされることは問題です」

東大医科研は朝日新聞の報道以後、がんペプチドワクチンのように自施設で開発した医薬品の候補物質を他の施設での臨床試験用に提供するような場合、有害事象に関する情報をどのように扱っているのだろうか。筆者はそれを確認するため、二〇二〇年八月、東大医科研の山梨裕司所長に書面で取材を申し込み、以下の三点を質問した。

一．2010年10月の弊紙の報道以降現在に至るまでに、貴研究所が開発した医薬品の候補物質を用いた臨床試験（薬事法ならびに医薬品医療機器法に基づく「治験」を除く）を貴研究所附属病院で行ったことがありますか。行ったことがあれば、実施した試験の数を教えてください。

二　上記1と同じ期間において、貴研究所が開発した医薬品の候補物質を貴研究所附属病院以外の医療機関での臨床試験（治験を除く）用に提供したことがありますか。提供したことがあれば、候補物質の種類と提供医療機関の数をそれぞれ教えてください。

三　2010年10月以降、貴研究所が開発した医薬品の候補物質を用いた貴研究所附属病院での臨床試験（治験を除く）で有害事象が発生し、同種の候補物質を貴研究所から提供されて臨床試験（治験を除く）を行っている医療機関が存在した場合、有害事象の発生状況や試験実施計画・被験者同意説明文書の改訂などに関する情報の共有をどのような基本方針で行ってきたでしょうか。臨床研究法施行の前後で、基本方針に変更があれば、その点も教えてください。

これに対し東大医科研からは二〇二〇年一〇月一四日付で文書回答が送られてきた。それによると、二〇一〇年一〇月以降、東大医科研が開発した医薬品の候補物質を用いた臨床試験は東大医科研病院で三件行われたが、東大医科研病院以外の医療機関にそれらの候補物質を提供した事例はなかったという。

注

（1）東京地裁民事三五部（医療訴訟の専門部）の部総括判事だった浜秀樹氏は二〇一一年八月一三日に開催された「帝京大学森田茂穂教授追悼シンポジウム」における講演で、裁判官、弁護士、東京都内一三大学病院勤務医による意見交換会「医療界と法曹界の相互理解のためのシンポジウム」について振り返り、「正しい裁判の実現」に貢献した森田氏を称えた（浜秀樹氏の講演録「すべきことと否定できないこと」は『判例タイムズ』No．1355 掲載）。

（2）筆者の法人文書開示請求に対し東京大学が開示した東京大学医科学研究所の教授総会（二〇一一年九月一五日開催）で用いられた「先端医療社会コミュニケーションシステム社会連携研究部門の延長について」と題する議事資料には、「2010年10月15日の朝日新聞がんワクチン臨床試験報道問題において、メディアの医療報道の問題点を提起し、MRIC、JMM、楽天infoseekなど、様々なメディアに意見発表を行った。これらの活動を通じて、朝日新聞が国民に対して植え付けた、がんワクチンに対する否定的な印象を払拭し、特にがん患者など関心の高い層に対して、がんワクチンの認知度を高めがんワクチンに関する正確な理解を深めることに貢献した。」と記されていた。

また、がん研究者として知られる黒木登志夫東京大学名誉教授（一九七一年〜一九九六年に東大医科研助教授、教授）は、中村祐輔氏とオンコセラピー・サイエンス社が朝日新聞社と筆者らに損害賠償を請求した訴訟が原告側敗訴で終わった二年後の二〇一六年に出版した『研究不正』（中央新書）で東大医科研病院の臨床試験に関する朝日新聞記事を取り上げ、「ねつ造と言ってもよいような、悪意に満ちた記事であった。朝日新聞の報道に対して、医科研だけでなく、日本医学会、日本癌学会、日本がん免疫学会、さらに四一の患者団体は一斉に反発した。朝日を弁護するような動きはなかった。朝日新聞は、孤立を深めるなか、強弁を弄しながら、ただ事態の鎮静化を待った。」と記述しているが、黒木氏は同書のあとがきの中で「東大医科研のがん免疫治療に対する朝日新聞の報道（事例33）については、同研究所の上昌広特任教授からお話を聞き、資料をいただいた」と、上氏が情報源であったことを明らかにしている。

上氏が編集長を務めるメールマガジン「MRIC」が朝日新聞の報道後に掲載した記事の中には、朝日新聞社だけでなく、筆者や野呂記者の名前を挙げて非難する記述もあった。日本医師会の第XI次生命倫理懇談会（高久史麿座長）は二〇一〇年二月に当時の唐澤祥人日本医師会長に答申した「『高度情報化社会における生命倫理』についての報告」において、「自らの主張を通さんがため、あるいは私的制裁を目的として、相手の個人としての人格を批判したり、侮辱・脅迫したり、経歴やプライバシーを公開したり、経歴やプライバシー情報を募ったり、Wikipediaに公人ではない個人を扱うページを立てたりなどの『個人攻撃』を行うこと、およびそれらを行うよう呼びかけを行うことは、厳に戒められなければならない。特に、医療行為に関連した傷害、ないしその疑いがある傷害を受けた患者やその家族、彼らを支援する非医療者や医療者、医療機関や学会などの不正を内部告発した関係者、政策の立案・実施等に関わる行政関係者、医療に関連する記事を書いた報道機関の記者等に対するネット上の攻撃は、これに加勢する発信が増えれば増えるほど、医師のプロフェッションに対する社会からの信頼を大きく損なうことになる」と指摘している。

第二部

対談

「臨床研究の不祥事はなぜなくならないのか」

第一部では、患者の人権侵害などが問題になった具体的な臨床試験の事例を検証した。この間、日本では臨床試験をめぐる数々の不祥事や薬害問題に対応する形で、臨床研究、臨床試験の管理に関する施策が実施されたり、法制度が整備されたりしてきた。

一九八〇年代以降、製薬企業による動物実験データの隠蔽や、臨床試験データの捏造などの不祥事が続発した。当時の厚生省は一九八三年に「新薬の臨床試験の実施に関する専門家会議」を設置した。この専門家会議が一九八五年一二月に「医薬品の臨床試験の実施に関する基準（案）」を提言した。これをもとに厚生省は一九八九年一〇月、「医薬品の臨床試験の実施に関する基準」（一九九〇年一〇月施行）を定めた。ただし、これは法的な根拠がない薬務局長通知だった。実施基準（GCP）はのちに薬事法に基づく省令に引き上げられ、省令GCPが一九九七年にできて以降、局長通知による実施基準のほうは旧GCPと呼ばれるようになった。

旧GCPをつくる過程で日本弁護士連合会は一九八七年五月に意見書を出し、その意見書の中で、厚生省の専門家会議がまとめた「基準（案）」がいくつかの条項でヘルシンキ宣言の基準を下回っていることを指摘した。一つがインフォームド・コンセントの取り方で、ヘルシンキ宣言が「被験者の承諾を、なるべく書面で得るべきである」としているのに、「基準（案）」は「文書または口頭により、………同意を得るものとする」と、文書同意と口頭同意を対等に扱ったため、日本弁護士連合会はこれを批判したが、旧GCPには採り入れられず、文書同意が義務づけられるのは、省令GCPになってからだった。このほか、「治験を実施しようとする医療機関の長」が設置する治験審査委員会のあり方についても、日本弁護士連合会は「日本の医学研究社会が閉鎖的なたて社会であることから、本来、公的審査機構が検討されるべきではないか」と提言していた。

旧GCPは臨床試験データの捏造という不祥事が起点となったが、GCPが省令に格上げされるきっかけの一つは、帯状疱疹治療薬ソリブジンが一九九三年に発売された直後に抗がん剤と併用した患者一五人が死亡するという薬害だった。この薬害では、ソリブジンの開発段階で行われた臨床試験（治験）で三人の被験者が死亡していたのに、そのうち二人については製薬企業から国への報告がなかったことがのちに明らかとなった。さらに、一九九六年に国家賠償請求訴訟の和解が成立（提訴は一九八九年）した、血液製剤によるHIV感染問題（いわゆる「薬害エイズ問題」）でも、製薬企業と治験を引き受ける医師の金銭的な結びつきが問題となった。こうした深刻な薬害に加え、医薬品の承認申請に関する基準について欧米と同一歩調をとる必要に迫られた結果、薬事法（現・医薬品医療機器法）が一九九六年に改正され、一九九七年四月に施行された。この時、GCPが法律に基づく厚生省令として位置付けられ、強制力を持つことになった。

省令GCPの施行によって治験に参加する被験者への説明と同意取得は文書によることが義務づけられた。それまで、安全性、有効性がまだ確認されていない治験薬であることをきちんと説明せず、「ちょっと新しい薬があるけど試してみる?」という程度の説明で、患者を被験者にするようなことが横行していた国内の医療現場は当初、新しいルールの導入に困惑を隠せなかった。省令GCP施行の一年後に大学病院や国公立病院三〇〇施設を対象に実施した朝日新聞のアンケートでは、回答した一七〇病院の約半数の七九病院が「文書同意の導入で同意する患者が減った」と答え、治験の受託件数についても一三三病院が「減った」と回答した。日本全体でも一時、治験の実施件数が法改正前の半分程度に減り、「治験の空洞化」が懸念された時期もあったが、その後GCPは完全に定着して実施件数も回復し、治験に関しては信頼性が高まったと言ってよい。

旧ＧＣＰができる前の一九八八年には愛知県がんセンターで、卵巣がんの治療用として開発中だった抗がん剤を投与された女性が死亡した。この女性は新薬の治験であるとの説明を受けておらず、主治医は治験のプロトコール（実施計画書）に記載された投与方法を順守していなかった。この問題は患者の死亡から四年後の一九九二年に朝日新聞の報道で発覚し、その後、遺族が愛知県と主治医に対する損害賠償請求訴訟を起こした。名古屋地裁は二〇〇〇年三月、主治医がインフォームド・コンセントを得る原則に違反していたこととプロトコールに違反していたことを不法行為と認定し、賠償を命じる判決を出した（第一部第一章参照）。

この女性の死亡からちょうど一〇年後の一九九八年には、金沢大学医学部附属病院で、やはり卵巣がんの女性患者が、説明を受けないまま二つの異なる抗がん剤治療の効果を比較する臨床試験の被験者にされるという問題が起きた。この臨床試験は新薬の治験ではなく、使われた抗がん剤はいずれも承認済みの市販薬だったが、女性の死後、遺族が「自己決定権が侵害された」ことなどを理由に、国に損害賠償を求める裁判を起こした。金沢地裁は二〇〇三年二月、「患者の治療以外の目的が医師にあって、それが治療方法の決定に影響を与える場合は患者への説明義務がある」として患者の自己決定権侵害を認め、国に賠償を命じる判決を出した。この裁判は高裁で賠償額が減額され、最高裁まで争われた結果、「説明義務違反があった」との高裁判決が確定した（第一部第二章参照）。

金沢大学での比較臨床試験をめぐる裁判の一審判決が出た五カ月後の二〇〇三年七月、厚生労働省告示として「臨床研究に関する倫理指針」が出された。二〇〇五年四月の個人情報保護法の全面施行に合わせて二〇〇四年一二月に改訂された指針の前文には「この指針は、世界医師会によるヘルシンキ宣言に示された倫理規範や我が国の個人情報の保護に係る議論等を踏まえ、…………臨床研究の実施に当たり、研究者等が遵守すべき事項を定めたものである」と書かれ、本文には研究者や臨床研究機関の長の責務、倫理審査委員会、インフォームド・コンセントなどに関する事項が盛り込まれた。この指針の遵守は厚生労働省の科学研究費補助金の交付条件とされたものの、法律に基づいたものではなく、違反者への罰則規定もなかった。また、指針上の臨床研究の定義は「医療における疾病の予防方法、診断方法及び治療方法の改善、疾病原因及び病態の理解並びに患者の生活の質の向上を目的として実施される医学系研究であって、人を対象とするもの」と臨床研究全般を対象にしているようにも読めるが、「他の法令及び指針の適用範囲に含まれる研究」は対象外とされた。一九九七年施行の「医薬品の臨床試験に関する基準」（省令ＧＣＰ）によって、製薬企業などが薬事承認申請のためのデータ収集を目的に行う臨床試験（治験）に関してだけは薬事法に基づき、強制力をもって管理されることになったが、治験以外の臨床研究、臨床試験には、強制力のない行政指針で対応するという「二重基準」が生まれることになった。

その後、再生医療の実施手続きについて定めた再生医療安全確保法が二〇一三年一一月に成立し、二〇一四年一一月に施行された。この法律は、再生医療をリスクに応じて三段階に分け、それぞれの「提供計画」について厚生労働大臣が認可した認定審査委員会の審査を経て、国に提出するよう義務づけたものである。再生医療安全確保法制定の大きなきっかけになったのは、二〇一〇年に京都市のクリニックで細胞治療を受けた韓国人患者が死亡した事故だった。そして、二〇一三年に発覚したディオバン臨床研究不正問題をきっかけとして、二〇一七年四月に臨床研究法が制定（施行は二〇一八年四月）された。

法律以外では、厚生労働省と文部科学省が二〇一四年一二月に「臨床研究に関する倫理指針」と「疫学研究に関する倫理指針」を統合した「人を対象とする医学系研究に関する倫理指針」（二〇一五年四月施行）を定めた。さらにこの指針に、厚労・文科と経済産業省の三省合同で作られた「ヒトゲノム・遺伝子解析研究に関する倫理指針」が統合され、「人を対象とする生命科学・医学系研究に関する倫理指針」が制定された（二〇二一年六月三〇日より施行）。このほか、「遺伝子治療等臨床研究に関する倫理指針」「ヒト受精胚の作成を行う生殖補助医療研究に関する倫理指針」など、様々な行政指針が定められている。

以上が、臨床研究、臨床試験を管理するための法令や行政指針が整備されてきた経緯の概略だが、日本において第一部で取り上げたような裁判例や医療事故が続発する背景には何があるのだろうか。公的な第三者機関による臨床研究の事前審査などを盛り込んだ「研究対象者保護法要綱試案」を二〇〇三年に共同で発表するなど、臨床研究の管理のあり方について提言してきた生命倫理研究者、勝島次郎氏との対談を通して、日本の臨床研究の問題点を掘り下げてみたい。

医療と研究の峻別は現代の医学倫理の根本

出河　日本で臨床研究、臨床試験をめぐる不祥事が繰り返されるのはなぜでしょうか。

橳島　本当の大本の背景には、そもそも日本において「臨床研究」が、法令の管理の下に行われるもの（製薬企業などが製造販売承認申請のためのデータ収集を目的に行う「治験」)と、そうでないものの二つに大きく分かれてしまっていて、法令によって管理されない臨床研究を軽く見るという医学界の風土があると見ています。「治験以外の臨床研究はあまり厳しくやらなくてもいいや」というリラックスムード、それが不祥事の土壌になっているのではないか。それは、日本だけの非常に特異な土壌ですね。

出河 本来はあらゆる臨床研究が厳格に管理されるべきなのに、それが医学界に理解されていないと。

櫛島 そうです。

出河 臨床研究はなぜ厳格に管理されなければいけないのか。根本的な理由をまず解説してください。

櫛島 最も重要な原点は、「医療と研究をきちんと区別する」ということです。これは、現代の医学倫理の根本なのです。

医療と研究はどう違うか。これははっきりしています。医療は、目の前の患者さん本人のために行われる行為ですね。そうでなかったら、医療ではありません。一方、研究というのは、必ずしもその対象になる患者さんのためにはならないこともしなければいけない。医薬品の候補物質や医療技術の安全性、有効性を確かめるために人の体を使って実験するのが臨床研究です。治療としてまだ確立していないことを人の体で試すわけですから、それは必ずしも患者本人のためにはならない。でも、医学のためには必要なのです。それはまだ「医療」とは言えません。「医療ではない」という言葉の意味は、「医師の裁量の範囲を超えたところにある」ということです。簡単に言えば、「一人のお医者さんが自分の考えで勝手にできない」ということです。「研究は医療よりも厳格に管理されなければならない」というのは、現代の医学倫理のイロハのイ、世界医師会が定めた医学研究の倫理規範である「ヘルシンキ宣言」の一番の中核になる精神なのです。「実験的治療」「治療目的での研究」などという言い方がありますが、このような言葉の使い方はおかしいと思います。「実験的」なら、それは治療ではなく、あくまで実験なのです。ですから、「これは実験ですが」と、きちんと患者に説明して同意を得なければ、倫理的とは言えません。研究は、一人の医者が自分の考えでやってはいけないから、事前に倫理審査委員会に研究計画を提出して審査を受けなければいけませんし、患者に対しての説明と同意取得の手続きも通常の医療より厳しくしないといけません。

研究の対象になる患者とか一般人の側から見れば、目の前のお医者さんが自分に対して医者として接してくれているか、それとも研究者として接しているか、というのは大きな違いがあります。それを厳密に分けて考えることが大事です。白衣を着ていればみんな医者だから、自分のためにやってくれていると思ってしまいがちですけれども、現代の医療はそんなに単純ではありません。

出河　確認ですが、通常の医療であれば医者はなぜ自分の裁量でできるのですか。

橳島　それが高度な専門職である医師に課された責任なのです。医師法において、医療行為は医師の裁量にまかされています。一人のお医者さんがいちいちだれかに相談しないと医療ができないのであれば、信用ならないではないですか。目の前の患者の健康と生命に対して医師はそれだけ巨大な責任を負っているわけです。でも、臨床研究は医師法や医療法を超えた行為です。どこの国でもそれを別の法令で管理しているわけですが、日本はそこをきちんとやってこなかった。もっと言うと、法令の問題以前に、医療と研究を厳密に区別する職業規範を確立することを怠ってきた。「医療と研究はそんなにきれいに区別できません」と言って逃げてきたのです。職業倫理として自分がいま医者として目の前の患者に相対しているか、研究者として相対しているかを分けなければいけないという、現代医学の倫理の根本が日本に根付いてこなかったことが最大の問題です。

人間を実験対象にすることは潜在的な人権侵害

出河　日本では臨床試験をめぐる不祥事や薬害問題に対応する形で、臨床研究、臨床試験を管理するための制度が整備されてきましたが、海外ではどうだったのでしょうか。

橳島　研究と医療を厳密に分けなければいけないという、現代医療の倫理の根本の淵源は、世界医師会が一九六四年に出したヘルシンキ宣言にあります。この宣言が出されるまでは、明示的なルールが存在しませんでした。医者が自分の裁量で、それまで人間に試したことがなかったことでも医療の枠内でやってしまっていたのです。しかも、患者にきちんとした説明もしないままに。それは戦争中の話ではなくて、一九六〇〜七〇年代頃までそうだったのです。それに対する批判が医学界から起こり、アメリカで言えば、最終的には非人道的な人体実験をやったタスキギー事件がスクープされたこともあって、これはなんとかしないといけないということになりました。そして、臨床研究に関しては医師の裁量を制限して厳重に管理し、事前に審査をするシステムを作ることになったのです。それが、その後世界中で採用された倫理審査委員会体制を、最初に法制化した国家研究法（一九七四年）という法律です。

一九七二年に発覚したタスキギー事件は、黒人の梅毒患者に対し、治療をしないまま病気の進行を観察するなどした臨床研究が、第二次世界大戦が始まる前から四〇年も続けられていたというスキャンダルです。戦争とは関係なく、アメリカの国内で連邦政府の助成を受けた研究でした。アメリカは戦後、ニュルンベルク裁判（医師裁判）でナチスの人体実験を裁きましたが、自分たちが裁いたはずのナチスの医師と同じようなことを、自分たちの国の医師も戦争とは関係なくやっていたことがわかって、非常な衝撃を受けたのです。この事件が最終的に連邦議会を動かして法律の制定に結びつくのですが、新しい医療技術をどう管理するかという議論はそれ以前に始まっていました。

そのきっかけとなったのは心臓移植、遺伝子工学、精神制御の三つです。精神制御とはいま風の言葉で言うと、マインドコントロール、脳に対する医学的介入です。この三つがアメリカの連邦議会で議論の対象になりました。なぜこれらが問題にされたかというと、「もうお医者さんはお医者さんだけではなくなっている」という問題意識が出てきたからです。新しい先端医療技術がどんどん出てくると、それを医療現場に持ち込む時に人を対象とした実験をやることになり、医師が研究者としての性格を強めていきます。そこで、医療と研究をきちんと区別してもらわないといけないという認識が生まれ、最終的に倫理審査委員会体制の創設、整備に進むことになるのです。タスキギー事件という大スキャンダルが最後の後押しになりましたが、問題提起とそれへの対応は、この事件が明るみに出る前から行われていました。そこが、大事なところです。スキャンダルに対応してやったわけではないということです。

別の例を挙げると、フランスでは、一九八八年に研究対象者（被験者）を保護するための包括的な法律ができました。興味深いのは、この立法を最初に求めたのが製薬業界や医学界だったということです。当時のフランスにおいては、本人の医療目的のためでなく、人に侵襲を加える行為は傷害に当たり、違法であるとされていました。医の倫理もそれに従っていました。新薬開発のための臨床試験も厳密に問われれば違法にされてしまうことになります。それではたまらないと、関連医療界が、臨床試験を明確に合法とするための立法を求めたのです。その背景には、人間を実験対象にすること自体が潜在的な人権侵害なので、それが許される条件を法律によって決める必要がある、という認識が土台としてあるわけです。

フランスでも、この被験者保護法の制定を最終的に後押ししたのは、不当な人体実験でした。ある地方都市の麻酔科医が、自分の病院に入院中の脳死状態の患者に、勝手に薬物の動態試験をしてしまったのです。この事件は大々的に報道され、実験を行った医師は医師会の懲戒を受けるのですが、このスキャンダルが法案の策定と議会での審議を加速させるきっかけになりました。ただアメリカと同じように、大事なのは、事件の前から臨床研究における被験者保護のための立法の策定作業は行われていたということです。フランスでも、臨床研究を管理するための法律ができたのは、単なる事件対応ではありませんでした。その結果、出来上がった法律は、人を対象に行われるすべての研究を管理するという包括的な内容になりました。

「事件」で終わらせてしまった心臓移植

出河 タスキギー事件が一九七二年で、国家研究法が一九七四年ですか。海外の動向は伝えられていたと思うし、日本でも一九六八年に札幌医科大学病院で国内初の心臓移植手術が行われましたね。

櫛島 そうです。日本でもアメリカと同じく、心臓移植の登場をきっかけに、新しい実験的な医療技術を管理するためにどのような制度設計が必要かを議論すべきでした。ところが日本では、心臓を提供した患者の救命治療や脳死判定、移植手術自体の必要性に疑問が出て、執刀医である和田寿郎教授が刑事告発されたことも影響して、「和田心臓移植事件」と個人の名前を冠して、「事件」にして終わらせてしまった。「一人の悪いお医者さんがいました」で幕引きされてしまったわけです。実験的医療に対応するためにはどういうセーフティネットが必要なのかという、アメリカがやったような議論を日本はいっさい怠ったままでした。医学界は初の心臓移植についての十分な検証もしなかったから、国民の側には強い医療不信が生まれ、一九九七年の臓器移植法制定を経て、心臓移植が再開されるまでに三〇年かかりました。現代医学の倫理の根本、繰り返し言っていますが、医療と研究を峻別し、患者の人権を守る法律を整備しないと、かえって先端医療は阻害される。そのことを象徴的に示している事例です。

ヘルシンキ宣言の一番重要な改訂である東京改訂が行われたのは、アメリカで国家研究法ができた翌年の一九七五年です。最初に作ったバージョンでは現場で不都合なことが出てきたため、医療と研究の区別などについて東京改訂によって初めてわかりやすい形にまとめられました。当時の武見太郎日本医師会長が主導してヘルシンキ宣言を全面改訂したにもかかわらず、日本の医師たちがそれを自分たちの職業規範として根づかせていかなかったというのは、たいへんな歴史的皮肉だと思います。

出河　ヘルシンキ宣言から国家研究法まで一〇年かかっています。心臓移植手術は最初、南アフリカで行われ、二例目はアメリカでした。こうした実験的な医療を管理しなければいけないという議論はいつごろ始まったのでしょうか？

櫛島　一九六〇年代に入って動物を使った前臨床試験、実験が行われていましたから、心臓移植については、いつかは行われるだろう、アメリカで第一例が行われるのではないか、という認識はあったと思います。ですから、それへの対応は六〇年代の後半から始まっていました。いままでの医療とは桁違いに違う実験的段階の、新規の技術開発がどんどんこれからも出てくるのではないか、という時代だったのではないでしょうか。心臓移植第一例が行われて議論が始まったわけではなく、その前から、新しい医療の開発、実験研究を医師がやるようになって、古典的な医師の役割を踏み越えるようなことをやらなければいけなくなってきた。それに対して、「医療の範囲を超えることだから、しっかりした公的管理をして進めるべきである」「実験研究を進めるためにどんな基盤を整備すべきか」という認識に基づいて議論が進められたのは明らかだと思います。

ですから、臨床研究を厳格に管理すべきという認識とルールが生まれた出発点を、第二次世界大戦中にドイツや日本が行った非道な人体実験に置くべきではないと私は思います。いつまでもそこを出発点にしていると、妙なゆがみが生じてしまうのです。

臨床研究は「人体実験」

出河　「ゆがみ」とは？

櫛島　日本では、多くの医師が「臨床研究は人体実験じゃない」と言います。「人体実験というのはナチスや旧日本軍の七三一部隊がやったようなことだけだ。ああいう悪いことと、いまの臨床研究はまったく違う」という認識です。ナチスや七三一部隊がやったことだけが人体実験で、自分たちがやっていることは人体実験じゃないと本当に思っているのか、外に対してそう説明しているだけなのか、それはわからないですけれども、本当に人体実験ではないと思っているとしたら、それは非常に深刻な誤りですね。

こうした医師の誤った考えが公の場で表明されるのを目の当たりにしたことがあります。二〇〇九年に臓器移植法が改正され、それまでの法律では必須とされてきた死後の臓器提供に関する提供者本人の書面による同意がなくとも、家族の承諾で脳死判定後の臓器提供が可能となりました。そうした内容の臓器移植法改正案が衆議院で可決された後の参議院の厚生労働委員会審議（二〇〇九年七月六日）に参考人の一人として呼ばれました。家族承諾による臓器提供を可能にする改正案には、それまでできなかった一五歳未満からの臓器提供に道を開き、重い心臓病の子どもが移植を受けられるようにするという目的がありました。その改正案に対して私は、子どもの臓器移植に道を開くために、大人の臓器提供まで一律に本人同意必須の条件を外す必要はない、という意見を述べました。その際、「例えば医学実験、人体実験を行うことは本人同意が必須であります。これは国際的にも国内的にもルールですけれども、子供を人体実験の対象にするときは親が代わりに同意しています。子供の人体実験に道を開くのに、大人の人体実験での本人同意は要らないというような御議論はないと思います」と発言したのです。

そうしたら、病院勤務医を一五年やったという医師出身議員からこう言われたのです。「お言葉の中に人体実験という表現を使われたんですが、これはヘルシンキ宣言において日本では人体実験は一例も行われておりませんので、これは臨床試験ということをおっしゃりたいと思いますが、これはもう行政、現場、学術、全部が認めた公正な方法で、世界が医学の進歩のために行っている臨床試験だと私は思いますんで、人体実験という言葉は、これはヘルシンキ宣言にも反しますし不適切な用語ではないかと私は思いますんで、撤回された方がよろしいかと思います」と。それに対して私は、「研究者の信念を持って、撤回する必要はございませんとお答えいたします」と述べたのですが、この医師出身議員の発言には唖然としました。どう言い繕っても、臨床研究は人体実験です。そして、それは医学のために必要なことであり、悪いことではないのです。

出河　その参議院審議の約三〇年前の一九八〇年一一月、日本弁護士連合会が臨床研究の管理のあり方について一つの決議をしていますが、決議名は「『人体実験』に関する第三者審査委員会制度の確立に関する決議」でした。「人体実験に携わる医師、研究者、人体実験の実施される大学病院などが、国際人権規約、ヘルシンキ宣言などを指針として、人体実験についての医療倫理規範を定立し、その遵守に努める」ことを求めたこの決議は、「第三者委員会による事前承認を人体実験実施の条件とする制度の確立」を提言しています。

橳島　医師たちは、自分たちが行っている、人を対象にした研究が潜在的な人権侵害に当たることをうすうす感じているから、「それは人体実験だ」と言われたくないのではないかと思います。実験だと言うと患者に同意してもらえないと思っている医師も少なくないようです。それは、本質的な問題から目を背ける姿勢であると思います。

出河 欧米ではスキャンダルを直接のきっかけとして臨床研究の管理に関する議論が進んだわけではないということですね。翻って日本の臨床研究管理の歴史を振り返って見ると、不祥事や薬害が契機となっています。二〇一七年に成立し、二〇一八年四月に施行された臨床研究法制定のきっかけとなったのは、ディオバン臨床研究不正事件でした。ディオバン（一般名・バルサルタン）は、製薬会社ノバルティスが二〇〇〇年から日本国内で販売してきた高血圧症治療薬です。この薬の効果を他の高血圧症治療薬と比較する臨床研究が、二〇〇二年から二〇一〇年にかけて、東京慈恵会医科大学、千葉大学、滋賀医科大学、京都府立医科大学、名古屋大学の五大学で行われ、京都府立医大と東京慈恵会医大の研究グループが、ディオバンが比較対照の薬に比べ、脳卒中や狭心症の発症を予防する効果があるとする論文を発表しました。ところが、京都府立医大の研究では、ディオバンに有利になるようにデータが操作され、東京慈恵会医大の研究では、データの人為的操作が行われていたことがのちの調査で明らかになりました。五つの大学すべての臨床研究で、ノバルティスファーマの元社員が統計解析などを担当し、この五大学には二〇〇二年～二〇一二年に総額約一一億三千万円の奨学寄付金が同社から提供されていました。

この不正問題では、厚生労働省の刑事告発を受けた東京地検が、京都府立医大の論文不正に関して、ノバルティスファーマの元社員と法人としての同社を薬事法（現・医薬品医療機器法）違反（虚偽記述・広告）の罪で起訴しました。東京地裁は二〇一七年三月一六日、元社員がディオバンの有用性を示す虚偽のデータを水増ししたり、意図的にデータを改ざんしたりして、論文を執筆する医師に提供していたと認定する一方で、「論文を雑誌に掲載したことが虚偽記述・広告の罪にあたる」とする検察側の主張を退け、元社員（求刑・懲役二年六カ月）と同社（同・罰金四〇〇万円）にいずれも無罪判決を言い渡しました。「学術論文の掲載は研究結果の発表であり、薬事法が禁止する、医薬品の購入意欲を高める手段とは言いがたい」というのが、無罪判決の理由でした。このほか判決は、京都府立医大の研究グループに属する滋賀県内の同大関連病院の医師が、薬の効果判定の基礎データとなる心血管系のイベント（疾病の発生などの事象）について虚偽の報告をしたり、意図的に報告しなかったりすることを繰り返していた、と認定しました。さらに、主任研究者の下で研究の事務局を担当していた京都府立医大の医師が、研究グループの医師からの報告に加筆していたことを「不正な行為である」と認定しました。検察側は無罪判決を不服として控訴し、東京高裁で主張が認められなかった後、さらに上告しましたが、最高裁が二〇二一年六月二八日、上告を退ける決定を出し、無罪判決が確定しました。

裁判所が起訴された製薬会社の元社員による意図的なデータの水増しや改ざんがあったと認定し、起訴されていない研究グループの医師の虚偽報告などがあったことも認定したにもかかわらず、この臨床研究不正について責任を負う人がいないという判決は、一般の人々には理解しにくいものがあると思います。

櫛島　おっしゃるとおりです。そうなってしまうのは、日本の臨床研究を管理・規制する法律が存在せず、臨床研究が適正に行われなかったことを罪に問えないからです。法令で罪に問えるのは研究データの改ざんが虚偽広告につながった、というところだけでした。印象としては、何か、「別件逮捕」のような違和感が残ります。

「不正防止」だけでは解決すべき問題が見えない

出河　ディオバン事件が起きた後、同じノバルティス社の白血病治療薬「タシグナ」の臨床研究で、すべての被験者のデータが同社にわたるなど、研究への企業の関与が明らかになりました。この問題に関連して、同社が二六品目の薬の副作用三〇〇〇例以上を国に報告していなかったことが明るみに出たため、二〇一五年二月に医薬品医療機器法の副作用報告義務違反で厚生労働省から一五日間の業務停止命令を受けました。また、二〇一四年二月には武田薬品が自社の高血圧症治療薬「ブロプレス」が臨床研究のデータよりも効果があるように宣伝していたことが明るみに出ます。これが違法な「誇大広告」に当たるとして、翌二〇一五年六月、同社は厚生労働省から業務改善命令を受けました。なぜ、臨床研究をめぐる不祥事が相次いだのか、その背景には何があるのでしょうか。

櫛島　一連の不祥事について、研究者の利益相反の問題とか、データの信頼性の問題などを皆さん議論していますが、考えなければいけないことは、そういう技術的な話ではないと思います。大本の背景には、先ほども述べたように、日本において臨床研究が法令の管理の下に行われる治験と、そうでないものの二つに大きく分かれてしまっていて、法令によって管理されない臨床研究を軽く見る医学界の風土があるのです。ディオバン事件によって、日本の臨床研究の国際的な信用が失墜したとも言われているようですが、この不正があってもなくても、法令によって管理されていない研究から出てくる日本のデータに対する評価は国際的には高くありませんでした。そこはディオバンの事件があったためという話ではないと思います。日本の臨床研究はもともと問題を抱えていたのです。それを直視しないままやってきて、ディオバンの不正事件が起きたために、もはや、見て見ぬふりができなくなった、それだけのことではないでしょうか。事件の影響があるとすれば、もともとあった問題からようやく目をそらしていられなくなり、一部とはいえ臨床研究の規制に踏み込んだ法律が制定されたということだと思います。ただ、ディオバンの事件をあまりクローズアップしてしまうと、解決すべき問題を狭くとらえてしまい、「企業と医師との癒着をどう防ぐか」という、論点がずれた話になってしまいます。

出河　ディオバンの臨床研究不正は、企業側が市販されている自社製品の効果を良く見せようとして、研究データの改ざんを行ったのではないか、不正によって特定の企業が売り上げを伸ばしたことはけしからん、という受け止めが一般的だと思いますが、そこを注目しすぎてはいけないということですか。

櫛島　そうです。本当に取り組まなければいけない問題から、どんどんそれていってしまうので、ディオバン事件をあまりクローズアップすると、結局いままでの繰り返しになってしまいます。

出河　「なぜ臨床研究を厳格に管理する必要があるのか」という、問題の本質に目が向けられないということですね。

櫛島　そうです。そこをもう一度きちっと押さえておくべきです。臨床研究の厳格な管理はなぜ必要なのか。それは、研究データが改ざんされ、企業が不当な利益を得ることを防ぐためかというと、そうではないのです。先ほども述べたように、最も重要な原点は、「医療と研究をきちんと区別する」ということです。ディオバンの臨床研究不正問題について、「製薬会社は不当な利益を得たかもしれないが、患者に実害がなかったからいいじゃないか」というとらえ方をしてしまっては、いままでの繰り返しになります。研究はそもそも、必ずしも自分のためにならないことに心と体をさらす患者がいて初めて成り立つことです。人間を対象にする臨床研究は、人体への侵襲を伴い、人権を侵害する可能性があるので、研究対象者は通常の医療の患者よりも手厚く保護される必要がある。研究の実施が許される条件を法令でしっかり定めて管理する必要がある――。このような基本認識を共有する必要があります。

出河　臨床研究法が制定されるまでの経緯を振り返ると、この臨床研究不正をきっかけに、「そもそも臨床研究はどのように管理しなければならないか」という、本質的な議論はほとんど行われていません。桝島さんが危惧されたように、同種事件の再発を防ぐにはどうしたらよいかという観点からのみ、検証と対策の検討がなされた、と言っても過言ではないと思います。

厚生労働省がまず行ったことは、「高血圧症治療薬の臨床研究事案に関する検討委員会」（委員長・森嶌昭夫名古屋大学名誉教授）の設置でした。二〇一三年八月に発足したこの委員会の目的は、研究不正の事実関係の解明と再発防止策の検討でした。二〇一四年四月一一日付でまとめられた報告書には、研究データの保存や改ざん防止体制の構築など、同種事案の再発防止策が列記されました。末尾には次のように書かれています。

ノバルティス社のディオバンに関する事案は、先人が様々な実績を積み重ねて築いた我が国の臨床研究に対する信頼を損なうものである。一旦失った信頼を回復することは容易ではない。このような事態を招いたことに対する研究責任者及び関係大学並びにノバルティス社の責任は非常に重く、十分な反省と再発防止に向けた真摯な対応が求められる。信頼回復のためには、臨床研究に関わる全ての関係者が真剣にこの事案と向き合い、愚直に再発防止策を実行しつつ有用な研究成果を積み重ねていくほかないと考える。我が国の臨床研究に対する信頼を回復するには、行政のみならず、大学等研究機関、製薬企業、学界等、研究に関わる全ての者が真摯に取り組まなければならない。

厚生労働省はこの報告書がまとまった直後の四月一七日に「臨床研究に係る制度の在り方に関する検討会」（座長・遠藤久夫学習院大学経済学部教授）の第一回会議を開き、同じ年の一二月一一日付で報告書をまとめました。この検討会は、ディオバン問題などの臨床研究不正を踏まえ、「我が国の臨床研究に関する信頼回復のためには、現状の倫理指針の遵守だけでは十分とはいえない」として、臨床研究に対する法規制の必要性を指摘しました。

その一方で、「学問の自由を確保しつつ法規制による研究の萎縮を防止するためには、法規制による対応のみならず、研究者等による自助努力や法規制によらない対応とのバランスを図ることも重要である」との考えに基づき、法規制の範囲を「未承認又は適応外の医薬品・医療機器等を用いた臨床研究」と「医薬品・医療機器等の広告に用いられることが想定される臨床研究」に限定する方針を打ち出しました。後者については厚生労働省の法案作成段階で「製薬企業等からの資金提供を受けて実施される当該製薬企業等の医薬品等の臨床研究」とされましたが、いずれにせよ、法律の対象となるのは、「未承認・適応外の医薬品・医療機器などを用いた臨床研究」と「企業の資金提供で行う臨床研究」の二種類からなる「特定臨床研究」に限定されました。

榊島　ディオバンの臨床研究不正と同タイプのスキャンダルを防止するために、医学界と製薬関連業界を引き締める、襟を正させることを目的とした法律ですね。研究の対象となる患者や健常ボランティア（被験者）の保護を目的とした法律ではありませんから、これまでの日本の臨床試験、臨床研究に対する公的な管理のあり方とまったく変わっていません。ますますパッチワーク化が進み、混乱を深めるだけという評価しか私はできないですね。

出河　被験者の保護に関しては、二〇一七年三月一七日の衆議院厚生労働委員会での法案審議の際に塩崎恭久厚生労働大臣が「厚生労働省令で定めることとしている実施基準において、GCP省令と同様、明確に規定していくべきではないかと考えている」と答弁しました。

榊島　GCP省令は治験について規定した薬事法（現・医薬品医療機器法）に基づくものですが、この法律は業者規制、業者管理のための業法であって、人権を守るための法律ではありません。そのため、人権の保護規定は同法にはなく、法に基づく省令であるGCP（臨床試験の実施に関する基準）の中に初めて出てくるのです。臨床研究法も同じように業者管理のための法律と言えます。この法の目的はあくまで「国民の臨床研究に対する信頼の確保」であって、被験者の権利保護はひと言も書かれていない。ディオバン臨床研究不正事件に対応するためにつくった法律にすぎないことは、法の目的を記した第一条の条文「この法律は、臨床研究の実施の手続、認定臨床研究審査委員会による審査意見業務の適切な実施のための措置、臨床研究に関する資金等の提供に関する情報の公表の制度等を定めることにより、臨床研究の対象者をはじめとする国民の臨床研究に対する信頼の確保を図ることを通じてその実施を推進し、もって保健衛生の向上に寄与することを目的とする」がはっきり示しています。

出河　現在のGCP省令では、「趣旨」を記載した第一条に「この省令は、被験者の人権の保護、安全の保持及び福祉の向上を図り、治験の科学的な質及び成績の信頼性を確保するため」と書かれていますが、この文言は、一九九七年の改正薬事法施行に合わせて局長通知から省令に引き上げられた当初のGCP省令には含まれておらず、一〇年以上経った二〇〇八年の改訂時に初めてつけ加えられたものです。「なぜ臨床研究は法律で厳格に管理しなければいけないか」という議論に発展しない理由は何でしょうか。

根本的な議論を避ける日本の風土

橳島　役人は「そもそも論」と言って、根本的な議論をバカにするところがあります。なぜこういうことをしなくてはいけないか、こういうことはできるのか否かという、根本に立ち返ってきちんと議論して政策を決めていくということがほとんどない。クローンやES細胞の規制を議論した政府の審議会で、私は「もっと幅の広い根本的な議論が必要ではないか」と繰り返し発言したのですが、「そういうそもそも論はやめましょう」と言われた経験があります。それでも役所の審議会だけならまだいいですよ。そもそも論じゃなくて目先の政策論をやりたいというのも、わからないではない。ところが、学会でもそういう役人の口まねをする医学者がいるのです。ある医学会のシンポジウムで、根本に立ち返った議論をしようとすると、「そういうそもそも論はいいから」と言われました。その時、私は心底あきれました。アカデミアにいる人たちがそもそも論を議論しないで、だれがやるのか。そもそも論をアカデミアでやり、その基礎の上に役所の審議会で政策を決めていきましょう、というならわかりますよ。でも、日本では学会でやっていないから、役所の検討会や審議会でやらなければいけないのに、やらない。物事の根本に立ち返って議論をしなくていいと思っている。そういう風土があることが、日本の根本的な欠陥だと思いますね。

出河　「目先の政策論」を別の言葉に置き換えると、「形だけ整える」ということですか。

橳島　根本の問題にさかのぼらずに、担当の役所の部局の縄張りの中に問題を切り取って、法律用語でまとめる。問題を矮小化し、役所の狭い管轄範囲の中だけで事を収めようとする、ということです。医療と研究を峻別するという観点から言うと、臨床研究法はあまりにも小手先の対応です。日本でいままで、「これは治験ですから法律で管理します」「これは臨床研究ですから倫理指針で対応します」とやってきた、そういう区分けをさらに細かくしただけです。今度の法律の対象として「特定臨床研究」という新たな区分を設けたわけですが、「特定」という言葉には、「問題を小さく収めたい」という関係者の意識が表れているように感じます。

出河　今回の事件のようなスキャンダルをきっかけに、深い議論が行われればいいが、「不祥事の再発防止のためにはこのくらいやっておけばいい」ということなのでしょうね。

櫛島 そうです。日本の対応はいつもそうです。スキャンダルが真っ当な政策論を盛り上げるきっかけになればいいのですが、日本ではそうならない。今度の臨床研究法でも、法の対象になるのはすべての臨床研究の三割未満にしかならない、と当の厚生労働省が国会で答弁しています。

「人権にかかわる問題」との認識を持つ必要性

出河 法による臨床研究の管理に対しては、「学問の自由を妨げるのではないか」という懸念がありました。前述した厚生労働省の「臨床研究に係る制度の在り方に関する検討会」の報告書には、「学問の自由を確保しつつ法規制による研究の萎縮を防止する」と記載されています。また、臨床研究法案の審議で「なぜ今までこの問題に厚労省はしっかりと取り組めなかったのか」と質問された塩崎恭久厚生労働大臣が、「臨床研究について、憲法で保障された学問の自由ということとの関係もございまして、まずは倫理指針を国が定めて、その遵守を研究者等に求めるという対応で参ったわけであります」(二〇一六年五月二五日衆議院厚生労働委員会)と答弁しています。

櫛島 臨床研究の法的管理の議論において、「学問の自由」が持ち出されること自体、根本的に間違っています。確かに学問の自由は憲法で保障された権利の一つですけれど、それはほかの権利との兼ね合いで制限されることはありえるのです。憲法で認められた権利だからといって、いつでもそれが大手を振ってまかりとおるわけではない。憲法で定められた権利を行使できるか否かは、常に他の権利との比較考量によって判断される。それは憲法論の基本でしょう。厚生労働大臣も同じ日の衆議院厚生労働委員会でこう答弁しています。「学問の自由は憲法において保障される権利でありますけれども、研究対象者の安全確保等の重要な利益を保護するためには、やはり必要な範囲においてこれを制限することは許容される」と。こんな当たり前のことがいまごろ国会で取り上げられること自体おかしいと思いますよ。

さらにもっと根本的な問題をいえば、人間の生命と健康を守るために存在する医学には、純粋な学問というより、技術開発に近い性格があります。「知るために知る」というのが学問ですが、どんな基礎医学でも、医学と名前がつく限り、人間の健康と生命を守るためという目的があるわけです。知るために知るなんて言ったら、それはもう医学ではありません。ヒトの生物学です。ですから、医学は「学問の自由」という場合の学問の範囲には入らないとみたほうがいいと思います。学問の自由を主張したいのなら、医学という大義名分は捨てるべきです。

出河　なぜ、「学問の自由」が持ち出されるのでしょうか。

橳島　臨床研究を厳格に管理するのは、製薬企業の不正や医学者の利益相反を防ぐためではなくて、人権にかかわる問題であるからだという根本の意識が、日本では希薄だからだと思います。国会でも議論されたように、被験者保護を目的にした法令が日本にないということが根本問題なのです。臨床研究の管理は人権にかかわる問題であり、国全体として取り組まなければいけない課題だという認識がなさすぎます。人権問題とは、人に害を与えるリスクが高いか、公衆衛生上の深刻な問題があるか、といったことではないのです。人間を実験対象にすること自体が、人を手段として使うことですから、潜在的な人権侵害になると考えるべきで、リスクが高かろうが低かろうが、実害があろうがなかろうが関係ないのです。それがすべての議論の土台になるべき認識です。だからフランスでもアメリカでも、人を対象とした研究を非常に広い範囲で法令の管理下に置いているのです。

新たな法律は臨床研究を阻害する懸念

出河　そのような問題意識がないまま、新たな立法がなされました。臨床研究法の制定によって、臨床研究に対する規制の区分はどうなるのか。厚生労働省作成の資料によれば、（一）医薬品などの承認申請目的で実施される臨床試験（＝治験）には「医薬品医療機器法」が適用される、（二）未承認・適応外の医薬品などを用いた臨床研究や、製薬企業から資金提供を受けた医薬品などの臨床研究である「特定臨床研究」は臨床研究法でカバーされる、（三）特定臨床研究以外の観察研究などは「人を対象とする医学研究に関する倫理指針」で対応する――と区分されることになります。二〇一六年五月二五日の衆議院厚生労働委員会では、臨床研究で得られたデータは薬事承認申請に使えるのか、といった質問も出されましたが、厚生労働省の医薬・生活衛生局長は、「医薬品、医療機器等の承認申請に当たって提出すべき臨床試験の資料は、医薬品医療機器法に基づいて実施されることが求められている」ことを理由に、「臨床研究法に基づいて実施された臨床研究は治験と異なるので、そのまま申請資料に用いることはできない」と答弁しました。臨床研究に対する規制の区分が細分化されたうえに、法規制によってデータの信頼性は高まることが期待される

「特定臨床研究」の成果が薬事承認申請に使えないとなると、いったい何のための法律なのかわからなくなります。

橳島 臨床研究不正事件というスキャンダルをきっかけに深い議論が行われず、不正防止のためにはこのくらいやっておけばいいという、「事件対応」で終わった結果でしょうね。だから、事件対応ではだめなのです。現場の研究者にとっては、自分たちがやろうとしている臨床研究が日本にしかない細かい法令や指針のどれに該当するのか、そのつど判断しなければいけなくなる。事務作業が増えるばっかりで、こういう小手先の法令を作り続けること自体が、日本の臨床研究を阻害していると思いますよ。フランスみたいに包括的な法律を一つ作ってしまったほうがいい。臨床研究すべてを対象に管理する法律を作ると、研究を阻害してしまうと、日本の人たちはまだ言っているようですが、では、人対象のすべての臨床研究を法律の管理下に置いているフランスで臨床研究が阻害されているでしょうか？　フランスの臨床研究は日本より進んでいないでしょうか？　事実はまったく逆です。日本で臨床研究を進められないから、日本の企業と医学者は、治験ですらフランスでやっています。それは、フランスの制度のほうがよくできているからです。フランスが臨床研究に関する根本的で包括的な法的土台をつくったのは一九八八年で、この三〇年の間に何度も改良を重ねてきました。きちんとした法律をつくっているから、臨床研究が進む。日本はそれをやっていない。

全体を包括するルールがないので、結局、自分たちがやろうとする研究が細切れの規制のカテゴリーのどこに含まれるのかいちいち考えないといけない。当然ですが、法令が想定する以外の研究もたくさん出てきて、役所のほうが判断に困るようなことになるかもしれない。また、二〇一四年に施行された再生医療安全性確保法との関係も複雑になりそうです。臨床研究法では、「特定臨床研究」の実施の可否を審査する認定臨床研究審査委員会を設置するよう定められましたが、再生医療安全性確保法で導入した「特定認定再生医療等委員会」や「認定再生医療等委員会」とどう違うのか、どっちが厳しいのか、それとも同じものなのか、別なものを作らなければいけないのか、といった疑問がわいてきます。二〇〇一年に「ヒトゲノム・遺伝子解析研究に関する倫理指針」が作られた当時の現場の混乱を思い出します。各大学は本当に困っていましたよ。いままで倫理委員会を作ってやってきたのに、別の委員会を作って別に審査しなければいけないのか、と。当時、私はある国立大学で客員教授をやっていましたが、事務の人に「どうしたらいいんでしょう」と相談されました。「厚生労働省に問い合わせて、きちっとやったほうがいいですよ」と言いましたけれど、現場はいらぬ混乱をした。これまで指針が乱発された結果、各種の「倫理審査委員会」がものすごく増えてしまった。そこに、さらにまた新しいものを作ることになったわけですから、現場が大変になり、よけいな事務仕事が増えるだけで、臨床研究が阻害されることにならないか、心配です。

衆議院の法案審議で厚生労働省は、臨床研究法に基づく認定臨床研究審査委員会は五〇ぐらい作ります、と言っていましたが、実際にはそれより多く、二〇二一年七月一日時点で一〇一作られています。再生医療安全性確保法に基づく認定委員会は一五六できています（二〇二一年八月三一日時点）。それらとの仕分けがどうなるのか、よくわからないですね。しかも、この臨床研究法の対象外になる研究はいままで通り、指針に基づく倫理審査です。その審査は「認定委員会」でなくていいのですが、臨床研究法で認定委員会を新たに作る大学などでは、どうしているのでしょうか。いままでの委員会はそのままで、また別の委員を委嘱しているのでしょうか。それとも兼任ですませているのでしょうか。各種審査委員会ができすぎて、委員を確保することがとてもたいへんになっていると聞いています。臨床研究法ができたことで、それにさらに拍車がかかっていないでしょうか。臨床研究法施行後の状況を、そうした視点からもチェックするべきです。フランスのように、人間を対象にする試験研究を全て一括して管理する法令を定めて、審査委員会も一種類にまとめたほうが、合理的ですよね。

臨床研究を包括的に管理する法律試案の提案

出河　ここまで日本でのスキャンダル対応の歴史と海外の対応について振り返ってきました。なぜ日本で法律による臨床研究の管理ができないのかというテーマについてもう少し踏み込んで考えてみたいと思います。櫛島さんは二〇〇三年に「研究対象者保護法要綱試案」を弁護士の光石忠敬さん、栗原千絵子さん（当時・臨床評価コントローラー委員会）と共同でまとめ、雑誌「臨床評価」に論文として発表されましたね。これはどういう経緯でまとめられたものですか。

櫛島　臨床研究を包括的に管理する法律をどこも作らないなら自分たちで作ってみせようと、日本での議論を進めるために提案したのです。試案をまとめた経緯は、三人の連名で「法学セミナー」（二〇〇三年九月号）に発表した「研究対象者保護法試案―生命倫理をめぐる議論の焦点を結ぶ―」に書いていますので、それに基づいて振り返ってみましょう。

医薬品の承認申請のために企業の責任で実施する臨床試験、すなわち治験については、治験審査委員会での審査、対象者のインフォームド・コンセントなどを詳細に定めた厚生省令（新ＧＣＰ）が一九九七年に施行されましたが、治験以外の医学研究に対する包括的なルールは存在しませんでした。「無法地帯」だったのです。二〇〇二年には医薬品研究開発の効率化と安全対策強化を目的に薬事法が改正され、それまでの「企業主導の治験」に加えて「医師主導の治験」も法律とそれに基づくＧＣＰによって管理されるようになります。この改正法令の施行は、「臨床研究に関する倫理指針」が告示されたのと同じ二〇〇三年七月でした。倫理指針の作成に関しては前年の二〇〇二年に厚生労働省の部会で審議されたのですが、医薬品の承認申請のデータを取るための治験には詳細な法的規律があるが、治験以外は法的ルールが存在しないといういびつな構造が、ますます顕著になるだろうと思いました。こうした状況に危機感を覚えた私たちは、それまで異なる立場で臨床研究の公的規制の必要性を訴えてきたのですが、二〇〇二年の後半にフランス被験者保護法の翻訳作業を通して初めて共同作業をしたことをきっかけに、試案作成に向けての議論を始めました。厚生労働省の「臨床研究に関する倫理指針」のパブリックコメント受付期間中だった二〇〇三年三月二日には、「被験者保護のための立法を考える――人対象研究規制の現況と将来」と題するシンポジウムを開催しました。シンポジウムの直前の二月一七日には、同意なしに抗がん剤の比較臨床試験の対象にされた卵巣がん患者の遺族が起こした裁判で金沢地裁が原告勝訴の判決を出したばかりでした。

倫理審査委員会の体制づくりが最重要

出河　研究対象者保護法要綱試案のポイントを教えてください。

櫛島　試案の特徴としては、（一）生きた人を丸ごと対象とする研究だけでなく、人体の一部やその情報を対象とする研究、医学研究以外の科学研究も対象とする、（二）研究対象者の保護と研究の公正さの確保を法律の目的とする、（三）研究の審査体制を個々の研究機関から独立した公的なものとして設計する、（四）計画段階および実施中の研究評価に関し、対象者の選定など弱者保護を重視し、同意に過大な役割を課さない、の四点が挙げられます。私たちが最も重視したのは、倫理審査委員会の体制づくりです。現代医学の倫理の根本精神は、「個々の医者の良心にゆだねない」ということです。言葉を変えると、「集団管理をする」ということです。研究について言えば、事前審査制度などを設け、こんなことをしてもいいのかということを一人一人の医師が判断するのでなくて、集団的に、組織として管理をする。それが、「研究と医療の峻別」と並ぶ、現代医学の倫理の基礎です。インフォームド・コンセントは、適正な臨床研究を行うための必要条件ではありますが、十分条件ではありません。臨床研究の管理において実質的に一番大事なことは、ある研究を人間に対して行ってよいかどうかを事前に審査し、審査を通らなければやれない、という仕組みが機能することです。事前審査を通らなければ、インフォームド・コンセントを得るための説明を持ちかけてはいけないわけですから、倫理審査委員会の事前審査はインフォームド・コンセントより上位の規範になるわけです。そこが根本的に大事です。私たちがつくった試案の要は、フランスの制度に倣って研究計画を事前に審査する委員会は独立の公的第三者委員会として設計することでした。フランスでは、この委員会に法人格を与えています。ちなみに、再生医療安全性確保法は日本で初めて、厚生労働大臣の認定を受けた委員会で審査をするという制度を導入しましたが、多くは研究機関が設置した委員会であって、公的第三者性があるとはいえません。

　私たちはその後議論を広げるために医学研究者にも参加してもらって、二〇〇七年に研究対象者保護法要綱試案の改訂版を出しました。先に述べた四つの基本は維持しつつ、内容と形式を見直し整え、医学者にも受け入れてもらえるような現実的な規定になるよう心がけたことが、改訂のポイントです。

出河　橳島さんたちの活動もあって、「臨床研究に関する倫理指針」の見直しが施行から五年後の二〇〇八年に行われたときには、臨床研究に対する法規制を求める意見がかなり出されました。このときの見直しでは、有害事象の国への報告や健康被害に対する補償などに関する条項が追加されましたが、厚生労働省は行政指針による対応という基本線は変えませんでした。実は改訂指針がまとまる直前に、東京大学医科学研究所の教授が所内の倫理審査委員会に研究計画を申請していないのに、「倫理審査委員会の承認を得ている」と偽って、海外の医学雑誌に研究論文を投稿し掲載されていた、という不祥事が発覚しました。この問題を倫理指針の改訂作業を見守りながら取材し、法規制の必要性を指摘する解説記事を書いたのですが、印象的だったのは被験者保護を重視する立場からだけでなく、研究の推進、振興を図る立場の研究者からも、臨床研究の質を高めるためにも法制化が必要、との意見が出ていたことでした。法制化を求める意見は個別の研究者から出されていただけではありません。学術組織や政府機関がまとめた文書も法制化の必要性を指摘するようになっていきます。

例えば、内閣総理大臣らの諮問に応じて「科学技術政策の総合的かつ計画的な振興を図るための基本的な政策などについて調査審議」する政府の総合科学技術会議（現・総合科学技術・イノベーション会議）は二〇〇六年一二月に発表した「科学技術の振興及び成果の社会への還元に向けた制度改革について」と題する提言で次のように述べています。

治験以外の臨床研究の実施について、平成15年7月被験者の人権と尊厳を守り、研究をより円滑に行うことができるように、「臨床研究に関する倫理指針」が定められた。指針では治験以外の臨床研究は臨床研究機関内に設けられた倫理審査委員会でその倫理性や科学性が検討されることになっている。しかし、この指針は治験における「GCP」のような法律（薬事法）に基づく実施基準ではなく、被験者の健康被害に対する補償を義務づける規定はない。国に届け出る制度もないため、行政による監視機能は働いておらず、研究の品質管理は実施研究者・研究機関に事実上任されている状況である。

その後も法制化を求める意見が相次ぎ表明されます。

二〇一〇年四月に「薬害肝炎事件の検証及び再発防止のための医薬品行政のあり方検討委員会」がまとめた最終提言には、「治験以外の臨床試験と治験を一貫して管理する法制度の整備を視野に入れた検討を継続すべきである。その際、被験者の人権と安全が守られることは絶対条件であるため、被験者の権利を明確に規定すべきである」と書かれています。また、二〇一一年七月に日本学術会議がまとめた「エビデンス創出を目指す検証的治療研究の推進・強化に向けて」は、「臨床研究に関する倫理指針」について「法的根拠が乏しい」と指摘したうえで、「臨床研究における包括的な法の整備が必要である」と提言しています。その直後の二〇一一年八月に閣議決定された政府の科学技術基本計画にも「国は、医薬品及び医療機器の臨床研究と治験を一本化した制度に関して、海外の類似した制度を調査研究し、その導入について検討するとともに、大学等に対して、国際標準に基づく臨床研究の実施を求める」との一文が盛り込まれました。

これだけ、臨床研究の法的管理、被験者保護法の制定を求める意見があったにもかかわらず、ディオバンの臨床研究不正問題が起きるまで、厚生労働省は腰を上げませんでした。しかも、これまで繰り返しお話しいただいたように、新たにできた法律も、臨床研究全般を包括的に管理するものではなく、ディオバン事件型の不祥事の再発防止に力点を置いた、対象範囲の非常に狭い法と言えます。なぜ、厚生労働省は法的管理を求める意見を長年放置してきたと思いますか。

棚島 人権保護のための立法が必要であるという、法治国家で最も基本的な認識が足りないからだとしか言いようがないですね。しかし、厚生労働省だけが悪いとは言えない。医学界も含め、社会全体の責任だと思います。行政府だけでなく、国会で、有識者の声をくみ上げて議員提案で立法しようと努力すればいいわけです。前述の「法学セミナー」に連名で発表した一文に「本来の近代市民社会における法とは、民が官に対し自らの望む権利と尊厳を確立し保護するための道具であるはずである。この点で日本社会は根本的な意識改革を経る必要がある」と書きました。市民も、こういう法律をつくってくれ、と国会議員に求めることができるし、そうすべきなのです。

高難度手術の実施について法的位置付けを明確に

出河 臨床研究と言えば、新しい薬物や医療機器の治験、承認済みの医薬品の効果を比較する臨床試験などを思い浮かべますが、安全性、有効性が確立していない新しい手術法を患者に対して用いるような場合も、倫理審査を行うなど、同じように厳格な管理が必要となります。二〇一八年四月に施行された臨床研究法は手術・手技を規制対象としていませんが、ディオバンの臨床研究不正を受け、厚生労働省の「臨床研究に係る制度の在り方に関する検討会」が臨床研究に対する法規制を求める報告書をまとめる直前の二〇一四年一一月、群馬大学医学部附属病院で行われた腹腔鏡下肝切除術で患者八人が死亡していたことが明るみに出ました。八人の死亡事例はいずれも、公的医療保険のきかない保険適用外の術式で行われたものでしたが、院内での倫理審査は行われておらず、患者にも保険適用外であることは説明されていませんでした。公的医療保険の対象になっていないということは、一般的に、まだ安全性や有効性が確立しておらず、広く普及もしていない技術ということを意味します。

手術・手技を臨床研究法案の規制対象としない理由について、塩崎恭久厚生労働大臣は二〇一六年五月二五日の衆議院厚生労働委員会で「医薬品のように大量生産で一度に多くの患者に影響を与えてしまうといったようなものではなくて、個別性がこの手術・手技については大きいというのが一つ、それから、EU、米国でも原則として規制をしていないという事実、さらに、三番目には、通常の医療との境目がわかりにくく、手術・手技の臨床研究だけを規制するとバランスを失するのではないかという見方があるということ、こんなことから、本法案においては規制対象とはしなかったところでございます」と答弁しています。

ただ、この群馬大学病院の医療事故が明るみに出たことによって、手術・手技も法案の対象に加えるべきではないかという意見が与党から出された結果、検討課題として、附則に「政府は、この法律の施行後二年以内に、先端的な科学技術を用いる医療行為その他の必ずしも十分な科学的知見が得られていない医療行為についてその有効性及び安全性を検証するための措置について検討を加え、その結果に基づき、法制上の措置その他の必要な措置を講ずるものとする」という条文が加えられました。塩崎厚労大臣は国会審議で「必要な措置を検討していかなければならない」と述べています。

棚島　手術・手技を臨床研究の対象にしない理由として、「医薬品のように大量生産で一度に多くの患者に影響を与えてしまうといったようなものではなく、個別性が大きい」という理屈は、まったくナンセンスですね。リスクを与える影響が多いか少ないか、個別性が大きいか否かとは関係なく、有効性や安全性が確かめられていない医療技術を人で試す行為はそれ自体が潜在的な人権侵害であり、厳格な管理が必要である、という医学倫理の根本に立ち返らなければ、いつまでたっても医療事故が繰り返されると思います。そういう根本理念に基づいて、臨床研究の対象者を保護することを目的にした立法でなければ、同じような事件の再発は、本当には防げないと思いますね。

出河　有効性や安全性が十分に確かめられていない手術、難度の高い手術を安全に行うには何が必要でしょうか。

棚島　群馬大学病院の事故では、医師たちが第三者による審査を受ける必要性を認識できていなかったと言われています。医学倫理の根本をわきまえず、自分たちの裁量でできる範囲だと思い込んで実施した結果、起きた事故だと思います。医療が高度化していく中、医師の裁量の範囲はどこまでなのかについて、もう一度見直さなければなりません。難度の高い手術の実施は臨床研究に準ずるものであるとの位置付けを法的に明確にする必要があるでしょう。

出河　群馬大学病院の医療事故が明るみに出たとき、真っ先に思い出したのが、東京慈恵会医科大学青戸病院（現・同大学葛飾医療センター）で起きた腹腔鏡手術事故です。この事故は、同病院で二〇〇二年に腹腔鏡を用いた前立腺摘除術を受けた患者が死亡したもので、手術を行った三人の泌尿器科医が業務上過失致死罪に問われ、有罪判決が確定しました。三人の医師はこの手術の執刀経験がなく、いざとなれば開腹手術に切り替えればよいという考えで手術に臨み、止血管理に失敗して患者を死亡させました。当時、この手術法には公的医療保険が適用されておらず（適用は二〇〇六年）、厚生労働省が一定の要件を満たした医療機関に限って公的医療保険との併用を認める高度先進医療（現・先進医療、保険適用外の医療技術の実施に伴う診察・検査・入院費用などには保険を適用し、保険診療と保険外診療の併用を例外的に認める制度）の対象技術でした。青戸病院は高度先進医療が認められる医療機関ではなく、保険適用外の手術であることや医師たちに執刀経験がないことは事前に患者、家族には説明されておらず、院内での倫理審査にもかけられていませんでした。

三人の医師が警視庁に逮捕され、社会的に大きな注目を浴びた後、東京慈恵会医科大学は九人の委員全員を大学外から選んだ医療安全管理外部委員会を設置し、事故を検証しました。その委員会が二〇〇四年四月にまとめた報告書は事故の発生要因として八項目を挙げていますが、その中には、学内手続きの誤り▽カンファレンスの不十分な機能▽術者の経験不足▽説明と同意の手続きの不備――などが含まれています。具体的には、「本手術に当たって当然取られるべき手続きを進めていれば、執刀者としての経験がない手術チームで本術式を行う計画が実施されてしまうことが防がれた可能性がある」「実験的意味合いの強い手術は、本院を含めた全学的なカンファレンスでの検討を経るなどの慎重な取り扱いが必要である。カンファレンスが本来の機能を発揮していたら、今回のような手術チームのみで本術式を実施することにはならなかったと思われる」「患者が本手術の危険性について判断し、本手術を受けることを決定するために必要とされる重要事項（病院で初症例、技術的に難度の高い手術、執刀医に執刀経験がないことなど）を医師は患者に対して説明していなかったと思われる。患者に対する説明と同意の手続きが適正に行われていた場合には、患者・家族が本術式を選択しなかった可能性が十分あると考えられる」といった指摘がなされました。

さきほど、群馬大学病院の医療事故について「自分たちの裁量でできる範囲だと思い込んで実施した結果、起きた事故」と言われましたが、青戸病院事件で被告となった医師たちの弁護側は裁判で、「通常の医療過誤事件であり、手術の実施自体を強く非難するのは酷である」と主張しました。その理由として挙げたのは、（一）公的医療保険が適用されない手術法ではあったが、ある程度の規模の病院で広く実施されていた、（二）合併症が起きたり長時間手術になったりした場合には開腹手術に移行して安全に手術を終えることができると考えられていた――ことなどでした。しかし、有罪判決を言い渡した東京地裁は次のように述べて、三人の医師の責任を強く指弾しました。

あらゆる専門家と同様、医師の裁量もまた無限定に医師の行為を聖域化するものではなく、自らの技術を顧みずに何を行ってもよいわけではないことは明らかである。被告人3名は、自分たちの客観的な技術水準を把握することなく本件手術に臨んでおり、かかる行為が医師の専門的裁量の範囲外にあることは明白であり、そのような行為を行った者が、医師の専門性の名の下に免責を主張し、医学上の常識などという言葉を多用して責任を免れようとすること自体が、本来の意味での医師の専門的裁量性を脅かし、医師の専門性に対する国民の信頼を深く傷つけるものであることを被告人らは真摯に認識すべきである。

櫛島　当然の指摘だったと思います。結局、研究と医療を区別する必要性、つまり何度も繰り返している医学倫理の根本が理解できていないから、「倫理審査など受けなくてもいいじゃないか」という考えで、執刀経験がない医師たちだけで手術をしてしまう。「これは医療ではなくて、患者を自分たちの練習台、実験台にしているんじゃないか」という認識が欠如していた結果だと思います。やはり、医師の裁量の範囲をきちんと見直すべきです。

手術法のような医療技術は、ある研究グループが開発し、少しずつ別の医療機関に広がる過程で安全性や有効性が検証され、やがて公的医療保険に取り込まれ、通常の医療になるという道をたどるのが一般的です。普及の過程では医師が手技を習得するために研修を受ける必要がありますが、その際、いきなり患者を練習台にするのはやめなければいけません。難度の高い手術は、バーチャルなシミュレーターや動物、精巧な人体模型などを用いて一定の研修を積んだ医師に限って実施を認めるという仕組みをつくるべきだと思います。

生体を練習台にしない手術研修

出河　群馬大学病院の事故などを受け、厚生労働省は二〇一五年四月に「大学附属病院等の医療安全確保に関するタスクフォース」を省内に設置し、その年の六月から九月にかけて、全国の特定機能病院（医療法でその役割が「高度の医療の提供」「高度の医療技術の開発・評価」「高度の医療に関する研修」と規定された病院）を対象にした集中検査を実施しました。この集中検査は、難度の高い新規医療技術の導入プロセスを見直すことなどを目的に行われたもので、二〇一五年一一月にタスクフォースがまとめた文書には、難度の高い新規医療技術の導入について「病院としての事前審査委員会やマニュアル策定等の病院ルールがない病院があった」「ルールを設定していても、これらのルールが徹底されず、診療科ごとの遵守状況が異なっている状況があった」と書かれています。ルールがなかった病院の名前などは明らかにされていませんが、群馬大学病院以外にもルールがない病院が存在したことだけははっきりしました。

この検査を受けて、厚生労働省は二〇一六年六月に特定機能病院の承認要件を見直しました。難度の高い医療技術については、実施を予定している診療科だけの判断で行わず、実施の適否は院内に新たに設ける組織が決定することなどを医療法施行規則（厚生労働省令）に盛り込みました。これも群馬大学病院のような問題の再発防止に重点を置いたもので、医療安全の観点からは、管理が厳しくなって好ましいことのようにも思いますが、医療法施行規則の改訂と同時に厚生労働省が出した「高難度新規医療技術について厚生労働大臣が定める基準」（告示）によると、特定機能病院の管理者は「高難度新規医療技術の提供の適否等を決定する担当部門」を設置し、この担当部門の長は高難度新規医療技術の提供の適否等について意見を述べる「高難度新規医療技術評価委員会」を設置することになっています。また、この基準には、「当該高難度新規医療技術を臨床研究として行う場合には、研究計画の妥当性については、倫理審査委員会の審査を受ける等、『人を対象とする医学系研究に関する倫理指針』を遵守すること」との規定もあり、難度が高く新規性のある医療技術の実施にも「臨床研究」として行うものと、研究ではなく「治療」として行うものが併存するということが前提になっているようです。

櫛島　高難度新規医療技術なんて、いかにも役人が考えつきそうな言葉ですね。そのとおりではあるけれど、「研究」と「医療」の区分けをどうするかという問題意識がなくて、すべて医療として管理しようとしていることが問題です。どこまで行っても、「これは医師の裁量の範囲だ」という医師の主張を乗り越えられない。医療としての対応だけではだめで、医療を超えたところの規則を考えないといけません。そうでないと、現場は、なぜ管理の対象にされなければいけないかわからないでしょう。それでは現場のモチベーションが上がらないし、きちっとした患者の保護につながらない。根本に立ち返った議論と、それに基づく管理・規制の線引きが必要です。

さらに、さきほども言ったように、新しい医療技術の実施に当たっては手技を習得するための研修が不可欠です。医療と研究の間に、「研修」という別のカテゴリーを設けてもいいと思います。高難度の、例えば内視鏡手術のような手術のトレーニングを、これまでは患者を練習台にしてやってきた。これはある意味で人体実験に限りなく近いことですから、やめなければいけません。研修方法としては、三つくらい方法があって、一つはバーチャルのシミュレーターでやる研修、二つ目は生きた動物、たとえば豚に麻酔をかけながらやる研修、そして三つ目が、ようやく日本でも始まった、献体されたご遺体を使う研修です。献体はいままで医学生の解剖実習（系統解剖）だけに供されていましたが、手術手技の研修にも使わせてもらおうと、日本外科学会と日本解剖学会が共同で適正な実施のためのガイドラインを作り、二〇一二年度から厚生労働省の助成事業として認められることになりました。その後その予算が大幅に増額されたこともあり、献体による手術研修を行う大学が増えて、二〇一九年には全国で三三の医学部・医科大学で実施されるようになりました（うち厚労省の助成事業対象機関は、二〇二〇年度で一一）。

臨床研究の枠内で、難度の高い手術のような医療技術は臨床研究に準じるものと位置付け、実施を予定しているチームが、生きた患者さん以外の方法で研修を積んでいることを承認の条件にするといった管理規定を設ければよいと思います。

出河　手術・手技などについては先ほど述べたように、二〇一八年四月施行の臨床研究法の附則に「政府は、この法律の施行後二年以内に、先端的な科学技術を用いる医療行為その他の必ずしも十分な科学的知見が得られていない医療行為についてその有効性及び安全性を検証するための措置について検討を加え、その結果に基づき、法制上の措置その他の必要な措置を講ずるものとする」という条文があります。この附則に基づき、厚生労働大臣の諮問機関である厚生科学審議会の臨床研究部会が「臨床研究法施行2年後の見直しに係る意見書」（二〇一九年一二月六日付）をまとめました。この意見書は、「手術・手技の臨床研究について、一律の規制を行うことは妥当ではない」とする結論を出しました。その理由として挙げたのは、（一）手術・手技は、製品に由来する一定範囲のリスクを想定することができる医薬品・医療機器の規制と同様に一律にリスクを評価することが困難で、多様な医療技術が存在するから規制すべき医療技術とそうでない医療技術を明確に区分けすることも困難であり、医薬品に比べて相対的に普及性が低く、企業等が研究に関与する場合が少ないと考えられるから利益相反管理の観点からも規制の必要性は低い、(二) 手術・手技の臨床研究に対しては、人を対象とする医学系研究に関する倫理指針において、研究を実施する場合の一定の手続きが定められているので、現行以上の規制を課すことは、研究活動の抑制や通常の診療の妨げにつながる恐れがあると考えられ、医療法で高難度新規医療技術としての手続きが定められ、すでにリスク低減のための一定の手当が行われていると考えられるので、現時点において追加の措置を講じる必要はない、(三) 有識者のヒアリング及び「臨床研究ならびに医療における手術・手技にかかる国内外の規制の調査研究」(平成三〇年度厚生労働科学特別研究) の結果から、手術・手技の臨床研究については、現在アメリカ、イギリス、フランス、ドイツのいずれの国においても特有の規制は存在しないことが確認された——といったことでした。この意見書についてどう受け止めましたか。

棚島 外国の状況のまとめ方に問題があります。日本と違って他の先進諸国では、分野別・目的別の規制はされておらず、臨床研究すべてが一括して法令の対象になっているところがほとんどです。例えばフランスでは、手術・手技の臨床研究についても、人間を対象にする試験研究全般を管理・規制する法律の対象になるので、それ「特有の」規制は必要ないのです。規制が「ない」のではありません。あるのです。意見書のまとめ方では、他の先進国も「特有の」規制はないから、日本もなくてよいのだ、という結論を導きたいかのように読めます。これはたいへん不適切なミスリーディングです。

専門家集団の責任

出河 重大な医療事故をきっかけに特定機能病院に対する管理が厳格になっていますが、一方で、有効性、安全性が確認されていない未確立の医療行為を公的医療保険がきかない自由診療として行い、高額な治療費を請求する医療機関が現に存在するのに、それらは野放しと言ってもよい状況です。自由診療として行われている医療行為をどう考えたらよいでしょうか?

棚島 それははっきりしていて、自由診療であろうが、保険診療であろうが、医師が医療行為として行うものについては、まずは医師の団体に品質管理をする責任があります。がんの診療なら、がんの専門医の団体や学会が情報を収集し、医療を受ける患者側に提供する。それが専門医団体の責任です。たとえば、医学的根拠のない医療をする、不適切な臨床研究を行う、医療事故を繰り返す、といった医師・医療機関は、医師の団体が自分たちの責任において、医療の場から排除するか、改善させないといけない。それが果たせない限り、「プロフェッショナル・オートノミー」なんてありえないと思います。いま医学界、医療界でプロフェッショナル・オートノミーの主張が、すべて医師の裁量にまかせる錦の御旗のように言われていますが、そうした自浄作用を発揮できないのであれば、プロフェッショナル・オートノミーにゆだねることはできません。自由診療であろうが保険診療であろうが、いきなり国が法律で縛るのでなく、まずは専門家集団の自浄作用にまかせるのが本来の筋です。

そのためには、弁護士法に基づく弁護士の懲戒制度のように、悪い医療行為をしている医師に対して、医師集団として何らかの懲戒処分ができる制度が必要です。本来であれば、医師法を弁護士法のような形に改正して、必要な場合には医師が医師を裁くという制度を導入できるよう、医師のほうから率先して提案すべきなのです。それができない限り、医療事故でも臨床研究でも、怪しげな自由診療でもそうですが、医の倫理にもとるような行為をしている人たちを淘汰できません。医療を受ける患者を守れない、ということです。それではプロフェッショナル・オートノミーが成り立っているとは言えない。医師としての集団的な責任をきちんと果たせる法制度を作るよう、医学界が動くべきだと思います。

二〇一五年に医療事故調査制度が動き始め、これもプロフェッショナル・オートノミーにゆだねた制度だと盛んに言っていますけれども、実態はそうなっていません。患者が亡くなった時にいちいち警察が入ってくるような事態は避けたいという医師側の一致した考えがあり、それは医療を受ける患者側にしても同じだと思います。事故を起こした医師が逮捕されて刑罰を受けることを、医療を受ける側も望んではいない。医療を受ける側が望んでいるのは、安全・安心な医療をいつでも、どこでも受けられることです。そのために、事故があった時には原因をきちんと調べて、二度と起こらないようにする。それが医療事故調査制度の目的だというのは理解できます。ただ、いまの医療事故調査制度は、医師と医療機関のための制度で、患者・家族のための制度になっていません。そこが問題です。責任追及のための制度にしないということは百歩譲って認めるとしても、責任を免れるための制度になってはいけません。患者・家族側の声も生かす方向で制度を見直し、医師・患者間の信頼関係を高める制度に育てていかないといけない。プロフェッショナル・オートノミーにゆだねたというなら、そのような制度にすることは医師の側の責任です。

出河　患者・家族の側のための制度になっていないというのは、具体的に言うと、患者家族側の求めでは原因調査が始まらないとか、事故の報告書を必ずしも患者家族側に渡さなくてもよい、というルールになっている点を指しているのですか。

櫛島　そうです。つけ加えると、事故調査の過程で行われるヒアリングに患者の家族が呼ばれないことも問題です。これらの点は少しずつ改善していくべきだと思います。そうでないと、安全安心もないし、信頼関係も作れない。すべてプロフェッショナル・オートノミーにかかわる問題ですから、責任追及のための制度でないといっても、責任を取るべき人間の存在がわかれば、責任を取らせるべきです。ただし、その責任の取り方というのは医師が警察に逮捕されるということではだれも満足できないわけで、弁護士会の懲戒制度のように、医師にもとる行為をした医師を医師が裁き、必要なら医師免許を剝奪できるようにすることが、プロフェッショナル・オートノミーの不可欠の基盤です。アメリカにもヨーロッパにもある制度なので、日本でも作るべきだと思います。今ある医道審議会による懲戒処分というのは、厚生労働大臣による行政処分です。医師集団はそれを受け入れてしまっている。これでは、プロフェッショナル・オートノミーは成り立ちません。しかも、医道審議会による懲戒は刑事罰の後追いでしかなく、そのほとんどが医療行為に関する不正ではなく、交通事故とか、強制わいせつとか麻薬の使用とかで刑事罰を受けた医師を処分しているのが実態です。医療と関係ない行為を裁くだけの制度になっているのは、本当にナンセンスだと思います。医師法を改正して、医師が医師を裁く制度を作るべきです。そして、医師会に所属しなければ医療行為ができないというように、身分団体もきちんと組織して、例えば事故を繰り返すリピーター医師を医療界から排除できる仕組みを作って初めて、「自分たちはきちんとやっています」と社会に対して言うことができ、社会の側も集団としての医師を信頼することができるようになるわけです。それは臨床研究でも同じだと思います。患者を非倫理的な臨床研究に巻き込んだ医師は、患者の側に実害があったかなかったかにかかわらず、医師としてやってはいけないことをやったのだから処分を受ける、という仕組みにすべきです。被験者保護法ができて、そのような研究者は処分されることになればそれでいいですが、理想としては、医師集団の中で、不適切な行為をした者を裁く、必要な場合には医療行為をできなくさせるような仕組みにすべきだと思います。

出河　プロフェッショナル・オートノミーが機能する制度ができるよう、一般国民や医療を受ける患者も声を上げていく必要があると思いますが、命にかかわる病気の患者さんの中には藁にもすがる気持ちから自由診療に飛びついてしまう人もいると思います。そういう人たちに何かおっしゃりたいことがあれば。

榊島　そういう人たちを守るのも、医師の責任です。薬事法の下で薬の有害事象に関する情報は収集されていますから、医師はそれを見て自分が注意するだけでなく、患者さんに伝えることもできます。作ろうと思えば、ほかでもそういう仕組みはできるわけで、例えば、がんの専門学会が情報を把握して、「こういうがんの自由診療でこういう害が出ています」とか「あまり治っていません」というようなことを、だれにでもわかる場所に開示する仕組みを作ることが必要だと思います。それは法律によらなくてもできるでしょう。医師の世界には、ほかの医師を批判しないという、しばりというか仁義があるみたいですけれども、いまの時代にそぐわないし、そういう態度をとり続ける限り、患者を守れないということを理解してもらいたいですよね。相互批判をすることは、医師の責任だと思います。だれがきちんとした医師であるかを見極めることは患者にはできません。それを患者にゆだねるのは無責任です。「自分のところはきちんとやっています」ということは一生懸命語るけれども、医師の世界全体がきちんとしているかどうかを語る人がいない。それでは専門家としての責任を果たしたことにならない。早くそれに気づいてほしいですね。

医師法を抜本改正し、身分管理を

出河　医療事故を繰り返す、いわゆる「リピーター医師」への対応は長年の課題です。一九九五年六月発行の「日本医師会雑誌」に掲載された、村瀬敏郎日本医師会長（当時）の一九九四年の講演録によれば、日本医師会の会員で、患者側から一〇〇万円を超える損害賠償を請求される医療事故を二回以上起こした医師は五一一人に及び、その内訳は、二回　三九一人▽三回　八二人▽四回　二二人▽五回以上　一六人でした。

一九九八年から二〇〇一年にかけての三年間で四件の出産事故を起こした三重県四日市市の産婦人科医の被害者の夫がリピーター医師を放置する厚生労働省の責任を問い、国家賠償請求訴訟を二〇〇三年に起こしました。この産婦人科医は四件すべてで過失責任を認めて損害賠償金を支払い、訴訟を起こした男性の妻のケースについては業務上過失致死罪で罰金刑を受けました。被害者とその家族は「リピーター医師をなくす会」を設立し、厚生労働省への要望活動を重ねました。国賠訴訟を起こした被害者の夫は、産婦人科医をリピーター医師として厳正に処分してほしい、との思いから、最終的に国への提訴を取り下げましたが、厚生労働省は四件の事故を一括して医道審議会にかけることをせず、二回に分けて審議の対象とし、それぞれ最も軽い「戒告」処分にしたことから、被害者・家族には大きな不満が残りました。

その後、日本医師会が公益社団法人となった二〇一三年に、医療事故を繰り返す医師に対する指導を行うため、「医賠責保険制度における『指導・改善委員会』」を設置しました。「指導が必要」と認定する事由としては、（一）過去一〇年間に「有責」と判断された医療事故を三回以上起こした、（二）医療事故で一件五〇〇〇万円以上の高額賠償金を複数回支払った、（三）一般的な医療行為から見て適応のない手術による事故を繰り返している、（四）その他問題のある医師――があります。制度発足当初の取材に対し日本医師会は、指導内容には、（一）日本医師会長が注意を促す「厳重注意」、（二）同じく手技内容の改善を促す「改善勧告」、（三）同じく「直接的な改善指導」、（四）その他必要のある処置――の四種類がある、と説明していましたが、実際には厳密な指導類型はなく、具体的にどう指導するかは都道府県医師会長の判断に委ねられているようです。制度発足以来二〇一九年度までの指導人数は、二〇一三年度　二人▽二〇一四年度　一〇人▽二〇一五年度　七人▽二〇一六年度　八人▽二〇一七年度　六人▽二〇一八年度　八人▽二〇一九年度　七人の計四八人です。

厚生労働省の行政処分であれば、医師名と処分内容、処分理由が公開されますが、日本医師会の仕組みでは、指導対象になった医師の名前だけでなく、どのような事故を何回起こした医師が指導を受けたかも明らかにされていません。経験年数や診療科も非公表です。しかも、日本医師会が把握できるのは、日本医師会医師賠償責任保険に入っている医師に限られます。その総数は二〇一九年一二月時点で、一二万五六一一人。これは医師総数三二万七二一〇人（二〇一八年一二月三一日現在の厚生労働省への届出数）の三八・四％にすぎません。

櫛島　日本医師会は任意加入の同業者組合ですから、できることは限られます。ですから、欧米のような、医師身分を管理する強制加入の団体を別につくるべきなのです。日本では弁護士会がそれにあたりますが、医師の身分を示す資格、「医籍」を、日本では厚生労働省が管理しています。これではプロフェッショナル・オートノミーになりません。欧米では、「医籍」は行政でなく、医師の団体が管理しています。日本で弁護士の資格と身分を、法務省でなく弁護士会が管理しているのと同じです。医師法を、弁護士法と同じような身分管理の制度を設ける法律に抜本改正することが、いま私たちが直面している様々な問題を解決するために必要な、喫緊の課題だと思います。

検証が必要な「先進医療」

出河　いわゆる「混合診療」と臨床研究の関係について話し合ってみたいと思います。混合診療は、公的医療保険が適用される「保険診療」と、保険が適用されない「保険外診療」を一人の患者に対して併用することで、厚生労働省が原則禁止にしています。未承認の薬や保険適用外の医療技術を用いる診療をした場合、それら未承認薬や医療技術の費用を公的医療保険に請求できないだけでなく、診察や検査、入院など、本来であれば保険が適用される診療費用についても保険請求ができなくなります。混合診療が原則禁止されている理由は、安全性や有効性が確立していない診療に、国民全体の負担で運営されている公的医療保険のお金が費やされることや、未確立の診療で患者が不当に高い負担を求められたり安全が脅かされたりすることを防ぐため、とされています。ただし、一定の条件を満たした医療機関で行われる先進医療のほか、差額ベッドや歯科材料、紹介状なしに大病院を受診した際の初診料などについては、厚生労働省が保険診療と保険外診療の併用を認めています。

例外的に保険診療と保険外診療の併用を認める「特定療養費制度」が健康保険法に位置付けられたのは一九八四年でした。この制度の下で併用が認められたのは、大学病院などでの「高度先進医療」と、「選定療養」で、後者の対象は当初、差額ベッドと歯科材料のみでしたが、その後、予約診療や、時間外診療、紹介状なしでの二〇〇床以上の病院の初診、再診などが追加され、保険・保険外の併用を認める範囲は少しずつ広がってきました。特定療養費制度はその後、「聖域なき構造改革」を掲げた小泉純一郎内閣時代の混合診療の解禁をめぐる論争をきっかけに大きく見直されます。二〇〇四年八月に、総理大臣の諮問機関である規制改革・民間開放推進会議（当時）が、「一定水準以上の医療機関では保険で使用が認められていない新しい検査法、薬、治療法を用いた混合診療を医療機関の判断で行うことを包括的に認めるべきだ」とする意見をまとめ、公表しました。混合診療の原則禁止によって、海外では広く認められているのに日本では保険がきかない新しい医療技術・サービスに対する医師の積極的取り組みを阻害し、患者の受診機会を狭め、医療サービスの質の向上を妨げている、というのが、規制改革・民間開放推進会議の論理でした。

一定水準以上の医療機関に限って混合診療の全面解禁を求めた規制改革・民間開放推進会議の提言に対しては、厚生労働省や多くの医療関係団体が反対し、混合診療の導入に反対する請願も衆参両院の本会議で採択されました。最終的に、同会議が求めた「全面解禁」は実現しませんでしたが、二〇〇四年一二月にまとまった、厚生労働、規制改革担当両大臣の「いわゆる『混合診療』問題に係る基本的合意」（以下、「両大臣合意」と言う）によって、一定のルールの下に保険診療と保険外診療の併用を認め、保険外診療の保険導入手続きを明確化することになりました。両大臣合意に基づき、二〇〇六年に健康保険法が改正され、特定療養費制度に代わって、新たに「保険外併用療養費制度」が同年一〇月に施行されました。この制度では、保険診療と保険外診療の併用を例外的に認めるものを、「評価療養」と「選定療養」の二つに分けました。評価療養は「保険導入のための評価を行う」もの、選定療養は「保険導入を前提としない」ものと、それぞれ定義されました。評価療養には、先進医療（従来の「高度先進医療」と「必ずしも高度でない先進医療」を統合）などが、選定療養には、差額ベッドや歯科材料、予約・時間外診療、大病院の初・再診、一八〇日以上の入院などが含まれました。

「臨床研究の管理」の観点から保険外併用療養費制度を見ると、さまざまな問題点があります。その主たる対象は、評価療養の一つと位置づけられている「先進医療」の取り扱いです。先進医療には、未承認薬物・医療機器の使用や医薬品・医療機器の適応外使用を伴うものが含まれるからです。

先進医療は、医療機関からの申請に基づき、厚生労働省の専門家会議（現・先進医療会議）が医療技術ごとにそれを実施できる医療機関の要件を定め、その要件を満たす医療機関での保険・保険外診療の併用を認めるものです。実施医療機関は国への実績報告が求められ、二年に一回行われる診療報酬改定に合わせて、有効性、安全性などの観点から、保険を適用するかどうかが先進医療会議で検討され、「保険導入が妥当」と判断された医療技術は、中央社会保険医療協議会での議論を経て保険診療に取り込まれていく、という流れになっています。逆に、有効性、安全性が確認できないとして先進医療の対象から外されるものもありますし、先進医療として継続されるものもあります。

先進医療について厚生労働省が二〇一六年三月に出した局長通知には「基本的な考え方」として、「国民の安全性を確保し、患者負担の増大を防止するといった観点を踏まえつつ、国民の選択肢を広げ、利便性を向上するという観点」から、「一定の施設基準」や「医療技術ごとの実施医療機関の要件」を定め、「保険診療との併用を認める」と記されています。

前述したように、先進医療には未承認の薬や医療機器の使用、医薬品・医療機器の適応外使用を伴うものが含まれていますが、医薬品医療機器法は適用されません。保険外併用療養費制度は健康保険法に基づく制度ですが、そもそも健康保険法は、「疾病、負傷若しくは死亡又は出産に関して保険給付を行い、もって国民の生活の安定と福祉の向上に寄与することを目的とする」法律です。研究なのか診療なのか、その位置付けが必ずしも明確でない先進医療制度をどう見たらよいでしょうか？

櫛島　先進医療は、健康保険が適用されるまでの「待合室」だとされてきました。実験段階の薬物や医療機器、技術が通常医療の段階に移行するまでは、「実験段階→試行段階→受容段階→通常医療段階」と進みます。実験と医療間の二段階は、英語で言うとわかりやすいのですが、「questionable」「acceptable」です。試行段階はまたクエスチョン・マーク「?」がつく段階です。いけるかな、どうかな、という段階で、専門医の意見もまだ一致していない段階です。それが「受容段階」まで進んではじめて、もう受け入れ可能かな、となり、専門医の評価も定まって、普及していく段階に入る。「実験」「試行」は研究で保険は適用されない。「受容」になって部分的に、「通常医療」になって全面的に保険が適用される。それが筋です。ですから先進医療は、保険が部分的に適用されるのだから、「受容段階」にあるものでなければならない。しかし実際には、まだ試行段階、「?」の段階にあるようなものが紛れ込んでいる節がある。試行から受容に進んだという医学的評価がすべてのケースできちんと行われているか、厳密な検証が必要だと思います。

出河　先進医療は、実施状況の国への定期報告や、重篤な有害事象が発生した際の国への報告が実施医療機関に課されており、国が厳格に管理しているように見えますが、被験者保護の観点からは問題もあります。それは、先進医療として国に保険併用の承認を申請する前段階で医療機関が行う臨床研究の管理が、医療機関内の倫理審査委員会にゆだねられていることです。保険併用の承認を国に求める際には、当該医療技術を一定件数、患者で試し、その実施結果を添えて申請することが前提になっているからです。つまり、初めて患者に対して実施する際の倫理審査は施設内の倫理審査委員会が担当するわけですが、倫理審査委員会が十分にチェック機能を果たしているとは言えません。

また、先進医療の対象になった後に重大なルール違反が明らかになった事例もあります。例えば、第一部の第三章で取り上げた金沢大学附属病院などで行われていた、悪性骨軟部腫瘍に対して抗がん剤とカフェインを併用する療法は二〇〇三年に当時の高度先進医療として認められたものですが、研究グループが、被験者の適格基準を満たさない患者や、臨床試験としての症例登録期間の終了後に新たに受け入れた患者に対して、症例登録を行わずに実施したほか、臨床試験の症例登録が行われた患者（被験者）についても倫理審査委員会の承認を得ずに被験者の適格基準を変更していたことなどが明るみに出て、二〇一四年に先進医療から削除されました。

栂島　医療の現場に、法令の管理のない臨床試験を軽く見る土壌があるなかで、先進医療への申請のために実施されたケースがどこまで「研究」としてきちんと管理されてきたかも、検証する必要がありますね。治験とそれ以外の臨床試験を区別するという日本だけの仕分けは、大きなリスクを孕んでいることがわかります。

出河　厚生労働省は両大臣合意に伴って高度先進医療制度を見直すまで、薬事法に基づく承認を得ていない薬や医療機器を高度先進医療の中で用いることを認めていませんでした。本来、未承認薬や未承認医療機器は、薬事法に基づいて厳格に管理される治験を行い、その有効性と安全性を評価すべきですが、厚生労働省にはその意識が希薄だったわけです。厚生労働省は保険併用を認める範囲を、必ずしも高度でない先進医療にまで広げるにあたって、いったんは薬事法上の未承認、適応外使用に該当する薬や医療機器を用いた医療技術は対象に含めないことにしました。ところが、第一部の第三章で述べたように、混合診療の拡大を求める一部の経済人や学者の主張に屈して、薬事法上の未承認や適応外使用に該当する薬や医療機器を先進医療の中で使用できるようにしました。それが二〇〇八年四月に新たに導入された「高度医療評価制度」です。高度医療評価制度の導入は、医薬品などの薬事承認申請データを収集するために行われる治験と、それ以外の臨床研究（試験）で規制の方式が異なるという、「二重基準」を放置したまま、その矛盾をさらに拡大する方向に進めるものであったと思います。患者と公的医療保険の負担で臨床研究が実施できるので、研究者にとっては好都合かもしれませんが、未承認の薬物などを使用するものであるにもかかわらず、薬事法の規制を受けていないので、患者の安全がきちんと確保されるのかという懸念に加え、収集されたデータだけでは薬事承認申請はできず、新たに治験をやり直さなければならないという問題もあります。高度医療評価制度の導入によって、すでに薬事承認を受けている医薬品、医療機器を承認外の効能・効果、用法・用量で使用する場合だけでなく、大学の研究者が発見し、世界中どこの国でもまだ承認を受けていない薬の候補物質を用いた臨床試験まで保険併用が認められることになりました。

厚生労働省は二〇一二年一〇月以降、先進医療について、単純に未承認の薬や医療機器を用いるか否かで区分けすることをやめ、新たに「先進医療A」、「先進医療B」という二つの区分を設けることにしました。その違いは次のとおりです。

先進医療A　①未承認・適応外の薬・機器を用いない医療技術
②未承認・適応外の体外診断薬などを使用するが、当該検査薬などの使用による人体への影響が極めて小さい医療技術

先進医療B　①未承認・適応外の薬・機器を用いる医療技術
②未承認・適応外の薬・機器は用いないが、当該医療技術の安全性、有効性に照らして、特に重点的な観察・評価が必要と判断されるもの

この見直しに伴い、先進医療専門家会議は先進医療会議へ、高度医療評価会議は先進医療技術審査部会へと、それぞれ改称され、先進医療Bについては先進医療技術審査部会で技術的な妥当性や試験実施計画の審査を行うことになりました。

先進医療制度の見直しは、経済成長戦略の一環、具体的には画期的な医薬品、医療機器の開発の促進という国の政策目標に沿って進められています。そのような観点からすれば、先進医療の中で収集された臨床データは薬や医療機器の薬事承認に活用されるべきという意見が出てきて当然ですが、先進医療Bは、治験の具体的な実施手順を定めた医薬品医療機器法やGCP省令に基づいて行われるものではありません。厚生労働省は二〇一二年七月三一日に出した医政、医薬食品(当時)、保険の三局長通知の中で、「治験に先立って実施される未承認医薬品や再生医療、個別化医療に係る先進医療の成果については、薬事戦略相談を活用することにより、薬事承認申請の効率化を可能とする」としています。薬事戦略相談は、薬や医療機器の審査を行う独立行政法人医薬品医療機器総合機構（ＰＭＤＡ）が、有望性の高い医薬品の候補物質などを発見した大学・研究機関、ベンチャー企業を主な対象に、必要な臨床試験・治験計画策定等に関する指導・助言を行うものです。

厚生労働省によれば、先進医療の成果が治験データとともに薬事承認申請の際に参考資料として活用される可能性はあるものの、

ほとんどが承認申請そのものには使えず、せいぜいＰＭＤＡとの薬事戦略相談によって治験のデザインをどう設定するか決めるのに役立つ場合がある、という程度のようです。

櫛島　臨床研究をした結果のデータが活かされないというのは、無駄な実験をしたということで、結果として有害事象をもたらさなかったとしても、やったというだけで医学的に不適切なだけでなく、倫理的にも許されないことだという認識が、医学界にも行政にも希薄ですね。

混合診療の範囲拡大で広がる矛盾

出河　二〇〇四年暮れの両大臣合意の後、「混合診療禁止」の適法性を問う訴訟が二〇〇六年三月に起こされます。裁判を起こしたのは、神奈川県立がんセンターでＬＡＫ療法（がんの免疫療法の一種。一時高度先進医療の対象だったが、神奈川県立がんセンターはその対象医療機関ではなかった）を受けていた患者でした。神奈川県立がんセンターでは、保険適用外のＬＡＫ療法を保険診療と併用する、混合診療を行っており、そのことが二〇〇五年に「週刊朝日」の報道で明るみに出ます。患者が裁判を起こしたのは、報道後に神奈川県立がんセンターがＬＡＫ療法をやめたことがきっかけでした。訴訟の主な争点は、厚生労働省が例外的に認めた特定療養費制度（のちの保険外併用療養費制度）の対象になっていない保険外診療を保険診療と併用したときに、保険診療分にも保険が給付されないという「混合診療禁止原則」が健康保険法に照らして適法かどうか、という点でした。

一審の東京地裁は患者の訴えを認めましたが、東京高裁、最高裁は国側の主張を認め、混合診療禁止原則の適法性が確定しました。東京高裁、最高裁は、保険で提供する医療について、保険財源の面からの制約や、提供する医療の質（安全性、有効性等）の確保などの観点から、その範囲を限定することはやむを得ず、かつ相当、との判断を示しました。安全性、有効性が確認されていない、未確立の医療の広がりを防ぐというのが、厚生労働省が混合診療を原則禁止にする大義名分の一つで、それを裁判所も認めたことになります。ただし、これまで繰り返し述べてきたように、厚生労働省は臨床研究を一元的に法の管理下に置こうとはしていませんし、自由診療についてはほぼ野放し状態です。ですから混合診療を認めない理由として、「患者の安全の確保」を持ち出す厚生労働省の論理には矛盾を感じざるをえません。混合診療禁止原則をめぐる裁判でも、原告側はこの矛盾を突くかのように、安全性や有効性が確立していない医療については、「医師法、医療法、薬事法といった他の法令により直接禁止すべき」と主張しました。

槇島　当を得た主張ですね。そこにさらに次にいう「患者申出療養」まで出てくるのですから、矛盾はどんどん拡大しています。患者側に納得いかない気持ちが残るのは当然でしょう。

出河　その「患者申出療養」は二〇一六年四月に導入されました。前述したように、二〇〇六年一〇月に導入された保険外併用療養費制度の下で、保険診療と保険外診療の併用を例外的に認めるものは、保険導入のための評価を行う「評価療養」と、保険導入を前提としない「選定療養」の二つに区分されました。患者申出療養は、評価療養、選定療養に次ぐ第三のカテゴリーとして、制度化されたものです。未承認薬などを用いた保険外診療と保険診療との併用を認めるもので、厚生労働省は「困難な病気と闘う患者の思いに応えるため、先進的な医療について、患者の申出を起点とし、安全性・有効性等を確認しつつ、身近な医療機関で迅速に受けられるようにするもの」と説明しています。

第一部の第三章でも取り上げましたが、この制度の導入までの経緯を振り返ると、二〇一三年八月二一日に開かれた政府の規制改革会議で、当時の安倍晋三内閣総理大臣が「最新の医療技術を一気に普及するため、利用者の立場に立って、保険診療と保険外診療とを併用しやすくするよう、その範囲を拡大すること、といったテーマに重点をおいて、速やかに方針を取りまとめていただきたい」と諮問しました。規制改革会議は同年一二月二〇日にまとめた「『保険診療と保険外診療の併用療養制度』改革の方向性について」と題する文書で、混合診療の禁止原則について、「患者の自己選択権」や「医師の裁量権」を阻害するものであるとの見解を示すとともに、「国民が必要とする診療を保険収載すべきことは当然だが、高価な医薬品、医療機器が次々に開発されるなか、患者や医師のニーズに応えて保険収載の範囲が拡大していくと保険財政の維持が厳しくなりかねない」と、保険財政の維持の観点からも保険診療と保険外診療の併用を認める範囲を拡大すべき、との主張を展開しました。そして、翌二〇一四年三月二七日の会議で「選択療養制度（仮称）」の創設を提案します。

この選択療養制度は、「患者が自己の選択権によって保険診療と併せて受ける保険外診療（評価療養、選定療養を除く）であって、一定の手続・ルールに基づくもの」とされ、「一定の手続・ルール」として挙げられたのは、（一）医師が未承認薬などの保険外診療について診療計画書をつくり、書面を用いて必要性とリスクを患者に十分説明し、患者は書面で承諾する、（二）患者・医師間の診療契約書を保険者に届け出ることで保険給付が行われるようにする――というものでした。厚生労働省が実施医療機関の基準を定め、とりわけ未承認薬などを用いる場合では技術的な妥当性や試験実施計画を審査している先進医療制度とは大きく異なり、国の事前審査なしに医師・患者間の合意だけで未承認薬などを保険診療と併用して使えるようにするという提案でしたから、混合診療の全面解禁を認めるに等しいものであったと思います。

棚島　そのとおりですね。この提案は日本の公的医療保険制度をなしくずしにする、本当に危険なものであったと思います。

出河　「患者の選択肢の拡大」をうたった規制改革会議の提案は、患者団体の猛反発を受けました。日本難病・疾病団体協議会は二〇一四年四月三日、「安全性や有効性が担保できない自由診療を政府が公認するもので、医療不信を助長しかねない」などと、選択療養制度の導入に反対する要望書を、田村憲久厚生労働大臣と規制改革会議の岡素之議長に提出しました。続けて、がん患者団体の有志も、自由診療の放任や国民皆保険制度の空洞化につながりかねないとして、選択療養の創設に反対する要望書を厚生労働大臣、規制改革担当大臣、国会議員に提出しました。患者側から強い反対の声が上がる中、規制改革会議を所管する内閣府と厚生労働省の間で検討された結果まとまったのが「患者申出療養制度」でした。

その概要はこうです。命にかかわる重い病気の患者がかかりつけ医らと話し合い、未承認薬などの使用希望を患者申出療養の窓口機能を持つ病院に伝えます。窓口が設置されているのは、質の高い臨床研究を実施できる拠点である「臨床研究中核病院」（二〇二二年八月現在、一四施設）と、高度な医療技術の開発・評価・研修を行う役割がある「特定機能病院」（二〇二一年四月現在、八七施設）です。いずれも医療法に基づき、厚生労働大臣に個別に承認された病院です。患者の「申出」があると、臨床研究中核病院が臨床研究の実施計画など、厚生労働省に提出する申請書類を作成します。その際、特定機能病院や患者の身近な医療機関を「協力医療機関」にして申請することができます。申請を受けた厚生労働省は専門家による会議で安全性や有効性、実施計画の妥当性などを審査します。実施が承認された場合、臨床研究中核病院だけでなく、協力医療機関となっている、特定機能病院や患者の身近な医療機関で未承認薬などを保険診療と併用することができるようになります。

厚生労働省は先進医療の審査をする先進医療会議とは別に、患者申出療養評価会議を新たに設けました。患者団体の反発によって、先進医療と同じく厚生労働省が個別に審査、承認する仕組みになっていますが、審査に数カ月かかっていた先進医療と異なり、患者申出療養の審査期間は原則六週間とされました。

榊島　ひどいものですね。医師がやりたい未確立の医療を、患者が望むからできるようにするというネーミングがそもそも無責任です。患者が申し出たからやるんですなんて、プロフェッショナル・オートノミーを自ら否定しているじゃないですか。

出河　患者申出療養制度は二〇一五年の健康保険法改正で導入が決まり、二〇一六年四月に施行されました。適用第一号となった「腹膜播種胃がんへのパクリタキセル腹腔内投与」を事例に、患者申出療養制度の問題点を考えてみたいと思います。

腹膜播種胃がんへのパクリタキセル腹腔内投与は、がん細胞が胃の外側の膜を破って、腹腔内に散らばる「腹膜播種」に対し、内服と点滴用の二種類の抗がん剤を用いる療法で、点滴用の抗がん剤は静脈点滴だけでなく、おなかに取り付けたチューブから直接腹腔内にも投与します。腹腔内投与は、静脈点滴だけでは腹腔内のがん細胞まで薬が届きにくいという欠点を補う効果を狙ったものですが、薬事承認されていない用法です。

東大病院を中心とするグループがかねてより臨床研究を重ね、二〇一一年一〇月〜二〇一六年一一月に先進医療Bとして保険収載を目指した検証的な臨床研究が行われました。この研究は、患者を腹膜播種の標準治療である「S－1＋シスプラチン併用療法（内服と静脈点滴の併用）」と「S－1＋パクリタキセル経静脈・腹腔内併用療法（内服と静脈点滴・腹腔内投与の併用）」の二つの療法に無作為に割り付け、二つの投与群で有効性や安全性を比較するものでしたが、両群の生存期間に有意な差が出ませんでした。腹膜播種が進行している患者が腹腔内投与を併用する群に多く割り付けられたうえ、標準治療を受けた後に試験を辞退し、他院に転院して腹腔内療法を受けた六人の患者も標準治療群（五〇人）として解析の対象になったことが、生存期間に差が出なかった理由のようです。

仮に、先進医療として行われた臨床研究で腹腔内投与を併用する療法の有効性、安全性が証明されていれば、パクリタキセルの用法として腹腔内投与が薬事承認され、保険適用となったと思われますが、期待通りの結果を得ることができなかった。しかし、腹腔内投与療法を希望する患者がいることから、新たに創設された患者申出療養制度としての実施を申請し、第一号として実施が認められたわけです。

たまたま先進医療でも実施されたパクリタキセルの腹腔内投与療法が患者申出療養制度の第一号となったことから、この制度が抱える矛盾、問題点が浮き彫りになりました。と言うのは、形の上ではあくまで臨床研究として実施されるのですが、「患者の思いに応える」というのが患者申出療養の趣旨なので、なるべく幅広い患者が参加できるよう、参加基準（被験者の適格基準）が緩和されました。具体的に言えば、先進医療で実施された時は、すでに別の抗がん剤治療を受けたような患者は参加できませんでしたが、患者申出療養ではそうした患者も参加でき、年齢の上限も引き上げられました。条件の悪い患者も参加するので、臨床研究としては良い結果を出すことができなくなる可能性がある。しかも、先進医療として実施されたような、標準治療との比較試験でもありませんから、安全性、有効性を検証するものとはならない。臨床研究としてエビデンスを出せないままいつまでも保険適用が実現しなければ、「保険収載のための評価」という制度目的が空文化しかねないということが示されたのではないかと思います。

櫛島　臨床研究でも通常医療でもないものが行われるようになったということですね。その点だけでも、この制度は根本的に見直す必要があるでしょう。再生医療でも、安全性も効果も定かでない臍帯血細胞のがん患者などへの投与が、臍帯血を売買した業者の摘発で明るみに出て、「詐欺医療だ」と批判を浴びています。患者申出療養もその轍を踏まないように、少なくとも国際標準で認められるレベルの臨床研究として組まなければできないようにするなど、制度を改めていくべきです。

出河　前述した臨床研究法が二〇一八年四月に施行された後、先進医療として実施される研究のうち、未承認・適応外の医薬品、医療機器を用いるものや製薬企業などから資金提供を受けて実施するものについては「特定臨床研究」として臨床研究法の適用を受けることになり、厚生労働大臣の認定を受けた「認定臨床研究審査委員会」の審査を受けることや臨床研究実施基準（厚生労働省令）を遵守することが義務づけられました。臨床研究法第一四条は「特定臨床研究の実施に起因するものと疑われる疾病等の発生に関する事項で厚生労働省令で定めるものを知ったときは、厚生労働省令で定めるところにより、その旨を厚生労働省大臣に報告しなければならない」と規定し、厚生労働省令に具体的に報告範囲が示されているので、先進医療で行われていた金沢大学附属病院のカフェイン併用化学療法臨床試験（本書第一部第三章参照）で発生した被験者の死亡事例を同病院が厚生労働省に報告しなかったようなことが繰り返されることは少なくともなくなるとは思います。

出河　新型コロナウイルス感染症（COVID-19）の世界的流行は、医薬品の臨床研究、臨床試験の役割や意義について改めて考え直すきっかけになりました。人類にとってまったく未知の感染症であったため、有効な治療薬がなく、流行の初期段階ではインフルエンザ治療薬や抗ＨＩＶ薬など、さまざまな既存薬が臨床現場で適応外使用されました。日本では、インフルエンザ治療薬として開発され、承認済みの「ファビピラビル（商品名・アビガン）」に効果があるのではないかとして、開発企業による医薬品医療機器法に基づく臨床試験（治験）や医師主導の臨床研究が行われましたが、その臨床試験や臨床研究が続行中の段階で安倍晋三内閣総理大臣（当時）が早期の承認を目指す考えを繰り返し表明したり、新型コロナウイルスに感染してファビピラビルの投与を受けたタレントが「薬が効いた」とする情報発信を、動画を通じて行い、それをテレビがそのまま放映したり、「感染症の専門家」を自称する一部の大学教授が早期の実用化を訴えたりしました。このような政治家の発言やメディアの報道には、わが国で過去に数多くの薬害が引き起こされてきた歴史や、薬の承認審査には厳格な臨床試験の実施が欠かせないことへの無理解があるように感じました。

総理大臣の前のめりの姿勢に影響されたからかもしれませんが、厚生労働省は医薬・生活衛生局医薬品審査管理課長と医療機器審査管理課長の連名の通知「新型コロナウイルス感染症に対する医薬品等の承認審査上の取扱いについて」（二〇二〇年五月一二日付）を出しました。この通知は、厚生労働科学研究費補助金などの公的な研究事業で実施された臨床研究で医薬品等の一定の有効性、安全性が確認されている場合には、医薬品医療機器法に基づく臨床試験成績に関する資料を提出しなくても、医薬品等の開発企業が承認申請を行うことを認めるもので、通知に明記はされていませんが、すでに承認済みの薬などの適応拡大を前提にしたものです。承認申請を行う際には、当該研究が、国際的な科学的、倫理的水準を満たし、信頼性が確認し得る研究であり、医薬品等の開発企業が、承認申請に際して、当該研究成果を利用可能であること、もしくは、実施された研究の成果を裏付けるため、別途医薬品等の開発企業等が治験を実施し、その結果を厚生労働省に提出する計画を立てておく必要があること、とされており、仮に企業が行う治験で有効性、安全性が認められない場合には承認事項の変更や取り消しを行う可能性があると記されています。厚生労働省は、海外の臨床現場で広く使用されるなど、効能・効果などが医学薬学上公知でありながら日本では承認されていない効能・効果について臨床試験をしなくても適応拡大を認める通知を一九九九年二月に出していますが、今回は人類が初めて遭遇した感染症ですから、条件が異なります。新型コロナウイルス感染症に限定したものであり、パンデミックが終息すれば効力をなくすことにするのかもしれませんが、法律に基づく治験を行わなくても承認申請ができるとした通知が出されたことは新しい動きであり、科学的根拠に基づいた承認審査がおろそかにされることはないのか注視する必要があると思います。

厚生労働省が通知を出した五日後の五月一七日、日本医師会の「COVID-19有識者会議」は「新型コロナウイルス感染パンデミック時における治療薬開発についての緊急提言」を発表しました。ファビピラビルを念頭に、その早期実用化を煽る報道や、パンデミック下のランダム化比較臨床試験不要論を主張する一部医師に対して、「我が国が経験したサリドマイドなど数々の薬害事件を忘れてはならない」と釘を刺し、「有効性が科学的に証明されていない既存薬はあくまで候補薬に過ぎないことを改めて強調し、エビデンスが十分でない候補薬、特に既存薬については拙速に特例的な承認を行うことなく、十分な科学的エビデンスが得られるまで、臨床試験や適応外使用の枠組みで安全性に留意した投与を継続すべきと提言する」と述べています。

総理大臣の発言や一部メディアの報道は、既存薬への期待を高め、その既存薬を投与する群と投与しない群に分けて比較する企業主導の臨床試験の被験者確保を困難にする面があったのではないかとも思いますが、この間の動きをどのように見ていましたか。

槇島　政府要人が特定の薬品名を挙げて、安全性と有効性が確証されないうちから承認が出るような発言をしたことは、看過できない非常に大きな問題です。そうした発言が、適正な審査を簡略化する圧力になって、長年の努力の積み重ねの上に築かれてきた、臨床研究の信頼性がなし崩しにされかねないからです。感染症対策の名の下に、臨床研究の倫理が疎かにされることにならないよう、見守る必要があると思います。

おわりに

朝日新聞記者として二〇年余り医療問題を取材してきた筆者にとって、「臨床研究」は「医療事故」と並ぶ大きな取材テーマであった。

最初にかかわったのは、一九九三年に起きたソリブジン薬害である。帯状疱疹の治療薬として開発されたソリブジンは、抗がん剤との併用による副作用死が薬事承認申請前の治験段階で複数発生していたのに、厚生省（当時）にはその一部しか報告されておらず、市販直後に同様の副作用死が相次いで発生した。この薬害をきっかけに薬事法が改正され、治験については、その実施基準（GCP）が薬事法に基づく省令として位置づけられ、改正薬事法が施行された一九九七年以降、厳格に管理されるようになった。ところが、治験以外の臨床研究は法規制の枠外に置かれたままだった。本書の第一部第二章で取り上げた金沢大学医学部附属病院の「同意なき臨床試験訴訟」の一審判決が出た五カ月後の二〇〇三年七月、厚生労働省が「臨床研究に関する倫理指針」を定めたが、これは法的根拠がなく、強制力もない行政指針にすぎなかった。

この年、臨床研究に対する医師の認識の低さと規制の不備を示す不祥事、事件が相次いで起きた。

まず、東京大学医学部附属病院麻酔科の医師が患者の同意を得ずに薬の効果を試す臨床研究をしていたことが四月に明るみに出た。血圧低下に伴う臓器不全の治療薬として承認されている薬に手術に伴う体の炎症反応を防ぐ効果があるかどうかを調べようと考えたこの医師は、腹部大動脈に人工血管を入れる手術の患者を、薬を投与するグループと投与しないグループに分けて比べる研究を計画し、倫理委員会による審査を受けないまま、患者に無断で研究を行っていた。筆者が「人を対象とする医学研究の倫理規範である世界医師会のヘルシンキ宣言が医師たちにどの程度理解されていますか」と尋ねた東大教授の一人が「まともに読んでいる医師はあまりいない。学部教育で研究者の倫理を教えていかなければ、再発を防止できない」と話したことが強く印象に残り、当時執筆した記事でも紹介した。

続いて九月には、東京慈恵会医科大学青戸病院（現在の同大学葛飾医療センター）で、厚生労働省の高度先進医療（現在の先進医療）の対象技術だった腹腔鏡下前立腺摘除術を行い、患者を死亡させたとして、泌尿器科医三人が業務上過失致死の疑いで警視庁に逮捕される事件が起きた。三人は同罪で起訴され、のちに有罪判決を受けるが、院内の倫理審査を受けず、自分たちがこの手術を執刀した経験がないことを患者に告げずに手術を行っていた。

こうした不祥事や事件は、安全性、有効性が確認されていない未確立の医療技術を患者に試す際の管理のあり方について議論を深める絶好の機会だった。筆者も、二〇〇六年六月に東京慈恵会医科大学の三人の医師に有罪判決が出た際に被験者を守る法律の必要性を新聞記事で指摘したが、立法化の動きにはつながらなかった。

二〇〇四年には混合診療の解禁問題が政策論争の的になった。混合診療は保険診療と保険外診療を併用するもので、厚生労働省が原則禁止にしているが、「聖域なき構造改革」を掲げた小泉純一郎内閣の下、例外的に併用を認める範囲が拡大された。安全性、有効性が確認されていない未確立の「先進医療」についても、その管理のあり方についての本質的な議論を欠いたまま、保険診療との併用が進められていった。

そして、本書の第一部第五章で取り上げた群馬大学病院の一連の手術死亡事故やディオバンの臨床研究不正が表面化することになるわけだが、臨床研究を包括的に管理する法律が整備されていないことは、未確立の医療をめぐる訴訟にも影を落としている。

筆者は二〇一八年二月、東京慈恵会医科大学病院で未承認の医療機器（人工血管）を用いた手術を受けて死亡した七〇代の男性の遺族が大学を経営する学校法人と主治医を相手取って起こした損害賠償請求訴訟について朝日新聞紙上に記事を書いた。手術に使われた医療機器はどこの国でも承認されていない完全特注品で、海外の一部の国で承認された人工血管を使うことを前提に臨床研究としての実施を認めていた大学の倫理委員会の承認条件に反していた。しかも、そのことが患者に説明されていなかった。大学側は倫理委員会承認の同意説明文書を使わなかったことについて「手続き上の不備」を認め、文書で遺族に謝罪したが、訴訟では、説明義務違反などを主張する遺族に真っ向から反論した。東京地裁、東京高裁ともに大学側の主張をほぼ認め、倫理委員会が審査、承認した同意説明文書を患者への説明に用いなかったことに法的責任はないとして遺族の請求を棄却し、この年の暮れ、東京高裁判決が確定して裁判は終わった。訴訟の行方を追っていた筆者は、臨床研究の対象となる被験者の人権を守るために行われる倫理審査の意義や重要性を裁判官がほとんど理解していない現実を知り、法の不備を是正する必要性を強く感じた。

臨床研究をめぐる患者の人権軽視は、本書で取り上げた事例のはるか以前から表面化していた。

進行性筋萎縮症患者だった吉村義正氏が一九七三年に出版した『学用患者』（流動社刊）という本がある。吉村氏は二〇代だった一九五一年から大阪大学医学部附属病院に長期入院した「学用患者」だった。学用患者とは、国立大学病院において医療費の支払いを免除される代わりにさまざまな検査や新しい手術法の「実験台」とされてきた患者のことである。その対象は主に経済的に恵まれない難病の人たちだった。学用患者に関する経費は二〇〇四年四月に国立大学が法人化されるまで、国が支給してきた。

吉村氏はこの本で、二〇年以上に及ぶ入院生活において自身が体験したり、見聞きしたりした、学用患者に対する数々の人権侵害を告発した。その中には、自身の病気とはまったく関係のない、肝炎の病原体を体内に注入し発症の有無を調べる検査を受けさせられた自らの体験などが含まれる。学用患者が置かれた立場を「人間モルモット」と表現した吉村氏は次のように述べている。

医者が患者をモノあつかいにする。しかも、それを明確に意識している。だが、医者自身は、自分が患者をあつかうようには決してあつかわれたくない。

いったい、医学の進歩とはなんであるのか。このような医者どもによってになわれてきた進歩であるなら、それは進歩の名に値しない。値するとしても、患者には不要であり、有害である。患者は、こうした進歩に対しては、立ちあがってたたかわなければならない――これは決して、学用患者である私のヒガ目ではないと思う。

吉村氏は「学用患者制度に依拠している日本の医学教育や医学研究が、人間無視の医療になれきった医者を生みだしつつある。二十数年間の体験で、私はそれを身にしみて感じるのだ」という言葉で手記を結んでいる。本書で取り上げた事例の取材を通じて、吉村氏の指摘は決して過去のものとは言えず、医療関係者のみならず、すべての人々が重く受け止めるべきではないかと感じている。

臨床研究を包括的に管理するための法制度が整備されてこなかった理由は、本書第二部の対談で櫛島次郎氏が「人権保護のための立法が必要であるという、法治国家で最も基本的な認識が足りないからだ」と指摘したとおりであり、すみやかな立法措置が求められる。本書がその議論のための一助となれば幸いである。

本書は、二〇一七年から二〇二一年にかけて、筆者が朝日新聞のウェブマガジン「法と経済のジャーナル」に連載した記事に加筆したものである。第一部で取り上げた各事例の取材では、患者遺族を含め数多くの方々にご協力いただいた。第二部の対談をお願いした橳島氏は医学研究と先端医療の倫理的、法的、社会的問題を専門とする研究者であり、日本で臨床研究をめぐる不祥事が繰り返されたり、患者の人権が侵害されたりする根本的な原因についてわかりやすく解説していただいた。また、「法と経済のジャーナル」の編集を担当している朝日新聞の奥山俊宏編集委員からは記事連載中、貴重な意見をいただいた。この場を借りて、お世話になった方々にお礼を申し上げたい。

最後に、臨床研究に対する法規制の不備という本書のテーマを一部含んだ『混合診療――「市場原理」が医療を破壊する――』に続いて出版の機会を与えてくださった医薬経済社と担当編集者の佐久間宏明氏に深く感謝申し上げる。

二〇二一年一〇月

出河　雅彦

【訴訟記録】
愛知県がんセンター抗がん剤治験損害賠償請求訴訟
金沢大学抗がん剤臨床試験損害賠償請求訴訟
厚生労働省内部通報者情報漏洩損害賠償請求訴訟
東京女子医科大学補助人工心臓治験損害賠償請求訴訟
東京大学医科学研究所臨床試験報道損害賠償請求訴訟

【調査報告書等】
公開シンポジウム「臨床研究の倫理――被験者保護システムの展望」（二〇〇六年一一月、プロジェクト研究《医療システムと倫理》――東北大学21世紀COE《CRESCENDO》臨床研究の倫理グループ編「臨床倫理学4」）
金沢大学医学部附属病院インフォームド・コンセント調査委員会報告書（二〇〇六年一月）
金沢大学附属病院カフェイン併用化学療法に関する調査委員会最終報告書（二〇一四年一二月）
金沢大学カフェイン併用化学療法に係る科学的検証調査委員会報告書（二〇一六年三月）
厚生労働科学研究費補助金医療技術実用化総合研究事業「高悪性度骨軟部腫瘍に対するカフェイン併用化学療法の臨床使用確認試験に関する研究平成19年度総括・分担研究報告書」（二〇〇八年三月）
群馬大学医学部附属病院医療事故調査委員会報告書（二〇一六年七月）

【審議会資料等】
厚生労働省「治験のあり方に関する検討会」（二〇〇五年三月～二〇〇七年九月）
厚生労働省「厚生科学審議会科学技術部会臨床研究の倫理指針に関する専門委員会」（二〇〇七年八月～二〇〇八年七月）
厚生労働省「『臨床的な使用確認試験』に関する検討会」（二〇〇七年六月～二〇〇八年三月）
厚生労働省「先進医療専門家会議」（二〇〇五年五月～二〇一二年九月）
厚生労働省「高度医療評価会議」（二〇〇八年五月～二〇一二年九月）
厚生労働省「先進医療会議」（二〇一二年一〇月～）
内閣府「規制改革会議」（二〇〇七年一月～二〇一〇年三月）
内閣府「規制改革会議」（二〇一三年一月～二〇一六年七月）
内閣府「経済財政諮問会議」（二〇〇七年一二月一四日）
厚生労働、規制改革担当両大臣による「いわゆる『混合診療』問題に係る基本的合意」（二〇〇四年一二月）

【書籍】

光石忠敬著「金沢大学病院無断臨床試験事件」（日本医事法学会編『年報 医事法学２０』〈二〇〇五年八月、日本評論社〉）
内藤周幸編『臨床試験２００３』（二〇〇三年六月、薬事日報社）
笹栗俊之・池松秀之編『臨床研究のための倫理審査ハンドブック』（二〇一一年七月、丸善出版）
グレゴリー・E・ペンス著（宮坂道夫・長岡成夫訳）『医療倫理２』（二〇〇一年二月、みすず書房）
田代志門著『研究倫理とは何か―臨床医学研究と生命倫理―』（二〇一一年九月、勁草書房）
『GCPの理解のために―厚生省説明会講演内容を中心として―』（一九九〇年一一月、ミクス社）
西山明著『ドキュメント生体実験―患者の人権と医の倫理―』（一九八四年三月、批評社）
砂原茂一著『臨床医学研究序説―方法論と倫理―』（一九八八年一月、医学書院）
厚生省薬務局編『逐条解説 薬事法〈新版〉』（一九八九年九月、ぎょうせい）
厚生省医薬安全局薬事行政研究会監修『改正薬事法の逐条解説―医薬品の安全性確保を目指して―』（一九九八年一月、中央法規）
日本QA研究会編『詳解GCP省令―GCPの正しい理解のために―』（二〇〇九年一一月、薬事日報社）
中川米造著『医の倫理』（一九七七年一二月、玉川大学出版部）
吉村義正著『学用患者』（一九七三年一二月、流動社）
笹栗俊之・柴田智美著「診療と研究の境―臨床試験の倫理―」（『山崎喜代子編『生命の倫理２』〈二〇〇八年四月、九州大学出版会〉）
川上武著『現代日本病人史―病人処遇の変遷―』（一九八二年七月、勁草書房）
新村拓著『近代日本の医療と患者―学用患者の誕生―』（二〇一六年一月、法政大学出版局）
仲正昌樹・仁木恒夫・打出喜義著『「人体実験」と患者の人格権―金沢大学付属病院無断臨床試験訴訟をめぐって―』（二〇〇三年五月、御茶の水書房）
仲正昌樹・打出喜義・安西明子・仁木恒夫著『「人体実験」と法―金沢大学附属病院無断臨床試験訴訟をめぐって―』（二〇〇六年三月、御茶の水書房）
畔柳達雄著『医療と法の交錯―医療倫理・医療紛争の解決―』（二〇一二年一一月、商事法務）
福島雅典著『疾病制圧への道 上 科学・医学論篇』『同 下 医療イノベーション実践篇』（二〇一九年三月、創英社）
上田裕一・神谷惠子編著『患者安全への提言―群大病院医療事故調査から学ぶ―』（二〇一九年一一月、日本評論社）

筆者プロフィール

出河雅彦 （いでがわ・まさひこ）

１９６０年生まれ。上智大学文学部新聞学科卒。朝日新聞社の社会部、科学医療部などで医療、介護問題を担当。２００２～２０１３年、編集委員。２０１３～２０１６年、青森総局長。２０２１年４月からフリーランスとなる。

著書に『ルポ　医療事故』（朝日新聞出版、「科学ジャーナリスト賞２００９」受賞）、『混合診療』（医薬経済社）、『ルポ 医療犯罪』（朝日新聞出版）、ルポライター鎌田慧氏の聞き書き『声なき人々の戦後史』（藤原書店、第１６回「パピルス賞」受賞）。橳島次郎氏との共著に『移植医療』（岩波書店）。

事例検証

臨床研究と患者の人権

2021 年 11 月 24 日　初版発行
著　者　出河雅彦
発行者　藤田貴也
装　丁　佐々木秀明
発行所　株式会社医薬経済社
〒103-0023 東京都中央区日本橋本町 4-8-15
ネオカワイビル 8 階
電話 03-5204-9070　Fax 03-5204-9073
印刷所　モリモト印刷株式会社

ISBN 978-4-902968-71-2